“十三五”高等医学院校本科规划教材

供基础、临床、护理、预防、口腔、中医、药学、医学技术类等专业用

医用化学

Medical Chemistry

（第2版）

主　编　徐　红　杜　曦

副主编　郭建敏　张振涛　胡庆红　秦子平　冯广卫

编　委（按姓名汉语拼音排序）

杜　曦（西南医科大学）
额尔敦（内蒙古医科大学）
冯广卫（贵州医科大学）
高宗华（滨州医学院）
郭建敏（西南医科大学）
郭今心（山东大学）
侯小娟（湖南医药学院）
胡庆红（遵义医学院）
李红梅（齐齐哈尔医学院）
李　蓉（贵州医科大学）
李　伟（重庆医科大学）
李　智（成都医学院）
秦子平（广西科技大学）
孙智勇（遵义医学院珠海校区）
王译伟（西南医科大学）
卫星星（长治医学院）
席晓岚（贵州医科大学）
徐　红（贵州医科大学）
闫云辉（新乡医学院）
杨　清（贵州医科大学神奇民族医药学院）
于　昆（大连医科大学）
张振涛（内蒙古医科大学）
赵全芹（山东大学）

北京大学医学出版社

YIYONG HUAXUE

图书在版编目（CIP）数据

医用化学/徐红，杜曦主编. —2版. —北京：北京大学医学出版社，2018.7（2023.7重印）

ISBN 978-7-5659-1807-0

Ⅰ. ①医… Ⅱ. ①徐… ②杜… Ⅲ. ①医用化学－医学院校－教材 Ⅳ. ①R313

中国版本图书馆CIP数据核字（2018）第107135号

医用化学（第2版）

主　　编：徐　红　杜　曦

出版发行：北京大学医学出版社

地　　址：（100191）北京市海淀区学院路38号　北京大学医学部院内

电　　话：发行部 010-82802230；图书邮购 010-82802495

网　　址：http://www.pumpress.com.cn

E - mail：booksale@bjmu.edu.cn

印　　刷：中煤（北京）印务有限公司

经　　销：新华书店

责任编辑：王孟通　　**责任校对**：金彤文　　**责任印制**：李　啸

开　　本：850 mm×1168 mm　1/16　　**印张**：18.5　　**插页**：1　　**字数**：533千字

版　　次：2018年7月第2版　2023年7月第8次印刷

书　　号：ISBN 978-7-5659-1807-0

定　　价：45.00元

修订说明

国务院办公厅颁布《关于深化医教协同进一步推进医学教育改革与发展的意见》、以“5+3”为主体的临床医学人才培养体系改革、教育部本科临床医学专业认证等一系列重要举措，对新时期高等医学教育人才培养提出了新的要求，也为教材建设指明了方向。

北京大学医学出版社出版的临床医学专业本科教材，从2001年开始，历经3轮修订、17年的锤炼，各轮次教材都高比例入选了教育部“十五”“十一五”“十二五”国家级规划教材。为了顺应医教协同和医学教育改革与发展的要求，北京大学医学出版社在教育部、国家卫生健康委员会和中国高等教育学会医学教育专业委员会指导下，经过前期的广泛调研、综合论证，启动了第4轮教材的修订再版。

本轮教材基于学科制课程体系，在院校申报和作者遴选、编写指导思想、临床能力培养、教材体系架构、知识内容更新、数字资源建设等方面做了优化和创新。共启动46种教材，其中包含新增的《基础医学概论》《临床医学概论》《诊断学》《医患沟通艺术》4种。《基础医学概论》和《临床医学概论》虽然主要用于非临床医学类专业学生的学习，但须依托于临床医学的优秀师资才能高质量完成，故一并纳入本轮教材中。《诊断学》与《物理诊断学》《实验诊断学》教材并存，以满足不同院校课程设置差异。第4轮教材修订的主要特点如下：

1．为更好地服务于全国高等院校的医学教育改革，对参与院校和作者的遴选精益求精。教材建设的骨干院校结合了研究型与教学型院校，并注重不同地区的院校代表性；由各学科的委员会主任委员或理事长和知名专家等担纲主编，由教学经验丰富的专家教授担任编委，为教材内容的权威性、院校普适性奠定了坚实基础。

2．以“符合人才培养需求、体现教育改革成果、教材形式新颖创新”为指导思想，以深化岗位胜任力培养为导向，坚持“三基、五性、三特定”原则，密切结合国家执业医师资格考试、全国硕士研究生入学考试大纲。

3．部分教材加入了联系临床的基础科学案例、临床实践应用案例，使教材更贴近基于案例的学习、以问题为导向的学习等启发式和研讨式教学模式，着力提升医学生的临床思维能力和解决临床实际问题的能力；适当加入知识拓展，引导学生自学。

4．为体现教育信息化对医学教育的促进作用，将纸质教材与二维码技术、网络教学平台相结合，教材与微课、案例、习题、知识拓展、图片、临床影像资料等融为一体，实现了以纸质教材为核心、配套数字教学资源的融媒体教材建设。

在本轮教材修订编写时，各院校对教材建设提出了很好的修订建议，为第4轮教材建设的顶层设计和编写理念提供了详实可信的数据储备。第3轮教材的部分主编由于年事已高，此次不再担任主编，但他们对改版工作提出了很多宝贵的意见。前3轮教材的作者为本轮教材的日臻完善打下了坚实的基础。对他们的贡献，我们一并表示衷心的感谢。

尽管本轮教材的编委都是多年工作在教学一线的教师，但囿于现有水平，书中难免有不当之处。欢迎广大师生多提宝贵意见，反馈使用信息，以臻完善教材的内容，提高教材的质量。

“十三五”高等医学院校本科规划教材评审委员会

序

国务院办公厅《关于深化医教协同进一步推进医学教育改革与发展的意见》（以下简称《意见》）指出，医教协同推进医学教育改革与发展，加强医学人才培养，是提高医疗卫生服务水平的基础工程，是深化医药卫生体制改革的重要任务，是推进健康中国建设的重要保障。《意见》明确要求加快构建标准化、规范化医学人才培养体系，全面提升人才培养质量。要求夯实 5 年制临床医学教育的基础地位，推动基础与临床融合、临床与预防融合，提升医学生解决临床实际问题的能力，推进信息技术与医学教育融合。从国家高度就推动医学教育改革发展作出了部署、明确了方向。

高质量的医学教材是满足医学教育改革、培养优秀医学人才的核心要素，与医学教育改革相辅相成。北京大学医学出版社出版的临床医学专业本科教材，立足于岗位胜任力的培养，促进自主学习能力建设，成为临床医学专业本科教学的精品教材，为全国高等医学院校教育教学与人才培养工作发挥了重要作用。

在医教协同的大背景下，北京大学医学出版社启动了第 4 轮教材的修订再版工作。全国医学院校一大批活跃在教学一线的专家教授，以无私奉献的敬业精神和严谨治学的科学态度，积极参与到本轮教材的修订和建设工作当中。相信在全国高等医学院校的大力支持下，有广大专家教授的热情奉献，新一轮教材的出版将为我国高等医学院校人才培养质量的提高和医学教育改革的发展发挥积极的推动作用。

柯杨　詹启敏

前　言

医用化学是基础医学、临床医学、全科医学、护理学、生物技术、医学实验技术、中医学、中西医临床医学等专业的主要基础课程之一，同时，也是为学生进行专业课程学习奠定必要基础的重要课程。

本教材的编写由来自全国 14 所高校 23 位编委通力合作完成。为了充分体现先进性、适用性和完整性，在第 1 版基础上对编写体系进行了调整，对内容进行了重新整合，并力求将化学理论和方法融入生命科学。本版对每章的内容进行了提炼、取舍，并对部分章节的习题做了更新，以提高与章节内容的适应性。以二维码的方式增加了知识拓展、每章小结、习题参考答案，方便学生自主学习。

全书共 23 章，在第 2 版修订工作中，本着循序渐进、先易后难、由浅入深的原则，对章节内容进行了调整，将第 1 版“第一章　溶液和胶体”的“溶液”和“胶体”分别独立成章，为“第一章　溶液”和“第四章　胶体”，使教材内容层次更分明、结构更合理。

本教材的编写参考了《基础化学》《有机化学》《医用化学》《无机化学》《分析化学》《药物化学》《生物化学与分子生物学》等各级各类本、专科教材，在此谨向编写这些教材的专家们致以崇高的敬意。本教材沿用了《医用化学》第 1 版中的部分图、表和资料，对未参加本次编写工作的原编者致以谢意。本次编写工作得到了各编委所在院校及北京大学医学出版社的大力支持，尤其是贵州医科大学和遵义医学院珠海校区圆满地承办了编写会议和定稿会议，在此一并致谢。

本教材经编委会确定内容后，经过初稿讨论、交叉审稿、编委修改、主编和副主编修改等环节，最后由主编再次审稿并定稿，力求精益求精。但是限于编者水平，错误和不足之处在所难免，诚恳希望各位同行、专家和读者批评指正，以便重印或再版时纠正。

编　者

2018 年 4 月

二维码资源索引

资源名称	资源类型	页码
红外光谱法简介	下载资源	119
第十章小结	下载资源	119
习题十参考答案	下载资源	119
有机化学与生命科学的关系	下载资源	120
第十一章小结	下载资源	125
习题十一参考答案	下载资源	126
自由基与人类健康	下载资源	134
天然保健食品	下载资源	137
第十二章小结	下载资源	140
习题十二参考答案	下载资源	141
β-内酰胺抗生素	下载资源	145
第十三章小结	下载资源	151
习题十三参考答案	下载资源	152
手性药物的两面性	下载资源	162
第十四章小结	下载资源	162
习题十四参考答案	下载资源	163
维生素 E	下载资源	170
第十五章小结	下载资源	174
习题十五参考答案	下载资源	175
视觉化学	下载资源	180
室内杀手 甲醛	下载资源	183
第十六章小结	下载资源	183
习题十六参考答案	下载资源	185
青霉素的发现	下载资源	186
第十七章小结	下载资源	196
习题十七参考答案	下载资源	197
磺胺类药物	下载资源	198
第十八章小结	下载资源	207
习题十八参考答案	下载资源	208
阿司匹林的发明人究竟是谁	下载资源	211
第十九章小结	下载资源	217
习题十九参考答案	下载资源	218
卟啉	下载资源	224
第二十章小结	下载资源	229
习题二十参考答案	下载资源	229
反式脂肪酸的危害	下载资源	232
脂肪肝及肝硬化	下载资源	233

目　录

第1章 溶　液

一种或多种物质以分子、原子或离子状态分散于另一物质中形成的均匀、稳定的分散系统称为溶液（solution）。溶液由溶质（solute）和溶剂（solvent）组成。一般所说的溶液常指液态溶液，多数情况下指水溶液。溶液与生命过程密切相关，人体的组织液、血液、淋巴液及各种腺体的分泌液等都是溶液，体内物质的消化、吸收和转运等许多生物化学反应都在溶液中进行。因此，掌握溶液浓度的表示方法、溶液的渗透压等相关知识，对医学生十分重要。

第一节　溶液浓度的表示方法

一、物质的量浓度

溶质B的物质的量浓度（amount-of-substance concentration）定义为B的物质的量 n_B 除以溶液的体积 V，用符号 c_B 表示。

$$c_B \overset{\text{def}}{=\!=} \frac{n_B}{V} \tag{1-1}$$

c_B 的SI单位为 $mol \cdot m^{-3}$，医学上常用的单位为 $mol \cdot L^{-1}$、$mmol \cdot L^{-1}$。

物质的量浓度简称为浓度，使用时需注明基本单元。基本单元可以是原子、分子、离子等粒子，或是这些粒子的特定组合，用粒子的符号、物质的化学式或它们的特定组合来表示。

世界卫生组织建议：凡是已知相对分子质量的物质在体液内的含量均应使用物质的量浓度表示。

例1-1　临床上注射用生理盐水的规格通常是500 ml，该注射液中含4.5 g NaCl，计算该注射用生理盐水的物质的量浓度。

解　已知 $m(NaCl)=4.5\ g, V=0.500\ L, M(NaCl)=58.5\ g \cdot mol^{-1}$

因为 $n(NaCl)=\dfrac{m(NaCl)}{M(NaCl)}=\dfrac{4.5\ g}{58.5\ g \cdot mol^{-1}}=0.077\ mol$

所以 $c(NaCl)=\dfrac{n(NaCl)}{V}=\dfrac{0.077\ mol}{0.500\ L}=0.154\ mol \cdot L^{-1}$

二、质量浓度

溶质B的质量浓度（mass concentration）定义为B的质量 m_B 除以溶液的体积 V，用符号 ρ_B 表示。

$$\rho_B \overset{\text{def}}{=\!=} \frac{m_B}{V} \tag{1-2}$$

ρ_B 的SI单位为 $kg \cdot m^{-3}$，医学上常用的单位为 $g \cdot L^{-1}$、$mg \cdot L^{-1}$ 和 $\mu g \cdot L^{-1}$。

例1-2　临床上使用的葡萄糖溶液的规格通常是500 ml，该溶液中含25.0 g葡萄糖（$C_6H_{12}O_6$），计算该葡萄糖溶液的质量浓度。

解 根据式（1-2），葡萄糖溶液的质量浓度为

$$\rho(C_6H_{12}O_6)=\frac{m(C_6H_{12}O_6)}{V}=\frac{25.0\ g}{0.500\ L}=50.0\ g\cdot L^{-1}$$

质量浓度 ρ_B 和物质的量浓度 c_B 是两种最常用的浓度表示方法，根据定义，可以推出它们之间的关系。

即
$$\rho_B=c_BM_B \tag{1-3}$$

三、质量摩尔浓度

溶质B的质量摩尔浓度（molality）定义为溶液中某溶质B的物质的量 n_B 除以溶剂的质量 m_A，单位为 mol·kg^{-1}，符号为 b_B。

$$b_B \stackrel{\text{def}}{=} \frac{n_B}{m_A} \tag{1-4}$$

质量摩尔浓度的优点是不受温度的影响。对于稀水溶液来说，其物质的量浓度与质量摩尔浓度的数值几乎相等。

例 1-3 将 0.14 g KCl 晶体溶于 50 g 水中，计算该溶液的质量摩尔浓度。

解 已知 KCl 的摩尔质量为 74.5 g·mol^{-1}，所以，KCl 的质量摩尔浓度为

$$b(KCl)=\frac{n(KCl)}{m(H_2O)}=\frac{0.14\ g}{74.5\ g\cdot mol^{-1}}\times\frac{1}{0.050\ kg}=0.038\ mol\cdot kg^{-1}$$

四、质量分数

溶液中物质B的质量分数（mass fraction），用符号 ω_B 表示，定义为B的质量 m_B 除以溶液的质量 m。

$$\omega_B \stackrel{\text{def}}{=} \frac{m_B}{m} \tag{1-5}$$

ω_B 的SI单位为1，可以用百分数和小数表示。

例 1-4 将 100 g 葡萄糖（$C_6H_{12}O_6$）溶于 1000 g 水中配成溶液，计算所得溶液中葡萄糖（$C_6H_{12}O_6$）的质量分数。

解 $\omega(C_6H_{12}O_6)=\frac{m(C_6H_{12}O_6)}{m_{溶液}}=\frac{100\ g}{100\ g+1000\ g}=9.1\%$

五、物质的量分数

物质的量分数（amount of substance fraction）又称为物质的量比或摩尔分数。溶液中物质B的物质的量分数定义为B的物质的量 n_B 与溶液总的物质的量 $\sum_i n_i$ 之比，符号为 x_B，SI单位为1。

$$x_B \stackrel{\text{def}}{=} \frac{n_B}{\sum_i n_i} \tag{1-6}$$

设溶液由溶质B和溶剂A组成，则溶质B的物质的量分数为

$$x_B=\frac{n_B}{n_A+n_B}$$

式中，n_B 为溶质B的物质的量，n_A 为溶剂A的物质的量。同理，溶剂A的物质的量分数为

$$x_A=\frac{n_A}{n_A+n_B}$$

显然 $x_A + x_B = 1$。

例 1-5 将 20.0 g NaH_2PO_4 溶解于 80.0 g H_2O 中配制成溶液。计算该溶液中 NaH_2PO_4 及 H_2O 的物质的量分数。

解 因为 $M(NaH_2PO_4) = 120\ g \cdot mol^{-1}$，$M(H_2O) = 18.0\ g \cdot mol^{-1}$

$$\text{所以}\ n(NaH_2PO_4) = \frac{m(NaH_2PO_4)}{M(NaH_2PO_4)} = \frac{20.0\ g}{120\ g \cdot mol^{-1}} = 0.167\ mol$$

$$n(H_2O) = \frac{m(H_2O)}{M(H_2O)} = \frac{80.0\ g}{18.0\ g \cdot mol^{-1}} = 4.44\ mol$$

$$x(NaH_2PO_4) = \frac{n(NaH_2PO_4)}{n(NaH_2PO_4) + n(H_2O)} = \frac{0.167\ mol}{0.167\ mol + 4.44\ mol} = 0.036$$

$$x(H_2O) = \frac{n(H_2O)}{n(NaH_2PO_4) + n(H_2O)} = \frac{4.44\ mol}{0.167\ mol + 4.44\ mol} = 0.964$$

六、体积分数

物质 B 的体积分数（volume fraction），用符号 φ_B 表示，定义为 B 的体积 V_B 除以溶液的体积 V。

$$\varphi_B \overset{\text{def}}{=\!=} \frac{V_B}{V} \tag{1-7}$$

φ_B 的 SI 单位为 1，也可以用百分数和小数表示。例如，310.15 K 时，人体动脉血中氧气的体积分数 $\varphi(O_2) = 0.196$（或 19.6%）；消毒酒精中乙醇的体积分数 $\varphi(C_2H_5OH) = 0.75$（或 75%）。

第二节 溶液的渗透压

物质的溶解是一个物理化学过程，当溶质溶解于溶剂中形成溶液后，溶液的性质已不同于纯溶质和纯溶剂。溶液的性质可分为两类：一类与溶质的本性有关，如颜色、导电性、酸碱性等；另一类与溶质本性无关，只取决于溶液中所含溶质粒子的数量，如溶液中溶剂的蒸气压下降、溶液的沸点升高、凝固点下降及渗透压等。对于稀溶液而言，这类只取决于溶液中溶质粒子数量的性质具有一定的规律性，称为稀溶液的依数性（colligative properties）。其中，溶液的渗透压在生命科学中尤为重要，对细胞内外物质的交换与运输、水及电解质的代谢等具有重要意义。

一、渗透现象和渗透压

生活中有许多现象，如因失水而发蔫的蔬菜、水果，浇水后又可以重新恢复生机；人们在淡水中游泳，如果时间过长，眼睛会红肿并有疼痛的感觉；用蒸馏水冲洗伤口会感觉到胀痛。这些都与渗透有关。

如果用半透膜将纯溶剂和溶液隔开，并使两侧液面相平（图 1-1a），经过一段时间以后，可见溶剂一侧的液面下降，溶液一侧的液面上升（图 1-1b），说明溶剂分子不断通过半透膜进入溶液中。不同浓度的两溶液用半透膜隔开，可以发生类似现象。这种溶剂分子通过半透膜扩散导致的从纯溶剂向溶液或从稀溶液向浓溶液的净转移现象称为渗透（osmosis）。半透膜（semipermeable membrane）是一种只允许某些物质透过，而不允许另一些物质透过的薄膜，其种类多种多样，通透性也各不相同。如动物的膀胱膜、细胞膜、毛细血管壁等生物膜，生化试验中应用的透析袋、超滤膜等都是半透膜。其中，只允许溶剂分子自由透过，而不允许溶质分子或离子自由透过的薄膜称为理想的半透膜。

产生渗透现象的原因，是由于膜两侧单位体积内溶剂分子数不相等，单位时间内由纯溶剂进入溶液中的溶剂分子数要比由溶液进入纯溶剂的多，结果溶液一侧的液面上升。随着溶液液面的上升，水柱的静水压逐渐增大，使溶剂分子加速从溶液进入到纯溶剂一侧。当液面到达一定高度时，半透膜两侧溶剂分子进出的速率相等，即达到渗透平衡，这时液面不再升高。用半透膜将纯溶剂与溶液隔开时，为了阻止渗透现象发生需要在溶液上方施加一额外压力（图 1-1c），这一额外压力称为渗透压（osmotic pressure）。其大小等于溶剂与溶液达渗透平衡时两侧液面高度差所产生的压力。渗透压用符号 Π 表示，单位是 Pa 或 kPa。

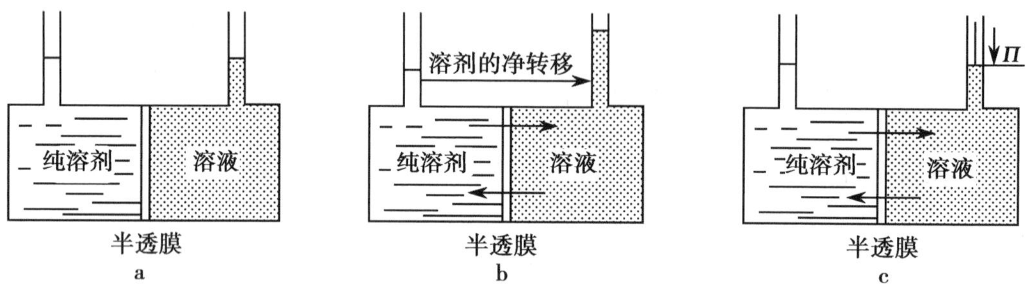

图 1-1 渗透现象和渗透压

综上所述，渗透现象的发生必须具备两个条件：①有半透膜；②半透膜两侧单位体积中溶剂分子数目不相等。渗透的方向总是溶剂分子从纯溶剂向溶液渗透，或从稀溶液向浓溶液渗透。但是，如果渗透过程中在溶液上方外加的压力超过渗透压时，就会使溶剂由溶液向纯溶剂方向转移，若在浓溶液上方施加的压力超过两溶液渗透压差，就会使溶剂由浓溶液向稀溶液转移，这样的过程称为反渗透（reverse osmosis）。

二、渗透压与溶液浓度的关系

1886 年，荷兰化学家 van't Hoff 通过实验总结出了稀溶液的渗透压与溶液浓度和热力学温度的关系，即

$$\Pi V = n_B RT \quad 或 \quad \Pi = c_B RT \tag{1-8}$$

式中，Π 为渗透压，V 为溶液体积，n_B 为溶质 B 的物质的量，c_B 为溶质 B 的物质的量浓度，R 为摩尔气体常数，T 为热力学温度。

van't Hoff 公式的意义为：一定温度下，稀溶液的渗透压与单位体积溶液中溶质的粒子数成正比，而与溶质的本性无关。

例如 0.1 mol·L^{-1}的蔗糖溶液与 0.1 mol·L^{-1}的葡萄糖溶液，物质的量浓度相同，单位体积溶液中溶质的粒子数也相同，因此它们的渗透压相等。

对于稀水溶液，有 $c_B \approx b_B$，式（1-8）可改写为

$$\Pi = b_B RT \tag{1-9}$$

电解质溶液由于溶质的解离，其产生的渗透压的计算公式校正为

$$\Pi = ic_B RT \tag{1-10}$$

式中，i 为校正因子，它的数值依据电解质在溶液中的解离情况而定。强电解质溶液的 i 近似等于“1 分子”电解质所能解离出的离子个数。在稀溶液中，A-B 型强电解质（如 NaCl、KNO_3、$CaSO_4$ 等）的 i 值为 2，A-B_2 或 A_2-B 型强电解质（如 $MgCl_2$、$CaCl_2$、Na_2SO_4 等）的 i 值为 3。其他类型强电解质的 i 值以此类推。

例 1-6 求 310.15 K 时，0.2 mol·L^{-1}的葡萄糖溶液和 0.2 mol·L^{-1}的 NaCl 溶液的渗透压。

解 摩尔气体常数 R 的单位换算

$$J \cdot K^{-1} \cdot mol^{-1} = Pa \cdot m^3 \cdot K^{-1} \cdot mol^{-1} = kPa \cdot L \cdot K^{-1} \cdot mol^{-1}$$

$$\begin{aligned}\Pi(C_6H_{12}O_6) &= c(C_6H_{12}O_6)RT \\ &= 0.2\ mol \cdot L^{-1} \times 8.314\ kPa \cdot L \cdot K^{-1} \cdot mol^{-1} \times 310.15\ K \\ &= 515\ kPa\end{aligned}$$

$$\begin{aligned}\Pi(NaCl) &= ic(NaCl)RT \\ &= 2 \times 0.2\ mol \cdot L^{-1} \times 8.314\ kPa \cdot L \cdot K^{-1} \cdot mol^{-1} \times 310.15\ K \\ &= 1.03 \times 10^3\ kPa\end{aligned}$$

三、渗透压在医学上的意义

（一）渗透浓度

由于渗透压只与溶液中溶质粒子的数量有关，而与溶质的本性无关，因而将溶液中能产生渗透效应的溶质粒子（分子、离子）统称为渗透活性物质。渗透活性物质的总的物质的量浓度称为渗透浓度（osmolarity），符号为 c_{os}，SI 单位为 $mol \cdot m^{-3}$，常用单位为 $mol \cdot L^{-1}$ 或 $mmol \cdot L^{-1}$。

对于非电解质溶液，渗透浓度等于其物质的量浓度，例如，葡萄糖溶液的渗透浓度 $c_{os} = c(C_6H_{12}O_6)$；对于强电解质溶液，渗透浓度等于溶液中溶质离子的总浓度，例如，KCl 溶液的渗透浓度 $c_{os} = c(K^+) + c(Cl^-)$；而对于弱电解质溶液，渗透浓度等于溶液中未解离的弱电解质的浓度与弱电解质解离产生的离子浓度之和，例如，HAc 溶液的渗透浓度 $c_{os} = [HAc] + [Ac^-] + [H^+]$。

医学上常用渗透浓度来衡量渗透压的大小。根据 van't Hoff 定律可以认为，在一定温度下，稀溶液的渗透压与渗透浓度成正比，即可以由下列公式计算溶液的渗透压大小。

$$\Pi = c_{os}RT \tag{1-11}$$

例 1-7 医院补液用的生理盐水的质量浓度为 $9.0\ g \cdot L^{-1}$，求生理盐水的渗透浓度和 298.15 K 时的渗透压。

解 $c_{os}(NaCl) = c(Na^+) + c(Cl^-) = 2c(NaCl) = \dfrac{2\rho(NaCl)}{M(NaCl)}$

$$c_{os}(NaCl) = \frac{2 \times 9.0\ g \cdot L^{-1}}{58.5\ g \cdot mol^{-1}} = 0.308\ mol \cdot L^{-1} = 308\ mmol \cdot L^{-1}$$

$$\begin{aligned}\Pi(NaCl) &= c_{os}(NaCl)RT \\ &= 0.308\ mol \cdot L^{-1} \times 8.314\ kPa \cdot L \cdot K^{-1} \cdot mol^{-1} \times 298.15\ K \\ &= 763\ kPa\end{aligned}$$

例 1-8 试比较浓度均为 $0.1\ mol \cdot L^{-1}$ 的下列各溶液在相同温度下的渗透压大小。

（1）Na_2CO_3 （2）KCl （3）Na_3PO_4 （4）$C_6H_{12}O_6$

解 根据公式 $\Pi = c_{os}RT$ 可知，相同温度下，溶液的渗透压与渗透浓度成正比，因此通过比较各溶液的渗透浓度可判断其渗透压的大小。

（1）$c_{os}(Na_2CO_3) = 0.1\ mol \cdot L^{-1} \times 3 = 0.3\ mol \cdot L^{-1}$

（2）$c_{os}(KCl) = 0.1\ mol \cdot L^{-1} \times 2 = 0.2\ mol \cdot L^{-1}$

（3）$c_{os}(Na_3PO_4) = 0.1\ mol \cdot L^{-1} \times 4 = 0.4\ mol \cdot L^{-1}$

（4）$c_{os}(C_6H_{12}O_6) = 0.1\ mol \cdot L^{-1}$

所以，各溶液的渗透压大小顺序为：(3) Na_3PO_4 > (1) Na_2CO_3 > (2) KCl > (4) $C_6H_{12}O_6$

（二）等渗溶液、低渗溶液和高渗溶液

溶液渗透压的高低是相对的。在相同温度下，渗透压（或渗透浓度）相等的溶液互称为等

渗溶液（isotonic solution）。对于渗透压（或渗透浓度）不相等的溶液，其中渗透压（或渗透浓度）相对较低的溶液称为低渗溶液（hypotonic solution）；渗透压（或渗透浓度）相对较高的溶液称为高渗溶液（hypertonic solution）。

医学上的等渗、低渗和高渗溶液是以血浆的总渗透压（或渗透浓度）为标准来衡量，从表1-1可以看出，正常人血浆中各种渗透活性物质的总浓度为303.7 mmol·L^{-1}，所以医学上规定，渗透浓度为280～320 mmol·L^{-1}的溶液为等渗溶液；渗透浓度>320 mmol·L^{-1}的溶液为高渗溶液；渗透浓度<280 mmol·L^{-1}的溶液为低渗溶液。

表1-1 正常人血浆、组织液和细胞内液中各种渗透活性物质的渗透浓度（mmol·L^{-1}）

渗透活性物质	血浆	组织液	细胞内液
Na^+	144	137	10
K^+	5	4.7	141
Ca^{2+}	2.5	2.4	
Mg^{2+}	1.5	1.4	31
Cl^-	107	112.7	4
HCO_3^-	27	28.3	10
HPO_4^{2-}、$H_2PO_4^-$	2	2	11
SO_4^{2-}	0.5	0.5	1
磷酸肌酸			45
肌肽			14
氨基酸	2	2	8
肌酸	0.2	0.2	9
乳酸盐	1.2	1.2	1.5
三磷酸腺苷			5
一磷酸己糖			3.7
葡萄糖	5.6	5.6	
蛋白质	1.2	0.2	4
尿素	4	4	4
总计	303.7	302.2	302.2

为患者大剂量补液时，要特别注意补液的渗透浓度，否则可能导致机体水分调节失常及细胞变形或破坏，从而造成严重的后果。临床上常使用等渗溶液，如生理盐水或50 g·L^{-1}的葡萄糖溶液。

若将红细胞放入生理盐水中，通过显微镜可观察到红细胞的形状及大小基本不变（图1-2a）。这是因为生理盐水与红细胞内液的渗透压相等，水分子进出红细胞的速率相等，细胞内液与外液处于渗透平衡状态。

若将红细胞放入低渗溶液中，可发现红细胞逐渐膨胀（图1-2b），最后破裂并使溶液呈浅红色，医学上把这种现象称为“溶血”（hemolysis）。这是因为细胞内液渗透压高于细胞外液，细胞外液的水分子通过细胞膜进入红细胞内而使细胞胀破。

若将红细胞放入高渗溶液中，可发现红细胞逐渐皱缩（图1-2c），医学上把这种现象称为胞浆分离（plasmolysis）。皱缩的红细胞相互聚结成团。若此种现象发生于血管内，将产生“栓塞”而阻断血流。这是因为细胞内液的渗透压低于细胞外液的渗透压，红细胞内的水分子通过细胞膜进入细胞外溶液而使细胞皱缩。

临床上除使用等渗溶液外，在治疗失血性休克、烧伤休克、脑水肿等疾病及抢救危重患者时，也可以使用少量高渗溶液，因为当少量高渗溶液缓缓注入人体时，即可被体液稀释成等渗

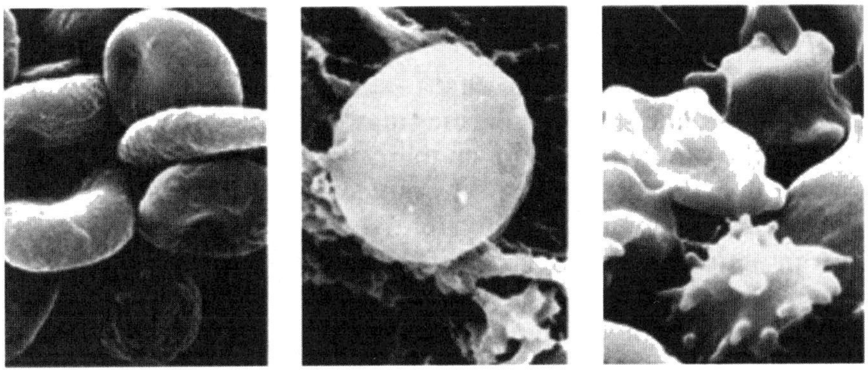

a.等渗溶液　　b.低渗溶液　　c.高渗溶液

图 1-2　红细胞在不同渗透浓度溶液中的形态示意图

溶液。但使用高渗溶液时，输入量不能太大且输入速度要慢，否则易造成局部高渗而导致机体水分调节失常及细胞的变形和破坏。例如，可以用少量高渗葡萄糖溶液进行静脉推注。由于低渗溶液可引起红细胞或组织细胞破裂，造成不能恢复的损害，因而应禁止直接将低渗溶液输入或注入人体。

（三）晶体渗透压和胶体渗透压

血液净化技术

如表 1-1 所示，人体血浆等生物体液既含有电解质（如 NaCl、KCl、$NaHCO_3$ 等）和小分子物质（如葡萄糖、尿素等），也含有高分子物质（如蛋白质、糖类、脂质等）。由小分子和小离子等物质产生的渗透压称为晶体渗透压（crystalloid osmotic pressure），由高分子物质产生的渗透压称为胶体渗透压（colloidal osmotic pressure）。血浆等生物体液的渗透压是这两类物质所产生渗透压的总和。

人体内存在许多生物半透膜，如间隔细胞内液与外液的细胞膜，间隔血浆与组织液的毛细血管壁等。由于这些半透膜的通透性不同，使晶体渗透压和胶体渗透压表现出不同的生理作用。

通常情况下，细胞膜只允许水分子自由透过，而其他小分子和小离子以及高分子物质均不能自由透过。由于晶体渗透压远大于胶体渗透压，因此，水分子的渗透方向主要取决于细胞内液与外液的晶体渗透压的大小。当人体由于某种原因缺水时，细胞外液的晶体渗透压增大，当超过细胞内液的渗透压时，使细胞内液的水分子进入细胞外液，造成细胞内失水而感到口渴。如果大量饮水或输入过多的葡萄糖溶液（葡萄糖在体内氧化生成二氧化碳和水），又可能造成细胞外液相对内液而言晶体渗透压较小，细胞外液的水分子通过细胞膜进入细胞内液，使细胞肿胀，严重时可产生水中毒。因此，晶体渗透压对维持细胞内外水和电解质的相对平衡起着重要作用。临床上常使用小分子和小离子物质的溶液来纠正某些疾病引起的水和电解质失调。

毛细血管壁允许水分子、各种小分子和小离子自由透过，只对蛋白质等高分子物质不表现通透性，因此，由蛋白质等高分子所产生的胶体渗透压对维持血容量及血管内外的水和电解质平衡起着重要作用。

正常情况下，血浆中的蛋白质浓度比组织液高，据此可以使毛细血管从组织液“吸取”水分，同时又可以对抗因心脏收缩产生的血流动力学的静压力，以阻止血管内水分过分渗透到组织液中，从而维持着血管内外水的相对平衡，保持血容量。若某些病变造成血浆蛋白浓度下降，血浆胶体渗透压随之降低，水分子和小分子溶质就会通过毛细血管壁由血浆进入组织液，致使血容量降低而组织液增多，形成水肿。临床上对大面积烧伤或由于失血过多造成血容量下降的患者进行补液时，除输入电解质溶液外，还要输入血浆或右旋糖酐等，以恢复血浆的胶体渗透压并增加血容量。

习题一

第一章小结

1. 渗透浓度相等的溶液，相同温度下其渗透压是否相等？若两溶液渗透压相等，其物质的量浓度是否相等？
2. 医学上的低渗溶液、等渗溶液和高渗溶液是如何确定的？静脉大量输液时为什么必须输等渗溶液？
3. 试排出在相同温度下，下列相同浓度的稀溶液渗透压由大到小的顺序。
   (1) $NaCl$　(2) Na_3PO_4　(3) Na_2HPO_4　(4) $C_6H_{12}O_6$
4. 红细胞在下列哪种溶液中可发生皱缩？
   (1) $c(C_6H_{12}O_6)=0.20\ mol\cdot L^{-1}$　(2) $c(MgCl_2)=0.10\ mol\cdot L^{-1}$
   (3) $c(Na_3PO_4)=0.10\ mol\cdot L^{-1}$　(4) $c(NaCl)=0.15\ mol\cdot L^{-1}$
5. 298.15 K，将 350 g $ZnCl_2$ 溶于 650 g 水中，溶液的体积为 739.5 ml，求此溶液的物质的量浓度和质量摩尔浓度。
6. 静脉注射用 KCl 溶液的极限质量浓度 ρ_B 为 $2.7\ g\cdot L^{-1}$。若在 250 ml 葡萄糖溶液中加入 10 ml $100\ g\cdot L^{-1}$ KCl 溶液，所得混合溶液中 KCl 的质量浓度 ρ_B 是否超过了极限值？
7. 医用葡萄糖溶液的物质的量浓度为 $0.278\ mol\cdot L^{-1}$，求该溶液的质量浓度。
8. 在 90 g 质量分数为 0.10 的 NaCl 溶液里加入 10 g NaCl，计算用这种方法配制的溶液中 NaCl 的质量分数和物质的量分数。
9. 糖尿病患者和健康人血浆中所含葡萄糖的质量浓度分别是 $1.80\ g\cdot L^{-1}$ 和 $0.85\ g\cdot L^{-1}$。若糖尿病患者和健康人血浆渗透压的差异仅仅是由于糖尿病患者血浆中含有较高浓度的葡萄糖所致，试计算在正常体温（37 ℃）时此渗透压的差值。
10. 把 50.00 ml $25.0\ g\cdot L^{-1}$ Na_2HPO_4 溶液和 100.00 ml $25.0\ g\cdot L^{-1}$ 葡萄糖溶液混合，与血浆相比较，此混合溶液是高渗、低渗还是等渗溶液？

习题一参考答案

（杜　曦）

电解质溶液

第2章

在水溶液中或熔融状态下能导电的化合物称为电解质（electrolyte）。电解质与人体关系密切，人体体液如血浆、胃液、泪液和尿液等都含有多种电解质离子，如 Na^+、K^+、Ca^{2+}、Mg^{2+}、Cl^-、HCO_3^-、HPO_4^{2-}、$H_2PO_4^-$、PO_4^{3-}、SO_4^{2-} 等，它们是维持人体酸碱平衡、渗透平衡及其他生理功能的必需成分，并对神经、肌肉等组织的生理、生化功能起着重要作用。

第一节　电解质的基本概念

一、强电解质和弱电解质

电解质可分为强电解质和弱电解质两类。

在水溶液中能够完全解离成离子的化合物称为强电解质（strong electrolyte）。从结构上看，强电解质包括离子型化合物和强极性共价化合物。它们在水溶液中完全解离成离子，不存在解离平衡。例如

$$NaCl \longrightarrow Na^+(aq) + Cl^-(aq)\ （离子型化合物）$$

$$HCl \longrightarrow H^+(aq) + Cl^-(aq)\ （强极性共价化合物）$$

在水溶液中只能部分解离的化合物称为弱电解质（weak electrolyte）。弱电解质在水溶液中只有部分分子解离成离子，其解离过程可逆，在溶液中存在解离平衡。例如

$$HAc + H_2O \rightleftharpoons H_3O^+ + Ac^-$$

$$NH_3 \cdot H_2O \rightleftharpoons NH_4^+ + OH^-$$

电解质的解离程度可以定量地用解离度来表示。解离度（degree of dissociation，α）是指弱电解质在水溶液中达到解离平衡时，已解离的分子数和原有分子总数之比，即

$$解离度(\alpha) = \frac{已解离的分子数}{原有分子总数} \times 100\% \tag{2-1}$$

解离度单位为1，习惯用百分率表示。

解离度的大小与电解质的本性以及外界条件如溶剂性质、温度及溶液的浓度等因素有关。一定条件下，不同电解质的解离度大小反映电解质的相对强弱，解离度大的，表示该电解质相对较强；同一弱电解质溶液，浓度越小，解离度越大（表2-1）。当溶液极稀时，任何电解质均趋于完全解离。

表 2-1　不同浓度 HAc 的解离度（298.15 K）

$c(HAc)/(mol \cdot L^{-1})$	0.200	0.100	0.0200	0.00100
$\alpha/\%$	0.934	1.33	2.96	12.4
$c(H^+)/(mol \cdot L^{-1})$	1.87×10^{-3}	1.33×10^{-3}	5.92×10^{-4}	1.24×10^{-4}

二、强电解质溶液理论

强电解质在溶液中全部解离，理论上其解离度应为100%。但是溶液的导电性实验和依数性实验测得的结果却表明强电解质在水溶液中的解离度都小于100%（如298.15 K，0.1 mol · L^{-1}的NaCl，实验测得其解离度为93%）。是什么原因造成了强电解质在溶液中不完全解离的假象呢？

1923年Debye和Hückel提出了强电解质溶液的离子相互作用理论，初步解释了上述实验现象。

（一）离子氛

强电解质溶液理论认为：①强电解质在水溶液中是全部解离的；②离子间通过静电力相互作用，每一个离子都被周围带相反电荷的离子包围，形成所谓离子氛（ion atmosphere）。从统计的角度来看，离子氛呈球形对称分布（图2-1）。

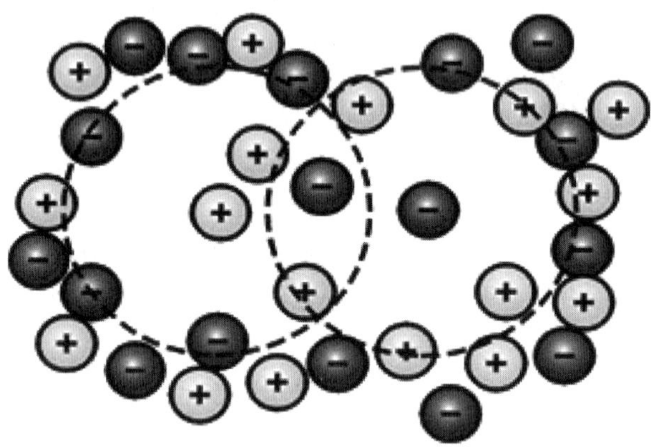

图2-1 离子氛示意图

由于离子氛的存在，离子之间互相牵制。因此，强电解质溶液中的离子并非独立的自由离子，不能完全自由运动，因而不能100%发挥离子应有的效能。例如当电解质溶液通电时，正离子向负极移动，而其“离子氛”的异性离子却向正极移动，使得离子迁移速率比自由离子慢，导电性比理论值低，产生一种不完全解离的假象，即解离度小于100%。显然，溶液中离子浓度越大，离子所带电荷越多，离子氛越强。

值得注意的是，强电解质解离度的意义与弱电解质的完全不同。弱电解质的解离度表示解离了的分子百分率；而强电解质的解离度只是反映离子间相互牵制作用的强弱程度，所以，强电解质的解离度称为表观解离度（degree of apparent dissociation）。

（二）离子的活度和活度因子

根据离子相互作用理论，强电解质溶液中的离子不能百分之百地发挥离子应有的效能，离子的有效浓度总是小于理论浓度。离子的有效浓度称为活度（activity），它是指电解质溶液中实际发挥作用的离子浓度，通常用a_B表示，活度a_B与理论浓度b_B有如下关系：

$$a_B=\gamma_B \cdot b_B/b^{\ominus} \qquad (2\text{-}2)$$

式中a_B为溶质B的活度，γ_B为溶质B的活度因子（activity factor），也称活度系数（activity coefficient），b_B为溶质B的质量摩尔浓度，$b^{\ominus}=1\ \text{mol} \cdot \text{kg}^{-1}$。

γ_B是离子间相互作用力的反映，通常情况下，$\gamma_B<1$。溶液愈稀，离子间的距离愈大，离

子间的相互牵制作用愈弱，活度与浓度的差别就愈小。当溶液极稀时，离子间相互作用力极弱，$\gamma_B \approx 1$，此时活度与浓度几乎相等。对于弱电解质溶液，当无其他强电解质共存时，由于离子浓度很低，γ_B 可视为 1。

（三）离子强度

离子的活度因子是溶液中离子间作用力强弱的反映，它不仅受自身浓度和电荷的影响，而且还受溶液中其他离子的浓度及电荷的影响。为了定量地衡量溶液中离子之间相互作用的强弱，引入了离子强度（ionic strength）的概念，其定义为

$$I \stackrel{\text{def}}{=\!=} \frac{1}{2}\sum b_i z_i^2 \tag{2-3}$$

式中 b_i 和 z_i 分别为溶液中 i 离子的质量摩尔浓度和该离子的电荷数。I 的单位为 $\text{mol}\cdot\text{kg}^{-1}$。在近似计算中，也可以用物质的量浓度 c_i 代替 b_i。

离子强度是溶液中存在的离子所产生的电场强度的量度。它只与溶液中各离子的浓度和电荷数有关，而与离子的本性无关。离子的浓度越大，电荷数越多，则溶液的离子强度越大，离子间的牵制作用越强，活度因子就越小。

1923 年 Debye 和 Hückel 从电学和分子运动论出发，从理论上导出离子的活度因子与溶液的离子强度的近似关系如下

$$\lg\gamma_i = -Az_i^2\sqrt{I} \tag{2-4}$$

式中 z_i 为 i 离子的电荷数，I 是以 $\text{mol}\cdot\text{kg}^{-1}$ 为单位时的离子强度值，A 为常数，在 298.15 K 的水溶液中 A 值为 0.509。

若求电解质离子的平均活度因子，则上式可改写为

$$\lg\gamma_{\pm} = -A\,|z_{+}\cdot z_{-}|\sqrt{I} \tag{2-5}$$

式中 z_+ 和 z_- 分别为正、负离子所带的电荷数，$\gamma_\pm$ 为平均活度因子。上式只适用于离子强度小于 0.01 $\text{mol}\cdot\text{kg}^{-1}$ 的极稀溶液。对于离子强度较高的溶液，需要对上述 Debye-Hückel 方程作修正。

第二节　酸碱质子理论

酸和碱是两类重要的电解质。人类对酸碱的认识是逐步深入的。人们通过对酸碱的性质与组成、结构关系的研究，提出了多种酸碱理论，其中比较重要的有酸碱电离理论、酸碱质子理论和酸碱电子理论。

瑞典化学家 Arrhenius 提出的酸碱电离理论，把酸碱范围限制在能解离出 H^+ 和 OH^- 的物质，并且把酸和碱局限于水溶液。它不能解释非水溶剂中的酸碱反应，也不能解释氨水的碱性和一些盐类溶液的酸碱性。为了克服电离理论的局限性，1923 年，丹麦的 Brønsted 和英国的 Lowry 提出了酸碱质子理论。

一、酸碱的定义

质子理论（Brønsted-Lowry theory）认为，凡能给出质子（H^+）的物质都是酸（acid），如 HCl、HAc、NH_4^+、HCO_3^- 等；凡能接受质子的物质都是碱（base），如 OH^-、Ac^-、NH_3、CO_3^{2-} 等。酸是质子的给体，碱是质子的受体，酸与碱之间的关系可以表示为

$$\text{酸} \rightleftharpoons \text{碱} + \text{质子}$$

$$HB \rightleftharpoons B^- + H^+$$

$$HAc \rightleftharpoons Ac^- + H^+$$
$$NH_4^+ \rightleftharpoons NH_3 + H^+$$
$$HCO_3^- \rightleftharpoons CO_3^{2-} + H^+$$
$$H_3PO_4 \rightleftharpoons H_2PO_4^- + H^+$$
$$H_2PO_4^- \rightleftharpoons HPO_4^{2-} + H^+$$

上述关系式称为酸碱半反应，半反应两边的酸（HB）与碱（B^-）称为共轭酸碱对（conjugate acid-base pair）。HB是B^-的共轭酸，B^-是HB的共轭碱。共轭酸与共轭碱在化学组成上仅相差一个质子。从半反应还可以看出，有些物质既能给出质子，又能接受质子，这些物质称为两性物质（amphoteric substance）。如$H_2PO_4^-$在共轭酸碱对H_3PO_4-$H_2PO_4^-$中为碱，在$H_2PO_4^-$-HPO_4^{2-}中却为酸。类似的还有HCO_3^-、HPO_4^{2-}、H_2O等。

酸碱质子理论扩大了酸碱的范围，不论是在水溶液还是非水溶剂中，发生气相反应还是处于熔融状态，只要能够释放出质子的物质都是酸，能接受质子的物质都是碱；既能给出质子又能够接受质子的物质是两性物质。酸碱质子理论不存在盐的概念。

二、酸碱反应

酸碱半反应只是表达了酸与碱之间相互依存、相互转化的关系，并不是实际反应式。欲使酸表现出酸性，成为质子的给体，必须有碱来接受质子。当酸将质子转移给碱以后，酸转化为其自身的共轭碱，而碱则转化为其自身的共轭酸，即酸碱之间发生了化学反应。如

$$\underset{酸_1}{HAc} + \underset{碱_2}{H_2O} \overset{H^+}{\rightleftharpoons} \underset{碱_1}{Ac^-} + \underset{酸_2}{H_3O^+}$$

HAc将质子转移给H_2O，HAc转化成Ac^-，H_2O转变成H_3O^+。如果没有HAc与H_2O之间的质子转移，则HAc就不能发生水中的解离反应。所以说，酸碱反应的实质就是两对共轭酸碱对之间质子的传递或转移。质子在两种物质之间的传递既可以发生在水溶液中，也可以发生在非水溶剂或气相中，因此酸碱反应并不局限于水溶液。

在这种质子传递中，两对共轭酸碱对之间存在着争夺质子的过程，其反应方向是强的共轭酸与强的共轭碱反应，生成弱的共轭碱和弱的共轭酸。

根据质子理论对酸碱反应本质的认识，电离理论中水的解离，弱酸、弱碱的解离，盐类的水解等都可以归结为质子传递的酸碱反应。例如

$$H_2O + H_2O \overset{H^+}{\rightleftharpoons} H_3^+O + OH^-$$
$$NH_3 + H_2O \overset{H^+}{\rightleftharpoons} NH_4^+ + OH^-$$
$$Ac^- + H_2O \overset{H^+}{\rightleftharpoons} HAc + OH^-$$

第三节 水溶液中的酸碱平衡

一、水的质子自递平衡

水是一种两性物质，既能给出质子，又能接受质子。因此质子可以从一个水分子转移至另

一个水分子，即

$$H_2O + H_2O \overset{H^+}{\rightleftharpoons} H_3O^+ + OH^-$$

这种发生在同种分子之间的质子转移反应称为质子自递反应（proton self-transfer reaction）。其平衡常数表达式为

$$K = \frac{[H_3O^+][OH^-]}{[H_2O][H_2O]} \qquad K[H_2O]^2 = [H_3O^+][OH^-]$$

水是极弱的电解质，在整个反应过程中，水分子浓度基本不变，可以看成是一常数，将其与 K 合并得

$$K_w = [H_3O^+][OH^-] \tag{2-6}$$

K_w 称为水的质子自递常数（autoprotolysis constant），又称水的离子积（ion-product）。K_w 与温度有关，温度越高，K_w 越大。表 2-2 列出了不同温度时水的 K_w 数值。

表 2-2 不同温度时水的离子积

T/K	273	283	293	297	298	313
K_w	1.139×10^{-15}	2.29×10^{-15}	6.809×10^{-15}	1.000×10^{-14}	1.008×10^{-14}	2.9×10^{-14}

由于 K_w 随温度变化不大，室温时一般采用 $K_w=1.00\times10^{-14}$，则

$$[H_3O^+]=[OH^-]=1.0\times10^{-7}\ mol\cdot L^{-1}$$

应当指出的是，水的离子积 K_w 不仅适用于纯水，也适用于任何稀的水溶液。因此可根据这一关系，计算水溶液中的 $[H_3O^+]$ 与 $[OH^-]$。

二、弱酸、弱碱的解离平衡

（一）一元弱酸、弱碱的解离平衡

在任意一元弱酸溶液中存在下面的平衡

$$HA + H_2O \rightleftharpoons H_3O^+ + A^-$$

得

$$K_a = \frac{[H_3O^+][A^-]}{[HA]} \tag{2-7}$$

K_a 称为酸解离常数（acid dissociation constant），简称酸常数。一元弱酸的酸常数越大，酸性越强。例如：

$$HSO_4^- + H_2O \rightleftharpoons H_3O^+ + SO_4^{2-} \qquad K_a(HSO_4^-)=1.0\times10^{-2}$$

$$HAc + H_2O \rightleftharpoons H_3O^+ + Ac^- \qquad K_a(HAc)=1.8\times10^{-5}$$

$$NH_4^+ + H_2O \rightleftharpoons NH_3 + H_3O^+ \qquad K_a(NH_4^+)=5.6\times10^{-10}$$

三种酸的相对强弱顺序为 $HSO_4^- > HAc > NH_4^+$。

在任意一元弱碱 A^- 溶液中存在下面的平衡

$$H_2O + A^- \rightleftharpoons HA + OH^-$$

得

$$K_b = \frac{[HA][OH^-]}{[A^-]} \tag{2-8}$$

K_b 称为碱解离常数（base dissociation constant），简称碱常数。一元弱碱的碱常数越大，碱性越强。例如：

$$SO_4^{2-} + H_2O \rightleftharpoons OH^- + HSO_4^- \qquad K_b(SO_4^{2-})=1.0\times10^{-12}$$

$$Ac^- + H_2O \rightleftharpoons HAc + OH^- \qquad K_b(Ac^-)=5.6\times10^{-10}$$

$$NH_3+H_2O \rightleftharpoons NH_4^+ +OH^- \qquad K_b(NH_3)=1.8\times10^{-5}$$

三种碱的相对强弱顺序为 $NH_3>Ac^->SO_4^{2-}$。

（二）多元弱酸、弱碱的解离平衡

多元酸在水中的质子传递反应是分步进行的，每一步都有相应的质子传递平衡及平衡常数。以 H_3PO_4 为例，其质子传递分三步进行：

$$H_3PO_4+H_2O \rightleftharpoons H_3O^+ +H_2PO_4^- \qquad K_{a1}=\frac{[H_2PO_4^-][H_3O^+]}{[H_3PO_4]}$$

$$H_2PO_4^- +H_2O \rightleftharpoons H_3O^+ +HPO_4^{2-} \qquad K_{a2}=\frac{[HPO_4^{2-}][H_3O^+]}{[H_2PO_4^-]}$$

$$HPO_4^{2-} +H_2O \rightleftharpoons H_3O^+ +PO_4^{3-} \qquad K_{a3}=\frac{[PO_4^{3-}][H_3O^+]}{[HPO_4^{2-}]}$$

式中 K_{a1}、K_{a2}、K_{a3} 分别为 H_3PO_4 的第一、二、三级解离常数。298.15 K 时 $K_{a1}=6.9\times10^{-3}$，$K_{a2}=6.1\times10^{-8}$，$K_{a3}=4.8\times10^{-13}$，由于 $K_{a1}\gg K_{a2}\gg K_{a3}$，第二步和第三步解离比第一步弱得多，溶液中的 H_3O^+ 主要来自 H_3PO_4 的第一步解离。因此，多元酸的相对强弱取决于 K_{a1} 的相对大小，K_{a1} 越大，多元酸的酸性越强。

同理，多元碱在水中的质子传递反应也是分步进行的。以 PO_4^{3-} 为例，其质子传递分三步进行。298.15 K 时

$$PO_4^{3-} +H_2O \rightleftharpoons HPO_4^{2-} +OH^- \qquad K_{b1}=\frac{[HPO_4^{2-}][OH^-]}{[PO_4^{3-}]}=2.1\times10^{-2}$$

$$HPO_4^{2-} +H_2O \rightleftharpoons H_2PO_4^- +OH^- \qquad K_{b2}=\frac{[H_2PO_4^-][OH^-]}{[HPO_4^{2-}]}=6.1\times10^{-8}$$

$$H_2PO_4^- +H_2O \rightleftharpoons H_3PO_4+OH^- \qquad K_{b3}=\frac{[H_3PO_4][OH^-]}{[H_2PO_4^-]}=1.4\times10^{-12}$$

由于 $K_{b1}\gg K_{b2}\gg K_{b3}$，所以多元碱的相对强弱取决于 K_{b1} 的相对大小，K_{b1} 越大，多元碱的碱性越强。

三、共轭酸碱的解离平衡

在一对共轭酸碱对中，酸的解离平衡与其共轭碱的解离平衡之间存在确定的对应关系。如在弱酸 HA 的水溶液中存在以下质子传递平衡

$$HA+H_2O \rightleftharpoons H_3O^+ +A^- \qquad K_a=\frac{[H_3O^+][A^-]}{[HA]}$$

而 HA 的共轭碱 A^- 的质子传递平衡为

$$A^- +H_2O \rightleftharpoons HA+OH^- \qquad K_b=\frac{[HA][OH^-]}{[A^-]}$$

将 K_a 与 K_b 相乘得

$$K_a\cdot K_b=[H_3O^+]\cdot[OH^-]=K_w \tag{2-9}$$

式（2-9）等号两边分别取负对数，得

$$pK_a+pK_b=pK_w \tag{2-10}$$

式（2-9）表明，K_a 与 K_b 成反比，说明酸越强，其共轭碱越弱；酸越弱，其共轭碱越强。若已知酸解离常数 K_a，就可求出 K_b，反之亦然。

例 2-1 已知 NH_3 的 K_b 为 1.8×10^{-5}，计算 NH_4^+ 的 K_a。

解 NH_4^+ 是 NH_3 的共轭酸，由式（2-9）得

$$K_a(NH_4^+)=\frac{K_w}{K_b(NH_3)}=\frac{1\times10^{-14}}{1.8\times10^{-5}}=5.6\times10^{-10}$$

四、酸碱平衡的移动

酸碱平衡与其他化学平衡一样，也是一个动态平衡，当外界条件改变时（如浓度变化、同离子效应、盐效应等）会发生移动，直至在新的条件下建立新的平衡。

（一）浓度对酸碱平衡的影响

以弱酸 HA 为例，HA 在水溶液中的质子转移平衡为

$$HA + H_2O \rightleftharpoons H_3O^+ + A^-$$

质子转移达平衡后，若增大溶液中 HA 的浓度，则平衡被破坏，向着弱酸 HA 解离的方向移动，直至建立新的平衡。反之，若减小溶液中 HA 的浓度，平衡将向生成 HA 的方向移动。

（二）同离子效应

例如在 HAc 溶液中加入 NaAc 时，由于 NaAc 完全解离，使溶液中 Ac^- 浓度增加，导致 HAc 的解离平衡向左移动，从而降低了 HAc 的解离度，溶液中 H_3O^+ 浓度下降。

$$HAc + H_2O \rightleftharpoons H_3O^+ + \boxed{Ac^-}$$

←平衡移动方向

$$\boxed{Ac^-} + Na^+ \longleftarrow NaAc$$

同理，在弱碱 NH_3 的水溶液中加入 NH_4Cl，会使 NH_3 解离度降低，溶液中 OH^- 浓度减小。

$$NH_3 + H_2O \rightleftharpoons OH^- + \boxed{NH_4^+}$$

←平衡移动方向

$$\boxed{NH_4^+} + Cl^- \longleftarrow NH_4Cl$$

这种在弱电解质的溶液中，加入与其含有相同离子的易溶强电解质，使弱电解质解离度降低的现象，称为同离子效应（common-ion effect）。

（三）盐效应

如果在 HAc 溶液中，加入不含相同离子的强电解质如 NaCl，NaCl 完全解离成 Na^+ 和 Cl^-，溶液中离子浓度增大，离子间相互牵制作用增强，使 H_3O^+ 和 Ac^- 结合成 IIAc 分了的机会减少，HAc 的解离平衡向生成 H_3O^+ 和 Ac^- 的方向移动，导致 HAc 的解离度略有增大。这种由于在弱电解质溶液中加入与弱电解质不含相同离子的易溶强电解质，使弱电解质的解离度略有增大的现象称为盐效应（salt effect）。

显然，产生同离子效应时，必然伴随着盐效应，但盐效应比同离子效应弱。对稀溶液而言，忽略盐效应不会引起严重误差，所以一般只考虑同离子效应的影响。

第四节　水溶液的酸碱性与 pH

一、水溶液的酸碱性

水溶液中 H_3O^+ 和 OH^- 同时存在，它们的浓度大小反映了溶液的酸碱性。由于 $[H_3O^+][OH^-]=K_w$，室温时 $K_w=1.0\times10^{-14}$，则溶液的酸碱性与 $[H_3O^+]$ 和 $[OH^-]$ 的关系为

中性溶液：$[H_3O^+]=[OH^-]=1.0\times10^{-7}\ mol\cdot L^{-1}$

酸性溶液：$[H_3O^+]>1.0\times10^{-7}\ mol\cdot L^{-1}>[OH^-]$

$$碱性溶液：[H_3O^+]<1.0\times10^{-7}\ mol\cdot L^{-1}<[OH^-]$$

溶液中 $[H_3O^+]$ 越大，酸性越强；$[OH^-]$ 越大，碱性越强。当 H_3O^+ 或 OH^- 浓度很小时，如血清中 $[H_3O^+]=3.98\times10^{-8}\ mol\cdot L^{-1}$，书写很不方便。为此，定义了 pH 和 pOH，即

$$pH=-\lg a(H_3O^+)$$
$$pOH=-\lg a(OH^-)$$

在稀溶液中，物质的量浓度（简称浓度）与活度在数值上十分接近，故常用 H_3O^+ 或 OH^- 的浓度来代替活度。则有

$$pH=-\lg[H_3O^+] \tag{2-11}$$
$$pOH=-\lg[OH^-] \tag{2-12}$$

在 298.15 K 时，水溶液中 $[H_3O^+][OH^-]=1.0\times10^{-14}$，因此

$$pH+pOH=14 \tag{2-13}$$

pH 在医学和生物学中具有重要的意义。如各种生物催化剂——酶只有在一定 pH 时才具有活性，人体的各种体液也都有一定的 pH 范围，若 pH 超出此范围，将影响机体的正常生理活动。表 2-3 列出了正常人体各种体液的 pH 范围。

表 2-3 人体各种体液的 pH

体液	pH	体液	pH
血清	7.35～7.45	大肠液	8.3～8.4
成人胃液	0.9～1.5	乳汁	6.0～6.9
婴儿胃液	5.0 左右	泪液	7.4 左右
唾液	6.35～6.85	尿液	4.8～7.5
胰液	7.5～8.0	脑脊液	7.35～7.45
小肠液	7.5 左右		

二、强酸或强碱溶液

通常，由于强酸或强碱在水中完全解离，溶液中 $[H_3O^+]$、$[OH^-]$ 取决于强酸、强碱的浓度。如 HCl 在水中的解离

$$HCl+H_2O \longrightarrow Cl^-+H_3O^+$$

溶液中还存在水的质子自递平衡

$$H_2O+H_2O \rightleftharpoons H_3O^++OH^-$$

由于水的解离很弱，加上 HCl 的酸效应强烈抑制水的解离，使水解离产生的 H_3O^+ 可忽略不计。因此溶液中 $[H_3O^+]$ 由 HCl 浓度确定，如 $0.1\ mol\cdot L^{-1}$的 HCl 溶液中 $[H_3O^+]=0.1\ mol\cdot L^{-1}$。

当强酸或强碱浓度很低，溶液的 $[H_3O^+]$ 或 $[OH^-]<10^{-6}\ mol\cdot L^{-1}$时，由 H_2O 解离出的 $[H_3O^+]$ 或 $[OH^-]$ 不能忽略。

三、一元弱酸或弱碱溶液

设一元弱酸 HA 的初始浓度为 c_a，HA 的解离度为 α，H_3O^+ 的平衡浓度为 $[H_3O^+]$，在

HA 水溶液中，存在下列两种质子传递平衡

$$HA+H_2O \rightleftharpoons H_3O^+ + A^- \qquad K_a=\frac{[H_3O^+][A^-]}{[HA]}$$

$$H_2O+H_2O \rightleftharpoons H_3O^+ + OH^- \qquad K_w=[H_3O^+][OH^-]$$

溶液中 $[H_3O^+]$、$[A^-]$、$[HA]$、$[OH^-]$ 都是未知的，要精确计算溶液中 $[H_3O^+]$ 非常复杂，因此，可采用如下方法近似处理。

(1) 当 $c_a \cdot K_a \geqslant 20K_w$，表明弱酸 HA 给出质子的能力远远大于水，因而可忽略水的解离。

$$HA+H_2O \rightleftharpoons H_3O^+ + A^-$$

初始浓度	c_a		
平衡浓度	$c_a(1-\alpha)$	$c_a\alpha$	$c_a\alpha$

则

$$K_a=\frac{[H_3O^+][A^-]}{[HA]}=\frac{c_a\alpha \cdot c_a\alpha}{c_a(1-\alpha)}=\frac{c_a\alpha^2}{1-\alpha}$$

(2) 当 $c_a/K_a \geqslant 500$，或 $\alpha < 5\%$，此时解离的酸极少，可以认为 $1-\alpha \approx 1$，此时上式简化为

$$K_a=c_a\alpha^2$$

$$\alpha=\sqrt{\frac{K_a}{c_a}} \tag{2-14}$$

$$[H_3O^+]=\sqrt{K_a c_a} \tag{2-15}$$

由式 (2-14) 可知，当 $c_a \cdot K_a \geqslant 20K_w$，且 $c_a/K_a \geqslant 500$ 时，弱酸的解离度与其浓度的平方根成反比，即浓度越小，解离度越大。

同理，对于一元弱碱溶液，当 $c_b \cdot K_b \geqslant 20K_w$，且 $c_b/K_b \geqslant 500$ 时，可得简化式

$$[OH^-]=\sqrt{K_b \cdot c_b} \tag{2-16}$$

例 2-2　计算 298.15 K 时 0.10 $mol \cdot L^{-1}$ HAc 溶液的 pH。

解　已知 $c_a=0.10\ mol \cdot L^{-1}$，$K_a=1.8\times10^{-5}$

因为 $c_a \cdot K_a=0.10\times1.8\times10^{-5}>20K_w$；且 $c_a/K_a=0.10/(1.8\times10^{-5})>500$，由式 (2-15) 得

$$[H_3O^+]=\sqrt{c_a \cdot K_a}\ mol \cdot L^{-1}=\sqrt{0.10\times1.8\times10^{-5}}\ mol \cdot L^{-1}=1.34\times10^{-3}\ mol \cdot L^{-1}$$

$$pH=-\lg[H_3O^+]=-\lg(1.34\times10^{-3})=2.87$$

例 2-3　计算 0.10 $mol \cdot L^{-1}$ NH_4Cl 溶液的 pH。

解　由于 NH_4^+ 与 NH_3 为共轭酸碱对，则

$$K_a(NH_4^+)=K_w/K_b(NH_3)=1.00\times10^{-14}/1.8\times10^{-5}=5.6\times10^{-10}$$

$$c_a \cdot K_a(NH_4^+)>20K_w，且\ c_a/K_a(NH_4^+)=0.10/(5.6\times10^{-10})>500$$

所以，$[H_3O^+]=\sqrt{K_a(NH_4^+) \cdot c_a(NH_4^+)}\ mol \cdot L^{-1}$

$=\sqrt{5.6\times10^{-10}\times0.10}\ mol \cdot L^{-1}$

$=7.5\times10^{-6}\ mol \cdot L^{-1}$

$pH=5.13$

四、多元弱酸或弱碱溶液

多元酸碱的质子传递是分步进行的，每一步都有其质子传递平衡常数，并且各平衡常数之间存在关系：$K_{a1} \geqslant K_{a2} \geqslant K_{a3}$，$K_{b1} \geqslant K_{b2} \geqslant K_{b3}$。因此对于 $K_{a1}/K_{a2}>10^2$ 或 $K_{b1}/K_{b2}>10^2$ 的多元酸碱溶液，其 pH 的计算通常只考虑它的第一步平衡，把多元酸碱直接当成一元弱酸弱碱来处理。

例 2-4 已知 H_2CO_3 的 $K_{a1}=4.5\times10^{-7}$，$K_{a2}=4.7\times10^{-11}$，计算 $0.100\ mol\cdot L^{-1}\ Na_2CO_3$ 溶液的 pH，并求 $[HCO_3^-]$、$[H_2CO_3]$ 和 $[OH^-]$。

解 CO_3^{2-} 为二元弱碱，$K_{b1}=K_w/K_{a2}=1.0\times10^{-14}/(4.7\times10^{-11})=2.1\times10^{-4}$

$$K_{b2}=K_w/K_{a1}=1.0\times10^{-14}/(4.5\times10^{-7})=2.2\times10^{-8}$$

由于 $K_{b1}/K_{b2}>10^2$，$c_b\cdot K_{b1}>20K_w$，且 $c_b/K_{b1}>500$，可按最简式（2-16）计算 $[OH^-]$。

$$[OH^-]=\sqrt{K_{b1}\cdot c_b}\ mol\cdot L^{-1}=\sqrt{2.1\times10^{-4}\times0.100}\ mol\cdot L^{-1}=4.6\times10^{-3}\ mol\cdot L^{-1}$$

$$pOH=2.33$$

$$pH=14.00-2.33=11.67$$

因为 $K_{b1}/K_{b2}>10^2$，则

$$[HCO_3^-]\approx[OH^-]=4.6\times10^{-3}\ mol\cdot L^{-1}$$

又有

$$K_{b2}=\frac{[OH^-][H_2CO_3]}{[HCO_3^-]}$$

$$[H_2CO_3]\approx K_{b2}=2.2\times10^{-8}\ mol\cdot L^{-1}$$

五、两性物质溶液

两性物质包括负离子型（如 HCO_3^-、$H_2PO_4^-$、HPO_4^{2-}）、弱酸弱碱型（如 NH_4Ac）和氨基酸（H_2NCH_2COOH）等。两性物质在水溶液中既能给出质子又能接受质子，其质子转移平衡十分复杂，可根据具体情况进行合理的简化和近似处理。

当两性物质浓度 c 不是太小时，经推导和近似处理，可得到两性物质溶液中 H_3O^+ 浓度计算的最简式为

$$[H_3O^+]=\sqrt{K_aK_a'} \tag{2-17}$$

$$pH=\frac{1}{2}(pK_a+pK_a') \tag{2-18}$$

式中，K_a 为该两性物质作为酸时的解离常数，K_a' 为该两性物质作为碱时其共轭酸的解离常数（推导过程请参考无机化学或分析化学教材）。

例 2-5 计算 $0.10\ mol\cdot L^{-1}\ NH_4CN$ 溶液的 pH。已知 NH_3 的 $pK_b=4.75$，HCN 的 $pK_a=9.21$。

解 NH_4CN 为两性物质，其中 $pK_a(NH_4^+)=14-pK_b=9.25$，$pK_a'=pK_a(HCN)=9.21$，根据式（2-18），$NH_4CN$ 溶液的 pH 为 9.23。

第五节 难溶强电解质溶液的沉淀溶解平衡

在强电解质中，有一类在水中溶解度较小，但溶解的部分全部解离，这类电解质称为难溶强电解质。在难溶强电解质的饱和溶液中存在沉淀溶解平衡。

一、溶度积规则

（一）溶度积

难溶强电解质的饱和溶液中，存在着未溶解强电解质与其溶解解离产生的离子之间的平衡。例如，在 AgCl 的水溶液中，一方面，固态 AgCl 微量溶解并解离为 Ag^+ 和 Cl^-，该过程称为溶解（dissolution）；另一方面 Ag^+ 和 Cl^- 又不断地从溶液回到固体表面而析出，该过程

称为沉淀（precipitation）。在一定条件下，当沉淀速率与溶解速率相等时便达到平衡，这种平衡称为难溶强电解质的沉淀溶解平衡。不同于易溶性弱电解质的解离平衡，沉淀溶解平衡属于多相平衡。AgCl 的沉淀溶解平衡可表示为

$$AgCl(s) \underset{沉淀}{\overset{溶解}{\rightleftharpoons}} Ag^+(aq) + Cl^-(aq)$$

$$K = \frac{[Ag^+][Cl^-]}{[AgCl(s)]}$$

由于 [AgCl(s)] 是常数，将其并入常数项 K，得

$$K_{sp}(AgCl) = [Ag^+][Cl^-]$$

其中各物质的浓度为平衡浓度。K_{sp} 称为溶度积常数（solubility product constant），简称溶度积。K_{sp} 越大，表明溶解能力越强。

对于 A_aB_b 型的难溶强电解质，有

$$A_aB_b(s) \rightleftharpoons aA^{n+}(aq) + bB^{m-}(aq)$$

$$K_{sp} = [A^{n+}]^a[B^{m-}]^b \tag{2-19}$$

式（2-19）表示，在一定温度下，难溶强电解质达沉淀溶解平衡时各离子浓度幂之积为一常数。严格地说，溶度积应以离子活度幂之积来表示，但难溶强电解质的离子强度很小，活度因子趋近于 1，可用浓度代替活度。K_{sp} 作为沉淀溶解反应的平衡常数，其数值反映了难溶强电解质溶解能力的大小。一些常见难溶强电解质的 K_{sp} 列于附录中。

（二）溶度积与溶解度的关系

在一定温度下，溶度积和溶解度（solubility，用 S 表示）都可以表示难溶强电解质在水中的溶解能力。一定条件下，它们之间可以相互换算。设 A_aB_b 型难溶电解质的溶解度为 $S\ mol \cdot L^{-1}$，溶解达平衡时

$$A_aB_b(s) \rightleftharpoons aA^{n+}(aq) + bB^{m-}(aq)$$

平衡浓度/$mol \cdot L^{-1}$　　　aS　　　bS

$$K_{sp} = [A^{n+}]^a[B^{m-}]^b = (aS)^a \cdot (bS)^b = a^a \cdot b^b \cdot S^{(a+b)}$$

$$S = \sqrt[a+b]{\frac{K_{sp}}{a^a \cdot b^b}} \tag{2-20}$$

例 2-6　已知 298.15 K 时，$K_{sp}(AgCl) = 1.77 \times 10^{-10}$、$K_{sp}(AgBr) = 5.35 \times 10^{-13}$、$K_{sp}(AgI) = 8.52 \times 10^{-17}$、$K_{sp}(Ag_2CrO_4) = 1.12 \times 10^{-12}$，计算并比较它们的溶解度。

解　(1) 设 AgX 的溶解度为 S，根据

$$AgX(s) \rightleftharpoons Ag^+(aq) + X^-(aq)$$

平衡时　$[Ag^+] = [X^-] = S$

$$K_{sp}(AgX) = [Ag^+][X^-] = S \cdot S = S^2$$

所以　$S = \sqrt{K_{sp}(AgX)}$

$$S(AgCl) = \sqrt{1.77 \times 10^{-10}}\ mol \cdot L^{-1} = 1.33 \times 10^{-5}\ mol \cdot L^{-1}$$

$$S(AgBr) = \sqrt{5.35 \times 10^{-13}}\ mol \cdot L^{-1} = 7.31 \times 10^{-7}\ mol \cdot L^{-1}$$

$$S(AgI) = \sqrt{8.52 \times 10^{-17}}\ mol \cdot L^{-1} = 9.23 \times 10^{-9}\ mol \cdot L^{-1}$$

(2) 设 Ag_2CrO_4 的溶解度为 S，根据

$$Ag_2CrO_4(s) \rightleftharpoons 2Ag^+(aq) + CrO_4^{2-}(aq)$$

平衡时　$[Ag^+] = 2S, [CrO_4^{2-}] = S$

$$K_{sp}(Ag_2CrO_4) = [Ag^+]^2[CrO_4^{2-}] = (2S)^2 \times S = 4S^3$$

$$S(Ag_2CrO_4) = \sqrt[3]{\frac{K_{sp}(Ag_2CrO_4)}{4}}\ mol \cdot L^{-1} = \sqrt[3]{\frac{1.12 \times 10^{-12}}{4}}\ mol \cdot L^{-1}$$

$$=6.54\times10^{-5}\ \text{mol}\cdot\text{L}^{-1}$$

例 2-6 表明，①对于 AB 型难溶强电解质，例如 AgCl、$BaSO_4$ 等，$K_{sp}=S^2$；对于 A_2B（或者 AB_2）型难溶强电解质，例如 $Mg(OH)_2$、Ag_2CrO_4 等，$K_{sp}=4S^3$。②对于同一类型的难溶强电解质，溶度积越大的溶解度也大，所以可以用溶度积比较溶解度大小，如 $K_{sp}(AgCl)>K_{sp}(AgBr)>K_{sp}(AgI)$，则 $S(AgCl)>S(AgBr)>S(AgI)$；对于不同类型的难溶强电解质，如 AgCl 与 Ag_2CrO_4，前者为 AB 型，后者为 A_2B 型，虽然 $K_{sp}(AgCl)>K_{sp}(Ag_2CrO_4)$，但 $S(AgCl)<S(Ag_2CrO_4)$。因此不能直接用溶度积比较溶解度的大小，而必须通过计算说明。③在一定温度下，难溶强电解质的溶度积常数 K_{sp} 为定值，但溶解度 S 除了与温度有关以外，还与外界压力以及溶液中共存的其他物质等因素有关。

上述溶解度与溶度积之间的换算是有条件的，它要求难溶强电解质的溶解度很小、解离产生的离子在水溶液中不发生水解等副反应或副反应程度很小。

（三）溶度积规则

难溶强电解质的沉淀溶解平衡是暂时的、有条件的平衡，是一种动态平衡。当改变溶液中离子的浓度，平衡会向一定的方向移动，直至达到新的平衡。例如，在一定温度时，对于任一沉淀溶解反应

$$A_aB_b(s)\rightleftharpoons aA^{n+}(aq)+bB^{m-}(aq)$$

若以 Q_c 表示任意状态下难溶强电解质离子浓度幂的乘积，即

$$Q_c=c(A^{n+})^a\cdot c(B^{m-})^b \tag{2-21}$$

Q_c 称为离子积（ion-product）。Q_c 和 K_{sp} 的表达形式类似，但其含义不同。K_{sp} 表示难溶电解质的饱和溶液中离子浓度幂的乘积，在一定温度下 K_{sp} 为一常数；而 Q_c 则表示任何情况下离子浓度幂的乘积，其数值不定。

Q_c 与 K_{sp} 有三种不同的关系，它们分别代表难溶强电解质 A_aB_b 溶液可能存在的三种不同状态：

1. $Q_c<K_{sp}$，表示溶液不饱和。溶液无沉淀析出，若加入难溶强电解质，则会继续溶解。
2. $Q_c=K_{sp}$，表示溶液为饱和溶液。此时沉淀与溶解达动态平衡。
3. $Q_c>K_{sp}$，表示溶液为过饱和状态。溶液里将会有沉淀析出，直至 $Q_c=K_{sp}$，溶液达饱和。

上述 Q_c 与 K_{sp} 的关系及结论称为溶度积规则（rule of solubility product），它是难溶强电解质沉淀溶解平衡移动规律的总结，也是判断沉淀生成和溶解的依据。

二、沉淀溶解平衡的移动

（一）沉淀的生成

根据溶度积规则，当溶液中 $Q_c>K_{sp}$，将会有沉淀生成，这是产生沉淀的必要条件。欲使某难溶强电解质析出沉淀，需设法提高其离子积。

例 2-7 将 20 ml 浓度为 0.01 mol·L⁻¹ 的 $CaCl_2$ 溶液与 60 ml 浓度为 0.08 mol·L⁻¹ 的 K_2SO_4 溶液混合，能否析出 $CaSO_4$ 沉淀？已知 $K_{sp}(CaSO_4)=4.93\times10^{-5}$。

解 混合后各离子的浓度分别为

$$c(Ca^{2+})=20\ \text{ml}\times0.01\ \text{mol}\cdot\text{L}^{-1}/(20\ \text{ml}+60\ \text{ml})=2.5\times10^{-3}\ \text{mol}\cdot\text{L}^{-1}$$

$$c(SO_4^{2-})=60\ \text{ml}\times0.08\ \text{mol}\cdot\text{L}^{-1}/(20\ \text{ml}+60\ \text{ml})=6.0\times10^{-2}\ \text{mol}\cdot\text{L}^{-1}$$

$$Q_c=c(Ca^{2+})\cdot c(SO_4^{2-})=2.5\times10^{-3}\times6.0\times10^{-2}=1.5\times10^{-4}>4.93\times10^{-5}$$

由于 $Q_c>K_{sp}(CaSO_4)$，因此两种溶液混合后有沉淀析出。

例 2-8　计算 Ag_2CrO_4 在 0.1 mol·L^{-1} $AgNO_3$ 溶液中的溶解度。已知 $K_{sp}(Ag_2CrO_4)=1.12\times10^{-12}$。

解　Ag_2CrO_4 的沉淀溶解平衡为

$$Ag_2CrO_4(s) \rightleftharpoons 2Ag^+ + CrO_4^{2-}$$

设 Ag_2CrO_4 在 0.1 mol·L^{-1} $AgNO_3$ 溶液中的溶解度为 S，则平衡时

$$[Ag^+]=(2S+0.1)\ \text{mol}\cdot\text{L}^{-1}\approx0.1\ \text{mol}\cdot\text{L}^{-1}$$

$$S=[CrO_4^{2-}]=K_{sp}(Ag_2CrO_4)/[Ag^+]^2=(1.12\times10^{-12}/0.1^2)\ \text{mol}\cdot\text{L}^{-1}=1.12\times10^{-10}\ \text{mol}\cdot\text{L}^{-1}$$

在此情况下，Ag_2CrO_4 的溶解度比在纯水中（6.54×10^{-5} mol·L^{-1}，见例 2-6）小很多。

例 2-8 计算结果表明，在 Ag_2CrO_4 沉淀溶解平衡系统中，由于同离子效应的存在，若加入含有共同离子 Ag^+ 的强电解质，会有更多的 Ag_2CrO_4 沉淀生成，导致 Ag_2CrO_4 的溶解度降低。在实际应用中，要使溶液中的 Ag^+ 沉淀得更加完全，通常加入适当过量的沉淀剂（如 Na_2CrO_4），利用同离子效应可使 Ag^+ 沉淀得更加完全。但是，沉淀剂的用量并非越多越好，因为过量的沉淀剂导致溶液的离子强度增大，相关离子碰撞结合成沉淀的机会减少，由于盐效应反而使沉淀的溶解度增大。盐效应比同离子效应弱得多，当两种效应同时存在时可忽略盐效应的影响。

当溶液中同时含有几种离子，并且它们均可与同一种沉淀剂发生沉淀反应时，几种物质会按先后顺序沉淀，这种现象称为分级沉淀（fractional precipitate）。在分级沉淀中先沉淀的是 Q_c 最先达到其 K_{sp} 的化合物，即按照 K_{sp} 由小到大的顺序依次沉淀各离子。

例 2-9　在 0.010 mol·L^{-1} K_2CrO_4 和 0.100 mol·L^{-1} KCl 的混合溶液中，滴加 $AgNO_3$ 溶液，CrO_4^{2-} 和 Cl^- 哪个离子先沉淀？能否利用分级沉淀的方法将 CrO_4^{2-} 和 Cl^- 两者分离？已知 $K_{sp}(Ag_2CrO_4)=1.12\times10^{-12}$，$K_{sp}(AgCl)=1.77\times10^{-10}$。

解　(1) Ag_2CrO_4 的沉淀溶解平衡

$$Ag_2CrO_4(s) \rightleftharpoons 2Ag^+ + CrO_4^{2-}$$

生成 Ag_2CrO_4 沉淀所需条件为

$$Q_c(Ag_2CrO_4)=c^2(Ag^+)\cdot c(CrO_4^{2-})\geqslant K_{sp}(Ag_2CrO_4)$$

当形成沉淀时，Ag^+ 最低浓度为

$$c(Ag^+)\geqslant\sqrt{\frac{K_{sp}(Ag_2CrO_4)}{c(CrO_4^{2-})}}=\sqrt{\frac{1.12\times10^{-12}}{0.100}}\ \text{mol}\cdot\text{L}^{-1}=1.05\times10^{-5}\ \text{mol}\cdot\text{L}^{-1}$$

(2) AgCl 的沉淀溶解平衡

$$AgCl(s) \rightleftharpoons Ag^+ + Cl^-$$

AgCl 沉淀所需条件为

$$Q_c(AgCl)=c(Ag^+)\cdot c(Cl^-)\geqslant K_{sp}(AgCl)$$

$$c(Ag^+)\geqslant\frac{K_{sp}}{c(Cl^-)}=\frac{1.77\times10^{-10}}{0.100}\text{mol}\cdot\text{L}^{-1}=1.77\times10^{-9}\ \text{mol}\cdot\text{L}^{-1}$$

因为生成 AgCl 沉淀所需 Ag^+ 浓度更小，所以 AgCl 先沉淀。当 Ag_2CrO_4 开始沉淀时，溶液中 $c(Ag^+)\geqslant1.05\times10^{-5}$ mol·L^{-1}，此时，溶液中残留的 Cl^- 浓度为

$$c(Cl^-)\leqslant\frac{K_{sp}(AgCl)}{c(Ag^+)}=\frac{1.77\times10^{-10}}{1.05\times10^{-5}}\ \text{mol}\cdot\text{L}^{-1}=1.69\times10^{-5}\ \text{mol}\cdot\text{L}^{-1}$$

形成沉淀是一种常用的去除杂质离子的方法。通常情况下，当溶液中某种离子的浓度小于 1.0×10^{-5} mol·L^{-1}时，常规方法已经无法检测离子的存在，可以认为离子已经沉淀完全。

可见，当 CrO_4^{2-} 开始沉淀时，溶液中 Cl^- 已基本沉淀完全。因此，分级沉淀可以将 CrO_4^{2-} 与 Cl^- 分离。利用分级沉淀，可以把混合液中不同的离子分离开，两种沉淀的溶度积相差越大，分离效果越好。

（二）沉淀的溶解

根据溶度积规则，要使沉淀溶解，必须降低难溶强电解质饱和溶液中组成离子的浓度，使其 $Q_c < K_{sp}$。常用的方法有：

1. 生成弱电解质

（1）金属氢氧化物沉淀的溶解：金属氢氧化物在溶液中产生 OH^-，可与酸解离出的 H^+ 生成弱电解质 H_2O，降低 OH^- 浓度，使 $Q_c < K_{sp}$，沉淀溶解。以 $Mg(OH)_2$ 为例，上述过程可表示为

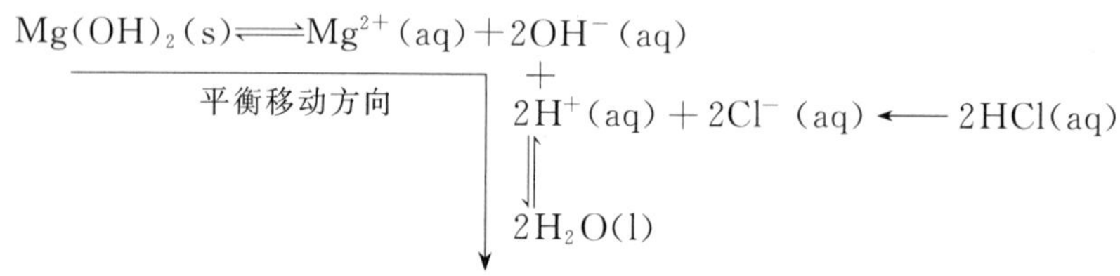

（2）碳酸盐沉淀的溶解：如果向 $CaCO_3$ 沉淀中加入酸，溶液中的 CO_3^{2-} 与酸反应生成难解离的 HCO_3^-（或者 CO_2 气体和水），使溶液中 CO_3^{2-} 浓度降低，导致 $Q_c(CaCO_3) < K_{sp}(CaCO_3)$，故沉淀溶解。

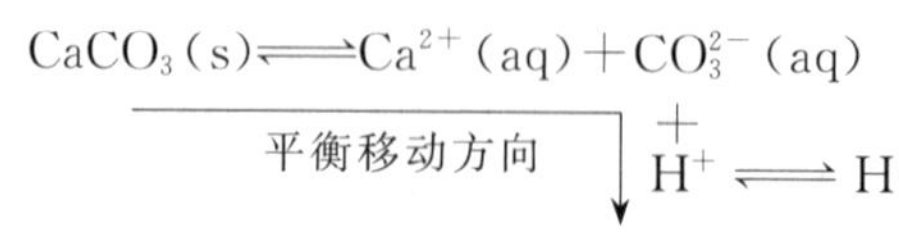

（3）金属硫化物沉淀的溶解：K_{sp} 较大的金属硫化物都能溶于酸，例如 MnS 溶于 HCl 的反应如下：

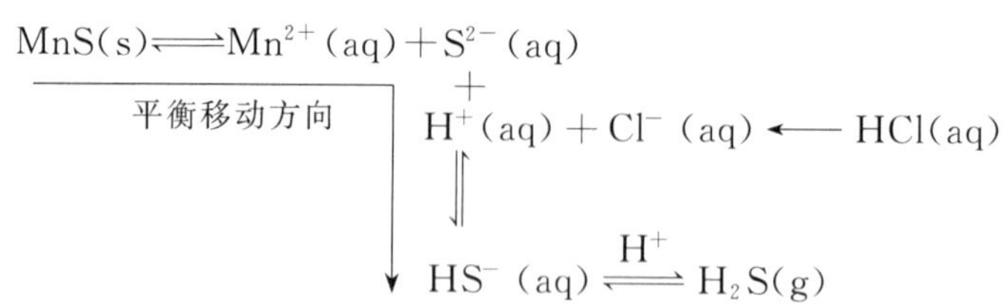

由于 H^+ 与 S^{2-} 结合生成 HS^-，进一步生成 H_2S，使 $Q_c(MnS) < K_{sp}(MnS)$，沉淀溶解。

2. 生成配合物

在 AgCl 沉淀中加入氨水，由于 Ag^+ 可以和 NH_3 结合成难解离的配离子 $[Ag(NH_3)_2]^+$，使溶液中 Ag^+ 浓度降低，导致 AgCl 沉淀溶解。

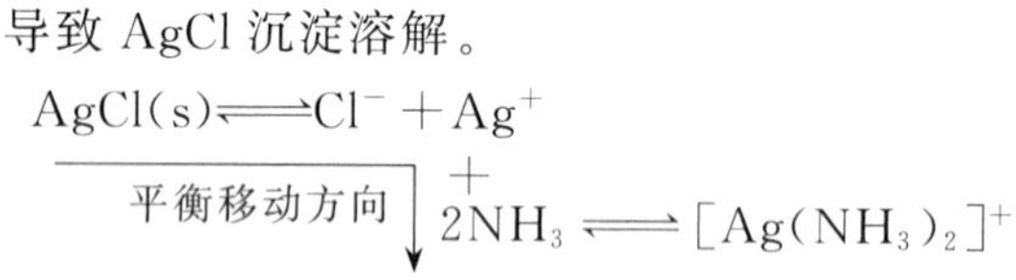

3. 发生氧化还原反应

一些难溶的金属硫化物，如 Ag_2S、CuS 等，其 K_{sp} 非常小，即使加入高浓度的强酸也难以满足 $Q_c < K_{sp}$，因此它们难溶于非氧化性的强酸中。但可加入氧化剂或还原剂，使某一离子发生氧化还原反应而降低其浓度，导致 $Q_c < K_{sp}$，平衡向沉淀溶解方向移动。如 CuS 可溶于 HNO_3，反应如下：

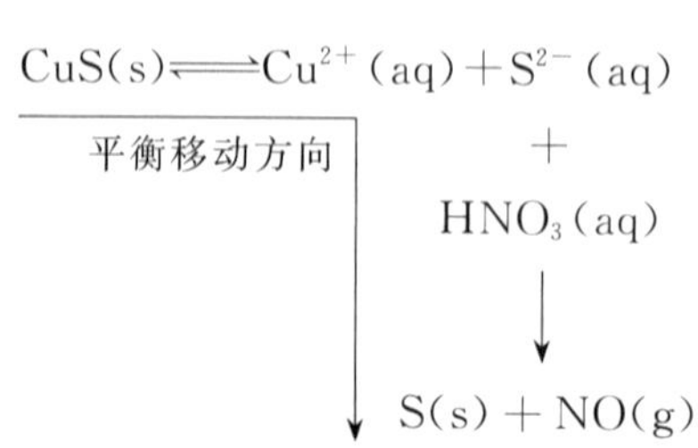

总反应式为 $3CuS(s) + 8HNO_3(aq) = 3Cu(NO_3)_2(aq) + 2NO(g)\uparrow + 3S(s)\downarrow + 4H_2O(l)$

（三）沉淀的转化

在含有沉淀的溶液中加入适当试剂，使之与某一离子结合为更难溶的物质，这一过程称为沉淀的转化（precipitation transformation）。例如，在白色的 $BaCO_3$ 沉淀中加入 K_2CrO_4 溶液，会生成黄色沉淀 $BaCrO_4$。这是由于反应生成了比 $BaCO_3$ 更难溶的 $BaCrO_4$ 沉淀。$BaCrO_4$ 的生成降低了溶液中 Ba^{2+} 浓度，破坏了 $BaCO_3$ 的沉淀溶解平衡，使之溶解。转化过程表示如下：

$$BaCO_3(s) \rightleftharpoons Ba^{2+}(aq) + CO_3^{2-}(aq)$$

平衡移动方向 ↓

$$+$$

$$CrO_4^{2-}(aq)$$

$$\Updownarrow$$

$$BaCrO_4(s)$$

沉淀溶解平衡在医学中有重要意义，如人体内尿结石的形成、骨骼的形成、龋齿的产生等都涉及与沉淀溶解平衡有关的原理。

龋齿的产生及防护

第二章小结

习题二

1. （1）写出下列各分子或离子的共轭碱：NH_4^+、H_2O、H_2CO_3、HCO_3^-、$H_2PO_4^-$。
   （2）写出下列各分子或离子的共轭酸：H_2O、PO_4^{3-}、$H_2PO_4^-$、CO_3^{2-}、S^{2-}。
2. 下列分子或离子中，哪些只是酸？哪些只是碱？哪些是两性物质？
   HCl，SO_3^{2-}，HPO_4^{2-}，H_2O，NH_4^+，HAc，OH^-，H_2S
3. 判断下列说法是否正确。
   （1）中和 10 ml HCl 溶液（c=0.1 mol·L^{-1}）和 10 ml HAc 溶液（c=0.1 mol·L^{-1}）所需 NaOH 溶液（c=0.1 mol·L^{-1}）的体积相同。
   （2）当某弱酸稀释时，其解离度增大，溶液的酸度也增大。
   （3）饱和氢硫酸（H_2S）溶液中 H_3O^+(aq) 与 S^{2-}(aq) 浓度之比为 2∶1。
   （4）任意一元弱酸溶液中 $[H_3O^+]=\sqrt{K_a \cdot c_a}$。
   （5）对于难溶电解质，可以通过比较 K_{sp} 来判断其溶解度。
   （6）要生成氢氧化物沉淀，必须使溶液的 pH>7。
   （7）PbI_2 和 $CaCO_3$ 的 K_{sp} 均近似为 10^{-8}，则两者的饱和溶液中 $[Pb^{2+}]$ 和 $[Ca^{2+}]$ 近似相等。
   （8）难溶强电解质的溶度积 K_{sp} 和离子积 Q_c 所表达的意义是相同的。
4. 解释下列现象。
   （1）$Fe(OH)_3$ 溶于稀盐酸。
   （2）$Mg(OH)_2$ 既能溶于稀盐酸，又能溶于 NH_4Cl 溶液中。
   （3）H_2S 通入 $ZnSO_4$ 溶液中，ZnS 沉淀很不完全，但是在 $ZnSO_4$ 溶液中先加入若干 NaAc，再通 H_2S 气体，ZnS 几乎完全沉淀出来。
5. 排出相同浓度的下列溶液中 $[H_3O^+]$ 由大到小的顺序。
   （1）氨水（$K_b=1.8\times10^{-5}$）　　（2）甲酸（$K_a=1.8\times10^{-4}$）
   （3）醋酸（$K_a=1.80\times10^{-5}$）　　（4）氢氰酸（$K_a=6.2\times10^{-10}$）
   （5）甲胺（$K_b=4.17\times10^{-4}$）
6. 镇痛药吗啡（$C_{17}H_{19}NO_3$）是一种弱碱，主要由未成熟的罂粟籽提取得到，其 $K_b=7.9\times10^{-7}$。试计算 0.015 mol·L^{-1} 吗啡水溶液的 pH。

7. 正常成人胃液的 pH 为 1.4，婴儿胃液 pH 为 5.0。问成人胃液中的 H_3O^+ 浓度是婴儿胃液的多少倍？

8. 水杨酸（邻羟基苯甲酸，$C_7H_4O_3H_2$）为二元酸（已知 $K_{a1}=1.1\times10^{-3}$，$K_{a2}=3.6\times10^{-14}$），有时可用它作为止痛药代替阿司匹林，但它有较强的酸性，能引起胃出血。将 3.5 g 水杨酸溶于水配制 500 ml 溶液，计算该溶液的 pH。

9. 通过计算判断：将浓度均为 0.1 mol·L^{-1} $MgCl_2$ 溶液和 NaOH 溶液等体积混合，溶液中有无 $Mg(OH)_2$ 沉淀生成？已知 $K_{sp}\{Mg(OH)_2\}=5.61\times10^{-12}$。

10. 假设溶于水中的 $Mn(OH)_2$ 完全解离，试计算：

（1）$Mn(OH)_2$ 在水中的溶解度；

（2）$Mn(OH)_2$ 饱和溶液中的 $[Mn^{2+}]$ 和 $[OH^-]$；

（3）$Mn(OH)_2$ 在 0.10 mol·L^{-1} NaOH 溶液中的溶解度（假如 $Mn(OH)_2$ 在 NaOH 溶液中不发生其他变化）；

（4）$Mn(OH)_2$ 在 0.20 mol·L^{-1} $MnCl_2$ 溶液中的溶解度。已知 $K_{sp}\{Mn(OH)_2\}=2.06\times10^{-13}$。

（高宗华）

习题二参考答案

第3章 缓冲溶液

溶液的 pH 是影响化学反应的重要因素之一。许多反应，包括生物体内的化学反应，往往需要在一定的 pH 条件下才能顺利进行。细菌的培养、药物的配制和储存等也与溶液的 pH 密切相关。正常人体的各种体液 pH 均保持在恒定范围，如正常人体血液 pH 始终恒定在 7.35～7.45，若超出恒定范围，机体的生理功能就会失调而导致疾病，严重的甚至死亡。因此，维持溶液 pH 基本恒定，无论在化学上还是医学上都具有重要意义。

第一节　缓冲溶液及其作用原理

一、缓冲溶液的概念

在 1.0 L 纯水、1.0 L 0.10 mol·L^{-1}的 NaCl 溶液、1.0 L 0.10 mol·L^{-1}的 HAc 与 NaAc 组成的混合溶液中，分别加入 0.010 mol 强酸（HCl）或 0.010 mol 强碱（NaOH），3 种溶液 pH 的改变情况见表 3-1。

表 3-1　加入少量强酸强碱对纯水或溶液 pH 的影响

纯水或溶液	pH	加入 0.010 mol HCl		加入 0.010 mol NaOH	
		pH	ΔpH	pH	ΔpH
1.0 L 纯水	7	2	5	12	5
1.0 L 0.10 mol·L^{-1} NaCl	7	2	5	12	5
1.0 L 0.10 mol·L^{-1} HAc-NaAc	4.75	4.66	0.09	4.84	0.09

表 3-1 表明，当上述 3 种溶液中加入等物质的量强酸或强碱时，溶液的 pH 变化是完全不同的：纯水和 NaCl 溶液的 pH 改变了 5 个单位，而 HAc-NaAc 混合溶液的 pH 仅改变了 0.09 个单位，改变的幅度很小。同样，HAc-NaAc 混合溶液加少量水稀释时，其 pH 改变的幅度也很小。

这种能抵抗外来少量强酸、强碱或有限量水稀释而保持其 pH 基本不变的溶液称为缓冲溶液（buffer solution）。缓冲溶液对少量强酸、强碱或有限量水稀释的抵抗作用称为缓冲作用（buffer action）。

二、缓冲溶液的组成

缓冲溶液一般是由具有足够浓度、适当比例的共轭酸碱对组成。此共轭酸碱对通常以弱酸（弱碱）及其共轭碱（共轭酸）构成。例如：具有足够浓度的 HAc-NaAc、NH_3-NH_4Cl、NaH_2PO_4-Na_2HPO_4 等。习惯上将缓冲溶液中的共轭酸碱对称为缓冲对（buffer pair）或缓冲系（buffer system）。表 3-2 是一些常见的缓冲对。

表 3-2 常见的缓冲对

缓冲对	共轭酸	共轭碱	质子转移平衡	pK_a（298.15 K）
HAc-NaAc	HAc	Ac^-	$HAc + H_2O \rightleftharpoons Ac^- + H_3O^+$	4.75
H_2CO_3-$NaHCO_3$	H_2CO_3	HCO_3^-	$H_2CO_3 + H_2O \rightleftharpoons HCO_3^- + H_3O^+$	6.35
H_3PO_4-NaH_2PO_4	H_3PO_4	$H_2PO_4^-$	$H_3PO_4 + H_2O \rightleftharpoons H_2PO_4^- + H_3O^+$	2.16
NH_4Cl-NH_3	NH_4^+	NH_3	$NH_4^+ + H_2O \rightleftharpoons NH_3 + H_3O^+$	9.25
NaH_2PO_4-Na_2HPO_4	$H_2PO_4^-$	HPO_4^{2-}	$H_2PO_4^- + H_2O \rightleftharpoons HPO_4^{2-} + H_3O^+$	7.21
Na_2HPO_4-Na_3PO_4	HPO_4^{2-}	PO_4^{3-}	$HPO_4^{2-} + H_2O \rightleftharpoons PO_4^{3-} + H_3O^+$	12.32

在实际应用中，可用酸碱反应的生成物与剩余的反应物组成缓冲对，如

弱酸(过量)＋强碱：HAc(过量)＋NaOH

弱碱(过量)＋强酸：NaAc(过量)＋HCl

较浓的强酸（如 HCl 溶液）或较浓的强碱（如 NaOH 溶液）中加入少量强酸、强碱时，其 pH 也基本保持不变，表现出缓冲作用，但这类溶液的酸性或碱性太强，实际上很少当作缓冲溶液使用。

形成缓冲溶液的条件如下：①溶液具有缓冲作用；②溶液具有适当比例的缓冲对，缓冲对比例一般在 1∶10 至 10∶1；③溶液具有足够的总浓度，总浓度一般控制在 0.05～0.2 $mol \cdot L^{-1}$。

三、缓冲作用原理

缓冲溶液为什么具有缓冲作用呢？现以 HAc-NaAc 缓冲溶液为例，说明缓冲作用原理。

在 HAc-NaAc 的混合溶液中，NaAc 为强电解质，在水溶液中视为完全以 Na^+ 和 Ac^- 的状态存在：

$$NaAc \longrightarrow Na^+ + Ac^-$$

而 HAc 是弱电解质，解离度很小，在水溶液中存在如下质子传递平衡

$$HAc + H_2O \rightleftharpoons H_3O^+ + Ac^-$$

由于 NaAc 解离产生的 Ac^- 引起同离子效应，进一步抑制了 HAc 的解离，达到新的平衡时，其溶液中存在着大量的 HAc 和 Ac^-。

当向该溶液中加入少量强酸时，Ac^- 接受 H_3O^+ 生成 HAc，使上述质子转移平衡左移，消耗掉外来的 H_3O^+，使溶液中 H_3O^+ 浓度没有明显升高，溶液的 pH 基本保持不变。共轭碱 Ac^- 起到了抵抗外加少量强酸的作用，故称之为缓冲溶液的抗酸成分。

当向该溶液中加入少量强碱时，溶液中的 H_3O^+ 与加入的 OH^- 作用生成 H_2O，使上述质子转移平衡右移，此时 HAc 分子进一步解离以补充消耗掉的 H_3O^+，使溶液中的 H_3O^+ 浓度没有显著减小，pH 基本保持不变。共轭酸 HAc 起到了抵抗外加少量强碱的作用，故称之为缓冲溶液的抗碱成分。

总之，由于缓冲溶液中同时含有足量的抗碱成分和抗酸成分，并通过共轭酸碱对的质子转移平衡移动来达到消耗外加少量强酸、强碱的作用，使溶液中 H_3O^+ 或 OH^- 浓度未有明显的变化，pH 基本保持不变。

第二节 缓冲溶液 pH 的计算

一、缓冲溶液 pH 的计算公式

缓冲溶液具有保持溶液 pH 相对稳定的能力，那么缓冲溶液的 pH 如何计算呢？现以 HB-

B^-形成的缓冲溶液为例，推导缓冲溶液 pH 的计算公式。

在缓冲溶液中，HB 和 B^-之间的质子传递平衡为：

$$HB + H_2O \rightleftharpoons H_3O^+ + B^-$$

$$K_a = \frac{[B^-][H_3O^+]}{[HB]}$$

等式两边取负对数，得

$$pH = pK_a + \lg\frac{[B^-]}{[HB]} = pK_a + \lg\frac{[\text{共轭碱}]}{[\text{共轭酸}]} \tag{3-1}$$

式（3-1）就是缓冲溶液 pH 的计算公式，简称缓冲公式，也称 Henderson-Hasselbalch 方程式。式中 K_a 为共轭酸的酸常数，$[B^-]$ 和 $[HB]$ 均为平衡浓度，$[B^-]$ 与 $[HB]$ 的比值称为缓冲比，$[B^-]$ 与 $[HB]$ 之和为缓冲溶液的总浓度。

由于在缓冲溶液中，B^-对 HB 的同离子效应，使 HB 的解离度更小，因此，共轭酸碱的平衡浓度可视为它们的起始浓度。若 HB、B^-的起始浓度分别为 $c(HB)$ 和 $c(B^-)$，则它们的平衡浓度分别为

$$[HB] = c(HB) - [H_3O^+] \approx c(HB)$$

$$[B^-] = c(B^-) + [H_3O^+] \approx c(B^-)$$

则式（3-1）可用下式表达

$$pH = pK_a + \lg\frac{c(\text{共轭碱})}{c(\text{共轭酸})} = pK_a + \lg\frac{c(B^-)}{c(HB)} \tag{3-2}$$

若以 $n(HB)$ 和 $n(B^-)$ 分别表示缓冲溶液中所含共轭酸和共轭碱的物质的量，设缓冲溶液的体积为 V，则有 $pH = pK_a + \lg\frac{n(B^-)/V}{n(HB)/V}$，即

$$pH = pK_a + \lg\frac{n(B^-)}{n(HB)} \tag{3-3}$$

若配制缓冲溶液使用的共轭酸和共轭碱的初始浓度相同，即 $c_{\text{初始}}(HB) = c_{\text{初始}}(B^-)$，则有

$$pH = pK_a + \lg\frac{c_{\text{初始}}(B^-) \times V(B^-)}{c_{\text{初始}}(HB) \times V(HB)}$$

$$pH = pK_a + \lg\frac{V(B^-)}{V(HB)} \tag{3-4}$$

由以上各式可知：

（1）缓冲溶液的 pH 主要取决于弱酸的 K_a 值，对多元酸要特别注意 K_a 的取值。

（2）缓冲溶液的 pH 还取决于缓冲比，当 pK_a 一定时，pH 随着缓冲比的改变而改变。

（3）适当稀释缓冲溶液时（忽略稀释效应），共轭酸及共轭碱的浓度同等程度减小，使缓冲比不变，缓冲溶液的 pH 基本不变。

（4）该公式只适用于缓冲溶液 pH 的近似计算。

二、缓冲溶液 pH 的计算

例 3-1　计算 $0.1\ mol \cdot L^{-1}\ NaH_2PO_4$ 10 ml 与 $0.2\ mol \cdot L^{-1}\ Na_2HPO_4$ 1.0 ml 混合溶液的 pH。已知 $H_2PO_4^-$ 的 $pK_a = 7.21$。

解　根据题意，在该缓冲溶液中共轭酸、共轭碱的物质的量分别为：

$$n(H_2PO_4^-) = 10\ ml \times 0.1\ mol \cdot L^{-1} = 1.0\ mmol$$

$$n(HPO_4^{2-}) = 1.0\ ml \times 0.2\ mol \cdot L^{-1} = 0.2\ mmol$$

$$pH = pK_a + \lg\frac{n(HPO_4^{2-})}{n(H_2PO_4^-)} = 7.21 + \lg\frac{0.2\ mmol}{1.0\ mmol} = 7.21 - 0.70 = 6.51$$

例 3-2　将 0.3 mol·L^{-1}的 HAc 溶液 10 ml 和 0.1 mol·L^{-1}的 NaOH 溶液 10 ml 混合成溶液，计算该溶液的 pH。已知 HAc 的 $pK_a=4.75$。

解　根据题意　$HAc+NaOH = NaAc+H_2O$

$$n(NaAc)=n(NaOH)=0.1\ mol\cdot L^{-1}\times 10\ ml=1\ mmol$$

剩余的 HAc：$n(HAc)=0.3\ mol\cdot L^{-1}\times 10\ ml-0.1\ mol\cdot L^{-1}\times 10\ ml=2\ mmol$

该溶液是缓冲溶液，缓冲对为 HAc-NaAc，该溶液的 pH 为：

$$pH=pK_a+\lg\frac{n(Ac^-)}{n(HAc)}=4.75+\lg\frac{1\ mmol}{2\ mmol}=4.75-0.30=4.45$$

例 3-3　计算 0.10 mol·L^{-1} NH_3-0.010 mol·L^{-1} NH_4Cl 缓冲溶液的 pH。已知 NH_3 的 $K_b=1.8\times 10^{-5}$。

解　此缓冲溶液的共轭酸是 NH_4^+，它的解离常数为：

$$pK_a=pK_w-pK_b=14.00+\lg(1.8\times 10^{-5})=9.26$$

$$pH=pK_a+\lg\frac{c(NH_3)}{c(NH_4^+)}=9.26+\lg\frac{0.10\ mol\cdot L^{-1}}{0.010\ mol\cdot L^{-1}}=10.26$$

第三节　缓冲容量

一、缓冲容量的概念

任何缓冲溶液的缓冲能力都是有一定限度的，若加入的强酸或强碱超过一定量时，缓冲溶液的 pH 将发生较大的变化，从而失去缓冲能力。为了定量表示缓冲溶液缓冲能力的大小，引入了缓冲容量（buffer capacity）的概念，用符号 β 表示。它在数值上等于使单位体积（1 L 或者 1 ml）缓冲溶液的 pH 改变 1 个单位时，所需外加一元强酸或一元强碱的物质的量（mol 或 mmol）。可表示为

$$\beta=\frac{\Delta n_a}{V|\Delta pH|}\quad 或\quad \beta=\frac{\Delta n_b}{V|\Delta pH|}\tag{3-5}$$

必须指出，某一缓冲溶液的缓冲容量是随溶液的 pH 变化（加入酸或碱后引起的 pH 变化）而不断变化的。按式（3-5）计算的 β 值只表示在这个 pH 变化范围内缓冲容量的平均值。严格说来，缓冲容量应是一个微分比，用数学式表示为

$$\beta=\frac{dn_a}{V|dpH|}\quad 或\quad \beta=\frac{dn_b}{V|dpH|}\tag{3-6}$$

式中 V 为缓冲溶液的体积；dn_a 为加入的微量一元强酸的物质的量；dn_b 为加入的微量一元强碱的物质的量；dpH 为缓冲溶液 pH 的微小改变值。

二、影响缓冲容量的因素

由式（3-6）出发，可以推导出缓冲容量的计算公式如下

$$\beta=2.303\left\{\frac{[HB]}{[HB]+[B^-]}\times\frac{[B^-]}{[HB]+[B^-]}\right\}c_{总}\tag{3-7}$$

$$或\quad \beta=2.303\times\frac{c_{HB}c_{B-}}{c_{HB}+c_{B-}}\tag{3-8}$$

$c_{总}=[HB]+[B^-]\approx c_{HB}+c_{B-}$，可见缓冲容量与缓冲溶液的总浓度和缓冲比有关。

（一）总浓度

当缓冲比一定时，总浓度越大，缓冲容量就越大，如表 3-3 所示。

表 3-3　缓冲容量与总浓度关系

缓冲溶液	$c_{总}$/mol·L^{-1}	c_{Ac^-}/mol·L^{-1}	c_{HAc}/mol·L^{-1}	缓冲比	β/mol·L^{-1}·pH^{-1}
Ⅰ	0.20	0.10	0.10	1	0.11
Ⅱ	0.020	0.010	0.010	1	0.023

（二）缓冲比

缓冲容量与缓冲比的关系可用表 3-4 所列实例说明。

表 3-4　缓冲容量与缓冲比的关系

缓冲溶液	[Ac$^-$]/mol·L^{-1}	[HAc]/mol·L^{-1}	缓冲比	$c_{总}$/mol·L^{-1}	β/mol·L^{-1}·pH^{-1}
Ⅰ	0.095	0.005	19∶1	0.1	0.0109
Ⅱ	0.09	0.01	9∶1	0.1	0.0207
Ⅲ	0.05	0.05	1∶1	0.1	0.0576
Ⅳ	0.01	0.09	1∶9	0.1	0.0207
Ⅴ	0.005	0.095	1∶19	0.1	0.0109

表中数据表明，同一缓冲对的缓冲溶液，当总浓度一定时，缓冲比越接近 1，缓冲容量越大；当缓冲比等于 1 时，缓冲容量最大，最大缓冲容量用符号 β_{max} 表示。

由式（3-7）可推导出缓冲溶液的最大缓冲容量与总浓度的关系为

$$\beta_{max}=0.576c_{总} \tag{3-9}$$

例 3-4　用浓度均为 0.2 mol·L^{-1}的 HAc 和 NaAc 溶液等体积混合成 10 ml 缓冲溶液，计算缓冲溶液的 pH；如在该溶液中加入 0.1 mol·L^{-1} NaOH 溶液 0.3 ml，计算该缓冲溶液的缓冲容量 β。HAc 的 pK_a=4.75。

解　（1）原溶液的 pH 为

$$pH=pK_a+\lg\frac{n(Ac^-)}{n(HAc)}=4.75+\lg\frac{5\ ml\times0.2\ mol\cdot L^{-1}}{5\ ml\times0.2\ mol\cdot L^{-1}}=4.75$$

（2）加入 0.1 mol·L^{-1} NaOH 0.3 ml 后溶液的 pH′为

$$pH'=pK_a+\lg\frac{n(Ac^-)}{n(HAc)}$$

$$=4.75+\lg\frac{5\ ml\times0.2\ mol\cdot L^{-1}+0.3\ ml\times0.1\ mol\cdot L^{-1}}{5\ ml\times0.2\ mol\cdot L^{-1}-0.3\ ml\times0.1\ mol\cdot L^{-1}}=4.75+0.026=4.78$$

（3）缓冲溶液的缓冲容量为

$$\Delta pH=4.78-4.75=0.03，\Delta n=0.30\ ml\times0.1\ mol\cdot L^{-1}=0.03\ mmol$$

$$\beta=\frac{0.03\ mmol/10\ ml}{0.03}=0.1\ mol\cdot L^{-1}$$

三、缓冲范围

当缓冲溶液的总浓度一定时，共轭酸与共轭碱浓度相差越大，缓冲容量就越小，甚至可能失去缓冲作用。当共轭酸浓度与共轭碱浓度相差 10 倍以上，即缓冲比小于 1∶10 或大于 10∶1

时，溶液的缓冲容量很小，可以认为已没有缓冲能力。因此，只有当缓冲比在 1∶10 至 10∶1 内，缓冲溶液才能发挥缓冲作用。通常把缓冲溶液能发挥缓冲作用（缓冲比为 1∶10 至 10∶1）的有效 pH 范围即 $pH = pK_a \pm 1$ 称为缓冲范围（buffer effective range）。如 HAc 的 $pK_a = 4.75$，则 HAc-NaAc 缓冲溶液的缓冲范围为 3.75～5.75。常见缓冲对的缓冲范围见表 3-5。

表 3-5 几种常见缓冲对的缓冲范围

缓冲溶液的组成	缓冲对中弱酸 pK_a（298.15 K）	理论缓冲范围
$H_2C_8H_4O_4$（邻苯二甲酸）-NaOH	2.95	1.95～3.95
$KHC_8H_4O_4$（邻苯二甲酸氢钾）-NaOH	5.41	4.41～6.41
HAc-NaAc	4.75	3.75～5.75
KH_2PO_4-Na_2HPO_4	7.21	6.21～8.21
H_3BO_3-NaOH	9.24	8.24～10.24
$NaHCO_3$-Na_2CO_3	10.25	9.25～11.25

第四节 缓冲溶液的配制

一、标准缓冲溶液

标准缓冲溶液可作为测定溶液 pH 时的标准参照液，用来校准 pH 计。

表 3-6 列出了 1960 年国际纯粹与应用化学联合会（International Union of Pure and Applied Chemistry，IUPAC）确定的 5 种标准缓冲溶液。

表 3-6 几种常用标准缓冲溶液的 pH（298.15 K）

标准缓冲溶液	pH
饱和酒石酸氢钾	3.557
$0.05\ mol \cdot L^{-1}$ 邻苯二甲酸氢钾	4.008
$0.025\ mol \cdot L^{-1}\ KH_2PO_4 - 0.025\ mol \cdot L^{-1}\ Na_2HPO_4$	6.865
$0.008\ 695\ mol \cdot L^{-1}\ KH_2PO_4 - 0.030\ 43\ mol \cdot L^{-1}\ Na_2HPO_4$	7.413
$0.01\ mol \cdot L^{-1}$ 硼砂	9.180

表 3-6 中，酒石酸氢钾、邻苯二甲酸氢钾和硼砂标准缓冲溶液都是由一种化合物配制而成。这些化合物之所以有缓冲作用，一种情况是因为这些化合物溶于水后解离出大量的两性离子。如酒石酸氢钾溶于水后完全电离成 $HC_4H_4O_6^-$ 与 K^+，而 $HC_4H_4O_6^-$ 是两性离子，存在下列平衡

$$C_4H_4O_6^{2-} \underset{-H^+}{\overset{+H^+}{\rightleftharpoons}} HC_4H_4O_6^- \underset{-H^+}{\overset{+H^+}{\rightleftharpoons}} H_2C_4H_4O_6$$

形成 $H_2C_4H_4O_6$-$HC_4H_4O_6^-$ 和 $HC_4H_4O_6^-$-$C_4H_4O_6^{2-}$ 两个缓冲对。$H_2C_4H_4O_6$ 及 $HC_4H_4O_6^-$ 的 pK_a（分别为 2.98 和 4.30）比较接近，使它们的缓冲范围重叠，增强了缓冲能力，加上酒石酸氢钾饱和溶液中的抗酸、抗碱成分均有足够浓度，因而用酒石酸氢钾一种化合物就可以配制成满意的缓冲溶液。邻苯二甲酸氢钾溶液的情况与酒石酸氢钾相似。另一种情况是因为这些化合物在溶液中就相当于一对缓冲对，例如硼砂溶液中，$NaB_4O_7 \cdot 10H_2O$ 水解生成等物质的量

的 HBO_2 和 $NaBO_2$。因此仅硼砂一种物质就可以配制缓冲溶液。

用以配制标准缓冲溶液的蒸馏水一般用重蒸水，其电导率应该低于 2×10^{-6} S·cm^{-1}（298.15 K），并且不含二氧化碳气体，pH 要求在 7.00～7.30。配制好的缓冲溶液应储存在耐腐蚀的玻璃瓶或聚乙烯塑料瓶中。

二、缓冲溶液的配制原则和方法

实际工作中需要配制一定 pH 的缓冲溶液时，可按下列原则和步骤进行：

（一）选择合适的缓冲对

为了使所配缓冲溶液有较大的缓冲容量，该缓冲溶液的 pH 应在所选缓冲对的缓冲范围内，且尽量接近弱酸的 pK_a 值。例如，配制 pH 为 4.8 的缓冲溶液，因 HAc 的 $pK_a=4.75$，可选择 HAc-NaAc 缓冲对。同时所选择的缓冲对必须对主反应无干扰，不产生沉淀、配合等副反应，并具有一定的稳定性。对于医用缓冲对，还应无毒、有热稳定性和酶稳定性、能透过半透膜、等渗等。

（二）要有适当的总浓度

总浓度太低，缓冲容量过小；总浓度过高，离子强度过大或渗透压力过高而不适用。在实际应用中，通常将总浓度控制在 0.05～0.20 mol·L^{-1}。

（三）计算所需缓冲对的量

选择好缓冲对之后，可根据缓冲公式计算所需共轭酸及其共轭碱的量或体积。为配制方便，常常使用相同浓度的共轭酸及其共轭碱溶液来配制缓冲溶液，此时，缓冲公式可表示为

$$pH=pK_a+\lg\frac{n_{B^-}}{n_{HB}}=pK_a+\lg\frac{V_{B^-}}{V_{HB}} \qquad (3\text{-}10)$$

（四）校正

根据计算结果，把共轭酸及其共轭碱溶液按所需体积混合，就可配成一定体积所需 pH 的缓冲溶液。若要求精确配制时，可用 pH 计对所配缓冲溶液进行校正。

例 3-5 如何配制 pH=5.00 的缓冲溶液 100 ml?

解 由于 HAc 的 $pK_a=4.75$，接近所配缓冲溶液 pH 5.00，所以可选用 0.10 mol·L^{-1}的 HAc 和 0.10 mol·L^{-1} NaAc 配制缓冲溶液。

设需 NaAc 溶液 $V(Ac^-)$ml，HAc 溶液 $V(HAc)$ml，代入（3-4）

$$pH=pK_a+\lg\frac{V(Ac^-)}{V(HAc)}$$

$$5.00=4.75+\lg\frac{V(Ac^-)}{100-V(Ac^-)}$$

$$V(Ac^-)=64\ ml$$

$$V(HAc)=100\ ml-64\ ml=36\ ml$$

即将 36 ml 0.10 mol·L^{-1} HAc 溶液与 64 ml 0.10 mol·L^{-1} NaAc 溶液混合就可配制 100 ml pH 为 5.00 的缓冲溶液。如有必要，可用 pH 计校正。

例 3-6 配制 1 L pH=10.0 的 NH_3-NH_4Cl 缓冲溶液，问需向 350 ml 15 mol·L^{-1}的 NH_3 溶液加入 NH_4Cl 多少克？已知 NH_3 的 $K_b=1.8\times10^{-5}$。

解 此缓冲溶液的共轭酸是 NH_4^+，它的解离常数为

$pK_a = pK_w - pK_b(NH_3) = 14.00 + \lg(1.8 \times 10^{-5}) = 9.26$

$c(NH_3) = 350\ ml \times 15\ mol \cdot L^{-1}/1000\ ml = 5.25\ mol \cdot L^{-1}$

$pH = pK_a + \lg \dfrac{c(NH_3)}{c(NH_4^+)}$

$10.0 = 9.26 + \lg \dfrac{c(NH_3)}{c(NH_4^+)} = 9.26 + \lg \dfrac{5.25\ mol \cdot L^{-1}}{c(NH_4^+)}$

$c(NH_4^+) = 0.955\ mol \cdot L^{-1}$

$m(NH_4Cl) = 0.955\ mol \cdot L^{-1} \times 53.5\ g \cdot mol^{-1} \times 1\ L = 51.1\ g$

第五节　缓冲溶液在医学上的意义

缓冲溶液在医学上具有很重要的意义。正常人体中各种体液都需维持一定的 pH 范围，机体的各种功能才能正常进行。例如，机体在新陈代谢过程中，会不断产生酸性代谢产物和一些碱性代谢产物，同时还有相当数量的酸性物质和碱性物质随着食物进入体内，这就要靠体液中存在的各种缓冲对的缓冲作用及肺、肾的共同协调作用来维持血液的 pH 恒定在 7.35～7.45。

下面主要讨论血液中缓冲对的缓冲作用，血液中含有多种缓冲对，在血浆中主要有 H_2CO_3-HCO_3^-、$H_2PO_4^-$-HPO_4^{2-}、H_nP-$H_{n-1}P^-$ 等；在红细胞中主要有 HHb-Hb^-、$HHbO_2$-HbO_2^-、H_2CO_3-HCO_3^-、$H_2PO_4^-$-HPO_4^{2-} 等。在这些缓冲对中，碳酸缓冲对在血液中的浓度最高，缓冲能力最大，对维持血液正常 pH 的作用最重要。H_2CO_3 在血液中主要以溶解的 CO_2 形式存在，与 HCO_3^- 存在以下平衡：

$$CO_2(\text{溶解}) + H_2O \rightleftharpoons H_2CO_3 \rightleftharpoons H^+ + HCO_3^-$$

正常人血浆中，$[HCO_3^-]/[CO_2]_{\text{溶解}} = 24\ mmol \cdot L^{-1}/1.2\ mmol \cdot L^{-1} = 20/1$，在 37 ℃时，校正后 H_2CO_3 的 $pK'_{a1} = 6.10$，因此血浆的 pH 为：

$$pH = pK'_{a1} + \lg \frac{[HCO_3^-]}{[CO_2]_{\text{溶解}}} = 6.10 + \lg 20 = 7.40$$

当体内酸性物质增加时，血液中大量存在的抗酸成分 HCO_3^- 与 H_3O^+ 作用生成 H_2CO_3，上述平衡向左移动，生成的 H_2CO_3 由血液循环到肺部，由肺加快对 CO_2 的呼出，损失的 HCO_3^- 由肾减少对 HCO_3^- 的排泄而得到补偿；因此血浆的 pH 可基本维持恒定。

由于 HCO_3^- 是血浆中含量最多的抗酸成分，在一定程度上可代表血浆对体内产生酸性物质的缓冲能力，故习惯上把 HCO_3^- 称为碱储。

当体内碱性物质增加时，血浆中的 H_3O^+ 与碱结合生成水，上述平衡向右移动，使大量存在的抗碱成分 H_2CO_3 解离，以补充消耗的 H_3O^+。减少的 H_2CO_3 可由肺控制减少对 CO_2 的呼出量来补偿，HCO_3^- 增多的部分则由肾加速排出体外，从而使血浆的 pH 保持基本恒定。

正常血浆中碳酸缓冲对的缓冲比为 20∶1，已超出 1∶10 至 10∶1 的缓冲范围，但仍具有较强的缓冲能力，这是因为人体是一个“敞开系统”，当缓冲对发生缓冲作用后，缓冲对的浓度改变可由肺的呼吸作用和肾的生理功能来调节，使血液中碳酸缓冲对中的 HCO_3^- 和 CO_2（溶解）的浓度及比值始终保持相对稳定。

由于血液中各种缓冲对的缓冲作用和肺、肾的共同调节作用，正常人血液的 pH 才得以维持在 7.35～7.45 的狭小范围内。如果机体某一方面调节作用出现障碍，体内蓄积的酸过多，血液的 pH 就会小于 7.35，从而发生酸中毒（acidosis）。而当体内蓄积的碱过多时，血液的 pH 就会大于 7.45，从而发生碱中毒（alkalosis），若血液的 pH 小于 6.8 或大于 7.8，就会导致死亡。

酸碱中毒

缓冲溶液在医学上的应用非常广泛，如微生物的培养、组织切片、细菌的染色、酶的催化研究都需在一定 pH 的缓冲溶液中进行。可见，理解缓冲溶液的基本原理，掌握缓冲溶液的配制方法是十分必要的。

第三章小结

习题三

1. 何谓缓冲溶液？形成缓冲溶液的条件是什么？
2. 决定缓冲溶液 pH 的主要因素有哪些？
3. 何谓缓冲容量？缓冲容量的大小与哪些因素有关？在什么条件下缓冲溶液具有最大缓冲容量？
4. 判断下列混合溶液有无缓冲作用。
   (1) 50 ml 0.10 $mol \cdot L^{-1}$ 的 KH_2PO_4 溶液与 50 ml 0.10 $mol \cdot L^{-1}$ 的 Na_2HPO_4 溶液混合；
   (2) 50 ml 0.20 $mol \cdot L^{-1}$ 的 HAc 溶液与 25 ml 0.20 $mol \cdot L^{-1}$ 的 NaOH 溶液混合；
   (3) 50 ml 0.10 $mol \cdot L^{-1}$ 的 $NH_3 \cdot H_2O$ 溶液与 25 ml 0.20 $mol \cdot L^{-1}$ 的 HCl 溶液混合；
   (4) 1 升纯水中加入 0.01 $mol \cdot L^{-1}$ HAc 和 0.01 $mol \cdot L^{-1}$ 的 NaAc 溶液各 1 滴；
   (5) 0.1 $mol \cdot L^{-1}$ 的 HCl 溶液 50 ml 与 0.1 $mol \cdot L^{-1}$ 的 KCl 溶液 10 ml 混合；
5. 判断下列说法是否正确。
   (1) 混合电解质溶液一定是缓冲溶液。
   (2) 缓冲溶液就是能抵抗外来酸碱影响，保持溶液 pH 绝对不变的溶液。
   (3) 在一定范围内稀释缓冲溶液后，由于［共轭碱］与［共轭酸］的比值不变，故缓冲溶液的 pH 和缓冲容量均不变。
   (4) 可采用在某一元弱酸 HB 中，加入适量 NaOH 的方法来配制缓冲溶液。
   (5) 总浓度越大，缓冲容量越大，缓冲溶液的缓冲能力越强。
   (6) 正常人体血浆中，碳酸缓冲对的缓冲比为 20∶1，所以该缓冲对无缓冲作用。
6. 配制 pH＝7.4 的缓冲溶液，应选用何种缓冲对？
   (1) $HAc(K_a=1.8\times10^{-5})$-NaAc
   (2) $KH_2PO_4(K_{a2}=6.3\times10^{-8})$-$Na_2HPO_4$
   (3) $NaHCO_3(K_{a2}=5.0\times10^{-11})$-$Na_2CO_3$
   (4) $H_2C_8H_4O_4(K_{a1}=1.3\times10^{-3})$-$KHC_8H_4O_4$
   (5) $H_3PO_4(K_{a1}=7.52\times10^{-3})$-$NaH_2PO_4$
7. 三位住院患者的化验报告如下：
   甲：$c(HCO_3^-)=24.0\ mmol \cdot L^{-1}$，$c(H_2CO_3)=1.20\ mmol \cdot L^{-1}$
   乙：$c(HCO_3^-)=21.6\ mmol \cdot L^{-1}$，$c(H_2CO_3)=1.35\ mmol \cdot L^{-1}$
   丙：$c(HCO_3^-)=56.0\ mmol \cdot L^{-1}$，$c(H_2CO_3)=1.40\ mmol \cdot L^{-1}$
   已知血浆中校正后的 H_2CO_3 的 $pK'_{a1}=6.10$。比较此三位患者血浆的 pH，谁属正常，谁属酸中毒，谁属碱中毒？
8. 枸橼酸（缩写 H_3Cit）及其盐是一种供细菌培养的常用缓冲体系。用 0.100 $mol \cdot L^{-1}$ NaH_2Cit 溶液与 0.050 $mol \cdot L^{-1}$ NaOH 各 50 ml 等体积混合成缓冲溶液，求此缓冲溶液的近似 pH。已知 H_3Cit 的 $pK_{a1}=3.14$、$pK_{a2}=4.77$、$pK_{a3}=6.39$。
9. 在 50 ml 0.10 $mol \cdot L^{-1}$ HAc 溶液中需加入 0.10 $mol \cdot L^{-1}$ 的 NaOH 溶液多少毫升，才能配成 pH＝5.0 的缓冲溶液。已知 HAc 的 $pK_a=4.75$。

习题三参考答案

（冯广卫）

第4章 胶 体

胶体化学与医药学的关系

胶体和医药学有着密切关系。构成人体组织和细胞的基本物质如蛋白质、核酸和糖原等都以胶体的形式存在，血液就是典型的胶体。随着科学技术的飞速发展，胶体在生命医学现象的揭示与机制探求等方面发挥着越来越重要的作用。

第一节 胶体分散系

在科学研究中，研究的对象称为体系，研究对象周围与其密切相关的部分称为环境。在一个体系中，任何物理性质和化学性质完全相同的部分称为相（phase）。只含有一个相的体系称为单相体系或均相体系，含有两个或两个以上相的体系称为多相或非均相体系。

一种或几种物质分散在另一种物质中所形成的体系称为分散系（dispersed system）。被分散的物质称为分散相（dispersed phase），容纳分散相的物质称为分散介质（dispersed medium）。临床上使用的生理盐水和葡萄糖注射液都是分散系，其中的氯化钠、葡萄糖是分散相，水是分散介质。

按照分散相粒子直径的大小，分散系可分为粗分散系、胶体分散系和真溶液。胶体分散系是指分散相粒子直径为1～100 nm的高度分散体系。包括溶胶（sol）、高分子溶液（macromolecular solution）和缔合胶体（association colloid）。各种分散系的分类与性质列于表4-1。

表4-1 分散系的分类

分散相粒子直径	分散系类型		分散相粒子的组成	一般性质	实例
＜1 nm		真溶液	小分子或小离子	均相，热力学稳定；能透过滤纸和半透膜	生理盐水、葡萄糖溶液
1～100 nm	胶体分散系	溶胶	胶粒（分子、离子、原子的聚集体）	非均相，热力学不稳定；能透过滤纸，不能透过半透膜	氢氧化铁溶胶、硫化砷溶胶
		高分子溶液	大分子、大离子	均相，热力学稳定；能透过滤纸，不能透过半透膜，形成溶液	蛋白质溶液、核酸溶液
		缔合胶体	胶束	均相，热力学稳定；能透过滤纸，不能透过半透膜，形成胶束溶液	超过一定浓度的十二烷基硫酸钠溶液
＞100 nm	粗分散系	悬浊液 乳浊液	粗粒子（固体小颗粒、小液滴）	非均相，热力学不稳定；不能透过滤纸和半透膜	泥浆、乳汁

第二节 溶 胶

由于溶胶具有高度的分散性、多相性和不稳定性，导致了溶胶在光学、动力学和电学等方

气溶胶

面具有特殊的性质。

一、溶胶的性质

（一）溶胶的光学性质

1869 年，英国物理学家 Tyndall 发现，在暗室中让一束光通过溶胶，在与光束垂直的方向上可以看到一束光锥，这种现象称为 Tyndall 现象（Tyndall phenomenon）（图 4-1）。

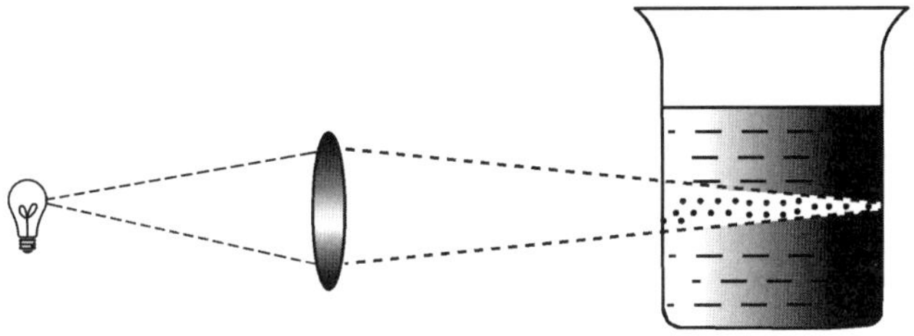

图 4-1 Tyndall 现象

Tyndall 现象是溶胶粒子对光产生散射的结果，与入射光的波长和分散相粒子的直径有关。当分散相粒子的直径略小于入射光的波长，则发生光的散射。溶胶的分散相粒子直径略小于可见光的波长，因此，当可见光照射溶胶时，发生明显散射作用，溶胶粒子好像一个一个的小发光体，无数个发光体就产生了 Tyndall 现象。真溶液对光的散射十分微弱，肉眼观察不到 Tyndall 现象，故 Tyndall 现象是溶胶区别于真溶液的一个基本特征。

（二）溶胶的动力学性质

溶胶的动力学性质主要是指由热运动所引起的、与溶胶粒子大小及形状等属性相关的扩散、渗透、沉降等运动特性。

1. Brown 运动

将一束强光透过溶胶并在光的垂直方向用超显微镜观察，可观测到溶胶中的胶粒在介质中不停地做无规则的运动，即 Brown 运动（Brown motion）。Brown 运动本质是粒子的热运动，温度越高，微粒质量越小，Brown 运动越剧烈。

2. 扩散

溶胶的胶粒由于 Brown 运动而自动地从浓度较高处向浓度较低处运动的现象称为扩散（diffusion）。温度越高，溶胶的黏度越小，越容易扩散。扩散是生物体内物质分子通过细胞膜或物质输送的推动力之一。

3. 沉降

胶粒因受重力的作用而下沉的过程，称为沉降（sedimentation）。

溶胶是高度分散的多相体系，一方面胶粒要自动合并变大，从而产生较强的沉降作用，另一方面胶粒不停的 Brown 运动促使胶粒由下部向上部扩散，因而在一定程度上抵消了胶粒的沉降作用，使溶胶具有相对的稳定性。当扩散与沉降达到平衡时，胶粒的浓度从上到下逐渐增大，形成稳定的浓度梯度（图 4-2），这种状态称为沉降平衡（sedimentation equilibrium）。

由于溶胶中胶粒很小，往往需要极长时间才能达到沉降平衡。在实际工作中可采用超速离心技术使溶胶中的胶粒迅速达到沉降平衡。该技术在医学生物学中常用来对物质进行分离测定。

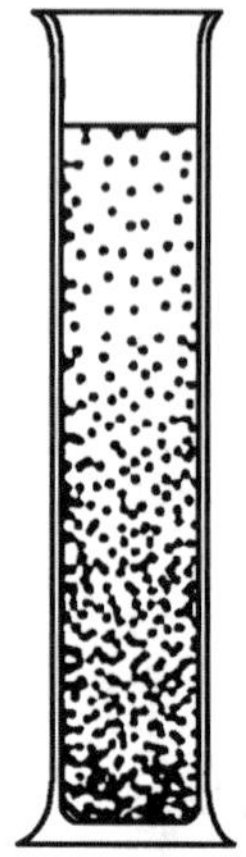

图 4-2 沉降平衡示意图

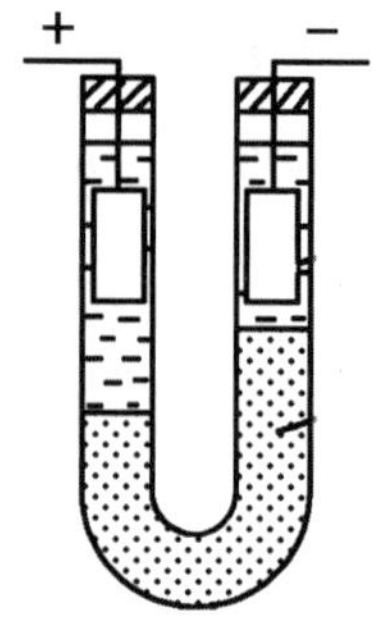

图 4-3 Fe（OH)$_3$ 溶胶电泳示意图

（三）溶胶的电学性质

溶胶是高度分散的非均相体系，溶胶粒子与分散介质之间存在着明显的相界面，通过实验发现，在外电场的作用下，溶胶粒子和分散介质可发生相对运动。

1. 电泳与电渗

如图 4-3 所示，在 U 型管内装入红棕色的 $Fe(OH)_3$ 溶胶，并在两侧溶胶上方加入少量的无色电解质溶液，使溶液和溶胶保持清晰的界面。将电极插入电解质溶液，通入直流电，一段时间后，可观察到负极 $Fe(OH)_3$ 溶胶界面上升，而正极溶胶界面下降。这表明 $Fe(OH)_3$ 溶胶胶粒带正电，为正溶胶。如果在 U 型管中装入黄色的 As_2S_3 溶胶，通电一段时间后，发现正极黄色界面上升，这表明 As_2S_3 溶胶胶粒带负电荷，为负溶胶。这种在外电场作用下，带电质点在分散介质中的定向移动称为电泳（electrophoresis）。利用电泳实验可以判断溶胶粒子的电性。

生物化学中，利用不同蛋白质分子、氨基酸电泳速度的不同可实现物质的分离，医学上用于肝病诊断的血清“纸上电泳”就是根据血液中血清蛋白及不同类型的球蛋白电泳速度的不同，在滤纸上分离、显色后，由电泳图谱做出初步诊断。

由于胶粒带电，而整个溶胶又是电中性的，因此分散介质必然带与胶粒相反的电荷。在外电场作用下，分散介质做定向移动称为电渗（electroosmosis）。

2. 胶粒带电的原因

主要是由于固态胶核表面选择性吸附某种离子或解离而带电。

（1）胶核的选择吸附：胶粒的核心称作胶核（colloidal nucleus）。胶核具有强烈的吸附倾向，常优先吸附分散体系中与其组成类似的离子而使其表面带一定电荷。

例如，用 $AgNO_3$ 溶液和 KI 溶液制备 AgI 溶胶时，若 KI 过量，AgI 胶核形成后，溶液中还应含有 I^-、K^+、NO_3^- 和微量的 Ag^+，胶核则优先选择吸附与其组成类似的 I^- 而带负电荷。若 $AgNO_3$ 过量，则优先选择吸附 Ag^+ 而带正电荷。

（2）胶核表面分子的解离：胶核表面分子受分散介质的影响而发生解离，其中一种离子进入溶液而使胶粒带电。例如硅胶的胶核由许许多多的 $xSiO_3 \cdot yH_2O$ 组成，其表面的分子可以解离成 SiO_3^{2-} 和 H^+。

$$H_2SiO_3(\text{溶胶}) \rightleftharpoons H^+(aq) + HSiO_3^-(aq)$$

$$HSiO_3^-(aq) \rightleftharpoons H^+(aq) + SiO_3^{2-}(aq)$$

H^+ 扩散到介质中，SiO_3^{2-} 留在粒子表面而使胶粒带负电荷。

二、胶团的结构

溶胶的结构比较复杂，是由所有胶团和胶团间液构成的整体。胶团由胶粒和扩散层构成，其中胶粒又是由胶核和吸附层组成。现以 AgI 溶胶为例讨论胶团的结构。

利用 $AgNO_3$ 与 KI 制备 AgI 溶胶的化学反应为

$$AgNO_3(aq)+KI(aq) \longrightarrow AgI(溶胶)+KNO_3(aq)$$

当 KI 过量时，形成的 AgI 负溶胶的胶团结构如图 4-4（a）所示；当 $AgNO_3$ 过量时，形成的 AgI 正溶胶的胶团结构如图 4-4（b）所示。

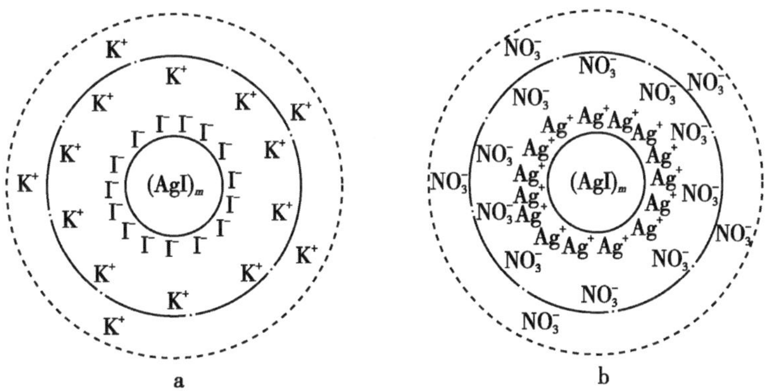

图 4-4 AgI 溶胶的胶团结构示意图

溶胶的胶团结构也常用结构简式表示，如 AgI 负溶胶的结构简式为

$$\overbrace{[\underbrace{\underbrace{(AgI)_m}_{胶核} \cdot \underbrace{nI^- \cdot (n-x)K^+}_{吸附层}}_{胶粒}]^{x-} \cdot \underbrace{xK^+}_{扩散层}}^{胶团}$$

其中，由吸附层和扩散层构成的电性相反的两层结构称为双电层（electric double layer）。

三、溶胶的稳定性和聚沉

（一）溶胶的稳定性

溶胶具有相对的稳定性，其主要原因如下：

1. 胶粒带电

同种溶胶的胶粒带有同性电荷，使胶粒间相互排斥不易聚集。胶粒带电是大多数溶胶能稳定存在的主要原因。

2. 溶剂化作用

溶胶胶团的双电层离子都是溶剂化的，形成的溶剂化膜如一层弹性隔膜，阻止胶粒聚结。

3. Brown 运动

胶粒的直径很小，剧烈的 Brown 运动能克服重力引起的沉降作用。

（二）溶胶的聚沉

溶胶的稳定性是相对的，当溶胶的稳定因素被削弱或破坏，胶粒就会聚结变大而沉降，即聚沉（coagulation）。加入电解质、加入相反电荷的溶胶以及加热等都可导致溶胶聚沉。

1. 电解质的聚沉作用

在溶胶中加入少量电解质就可引起溶胶聚沉，这是因为电解质的加入使扩散层中的反离子进入吸附层，胶粒所带电荷减少，溶胶稳定性下降，最终导致聚沉。

不同电解质对溶胶的聚沉能力不同，通常用临界聚沉浓度来表征电解质的聚沉能力。临界聚沉浓度（critical coagulation concentration）是使一定量某溶胶在一定时间内完全聚沉所需电解质溶液的最低浓度。表 4-2 列出了电解质对几种溶胶的临界聚沉浓度。显然，电解质对溶胶的聚沉作用取决于与溶胶带有相反电荷的离子，这些离子称为反离子。实验表明，电解质对溶胶的聚沉作用与反离子所带电荷的多少有关。一般来说，反离子的价数越高，聚沉能力越强。临界聚沉浓度与反离子价数的六次方成反比，这就是 Hardy-Schulze 规则。对于同价离子，聚沉能力虽然接近，但也有不同（表 4-2）。

表 4-2 不同电解质对 As_2S_3（负溶胶）、AgI（负溶胶）、Al_2O_3（正溶胶）的临界聚沉浓度（$mmol \cdot L^{-1}$）

As_2S_3 负溶胶	临界聚沉浓度	AgI 负溶胶	临界聚沉浓度	Al_2O_3 正溶胶	临界聚沉浓度
LiCl	58	$LiNO_3$	165	NaCl	43.5
NaCl	51	$NaNO_3$	140	KCl	46
KCl	49.5	KNO_3	136	KNO_3	60
KNO_3	50	$RbNO_3$	126	$K_2Cr_2O_7$	0.63
$CaCl_2$	0.65	$Ca(NO_3)_2$	2.40	$K_2C_2O_4$	0.69
$MgCl_2$	0.72	$Mg(NO_3)_2$	2.60	K_2SO_4	0.30
$MgSO_4$	0.81	$Pb(NO_3)_2$	2.43	$K_3[Fe(CN)_6]$	0.08
$AlCl_3$	0.093	$Al(NO_3)_3$	0.067		
$Al(NO_3)_3$	0.095	$Ce(NO_3)_3$	0.069		
$Al_2(SO_4)_3$	0.048	$La(NO_3)_3$	0.069		

2. 溶胶的相互聚沉

将两种带相反电荷的溶胶按适当比例混合，能引起溶胶聚沉。例如，将带负电荷的 As_2S_3 溶胶和带正电荷的 $Fe(OH)_3$ 溶胶混合时，由于带正负电荷的胶粒相互结合，从而使溶胶发生聚沉。污水净化工艺也是以溶胶的相互聚沉为基础。污水中常含有一些带负电荷的胶体杂质，若向其中加入一定量的明矾［$KAl(SO_4)_2 \cdot 12H_2O$］，由于明矾水解形成 $Al(OH)_3$ 正溶胶，与水中的负溶胶发生相互聚沉，可达到净水目的。

3. 加热

许多溶胶加热时会发生聚沉。因为加热增加了胶粒的运动速度和碰撞机会，同时降低了它对离子的吸附作用，从而使胶粒所带电荷减少，水化程度降低，导致溶胶聚沉。例如将 As_2S_3 溶胶加热至沸腾会析出黄色的硫化砷沉淀。

第三节 高分子溶液

一、高分子化合物的结构特点

高分子化合物（polymer）包括蛋白质、核酸、淀粉等生物大分子和人工合成的高聚物，其相对分子质量通常在 10^4 以上。高分子化合物的分子是由一种或多种小的结构单位重复连接而成。这些小的结构单位称为链节（chain segment），链节重复的次数叫聚合度（polymerization degree），用 n 表示。例如天然橡胶的分子由数千个异戊二烯单位（—C_5H_8—）连接而成。

又如淀粉的分子由许多葡萄糖单位（—$C_6H_{10}O_5$—）连接而成。由于分子链长度和链节的连接方式不同，高分子化合物呈线状或分枝状结构。高分子长链中的单键可围绕相邻单键的键轴自由旋转，所以高分子链表现出柔性。

二、高分子溶液的性质

高分子化合物分散到合适介质中所形成的均匀的分子、离子分散体系称为高分子溶液（polymer solution）。高分子化合物在形成溶液时，要经过溶胀（swelling）过程，即溶剂小分子进入卷曲成团的高分子化合物分子链空隙中，导致高分子化合物体积成倍甚至数十倍地增大，这种溶胀现象是高分子化合物在溶解过程中所特有的。

（一）高分子溶液的稳定性

高分子溶液是稳定的均相体系，其稳定性与真溶液相似。溶液中的高分子通常具有许多亲水基团，如—OH、—COOH、—NH_2 等，这些基团与水分子结合，在高分子表面形成一层水化膜，这是高分子溶液具有稳定性的重要原因。

（二）高分子溶液的黏度

高分子化合物具有线状或分枝状结构，在溶液中能牵引溶剂使其运动困难，另外，高分子化合物高度溶剂化，导致自由流动的溶剂减少，故黏度较大。

高分子溶液的黏度受许多因素的影响。溶液浓度增大、放置时间延长可使黏度增加。若升高温度，则黏度降低。

（三）高分子溶液的渗透压

高分子化合物形成溶液时，高分子表面和内部空隙束缚着大量溶剂分子，使得单位体积内溶剂的有效分子数明显减小，另外高分子可以在空间形成具有相对独立性的结构域，使得一个高分子相当于多个小分子。因此，高分子溶液不是理想溶液，其渗透压比相同浓度的小分子溶液大得多。

三、高分子溶液的盐析

高分子溶液是热力学稳定体系，但如果改变某些条件，如改变温度、酸度或控制水合程度等，就会破坏高分子溶液的稳定性，使高分子化合物从溶液中沉淀析出。

在高分子溶液中加入大量无机盐时，可使其水合程度大为降低而沉淀，这种因加入大量无机盐使高分子化合物从溶液中沉淀析出的作用称为盐析（salting out）。发生盐析的主要原因是高分子化合物所带电荷被部分中和及去溶剂化作用。

硫酸铵、硫酸钠、氯化钠等无机盐常用于蛋白质的盐析。例如，向蛋白质溶液中加入大量硫酸铵，可以使蛋白质在水中的溶解度降低而析出沉淀。这是由于无机盐离子的强烈水化作用，破坏了蛋白质的水化膜，同时蛋白质吸引无机盐中与其电荷相反的离子，使其电荷被部分中和。盐析并不破坏蛋白质的结构，不会引起蛋白质变性。加溶剂稀释后，蛋白质又可以重新溶解。

四、高分子化合物对溶胶的保护作用和絮凝作用

高分子物质加入溶胶中，可能导致两种完全相反的作用，即保护作用和絮凝作用。在溶胶

中加入足量的高分子化合物，能显著提高溶胶的稳定性，这种现象称为高分子化合物对溶胶的保护作用（图 4-5）。其原因是高分子化合物吸附在溶胶粒子表面，形成一层高分子保护膜，从而导致溶胶的稳定性明显增大。

若在溶胶中加入少量的高分子化合物，可使溶胶迅速生成絮状沉淀，这种现象称为高分子化合物对溶胶的絮凝作用（图 4-6）。其原因是高分子溶液浓度较低时，无法将胶粒完全覆盖，胶粒吸附在高分子链上，高分子起到“搭桥”作用，把多个胶粒连接起来，质量变大而引起聚沉。

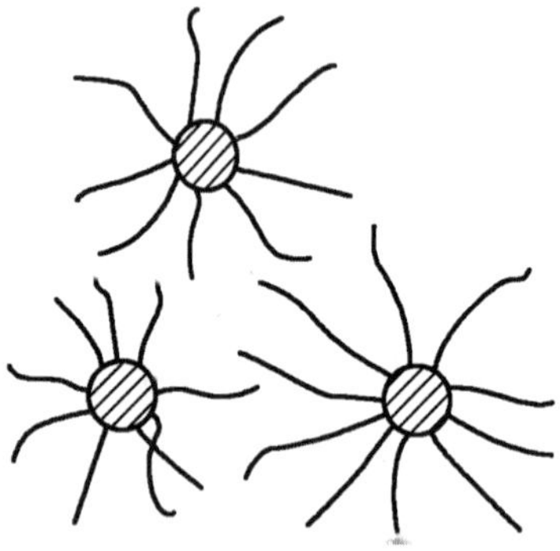

图 4-5 保护作用示意图

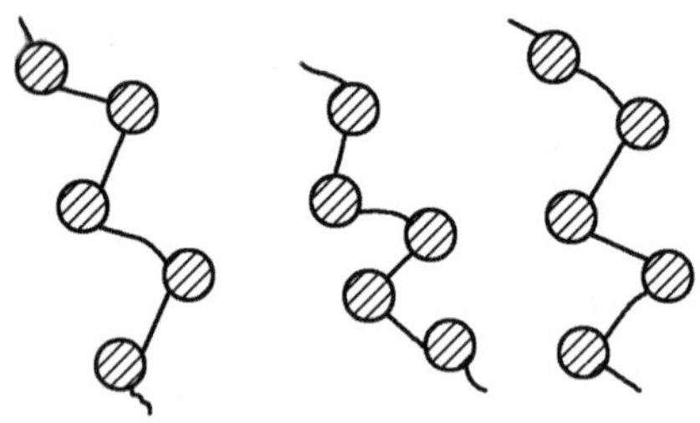

图 4-6 絮凝作用示意图

高分子化合物对溶胶的保护作用和絮凝作用在医学上具有广泛应用。例如，健康人血液中的碳酸钙、磷酸钙等难溶盐能以溶胶形式存在，就是由于血液中蛋白质等高分子的保护作用。当某种疾病导致血液中蛋白质含量减少，失去对溶胶的保护作用，溶胶就可能在肝、肾和其他器官中发生聚沉，形成结石。用于胃肠道造影的钡餐，也是利用其中的阿拉伯胶对硫酸钡的保护作用使硫酸钡胶粒能均匀地附着在胃肠道壁上形成薄膜，便于造影检查。

第四节 表面活性剂与乳状液

一、表面活性剂

（一）表面张力

自然界中的物质一般以气、液、固 3 种相态存在。在不同相共存的体系中，两相之间密切接触的过渡区称为界面（interface），通常有液-气、固-气、液-液、固-液、固-固等类型，习惯上把固相或液相与气相的界面称为表面（surface）。表面分子与内部分子物理性质的差异以及由此引起的一系列界面现象，称为表面现象（surface phenomena）。

表面分子与其相内分子所处的状况不相同。例如，在液-气两相中（图 4-7），处于液体内部的分子 A 所受周围分子的引力是对称的，可相互抵消，合力为零。表面分子 B 和 C 受到的液体分子的引力远大于上方稀疏气体分子的引力，它的受力不能相互抵消，其合力垂直于液面而指向液体内部，使液体表面分子有向内部移动从而使表面积自动收缩到最小的趋势。这就是为什么小液滴总是呈球形，肥皂泡要用力吹才能变大的原因。

观察表面现象，会发现在表面上总是存在一种企图使表面收缩的力。这种作用在表面上引起表面收缩的单位长度上的力称为表面张力（surface tension）。

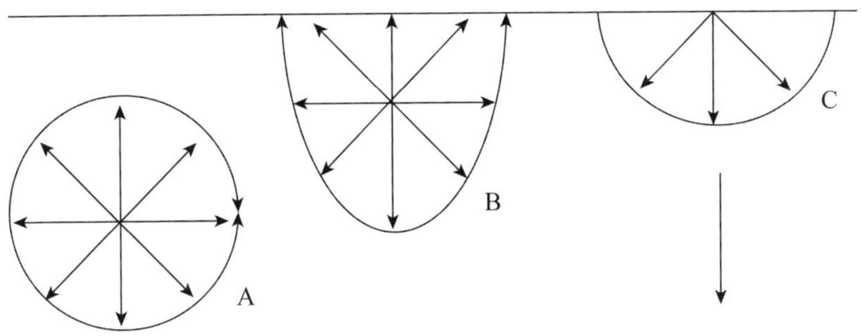

图 4-7 液体内部及表层分子受力情况示意图

（二）表面活性剂

在一定温度下，液体有一定的表面张力，其表面会吸附溶质，使液体的表面张力随之改变。例如，在纯水中加入少量的肥皂、高级脂肪酸、烷基苯磺酸钠等能引起水的表面张力急剧下降。这种能显著降低溶剂表面张力的物质称为表面活性物质（surface active substance）或表面活性剂（surfactant）。常见的表面活性剂有肥皂、糖脂、磷脂以及由胆囊分泌的胆汁酸盐等。

表面活性剂能显著降低溶剂的表面张力，因此相对于溶液内部，表层将吸附更多的表面活性剂，称为正吸附；而表面惰性物质在溶液表面则产生负吸附。

1. 表面活性剂的结构特点

表面活性剂分子中都含有亲水（疏油）的极性基团和亲脂（疏水）的非极性基团。具有两亲性基团是表面活性剂分子结构上共同的特征（图 4-8）。

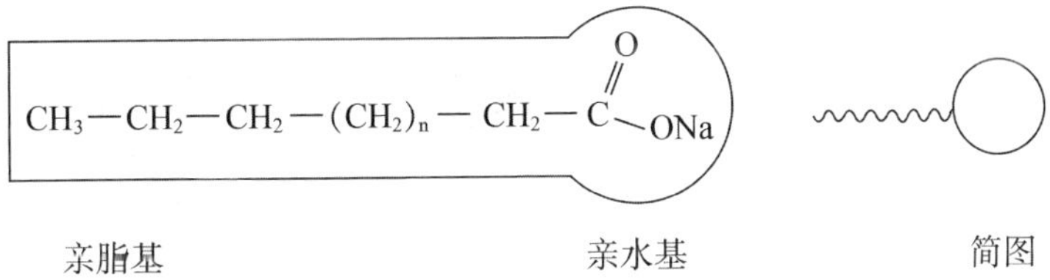

图 4-8 表面活性剂（脂肪酸钠盐）示意图

2. 表面活性剂的基本性质

表面活性剂分子结构具有两亲性，因此在溶液表面上能定向排列。以脂肪酸钠盐为例，当其溶于水中，若用量不大，则主要集中在水的表面并定向排列，分子中亲水的基团进入水中，而亲脂的基团则力图离开水相。可见，由于表面活性剂的两亲性，导致它主要集中于溶液表面，或集中于液液、液固两相界面，从而降低表面张力。

二、缔合胶体

当往水中加入表面活性剂达到一定量时，其在溶液表面定向排列的同时，溶液内部的表面活性剂分子为了减小亲脂基团与水的接触，相互把亲脂（疏水）基团靠在一起，形成亲水基朝向水而亲脂（疏水）基在内的直径为 1～100 nm 的分子缔合体。这种缔合体称为胶束（micelle）（图 4-9）。由胶束形成的溶液称为缔合胶体。

表面活性剂在水溶液中开始形成胶束时的最低浓度称为临界胶束浓度（critical micelle concentration，CMC）。实验表明，CMC 不是一个确定的数值，而常表现为一个窄的浓度范

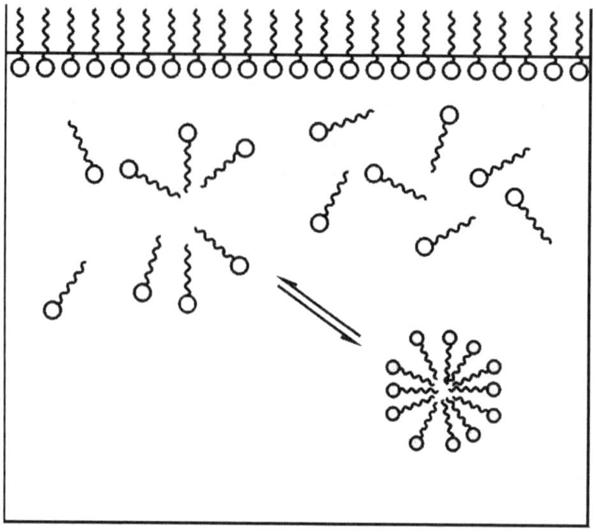

图 4-9 胶束形成示意图

围。临界胶束浓度受温度、表面活性剂用量、分子缔合程度、溶液的 pH 以及电解质存在的影响。

在浓度接近 CMC 的缔合胶体中，胶束呈球形结构，当表面活性剂浓度不断增大时，胶束不再保持球形结构而成为圆柱形甚至板层形结构（图 4-10）。

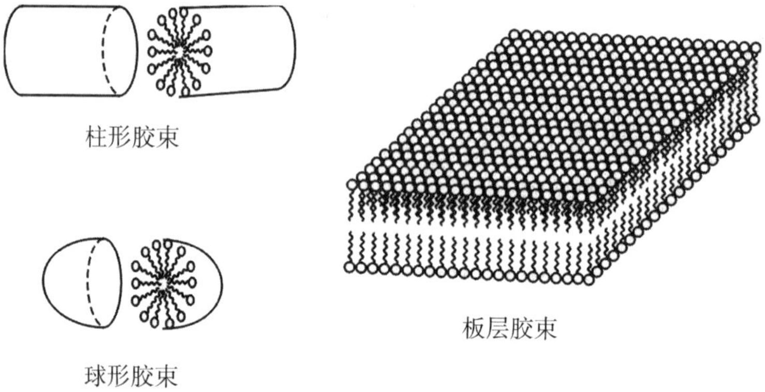

图 4-10 各种胶束形状示意图

由于表面活性剂聚集形成胶束，可将原来不溶或微溶于水的物质（如油脂或其他有机化合物等）裹在胶束中，使其溶解度剧增，这种作用称为增溶。利用增溶作用不仅可以增加难溶性药物的溶解度和稳定性，而且能改善药物的吸收并增强其生理作用。例如制备中草药注射剂时加入 10～20 g·L^{-1} 的聚山梨酯-80 作为增溶剂和稳定剂。又如人类对脂肪不能直接吸收，但脂肪经过胆汁的增溶作用后能被小肠吸收。

三、乳状液

乳状液（emulsion）是以液体为分散相分散在另一种不相溶的液体中所形成的粗分散系。其中一相是水，另一相统称为油。乳状液的分散度比典型的溶胶要低得多，分散相的大小常在 1～5 μm，普通显微镜即可看到。

乳状液中水相以“水”或“W”表示；油相以“油”或“O”表示。不论是“水”还是“油”均可作为分散相和分散介质。因此乳状液可分为“水包油”（O/W）和“油包水”（W/

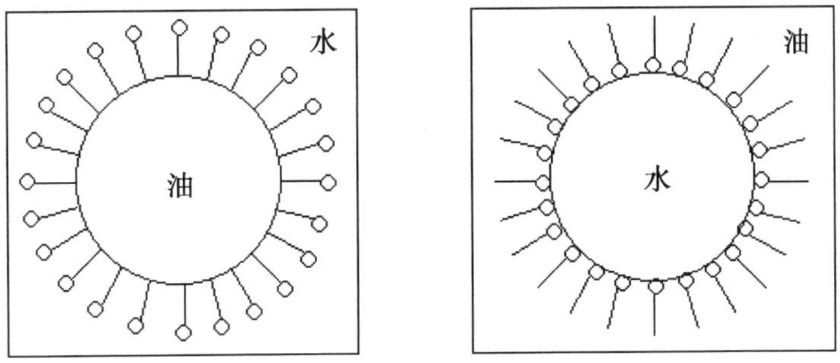

水包油型乳状液　　油包水型乳状液

图 4-11　两种不同类型乳状液示意图

O）两种类型（图 4-11）。

人类生产及生活中常遇到乳状液，如乳化农药、动植物的乳汁等。根据需要，有些乳状液必须设法破坏以实现分离目的，如废水净化等；有些乳状液则应设法使之稳定，如乳化药物、牛奶等。因此，稳定和破坏乳状液有非常重要的意义。

（一）乳状液的稳定

乳状液是不稳定体系。例如，在水中加入少量食用油，剧烈振荡后即可得到食用油分散在水中的乳状液，但静置一段时间后体系仍分层。要得到稳定的乳状液，必须要有能使乳状液稳定的第三种物质存在，即乳化剂（emulsifying agent）。乳化剂所起的稳定乳状液的作用，称为乳化作用（简称乳化）。常用的乳化剂是一些表面活性剂，如肥皂、磷脂等。

乳状液中加入乳化剂，由于乳化剂是表面活性剂，其分子中的亲水基伸向水相，疏水基伸向油相，在两相界面作定向排列，不仅降低了界面张力，而且还在细小液滴周围形成一层保护层，阻止液滴之间聚集合并，从而使乳状液得以稳定。

（二）乳状液的去乳化

使乳状液破坏的过程，称为去乳化作用。乳状液稳定的主要原因是由于乳化剂的存在，所以凡能消除或削弱乳化剂保护能力的因素，皆可达到破乳的目的。常用方法有：利用不能形成牢固膜的表面活性剂代替原来的乳化剂；加入某种能与乳化剂发生化学反应的物质；加入带相反电荷的乳化剂；加热等。

乳状液和乳化作用在医药卫生实践和日常生活中具有重要的意义。如油脂在体内的消化吸收过程，就依赖于胆汁中胆汁酸盐的乳化作用；牛奶易于消化就是因为它是天然的乳状液。一些不溶于水的油性药物，常需制成乳状液，如市售乳白鱼肝油常制成水包油型乳剂以掩盖鱼肝油的气味，减少对胃肠功能的扰乱，使其易于吸收。

第四章小结

习题四

1. Tyndall 现象是由光的什么作用引起的？粒子大小范围落在什么区间内可观察到 Tyndall 现象？
2. 胶粒是如何带电的？所带电荷的电性由什么决定？
3. 用 0.010 mol·L^{-1} $AgNO_3$ 溶液 40 ml 与 0.020 mol·L^{-1} KI 溶液 30 ml 制备 AgI 溶胶，写出 AgI 溶胶的胶团结构式。
4. 溶胶和高分子溶液具有稳定性的主要原因是什么？用什么方法可以分别破坏它们的稳

定性？

5. 产生表面现象的根本原因是什么？
6. 什么是表面活性剂？试从其结构特点说明它能降低溶液表面张力的原因。
7. 何谓临界胶束浓度？在临界胶束浓度前后，表面活性剂有何不同的表现？
8. 何谓乳化剂？乳化剂的乳化作用原理是什么？
9. 要制备 AgCl 正溶胶，在 25 ml 0.016 mol·L^{-1}的 $AgNO_3$ 溶液中，最多加入多少 0.005 mol·L^{-1}的 KCl 溶液？
10. 将 40 ml 0.05 mol·L^{-1} KBr 溶液与 30 ml 0.01 mol·L^{-1} $AgNO_3$ 溶液相混合制备 AgBr 溶胶，试写出胶团的结构式，并比较 $MgSO_4$、$K_4[Fe(CN)_6]$、$AlCl_3$ 对此溶胶聚沉能力的大小。

习题四参考答案

（李 智）

第5章 化学反应速率和化学平衡

化学反应速率和化学平衡是化学反应中两个非常重要的方面。化学反应速率表示在给定条件下化学反应进行的快慢，化学平衡则表示在给定条件下化学反应进行的限度。化学反应速率和化学平衡与生命科学、医学的关系十分密切，如临床上使用的药物，常常希望速效、长效和高效，速效感冒胶囊、长效青霉素就是基于这样的目的研制出来的。

第一节 化学反应速率

一、化学反应速率的表示方法

化学反应速率（rate of chemical reaction）用于衡量化学反应进行的快慢，通常用单位时间内反应物浓度的减少或生成物浓度的增加来表示。对绝大多数反应而言，反应速率随着反应的进行而不断改变，因而反应速率又分为平均速率和瞬时速率。

（一）平均速率

平均速率（average rate）是指在一段时间间隔内，反应物或生成物浓度的变化量随时间的变化率，用$\bar{v}$表示。

$$\bar{v}=\pm\frac{\Delta c}{\Delta t} \tag{5-1}$$

式中，Δc 为相应时间间隔 Δt 内浓度的变化量。为了保证速率为正值，以生成物浓度增加的量表示反应速率时取正号，以反应物浓度减少的量表示反应速率时取负号。浓度单位常以 $mol \cdot L^{-1}$ 表示，时间单位则根据反应的快慢用 s、min 或 h 等表示。因此，反应速率的单位可以是 $mol \cdot L^{-1} \cdot s^{-1}$、$mol \cdot L^{-1} \cdot min^{-1}$ 或 $mol \cdot L^{-1} \cdot h^{-1}$ 等。

例如 N_2O_5 在气相或 CCl_4 溶剂中可发生分解反应

$$2N_2O_5 = 4NO_2 + O_2$$

在时间间隔 Δt 内，该反应的平均速率可以用$\bar{v}(N_2O_5)$ 表示

$$\bar{v}(N_2O_5)=-\frac{\Delta c(N_2O_5)}{\Delta t}$$

也可以用 NO_2 或 O_2 浓度的变化来表示

$$\bar{v}(NO_2)=\frac{\Delta c(NO_2)}{\Delta t} \quad 或 \quad \bar{v}(O_2)=\frac{\Delta c(O_2)}{\Delta t}$$

根据化学反应中各物质的计量系数关系，用上述 3 种物质的浓度变化表示同一反应的平均速率$\bar{v}$时，其数值是不同的，它们之间的关系为

$$-\frac{1}{2}\bar{v}(N_2O_5)=\frac{1}{4}\bar{v}(NO_2)=\bar{v}(O_2)$$

对于反应 $aA+bB = dD+eE$，用不同物质表示的速率之间有以下关系：

$$-\frac{1}{a}\frac{\Delta c(\mathrm{A})}{\Delta t}=-\frac{1}{b}\frac{\Delta c(\mathrm{B})}{\Delta t}=\frac{1}{d}\frac{\Delta c(\mathrm{D})}{\Delta t}=\frac{1}{e}\frac{\Delta c(\mathrm{E})}{\Delta t}$$

平均速率只能近似地说明反应的快慢，并不能说明反应在某一瞬间进行的速率，只有瞬时速率才能准确地表示反应在某时刻的真实速率。

（二）瞬时速率

瞬时速率（instantaneous rate）是指时间间隔 Δt 趋近于零时平均速率的极限值，用 υ 表示。其数学表达式为

$$\upsilon=\lim_{\Delta t\to 0}\bar{\upsilon}=\pm\frac{\mathrm{d}c}{\mathrm{d}t} \tag{5-2}$$

瞬时速率可通过作图法求得。例如在一定条件下，H_2O_2 分解反应为

$$H_2O_2(aq) \rightleftharpoons H_2O(l)+1/2O_2(g)$$

选择不同反应时间测定反应体系中 H_2O_2 的浓度，得到数据如表 5-1 所示。

表 5-1 反应不同时间后 H_2O_2 的浓度

时间/min	0	20	40	60	80
浓度/($mol \cdot L^{-1}$)	0.80	0.40	0.20	0.10	0.050

以 H_2O_2 的浓度 c 为纵坐标，反应时间 t 为横坐标，绘制 c-t 曲线（图 5-1）。

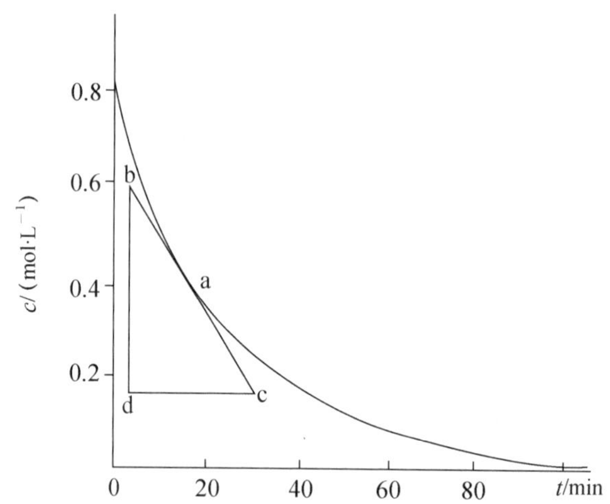

图 5-1 H_2O_2 浓度与时间的关系

过曲线上任意一点 a 做切线，其斜率为$\frac{\mathrm{d}c(H_2O_2)}{\mathrm{d}t}=-\upsilon(H_2O_2)$，曲线上任意一点斜率的负值就等于该点所对应时刻的反应速率。

二、化学反应速率理论简介

化学反应速率理论是从分子的运动和分子结构的微观角度来寻找化学反应速率的规律，阐明反应进行快慢的原因及其影响因素。其中比较成熟的有碰撞理论和过渡态理论。

（一）碰撞理论

1918 年 Lewis 运用气体分子运动论的研究成果，提出了反应速率的碰撞理论（collision

theory)。该理论认为，化学反应发生的先决条件是反应物分子之间的相互碰撞，如果反应物分子互不接触，那就不可能发生反应。但反应物分子间的碰撞并非每一次都能发生反应，只有少数的碰撞发生了反应，这种能发生化学反应的碰撞称为有效碰撞（effective collision）。而大多数的碰撞并不能发生化学反应，不能引发反应的无效碰撞称为弹性碰撞（elastic collision）。

发生有效碰撞的分子必须具备下列两个条件：

（1）要具有足够的能量。在反应体系中，只有那些具有足够能量的分子在相互碰撞时，才能使旧键断裂，新键形成。

（2）具有合适的方向。碰撞必须发生在引发反应的有效部位，例如反应

$$CO(g)+NO_2(g) \longrightarrow CO_2(g)+NO(g)$$

在 CO 和 NO_2 分子相互碰撞时，CO 分子中的碳原子和 NO_2 分子中的氧原子迎头相碰，有利于碳原子和氧原子之间形成新的化学键，使反应有可能发生（图 5-2）。一般来说，当反应条件一定时，反应物分子结构越复杂，这种取向合适的碰撞发生的概率越低。

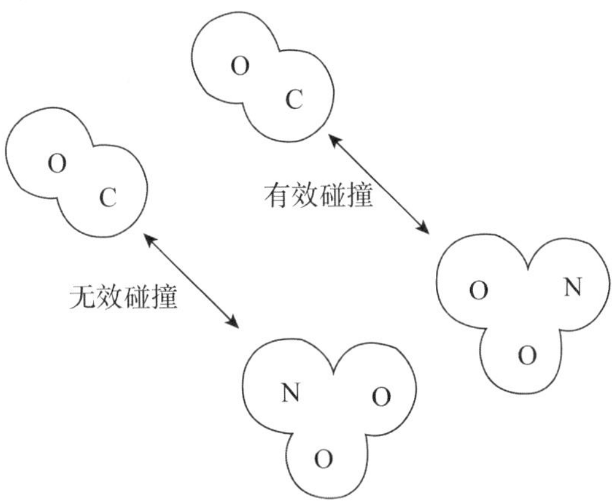

图 5-2　分子碰撞的不同取向

具有较高能量，能发生有效碰撞的分子称为活化分子。根据对气体分子运动规律的研究，一定温度时，由于气体分了间的不断碰撞等原因，使分子的能量参差不齐且不断变化。但从统计的观点看，体系中气体分子的能量分布是一定的。在一定条件下气体分子的能量分布曲线如图 5-3，图中横坐标 E 代表气体分子能量，纵坐标为 $\Delta N/(N\Delta E)$，其中 $\Delta N/N$ 表示在一定能量范围区间（ΔE）的分子数（ΔN）占分子总数（N）的比值，$\Delta N/(N\Delta E)$ 则表示单位能量

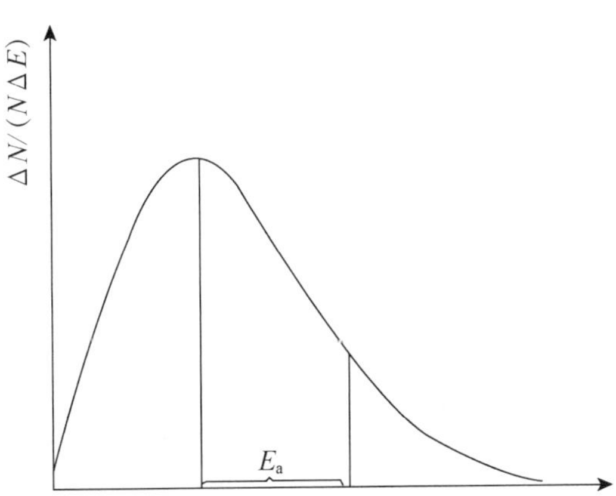

图 5-3　气体分子能量分布曲线

范围内的分子比值。可见，体系中大部分分子其能量接近于体系的平均能量（$E_{平}$），高能量分子和低能量分子所占的比值相对较少。图中 E'表示活化分子的最低能量，只有那些能量高于 E'值的分子才能发生有效碰撞。通常把活化分子具有的最低能量与反应物分子的平均能量之差称为活化能（activation energy），用符号 E_a 表示。

化学反应速率与反应的活化能有关。一定温度下，反应的活化能越小，活化分子分数越大，发生有效碰撞的次数越多，反应速率越快。因此，活化能是决定化学反应速率的主要因素。

（二）过渡态理论

1935 年 Eyring 等人在统计力学和量子力学的基础上，提出了反应速率的过渡态理论。过渡态理论（theory of transition state）又叫活化配合物理论。该理论认为，化学反应并不是通过反应物分子间的简单碰撞完成的，而是要经过一个中间过渡态，即反应物分子间首先形成活化配合物。活化配合物的特点是能量高、不稳定、寿命短，它一经形成，就很快分解。如 CO 和 NO_2 的反应：

$$CO(g)+NO_2(g)\longrightarrow CO_2(g)+NO(g)$$

CO 与 NO_2 分子互相以适当的取向充分靠近时，首先形成了一种活化配合物（图 5-4）。

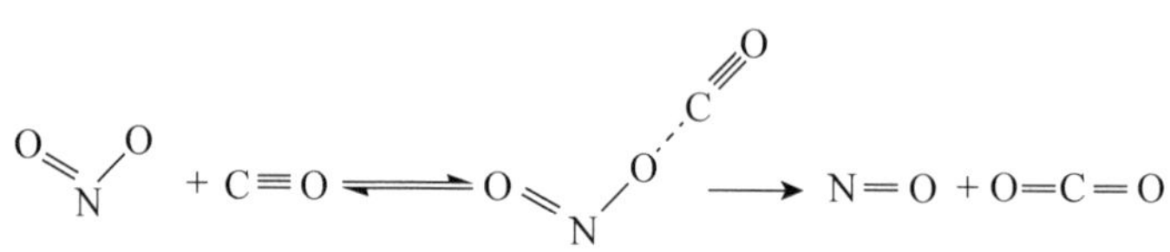

活化配合物（过渡态）

图 5-4 NO_2 和 CO 的反应过程

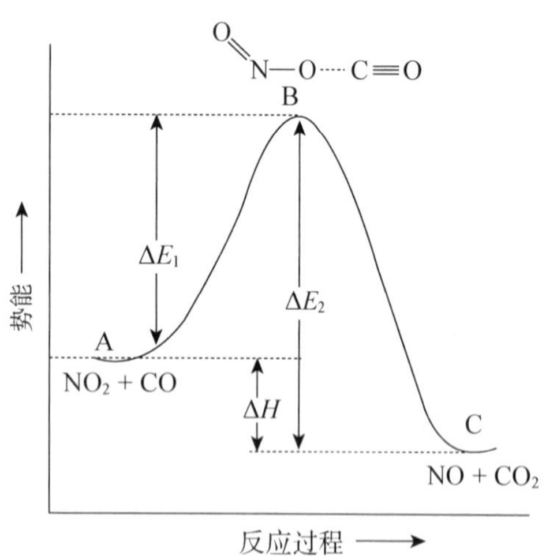

图 5-5 反应过程的势能图

在活化配合物中，N—O 键被削弱，而 C···O 新键尚未形成，是一种不稳定的过渡状态，与反应物和生成物比较，这是一种能量相对更高的状态。三者的势能关系如图 5-5 所示，A 点和 C 点分别代表反应物和生成物的平均势能，B 点表示活化配合物的平均势能。活化配合物处于比反应物和生成物都要高的能量状态，形成“能垒”。活化配合物一旦形成，很快分解为生成物或反应物分子。因此，反应物分子只有吸收足够的能量，才能越过“能垒”转化为生成物，反应才会发生。由稳定的反应物分子过渡到活化配合物的过程，称为活化过程，活化过程中所吸收的能量称为活化能。反应的活化能越大，则反应进行时所需越过的“能垒”就越高，反应速率就越慢；反之，反应的活化能越小，“能垒”越低，反应速率就越快。

第二节 影响化学反应速率的因素

化学反应速率除受反应物本性的影响外，还与浓度、温度、催化剂等因素有关。

一、浓度对化学反应速率的影响

（一）元反应和复杂反应

化学方程式表示了反应物和产物及其计量关系，但它不能说明反应实际发生的过程。反应所经历的途径或具体步骤称为反应机理（reaction mechanism）或反应历程。对化学反应机理的研究表明，有些反应从反应物到生成物一步完成，而更多的反应可能是分成多步完成的。我们把一步完成的反应称为元反应（elementary reaction）或简单反应。如下列反应为元反应。

$$CO(g)+NO_2(g) \longrightarrow CO_2(g)+NO(g)$$

$$2NO_2(g) \longrightarrow 2NO(g)+O_2(g)$$

经过多步完成的反应称为复杂反应（complex reaction）。例如 $I_2(g)+H_2(g) \longrightarrow 2HI(g)$，该反应实际上是分两步完成的，其反应机理是

第 1 步：$I_2(g) \longrightarrow 2I(g)$　　（快反应）

第 2 步：$H_2(g)+2I(g) \longrightarrow 2HI(g)$　　（慢反应）

每一步均为一个元反应，第 2 步反应相对来说速率比较慢，总反应的反应速率主要取决于各元反应中速率最慢的一步。因此，速率最慢的元反应称为该反应的速率控制步骤（rate determining step）。

（二）质量作用定律

实验表明，当温度一定时，元反应的反应速率与各反应物浓度幂（以化学反应计量方程式中相应的系数为指数）的乘积成正比。这一规律称为质量作用定律（law of mass action）。表示反应速率与反应物浓度之间定量关系的数学式称为速率方程（rate equation）。如元反应：

$$aA+bB \xlongequal{} cC+dD$$

根据质量作用定律，其速率方程为：

$$\upsilon=kc^a(A)c^b(B) \tag{5-3}$$

式中，k 为反应速率常数（rate constant），数值上相当于各反应物浓度均为 1 mol·L^{-1}时的反应速率，又称比速率。k 与反应物本性、温度和催化剂等因素有关，而与反应物浓度无关。

在应用质量作用定律或书写速率方程式时应注意：

（1）质量作用定律仅适用于元反应。若不能确定某反应是否为元反应，则只能根据实验来确定反应速率方程式，而不能根据质量作用定律直接得出。

（2）纯固态和纯液态反应物的浓度，可视为常数，不写入速率方程式。

（3）在稀溶液中有溶剂参与的反应，因溶剂量大，其浓度几乎维持不变，故也不写入速率方程式中。

（三）反应级数

反应速率方程中各反应物浓度幂次数之和称为反应级数（order of reaction）。对一般的化学反应

$$aA+bB \longrightarrow \text{产物}$$

实验测得其速率方程为

$$\upsilon=kc^{\alpha}(A)c^{\beta}(B)$$

式中，α 为反应物 A 的级数，β 为反应物 B 的级数，该反应的总反应级数为 $n=(\alpha+\beta)$。一般

而言，反应级数均指总反应级数，它由实验确定，其值可以是整数，也可以是分数或零。以下讨论具有简单级数的反应及其特征。

1. 一级反应

反应速率与反应物浓度的一次方成正比的反应称为一级反应（first-order reaction）。其速率方程为

$$v=-\frac{dc}{dt}=kc \tag{5-4}$$

式中，c 表示反应物在 t 时刻的浓度，若以 c_0 表示 $t=0$ 时反应物的起始浓度，在时间从 $0\to t$，反应物浓度从 $c_0\to c$ 区间内，将上式移项并进行定积分得

$$\ln c=\ln c_0-kt \tag{5-5}$$

$$\ln\frac{c_0}{c}=kt \tag{5-6}$$

上述公式揭示了一级反应的反应物浓度与反应时间的关系。由此，可推出一级反应的特征：

（1）一级反应的 $\ln c$ 与时间 t 呈线性关系（图 5-6），若以 $\ln c$ 对时间 t 作图，可得一直线。直线的斜率为 $-k$，截距为 $\ln c_0$。

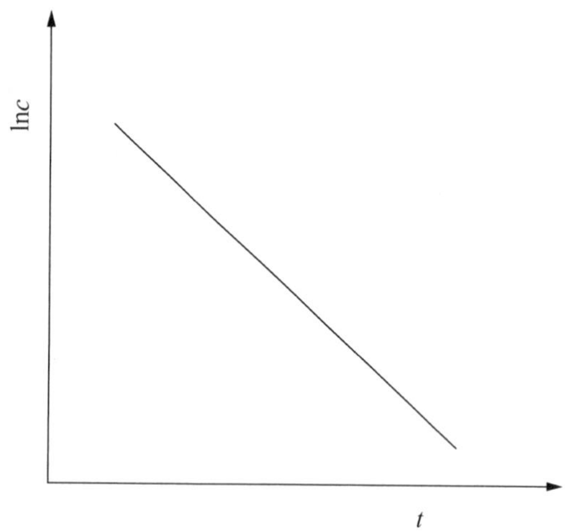

图 5-6 一级反应的 ln$c$-t 图

（2）一级反应速率常数的单位为［时间］$^{-1}$。因此，速率常数的数值与浓度采用的单位无关。

（3）把反应物浓度消耗一半所需要的时间定义为半衰期（half-life），用 $t_{1/2}$ 表示。一级反应的半衰期可由式（5-6）求得

$$kt_{1/2}=\ln\frac{c_0}{c_0/2}=\ln 2$$

$$t_{1/2}=\frac{0.693}{k} \tag{5-7}$$

由上式可见，一级反应的半衰期与速率常数成反比，而与反应物的初始浓度无关。半衰期越长，速率常数越小，反应就越慢。常见药物的半衰期，如阿司匹林为 0.25 h，二甲双胍为 1.7～4.5 h，卡铂为 2.6～5.9 h，氧氟沙星为 4～7 h，阿奇霉素为 35～48 h。药物的半衰期反映了药物在体内消除的速率，表示了药物在体内的时间与血药浓度间的关系，它是决定给药剂量、次数的主要依据。因此，了解药物的半衰期，对于合理用药有着重要意义。

一级反应很多，许多药物的水解反应、酶的催化反应、多数热分解反应、放射性元素的衰变以及药物在体内的代谢等都是一级反应。

例 5-1　已知某药物分解 30%即为失效。药物初始质量浓度为 $5.0\ g \cdot L^{-1}$，1 a（年）后质量浓度降为 $4.2\ g \cdot L^{-1}$。若此药物分解为一级反应，计算：(1) 此药物的半衰期；(2) 标签上注明使用的有效期。

解　(1) 此药物分解为一级反应，故

$$k=\frac{1}{t}\ln\frac{c_0}{c}=\frac{1}{1\ a}\ln\frac{5.0\ g \cdot L^{-1}}{4.2\ g \cdot L^{-1}}=0.17\ a^{-1}$$

$$t_{1/2}=\frac{0.693}{k}=\frac{0.693}{0.17\ a^{-1}}=4.1\ a$$

(2) 标签上注明使用的有效期为

$$t=\frac{1}{k}\ln\frac{c_0}{c}=\frac{1}{0.17\ a^{-1}}\ln\frac{c_0}{c_0\times(1-30\%)}=2.1\ a$$

2. 二级反应

反应速率与反应物浓度的二次方成正比的反应称为二级反应（second-order reaction）。其速率方程为

$$v=-\frac{dc}{dt}=kc^2$$

对上式定积分得

$$\frac{1}{c}-\frac{1}{c_0}=kt \tag{5-8}$$

二级反应具有以下特征：

(1) 二级反应的 $1/c$ 与反应时间 t 呈线性关系，以 $1/c$ 对 t 作图为一直线（图 5-7），其斜率等于速率常数 k，截距为 $1/c_0$。

(2) 速率常数 k 的单位为 [浓度]$^{-1}$ · [时间]$^{-1}$，k 的数值与采用的时间单位和浓度单位有关。

(3) $t_{1/2}=\frac{1}{kc_0}$。与一级反应不同，二级反应的半衰期不仅与反应速率常数成反比，也与初始浓度成反比。

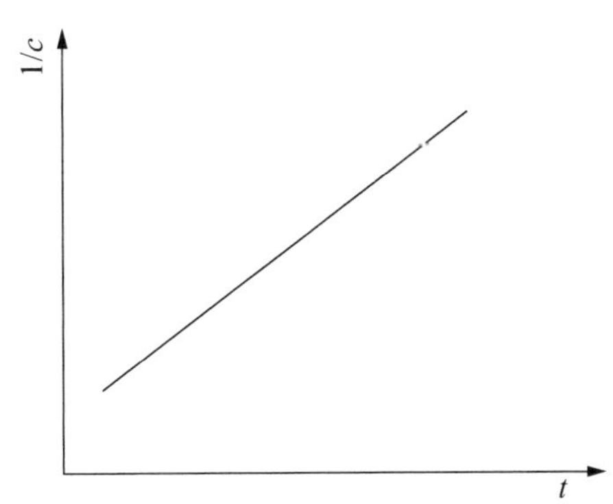

图 5-7　二级反应的 $\frac{1}{c}$-t 图

二级反应是一类常见的反应，溶液中的许多有机反应如加成、取代及消除反应等都是二级反应。

例 5-2　乙酸乙酯在 298.15 K 时的皂化反应为二级反应。

$$CH_3COOC_2H_5+NaOH \longrightarrow CH_3COONa+C_2H_5OH$$

若乙酸乙酯与氢氧化钠的起始浓度均为 $0.0100\ mol \cdot L^{-1}$，反应 20 min 后，碱的浓度已消耗 $0.005\ 66\ mol \cdot L^{-1}$。试求在此温度下反应的速率常数及半衰期。

解 $k=\frac{1}{t}\left(\frac{1}{c}-\frac{1}{c_0}\right)$

$=\frac{1}{20\ \text{min}}\left(\frac{1}{0.0100\ \text{mol}\cdot\text{L}^{-1}-0.005\ 66\ \text{mol}\cdot\text{L}^{-1}}-\frac{1}{0.0100\ \text{mol}\cdot\text{L}^{-1}}\right)$

$=6.52\ \text{L}\cdot\text{mol}^{-1}\cdot\text{min}^{-1}$

$t_{1/2}=\frac{1}{kc_0}=\frac{1}{6.52\ \text{L}\cdot\text{mol}^{-1}\cdot\text{min}^{-1}\times 0.0100\ \text{mol}\cdot\text{L}^{-1}}=15.3\ \text{min}$

3. 零级反应

反应速率与反应物浓度无关的反应称为零级反应（zero-order reaction）。其速率方程为

$$v=-\frac{\text{d}c}{\text{d}t}=k$$

由定积分可得

$$c_0-c=kt \tag{5-9}$$

零级反应具有以下特征：

（1）零级反应的反应物浓度 c 对 t 作图为一条直线，斜率为 $-k$。

（2）速率常数 k 的单位为［浓度］·［时间］$^{-1}$，k 的数值与时间单位和浓度单位有关。

（3）$t_{1/2}=\frac{c_0}{2k}$。半衰期与速率常数成反比，与反应物初始浓度成正比。

近年来发展的一些缓释长效药，其释药速率在相当长的时间范围内比较恒定，即属零级反应。如国际上应用较广的一种皮下植入剂，内含女性避孕药左旋 18-甲基炔诺酮，每天约释药 30 μg，可维持 5 年左右。

具有简单级数反应的速率方程及其特征见表 5-2。

表 5-2 简单级数反应的特征

反应级数	微分式	积分方程式	半衰期（$t_{1/2}$）	k 的单位
一级	$v=-\frac{\text{d}c}{\text{d}t}=kc$	$\ln\frac{c_0}{c}=kt$	$\frac{0.693}{k}$	［时间］$^{-1}$
二级	$v=-\frac{\text{d}c}{\text{d}t}=kc^2$	$\frac{1}{c}-\frac{1}{c_0}=kt$	$\frac{1}{kc_0}$	［浓度］$^{-1}$·［时间］$^{-1}$
零级	$v=-\frac{\text{d}c}{\text{d}t}=k$	$c_0-c=kt$	$\frac{c_0}{2k}$	［浓度］·［时间］$^{-1}$

二、温度对反应速率的影响

（一）van't Hoff 规则

温度对化学反应速率的影响较大，对大多数化学反应来说，反应速率随温度的升高而加快。1884 年，荷兰化学家 van't Hoff 根据实验结果总结出一条近似规则：当反应物浓度不变时，温度每升高 10 ℃，反应速率增加 2～4 倍。利用这一规则，可以粗略地估计温度对反应速率的影响。

温度升高使反应速率加快的主要原因是分子的平均能量增加，体系中许多能量较低的分子获得足够的能量而成为活化分子。当温度由 T_1 升高至 T_2 时，分子的能量分布曲线明显右移（图 5-8），曲线峰高降低，活化分子的分数增加（图中的阴影面积），有效碰撞的次数增多，因而反应速率加快。

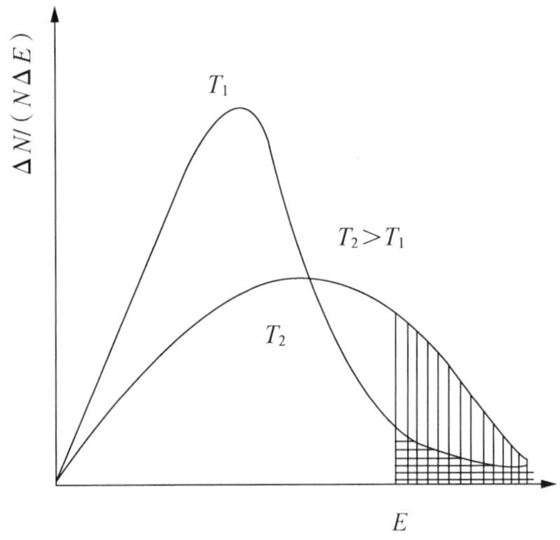

图 5-8　不同温度下分子的能量分布曲线

（二）Arrhenius 方程式

药物稳定性与化学动力学

1889 年，瑞典化学家 Arrhenius 总结了大量实验事实，提出了一个较为精确的描述速率常数 k 与反应温度 T 之间关系的经验公式

$$k=Ae^{-E_a/RT} \tag{5-10}$$

上式称为 Arrhenius 方程式。式中 e 为自然常数，A 为频率因子，它是给定反应的特性常数，R 为摩尔气体常数，E_a 为反应的活化能。

在 Arrhenius 方程中，温度 T 和活化能 E_a 都与速率常数 k 呈指数关系，可见两者对速率常数 k 的影响很大，温度和活化能的微小变化，将引起 k 值显著的变化。温度越高或活化能越低，反应的速率常数 k 越大，反应速率越快。

三、催化剂对化学反应速率的影响

（一）催化剂和催化作用

催化剂（catalyst）是一种能够改变化学反应速率，而本身的质量和化学组成在反应前后不发生变化的物质。凡能加快反应速率的催化剂称为正催化剂；而能减慢反应速率的催化剂称为负催化剂。通常所说的催化剂一般指正催化剂。催化剂改变化学反应速率的作用称为催化作用（catalysis）。

催化剂之所以能加快反应速率，是由于催化剂参与了化学反应，改变了反应历程，降低了反应的活化能，使更多的反应物分子成为活化分子，导致反应速率显著增大。当没有催化剂参与反应时，按途径 A^1 进行（图 5-9）；当有催化剂存在时，改变了反应历程，使反应沿着活化能较低的途径 A^2 进行。E_1 为无催化剂时反应的活化能，E_2 为有催化剂时反应的活化能。

催化剂具有以下特点：

（1）催化剂在化学反应前后的质量和化学组成不变。催化剂用量少，能起显著作用。

（2）催化剂能同等程度地改变正反应速率和逆反应速率，缩短体系到达平衡的时间，但不能使化学平衡发生移动，不会改变平衡常数。

（3）催化剂只能改变化学反应的速率，不能改变化学反应的方向。

（4）催化剂具有选择性。一种催化剂通常只能加速一种或少数几种反应，同样的反应物应

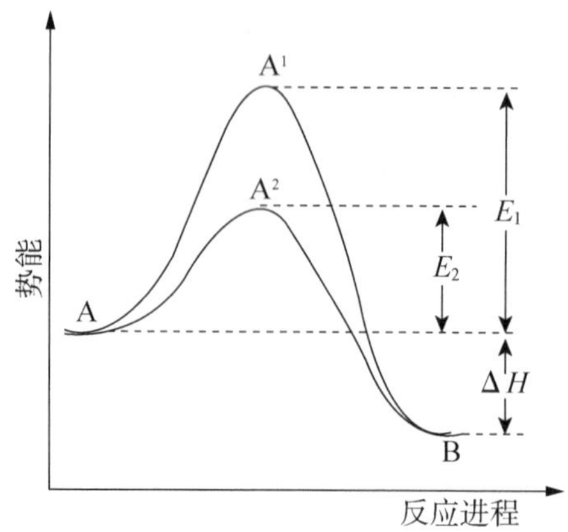

图 5-9 催化剂降低反应活化能示意图

用不同的催化剂可得到不同产物。

（二）生物催化剂——酶

酶（enzyme）是活细胞产生的特殊的、具有催化功能的生物大分子。生物体在其特定的条件下（如一定的 pH 和温度等），进行着许多复杂的化学反应，几乎所有的化学反应都是由特定的酶作催化剂并在特定条件下完成的。如果生物体内缺少了某些酶，则影响该酶所参与的反应，严重时将危及健康。被酶所催化的物质称为底物（substrate）。酶除了具有一般催化剂的特点外，还具有下列特征：

（1）酶具有高度的特异性。一种酶只对某一种或某一类的生化反应起催化作用。如淀粉酶只对淀粉催化水解，对脂肪、蛋白质的水解则不起催化作用。

（2）酶具有高度的催化活性。对同一反应，酶的催化能力常常比非酶催化高 10^{6}～10^{10} 倍。如蛋白质的消化（即水解），在体外需用浓的强酸或强碱，并煮沸相当长的时间才能完成，但食物中蛋白质在酸碱性都不强，温度仅 37 ℃的人体消化道中，却能迅速消化，就是因为消化液中有蛋白酶等起催化作用。

（3）酶特殊的温度效应和 pH 范围。酶通常在一定 pH 范围及一定温度范围内才能有效地发挥作用。酶的活性常常在某一 pH 范围内最大，称为酶的最适 pH。如 pH 过高或过低会使酶变性而失活，体内大多数酶的最适 pH 接近中性。同样酶对温度具有特殊的敏感性。反应速率最大时的温度称为酶的最适温度，人体大多数酶的最适温度在 37 ℃左右。

酶与疾病的关系

酶分布在人体的各种器官和体液中。从化学反应的角度看，人体是一个极其复杂而又十分奥妙的酶催化系统。在人体内已发现 3000 多种酶，其中 60%以上的酶含有铜、锌、锰、钼等微量元素，这些元素参与了各种酶的组成与激活，能使体内复杂的生化反应顺利进行。

第三节 化学平衡

一、可逆反应与化学平衡

在一定条件下，一个化学反应既能按方程式从左向右进行，也能从右向左进行，即在同一条件下反应能同时向正逆两个方向进行，这种反应称为可逆反应（reversible reaction）。几乎所有的化学反应都是可逆的，但各种反应的可逆程度却有很大的差别。在普通条件下逆向进行趋势很小的反应被认为是不可逆反应。如棕红色的 NO_2 可生成无色的 N_2O_4：

$$2NO_2(g) \rightleftharpoons N_2O_4(g)$$

该反应是可逆反应。反应开始时正反应速率较快，随着反应的进行，逆反应的速率逐渐加快，正反应速率逐渐减慢。当反应进行到一定程度后，正、逆反应速率相等，体系中反应物或生成物的浓度不再发生变化，此时体系所处的状态称为化学平衡（chemical equilibrium）。

当化学反应达到平衡态时，表面上看反应似乎处于静止状态，实际上正逆反应仍在进行，只不过正、逆反应速率相等而已。因此化学平衡是一种动态平衡。若改变外界条件（如温度、压力、体积等），正逆反应的速率不再相等，则原有的平衡被破坏。所以化学平衡是相对的，有条件的。

二、化学平衡常数

（一）化学平衡常数的表示方法及其意义

对于可逆反应

$$aA + bB \rightleftharpoons dD + eE$$

在一定温度下达到化学平衡时，各反应物、生成物的浓度（或分压）之间存在着如下的定量关系

$$K^{\ominus} = \frac{([D]/c^{\ominus})^d([E]/c^{\ominus})^e}{([A]/c^{\ominus})^a([B]/c^{\ominus})^b} \tag{5-11}$$

或

$$K^{\ominus} = \frac{(p_D/p^{\ominus})^d\ (p_E/p^{\ominus})^e}{(p_A/p^{\ominus})^a\ (p_B/p^{\ominus})^b} \tag{5-12}$$

式中，$K^{\ominus}$称为标准平衡常数（standard equilibrium constant），简称为平衡常数。[A]、[B]、[D]、[E] 分别表示各物质的平衡浓度；p_A、p_B、p_D、p_E 分别表示各气体物质的平衡分压；$c^{\ominus}$、$p^{\ominus}$分别为标准浓度和标准压力，其数值为 $c^{\ominus}=1\ \text{mol}\cdot\text{L}^{-1}$，$p^{\ominus}=100\ \text{kPa}$；比值 $[D]/c^{\ominus}$、$p_D/p^{\ominus}$分别为 D 物质的相对平衡浓度和相对分压，其余类推。为书写方便，本书中将各物质的相对平衡浓度用各物质的浓度表示；各气态物质的相对分压以 $p(i)$ 表示；平衡常数符号用 K 代替 $K^{\ominus}$。上述平衡常数表达式可表示为

$$K = \frac{[D]^d[E]^e}{[A]^a[B]^b} \tag{5-13}$$

$$K = \frac{p^d(D)p^e(E)}{p^a(A)p^b(B)} \tag{5-14}$$

平衡常数表示平衡时各物质浓度（或分压）间的相互关系，平衡常数只与温度有关，不随浓度或分压而变。平衡常数越大，达到平衡时生成物的浓度（或分压）越大，反应物的浓度（或分压）越小，说明在该反应条件下化学反应进行的程度较大。

书写平衡常数表达式时应注意以下几点：

（1）反应物或生成物中的固体、纯液体或稀溶液中溶剂，其浓度可视为常数，不写入表达式中。

（2）平衡常数表达式及其数值与反应方程式的写法有关，如

$$N_2(g) + 3H_2(g) \rightleftharpoons 2NH_3(g) \qquad K_1 = \frac{p^2(NH_3)}{p(N_2)\cdot p^3(H_2)}$$

$$\frac{1}{2}N_2(g) + \frac{3}{2}H_2(g) \rightleftharpoons NH_3(g) \qquad K_2 = \frac{p(NH_3)}{p^{\frac{1}{2}}(N_2)\cdot p^{\frac{3}{2}}(H_2)}$$

显然，$K_1 \neq K_2$，其关系为 $K_1 = (K_2)^2$。

(3) 正、逆反应的平衡常数互为倒数，即 $K_{正}=\frac{1}{K_{逆}}$。

(4) 当几个反应相加（或相减）得到一总反应时，则总反应的平衡常数等于各反应的平衡常数之积（或商），此规则称为多重平衡规则（multiple equilibrium regulation）。

例如，某温度下，已知下列两反应：

$$N_2(g)+O_2(g) \rightleftharpoons 2NO(g) \qquad K_1$$

$$2NO(g)+O_2(g) \rightleftharpoons 2NO_2(g) \qquad K_2$$

若两式相加，得总反应：

$$N_2(g)+2O_2(g) \rightleftharpoons 2NO_2(g) \qquad K$$

则总反应的平衡常数 $K=K_1\times K_2$。

（二）平衡常数的应用

1. 判断反应进行的程度

在一定条件下，当可逆反应达到平衡状态时，正、逆反应速率相等，反应物和产物的浓度或分压不再改变。这表明在此条件下反应物转化为产物已经达到了最大限度。K 越大，生成物的浓度或分压就越大，反应进行得就越完全；反之，K 越小，反应进行得就越不完全。

2. 预测可逆反应的方向

对于可逆反应：$aA+bB \rightleftharpoons dD+eE$，任意状态下，各反应物和生成物浓度（或分压）之间的关系可用下式表示

$$Q=\frac{c^d(D)c^e(E)}{c^a(A)c^b(B)} \tag{5-15}$$

或

$$Q=\frac{p^d(D)p^e(E)}{p^a(A)p^b(B)} \tag{5-16}$$

式中，Q 称为反应商。与平衡常数类似，$c(A)$、$c(B)$、$c(D)$、$c(E)$ 分别表示各物质的相对浓度；$p(A)$、$p(B)$、$p(D)$、$p(E)$ 分别表示各气体物质的相对分压。Q 与 K 的表达式相似，不同之处在于 Q 的表达式中各浓度或分压为任意态的（包括平衡态），而 K 表达式中的浓度或分压是平衡态的。将 K 与 Q 进行比较，可以得出化学反应自发进行方向的判据

$Q<K$ 反应正向自发进行

$Q=K$ 反应处于平衡状态

$Q>K$ 反应逆向自发进行

例 5-3 在 298.15 K 时，反应 $2N_2O(g)+3O_2(g) \rightleftharpoons 4NO_2(g)$ 的平衡常数 $K=1.6$。在此温度下，向 100 L 的密闭容器中加入 NO_2、N_2O、O_2 各 0.10 mol，试判断反应进行的方向。

解 $p(NO_2)=p(N_2O)=p(O_2)=\frac{nRT}{V}\cdot\frac{1}{p^{\ominus}}$

$$=\frac{0.10\ \text{mol}\times 8.314\ \text{kPa}\cdot\text{L}\cdot\text{mol}^{-1}\cdot\text{K}^{-1}\times 298.15\ \text{K}}{100\ \text{L}}\times\frac{1}{100\ \text{kPa}}=0.025$$

$$Q=\frac{p^4(NO_2)}{p^2(N_2O)\times p^3(O_2)}=\frac{0.025^4}{0.025^2\times 0.025^3}=40$$

$Q>K$ 反应逆向自发进行。

3. 计算平衡组成

利用平衡常数与平衡浓度或平衡分压之间的相互关系，可以求出反应系统中各组分的平衡组成。

例 5-4 在 298.15 K 时，反应 $CO_2(g) \rightleftharpoons CO(g)+\frac{1}{2}O_2(g)$ 的平衡常数 $K=1.72\times$

10^{-46}。假设反应开始时只有 CO_2，且 CO_2 的起始浓度为 1.00 mol·L^{-1}，计算 CO 的平衡浓度。

解　设 CO 的平衡浓度为 x，则

$$CO_2(g) \rightleftharpoons CO(g) + \frac{1}{2}O_2(g)$$

	$CO_2(g)$	$CO(g)$	$\frac{1}{2}O_2(g)$
起始浓度/mol·L^{-1}	1.00	0	0
平衡浓度/mol·L^{-1}	$1.00-x$	x	$x/2$

$$K = \frac{[CO][O_2]^{\frac{1}{2}}}{[CO_2]} = \frac{x \cdot (x/2)^{\frac{1}{2}}}{1.00-x} = 1.72 \times 10^{-46}$$

$$x \approx 3.90 \times 10^{-39} \text{ mol} \cdot \text{L}^{-1}$$

三、化学平衡的移动

化学平衡是相对的，有条件的。当条件改变时，化学平衡就会被破坏，各种物质的浓度（或分压）就会改变，直到建立新的平衡。这种因条件的改变而导致反应从一种平衡状态向另一种平衡状态变化的过程称为化学平衡的移动（shift of chemical equilibrium）。下面讨论浓度、压力和温度变化对化学平衡的影响。

（一）浓度对化学平衡的影响

在一定温度下，反应达到平衡时，$Q=K$。若改变体系中某物质的浓度，则 $Q \neq K$，原有的平衡状态被破坏，导致化学平衡发生移动，直至达到新的平衡。在新的平衡体系中，各物质的平衡浓度会发生相应的变化。

增加反应物的浓度或减小生成物的浓度，可使 $Q<K$，则平衡向正反应方向移动。增加生成物的浓度或减小反应物的浓度，可使 $Q>K$，则平衡向逆反应方向移动。

（二）压力对化学平衡的影响

1. 改变分压

对于有气体参与的反应，若改变体系中某气态物质的分压，则 $Q \neq K$，从而使化学平衡发生移动。这与浓度对化学平衡的影响完全相同。

2. 改变总压

对一个已达平衡的气相反应，增加或减小系统的总压，对化学平衡的影响分为两种情况：①如果反应方程式两边气体分子总数相等，改变体系总压力时，反应物和生成物的分压会同等程度地受到影响，结果使反应商 Q 维持不变，仍然有 $Q=K$，平衡不发生移动。②当反应方程式两边的气体分子总数不相等，改变总压将改变 Q 值，使 $Q \neq K$，平衡将发生移动。增加总压力，平衡将向气体分子总数减少的方向移动；减小总压力，平衡将向气体分子总数增加的方向移动。

（三）温度对化学平衡的影响

温度对化学平衡的影响与浓度、压力的影响有本质上的区别。浓度或压力改变时，只改变反应商 Q，而平衡常数 K 不变，使得 $Q \neq K$，平衡发生移动。但是温度改变使 K 发生变化，导致 $Q \neq K$，从而使化学平衡发生移动。

温度与平衡常数 K 的关系可通过热力学公式推导得出。若在温度为 T_1 和 T_2 时反应的平衡常数分别为 K_1 和 K_2，则有

$$\ln \frac{K_2}{K_1} = \frac{\Delta_r H_m^{\ominus}}{R}\left(\frac{T_2 - T_1}{T_1 T_2}\right) \tag{5-17}$$

由式（5-17）可知，温度对平衡常数 K 的影响与反应热有关。对于正向吸热反应（$\Delta_r H_m^\ominus>0$），当 $T_2>T_1$ 时，则 $K_2>K_1$，即升高温度，平衡常数增大，故 $Q<K$，平衡向正反应方向移动。对于放热反应（$\Delta_r H_m^\ominus<0$），当 $T_2>T_1$ 时，则 $K_2<K_1$，即升高温度，平衡常数减小，故 $Q>K$，平衡向逆反应方向移动。因此在不改变浓度、压力的条件下，升高温度时平衡向吸热反应方向移动；反之，降低温度时平衡向放热反应方向移动。

（四）Le Châtelier 原理

第五章小结

在总结浓度、压力、温度等因素对化学平衡系统影响的基础上，法国化学家 Le Châtelier 总结出一条普遍的规律：任何已达平衡的系统，若改变平衡系统的条件之一，则平衡向削弱这种改变的方向移动。这条规律叫做 Le Châtelier 原理或平衡移动原理。Le Châtelier 原理不仅适用于化学平衡，也适用于物理平衡。但它只适用平衡系统，对没有达到平衡的系统，不能应用此原理。

习题五

1. 解释下列名词。
   （1）活化能　（2）元反应　（3）速率常数　（4）反应级数
   （5）半衰期　（6）催化剂　（7）化学平衡　（8）平衡常数
2. 下列情况下，某化学反应的反应速率和速率常数是否相同？
   （1）温度相同，起始浓度不同；
   （2）温度不同，起始浓度相同。
3. 升高温度，可逆反应的正、逆反应速率都加快，为什么化学平衡还会移动？
4. 气体 A 的分解反应为 A(g)$\longrightarrow$产物，当 A 的浓度为 0.50 mol·L^{-1}时，反应速率为 0.014 mol·L^{-1}·s^{-1}。如果该反应分别属于（1）零级反应；（2）一级反应；（3）二级反应，则当 A 的浓度等于 1.0 mol·L^{-1}时，反应速率分别是多少？
5. 某药物的分解反应为一级反应，在体温 37 ℃时，反应的速率常数为 0.46 h^{-1}，若服用该药物 0.16 g，计算该药物在胃中分解 90%所需要的时间及药物的半衰期。
6. 已知反应 $NO_2(g)\longrightarrow NO(g)+\frac{1}{2}O_2(g)$ 为二级反应。当 NO_2 的浓度从 0.800 mol·L^{-1}降到 0.0104 mol·L^{-1}时，所需反应时间为 125 s。计算：（1）反应的速率常数；（2）当 NO_2 的初始浓度为 0.500 mol·L^{-1}时，反应的半衰期。
7. 某一反应 A$\longrightarrow$B+C，速率常数 $k=3.6\times10^{-5}$ mol·L^{-1}·s^{-1}。试问：（1）该反应的级数是多少？（2）反应物 A 的初始浓度为 0.096 mol·L^{-1}，反应经过 30.0 min 后，A 的浓度是多少？
8. 已知在 298.15 K 时，
   （1）$2N_2(g)+O_2(g)\rightleftharpoons 2N_2O(g)$　　$K_1=4.8\times10^{-37}$
   （2）$N_2(g)+2O_2(g)\rightleftharpoons 2NO_2(g)$　　$K_2=8.8\times10^{-19}$
   计算反应 $2N_2O(g)+3O_2(g)\rightleftharpoons 4NO_2(g)$ 的平衡常数 K。
9. 在 298.15 K 时，反应 $2Ag^+$(0.2 mol·L^{-1})+2Hg(l)=Hg_2^{2+}(0.02 mol·L^{-1})+2Ag(s) 的平衡常数 $K=2.5$。计算：
   （1）该反应的反应商并判断反应自发进行的方向。
   （2）上述反应达到平衡时 Ag^+ 和 Hg_2^{2+} 的浓度。

习题五参考答案

（赵全芹）

第6章 氧化还原反应和电极电势

氧化还原反应（oxidation-reduction reaction）是自然界存在的一类非常重要的化学反应。它在生命过程中扮演着十分重要的角色，如光合作用、呼吸过程、能量转换、新陈代谢、神经传导、心电、脑电、肌电等生物电现象都与氧化还原反应中电子转移所产生的电池电动势有关。

第一节　氧化还原反应

一、氧化值

为表示各元素在化合物中所处的化合状态，无机化学中引进了氧化值（oxidation number）的概念，氧化值又称为氧化数。1970 年 IUPAC 定义：氧化值是某元素一个原子的表观荷电数，这种荷电数是假设把每个化学键中的成键电子指定给电负性较大的原子而求得。

根据元素氧化值的定义，确定元素氧化值的规则如下：

（1）单质中元素的氧化值为零。如臭氧（O_3）中，O 的氧化值为 0。

（2）在电中性的化合物中，所有元素的氧化值之和为零。

（3）单原子离子的氧化值等于它所带的电荷数；多原子离子中所有元素的氧化值之和等于该离子所带的电荷数。

（4）氢在化合物中的氧化值一般为+1，但在金属氢化物中，如 NaH、CaH_2 中，H 的氧化值为−1。氧在化合物中的氧化值一般为−2，但在过氧化物中，如 H_2O_2、Na_2O_2，O 的氧化值为−1；超氧化物中，如 KO_2，O 的氧化值为 $-\frac{1}{2}$；在氟氧化物中，如 OF_2，O 的氧化值为+2；氟在化合物中的氧化值均为−1。

可见元素的氧化值可以是整数也可以是分数（或小数）。

例 6-1　计算 $S_2O_3^{2-}$ 中 S 的氧化值和 Fe_3O_4 中 Fe 的氧化值。

解　设 $S_2O_3^{2-}$ 中 S 的氧化值为 x，由于氧的氧化值为−2，则

$$2x+3\times(-2)=-2$$

$$x=+2$$

故 S 的氧化值为+2。

设 Fe_3O_4 中 Fe 的氧化值为 y，由于氧的氧化值为−2，则

$$3y+4\times(-2)=0$$

$$y=+8/3$$

故 Fe 的氧化值为+8/3。

二、氧化还原反应

（一）氧化剂和还原剂

元素氧化值发生变化的化学反应称为氧化还原反应。氧化值的变化反映了电子的得失，元素氧化值升高（即失去电子）的过程称为氧化（oxidation），含有这种氧化值升高元素的物质叫还原剂（reducing agent），还原剂发生氧化反应；元素氧化值降低（即得到电子）的过程称为还原（reduction），含有这种氧化值降低元素的物质叫氧化剂（oxidizing agent），氧化剂发生还原反应。例如

$$Zn + 2\ HCl \longrightarrow ZnCl_2 + H_2 \uparrow$$

Zn 失去电子生成 Zn^{2+}，Zn 的氧化值从 0 升到 +2，Zn 被氧化，为还原剂；HCl 中的 H^+ 得到电子生成 H_2，H 的氧化值从 +1 降到 0，HCl 中的 H^+ 被还原，HCl 为氧化剂。该化学反应过程中有电子转移发生，属于氧化还原反应。

氧化还原反应中氧化值升高和降低的元素都属于同一化合物时叫自身氧化还原反应。例如，$KClO_3$ 在加热和 MnO_2 作催化剂的条件下发生的反应

$$2\ KClO_3 \xrightarrow{MnO_2} 2\ KCl + 3\ O_2 \uparrow$$

反应物 $KClO_3$ 的 Cl 氧化值从 +5 降到 −1，而 O 的氧化值从 −2 升到 0。

自身氧化还原反应中氧化值升高和降低发生在同一化合物中的同一元素时，这类反应叫歧化反应（disproportionation reaction）。

（二）氧化还原电对

氧化还原反应，包含氧化和还原两个过程。例如

$$Fe(s) + Cu^{2+}(aq) \longrightarrow Cu(s) + Fe^{2+}(aq)$$

反应中，Fe 氧化成 Fe^{2+}，Cu^{2+} 还原成 Cu，故可以用两个氧化还原半反应表示。每个半反应中都包含同一元素的两种不同氧化态，同一元素的两种不同氧化态的物质构成氧化还原电对（redox electric couple），一般把氧化值高的称为氧化态（oxidation state，Ox），而把氧化值低的称为还原态（reduction state，Red）。氧化还原电对的表示方法为：氧化态/还原态（Ox/Red）。如

$$Cu^{2+}/Cu、Fe^{2+}/Fe。$$

上述反应中 Fe 失去电子，生成 Fe^{2+}，发生氧化反应，其氧化半反应为

$$Fe(s) - 2e^- \longrightarrow Fe^{2+}(aq)$$

Cu^{2+} 得到电子，生成 Cu，发生还原反应，其还原半反应为

$$Cu^{2+}(aq) + 2e^- \longrightarrow Cu(s)$$

氧化还原半反应的通式为

$$Ox + ne^- \rightleftharpoons Red$$

式中 n 为半反应中电子转移的数目，氧化态应包括氧化剂及其相关介质，还原态应包括还原剂及其相关介质。如半反应

$$Cr_2O_7^{2-}(aq) + 14\ H^+(aq) + 6\ e^- \longrightarrow 2\ Cr^{3+}(aq) + 7\ H_2O(l)$$

式中电子转移数为 6，氧化态为 $Cr_2O_7^{2-}$ 和 H^+，还原态为 Cr^{3+}（H_2O 是溶剂不包括在内）。

氧化半反应和还原半反应不能单独存在，在反应过程中得失电子的数目必须相等，因此在配平的氧化还原反应方程中得失电子的数目相等。

电化学生物传感技术

第二节　原电池和电极电势

一、原电池

（一）原电池的概念

将锌片置于 $CuSO_4$ 溶液中，一段时间后可以观察到：$CuSO_4$ 溶液的蓝色渐渐变浅，而锌片上会沉积出一层红棕色的铜。这是一个自发进行的氧化还原反应。

$$Zn(s)+Cu^{2+}(aq) \longrightarrow Cu(s)+Zn^{2+}(aq)$$

反应中 Zn 失去电子生成 Zn^{2+}，发生氧化反应；Cu^{2+} 得到电子生成 Cu，发生还原反应。由于 Zn 与 $CuSO_4$ 溶液直接接触，反应在锌片和 $CuSO_4$ 溶液的界面上进行，电子直接由 Zn 传递给 Cu^{2+}，因此无法形成电流。如将 Zn 片插入盛 $ZnSO_4$ 溶液的烧杯中，Cu 片插入盛 $CuSO_4$ 溶液的另一烧杯中，并用导线连接两个金属片，两个烧杯的溶液用盐桥连通（图 6-1）。可观察到 Zn 片逐渐溶解，Cu 片上有金属 Cu 析出，检流计指针发生偏转，说明有电流通过。这种将化学能转化成电能的装置称为原电池（primary cell），简称电池。

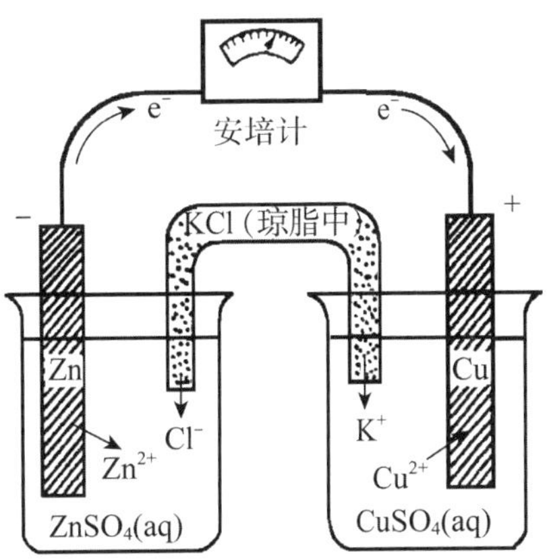

图 6-1　原电池结构示意图

原电池由两个半电池（或两个电极）组成，每个半电池由一氧化还原电对组成。如上述铜锌电池，Cu、$CuSO_4$ 组成铜半电池，Zn、$ZnSO_4$ 组成锌半电池。

根据图 6-1 检流计指针的偏转方向可判断电子是从 Zn 片流向 Cu 片（与电流方向相反）。在原电池中，电子输出处，称为负极（cathode）；电子输入处，称为正极（anode）。由正极反应和负极反应所构成的总反应，称为电池反应（cell reaction）。反应如下：

正极反应　$Cu^{2+}(aq)+2\,e^- \longrightarrow Cu(s)$

负极反应　$Zn(s)-2\,e^- \longrightarrow Zn^{2+}(aq)$

电池反应　$Zn(s)+Cu^{2+}(aq) \longrightarrow Cu(s)+Zn^{2+}(aq)$

电池反应属于氧化还原反应。其正极反应是还原半反应，负极反应是氧化半反应。

原电池的构成条件：

（1）自发的氧化还原反应才能设计成原电池；

（2）氧化反应和还原反应要在不同容器中分别进行；

（3）使用导线和盐桥构成电池通路。

盐桥构成电池通路的原理是：盐桥通常是装有饱和 KCl 琼脂凝胶的 U 形管，凝胶状液体不能流出 U 形管，但离子则可以在其中自由移动。当 Zn 失去电子成为 Zn^{2+} 进入溶液中，使 $ZnSO_4$ 溶液中 Zn^{2+} 过多，溶液带正电荷；Cu^{2+} 获得电子沉积为 Cu，溶液中因 Cu^{2+} 减少，SO_4^{2-} 过多，溶液带负电荷。当反应进行一段时间后，将阻止放电作用的继续进行。盐桥的存在使其中 Cl^- 向 $ZnSO_4$ 溶液迁移，K^+ 向 $CuSO_4$ 溶液迁移，分别中和过剩的电荷，使溶液保持电中性，反应可以继续进行。取出盐桥，检流计指针归零，重新放入盐桥，指针又发生偏转，说明盐桥起到了使整个装置构成通路的作用。

（二）电池组成式

原电池的装置常用统一的标记方法表示，这种表示式称为电池组成式或电池符号。如 Cu-Zn

原电池的电池组成式为

$$(-)Zn(s)|Zn^{2+}(c_1)\|Cu^{2+}(c_2)|Cu(s)(+)$$

书写电池组成式时，需要注意：

(1) 盐桥用双竖线“‖”表示。盐桥两边是相关离子的溶液，通常负极写在左边，以“(−)”表示；正极写在右边，以“(+)”表示。

(2) 用单竖线“|”表示物质不同相间的界面，同一相中的不同物质用“,”隔开。各物质的物理状态应标示，如气态（g）、液态（l）、固态（s）。溶液中的溶质应在括号内标注浓度；气体物质必须在括号内标注分压。当溶液浓度为 1 mol·L^{-1}或气体分压为 100 kPa 时，可以不标注。

(3) 电极板写在外侧，纯气体、液体和固体物质紧靠电极板，溶液紧靠盐桥。

(4) 无金属导电的电极，要加惰性辅助电极（如铂、石墨等）导电。如 $MnO_4^- + 8H^+ + 5Fe^{2+} \longrightarrow Mn^{2+} + 5Fe^{3+} + 4H_2O$，其原电池的电池组成式为

$$(-)Pt(s)|Fe^{2+}_{(c_1)}, Fe^{3+}_{(c_2)}\|MnO^-_{4\ (c_3)}, H^+_{(c_4)}, Mn^{2+}_{(c_5)}|Pt(s)(+)$$

(三) 常用电极类型

1. 金属-金属离子电极

将金属插入到其盐溶液中构成的电极，如 Fe^{2+}/Fe 电极。

电极组成式 $Fe(s)|Fe^{2+}(c)$

电极反应 $Fe^{2+}(aq) + 2\ e^- \rightleftharpoons Fe(s)$

2. 气体-离子电极

将气体通入其相应离子溶液中，并用惰性导体作导电极板所构成的电极，如氢气电极。

电极组成式 $Pt(s)|H_2(p)|H^+(c)$

电极反应 $2\ H^+(aq) + 2\ e^- \rightleftharpoons H_2(g)$

3. 金属-金属难溶盐-负离子电极

将金属表面覆盖有其金属难溶盐的固体，浸入与该盐具有相同负离子的溶液中所构成的电极，如甘汞电极。

电极组成式 $Pt(s)|Hg(l)|Hg_2Cl_2(s)|Cl^-(c)$

电极反应 $Hg_2Cl_2(s) + 2\ e^- \rightleftharpoons 2Hg(l) + 2\ Cl^-(aq)$

4. 氧化还原电极

将惰性导体浸入含有同一元素的两种不同氧化值的离子溶液中所构成的电极。如将 Pt 浸入含有 Fe^{2+}、Fe^{3+} 的溶液，就构成了 Fe^{3+}/Fe^{2+} 电极。

电极组成式 $Pt(s)|Fe^{2+}(c_1), Fe^{3+}(c_2)$

电极反应 $Fe^{3+}(aq) + e^- \rightleftharpoons Fe^{2+}(aq)$

例 6-2 把下列反应设计成电池，写出正、负极的半反应、电池反应和电池组成式。

(1) $Cu^{2+}(aq) + H_2(g) \longrightarrow Cu(s) + 2H^+(aq)$

(2) $MnO_4^-(aq) + 5\ Fe^{2+}(aq) + 8\ H^+(aq) \longrightarrow 5\ Fe^{3+}(aq) + Mn^{2+}(aq) + 4\ H_2O(l)$

解 (1) 负极反应 $H_2(g) - 2\ e^- \longrightarrow 2\ H^+(aq)$

正极反应 $Cu^{2+}(aq) + 2\ e^- \longrightarrow Cu(s)$

电池反应 $Cu^{2+}(aq) + H_2(g) \longrightarrow Cu(s) + 2H^+(aq)$

电池组成式 $(-)Pt(s)|H_2(p)|H^+(c_1)\|Cu^{2+}(c_2)|Cu(s)(+)$

(2) 负极反应 $Fe^{2+}(aq) - e^- \longrightarrow Fe^{3+}(aq)$

正极反应 $MnO_4^-(aq) + 8\ H^+(aq) + 5\ e^- \longrightarrow Mn^{2+}(aq) + 4\ H_2O$

电池反应

$MnO_4^-(aq)+5\ Fe^{2+}(aq)+8\ H^+(aq) \longrightarrow 5\ Fe^{3+}(aq)+Mn^{2+}(aq)+4\ H_2O$

电池组成式

$(-)Pt(s)|Fe^{2+}(c_1),Fe^{3+}(c_2) \| MnO_4^-(c_3),Mn^{2+}(c_4),H^+(c_5)|Pt(s)(+)$

二、电极电势的产生

原电池能够产生电流，表明在原电池的两极之间存在电势差。关于电极电势是如何产生的，德国化学家 Nernst 提出的双电层理论给予了很好的解释。

当把金属电极 M 浸入其相应的盐（M^{n+}）溶液中，存在两个相反的变化倾向。一方面金属表面的原子由于本身热运动及溶剂水分子的作用，溶解进入溶液生成溶剂化离子，同时将电子留在金属表面；另一方面，盐溶液中的金属离子受金属表面电子的吸引，重新沉积于金属表面。当这两个相反过程的速率相等时，就达到动态平衡。若金属溶解的趋势大于金属离子析出的趋势，达到平衡时金属表面会带有过剩的负电荷。受金属表面负电荷的静电吸引，进入溶液中的金属离子主要集中在金属板界面附近，成为一个正电荷层，这样就和金属表面的负电荷形成双电层（图 6-2）。反之，当金属溶解的趋势小于金属离子析出的趋势，达到平衡时金属表面由于沉积了多余的金属离子而带正电，而溶液中金属界面附近则会聚集较多的负电荷离子。这样也在金属表面和其附近的溶液间形成双电层。双电层之间存在电势差，这种电势差称为该电极的电极电势（electrode potential）。

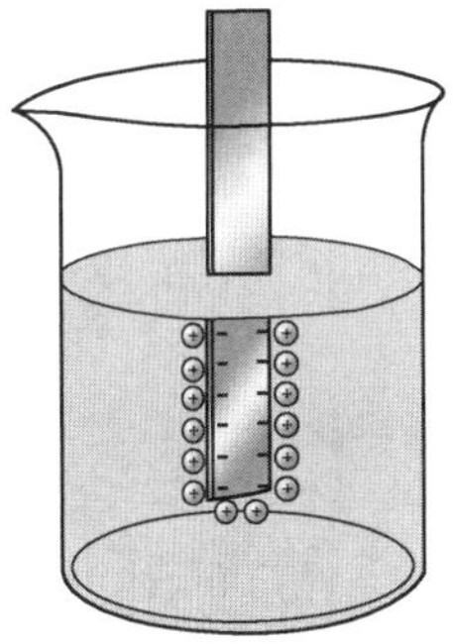

图 6-2 双电层示意图

金属越活泼，金属离子浓度越小，金属溶解趋势就越大，该金属电极的电极电势就越低。金属越不活泼，金属离子浓度越大，金属沉积趋势就越大，该金属电极的电极电势就越高。

一般说来，电极电势的大小取决于金属的本性、温度、金属离子的浓度（或活度）、溶液的酸碱性等。

三、标准电极电势

电极电势的绝对值无法直接测得，但从实际需要来看，只要知道其相对值即可。为了测定电极电势的相对值，可以选定一个标准电极作参照。

（一）标准氢电极

按照 IUPAC 的建议，采用标准氢电极（standard hydrogen electrode，SHE）作为标准参比电极，并规定其电极电势为 0.0000 V，即 $\varphi^{\ominus}_{SHE}=0.0000$ V。标准氢电极（图 6-3）是将镀有一层海绵状铂黑的铂片浸入 H^+ 浓度（严格讲是活度）为 1 mol·L^{-1}的硫酸溶液中，在 298.15 K 时不断通入纯氢气，保持氢气的压力为 100 kPa，使铂黑所吸附氢气至饱和。其电极反应如下：

$$2\ H^+(aq)+2\ e^- \rightleftharpoons H_2(g)$$

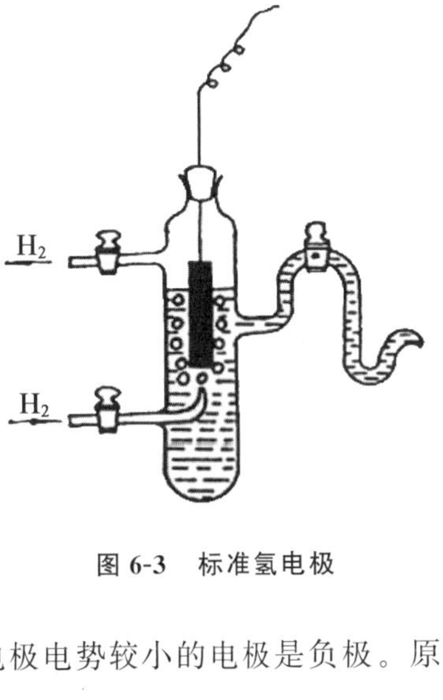

图 6-3 标准氢电极

（二）标准电极电势的测定

将两个电极组成原电池时，电极电势较大的电极是正极，电极电势较小的电极是负极。原电池的电动势等于正极的电极电势减去负极的电极电势。

$$E=\varphi_{+}-\varphi_{-} \tag{6-1}$$

如果将待测电极和标准氢电极组成一个原电池，通过测定该电池的电动势，就可求出待测电极电势的相对值。

$$(-)Pt(s)|H_2(100\ kPa)|H^+(1\ mol\cdot L^{-1})||M^{n+}(c)|M(s)(+)$$

由于标准氢电极的电极电势规定为 0.0000 V，测出的电池电动势就等于待测电极的电极电势，即

$$E=\varphi_{待测}-\varphi^{\ominus}_{SHE}=\varphi_{待测} \tag{6-2}$$

如果待测电极处于标准态，即对于溶液，各物质浓度为 1 mol·L^{-1}，若有气体参与反应，则分压为 100 kPa，反应温度未明确规定，推荐参考温度为 298.15 K，则其电极电势为标准电极电势。将该标准状态下的电极与标准氢电极组成原电池，在电流强度趋近于零的条件下，各物质浓度基本恒定时，就可测定其标准电极电势。

$$E=\varphi^{\ominus}_{待测}-\varphi^{\ominus}_{SHE}=\varphi^{\ominus}_{待测} \tag{6-3}$$

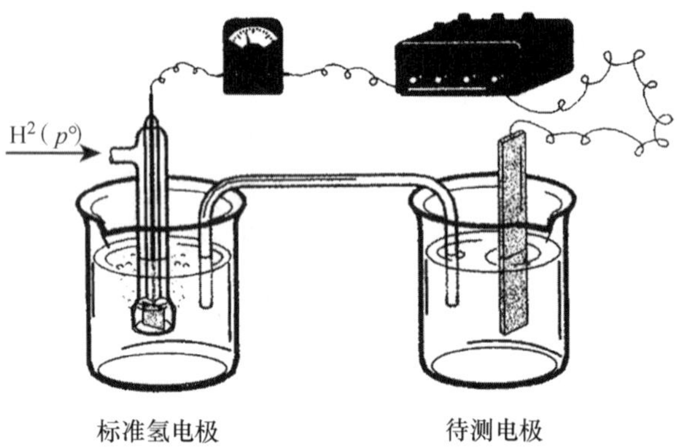

图 6-4 电极电位测定

测定方法如图 6-4 所示。测得的相对平衡电势就为标准电极电势，用符号 $\varphi^{\ominus}$ 表示，单位为 V。

例如，标准氢电极与标准铜电极组成的原电池，根据电流方向可知，铜电极为正极，氢电极为负极，测得电池电动势 $E=0.3419$ V，则 $\varphi^{\ominus}(Cu^{2+}/Cu)$ 为 0.3419 V。

（三）标准电极电势表

将测得的各种氧化还原电对的标准电极电势按一定的方式汇集在一起就构成标准电极电势表。部分常见氧化还原电对的标准电极电势见表 6-1。

表 6-1 一些常见的氧化还原半反应和标准电极电势（298.15 K）

半反应	$\varphi^{\ominus}$/V
$Li^+ + e^- \rightleftharpoons Li$	−3.0401
$Na^+ + e^- \rightleftharpoons Na$	−2.71
$Zn^{2+} + 2e^- \rightleftharpoons Zn$	−0.7618
$AgCl + e^- \rightleftharpoons Ag + Cl^-$	0.222 33
$Cu^{2+} + 2e^- \rightleftharpoons Cu$	0.3419
$I_2 + 2e^- \rightleftharpoons 2I^-$	0.5355
$O_2 + 2H^+ + 2e^- \rightleftharpoons H_2O_2$	0.695
$Fe^{3+} + e^- \rightleftharpoons Fe^{2+}$	0.771
$Ag^+ + e^- \rightleftharpoons Ag$	0.7996
$Br_2(l) + 2e^- \rightleftharpoons 2Br^-$	1.066
$Cr_2O_7^{2-} + 14H^+ + 6e^- \rightleftharpoons 2Cr^{3+} + 7H_2O$	1.232
$Cl_2 + 2e^- \rightleftharpoons 2Cl^-$	1.358 27
$MnO_4^- + 8H^+ + 5e^- \rightleftharpoons Mn^{2+} + 4H_2O$	1.507
$F_2 + 2e^- \rightleftharpoons 2F^-$	2.866

氧化剂的氧化能力增强 ↓

还原剂的还原能力增强 ↑

标准电极电势表是电化学中非常重要的数据表，下面对其使用作几点说明：

（1）标准电极电势是指在热力学标准态下的电极电势，指的是当温度为 298.15 K，离子

的有效浓度为 1 mol·L^{-1}（即活度为 1）时测得的平衡电势，应在满足标准态的条件下使用。但是在一定温度范围内，由于电极电势随温度变化并不大，通常其他温度下的电极电势也近似应用该标准电极电势。

（2）电极电势的数值反映了氧化还原电对得失电子的趋向，它是一个强度性质，其数值的大小和正负与电极反应的书写方向无关，也与电极反应中物质的计量系数无关。如

$$Zn^{2+} + 2e^- \rightleftharpoons Zn \qquad \varphi^{\ominus}(Zn^{2+}/Zn) = -0.7618\ V$$

$$Zn \rightleftharpoons Zn^{2+} + 2e^- \qquad \varphi^{\ominus}(Zn^{2+}/Zn) = -0.7618\ V$$

$$\frac{1}{2}Zn^{2+} + e^- \rightleftharpoons \frac{1}{2}Zn \qquad \varphi^{\ominus}(Zn^{2+}/Zn) = -0.7618\ V$$

（3）该表中的数据是在水溶液中求得的，因此不能用于非水溶液或高温下的固相反应。

（四）标准电极电势的应用

1. 比较氧化剂和还原剂的相对强弱

电极电势越高，电对中氧化态的氧化能力越强，还原态的还原能力越弱；电极电势越低，电对中还原态的还原能力越强，氧化态的氧化能力越弱。如在酸性溶液中 $\varphi^{\ominus}(MnO_4^-/Mn^{2+}) = +1.507\ V$，$\varphi^{\ominus}(Cr_2O_7^{2-}/Cr^{3+}) = +1.232\ V$，则 MnO_4^- 的氧化能力较 $Cr_2O_7^{2-}$ 强，而 Mn^{2+} 的还原能力较 Cr^{3+} 弱。在表 6-1 中，最强的氧化剂是 F_2，最强的还原剂是 Li。

例 6-3　试用电极电势解释以下现象：在标准状态下，Fe 能使 Cu^{2+} 还原；Cu 能使 Fe^{3+} 还原。

解　查表 $\varphi^{\ominus}(Fe^{2+}/Fe) = -0.447\ V$，$\varphi^{\ominus}(Fe^{3+}/Fe^{2+}) = 0.771\ V$，$\varphi^{\ominus}(Cu^{2+}/Cu) = 0.3419\ V$

因为 $\varphi^{\ominus}(Cu^{2+}/Cu) > \varphi^{\ominus}(Fe^{2+}/Fe)$

得到 $Fe + Cu^{2+} \longrightarrow Cu + Fe^{2+}$

而 $\varphi^{\ominus}(Fe^{3+}/Fe^{2+}) > \varphi^{\ominus}(Cu^{2+}/Cu)$

得到 $2Fe^{3+} + Cu \longrightarrow 2Fe^{2+} + Cu^{2+}$

所以，在标准状态下，Fe 能使 Cu^{2+} 还原，Cu 能使 Fe^{3+} 还原。

2. 判断氧化还原反应进行的方向

在标准状态下，$E>0$（即 $\varphi_+^{\ominus} > \varphi_-^{\ominus}$），则反应按给定的方向正向进行；若 $E<0$（即 $\varphi_+^{\ominus} < \varphi_-^{\ominus}$），反应按给定的方向逆向进行。

例 6-4　在标准状态下，判断反应 $Zn + Fe^{2+} \longrightarrow Zn^{2+} + Fe$ 能否从左向右自发进行？

解　查表 $\varphi^{\ominus}(Zn^{2+}/Zn) = -0.7618\ V$，$\varphi^{\ominus}(Fe^{2+}/Fe) = -0.447\ V$

比较两电对的 $\varphi^{\ominus}$ 值，$\varphi^{\ominus}(Fe^{2+}/Fe) > \varphi^{\ominus}(Zn^{2+}/Zn)$，可知 Fe^{2+} 是较强的氧化剂，Zn 是较强的还原剂，因此上述反应能自左向右自发进行。

3. 选择适当的氧化剂和还原剂

例 6-5　在标准状态下，在含有 Cl^-、Br^-、I^- 三种离子的溶液中，欲使 I^- 氧化为 I_2，而不使 Br^- 和 Cl^- 被氧化，问在 $KMnO_4$ 与 $Fe_2(SO_4)_3$ 中选择哪种物质最为适宜？

解　查标准电极电势得 $\varphi^{\ominus}(I_2/I^-) = +0.5355\ V$，$\varphi^{\ominus}(Br_2/Br^-) = +1.066\ V$，$\varphi^{\ominus}(Cl_2/Cl^-) = +1.358\ V$，$\varphi^{\ominus}(Fe^{3+}/Fe^{2+}) = +0.771\ V$，$\varphi^{\ominus}(MnO_4^-/Mn^{2+}) = +1.507\ V$

因为　$\varphi^{\ominus}(Fe^{3+}/Fe^{2+}) > \varphi^{\ominus}(I_2/I^-)$

$\varphi^{\ominus}(Fe^{3+}/Fe^{2+}) < \varphi^{\ominus}(Br_2/Br^-)$

$\varphi^{\ominus}(Fe^{3+}/Fe^{2+}) < \varphi^{\ominus}(Cl_2/Cl^-)$

所以 $Fe_2(SO_4)_3$ 只能氧化 I^-，而不能氧化 Br^- 和 Cl^-，故可选用 $Fe_2(SO_4)_3$ 作氧化剂。而 $\varphi^{\ominus}(MnO_4^-/Mn^{2+}) > \varphi^{\ominus}(Cl_2/Cl^-) > \varphi^{\ominus}(Br_2/Br^-) > \varphi^{\ominus}(I_2/I^-)$，即 Cl^-、Br^-、I^- 三种离子都能被 $KMnO_4$ 氧化，因此不能选用 $KMnO_4$ 作氧化剂。

4. 判断溶液中离子的共存性

例 6-6 判断在水溶液中 MnO_4^- 与 Mn^{2+} 能否大量共存。

解 查表 $\varphi^\ominus(MnO_4^-/MnO_2)=1.679\ V$，$\varphi^\ominus(MnO_2/Mn^{2+})=1.224\ V$

因为 $\varphi^\ominus(MnO_4^-/MnO_2)>\varphi^\ominus(MnO_2/Mn^{2+})$，则会发生以下反应

$$2MnO_4^- + 3\ Mn^{2+} + 2\ H_2O \longrightarrow 5\ MnO_2 + 4\ H^+$$

所以，MnO_4^- 与 Mn^{2+} 在水溶液中不能大量共存。

第三节 影响电极电势的因素

标准电极电势是在标准态下测得的，它只能在标准态下应用。但绝大多数氧化还原反应都是在非标准态下进行的，Nernst 方程式给出了各种影响因素与电极电势之间的定量关系，并用于计算非标准态下的电极电势。

一、Nernst 方程式

电极电势的大小，除了电极本性外，还与反应温度、反应物浓度（或气体分压）及溶液的 pH 等因素有关。对于任意电极反应

$$a\mathrm{Ox} + ne^- \rightleftharpoons b\mathrm{Red}$$

其电极电势 φ 通过 Nernst 方程式表示为

$$\varphi(\mathrm{Ox/Red}) = \varphi^\ominus(\mathrm{Ox/Red}) + \frac{RT}{nF}\ln\frac{c^a(\mathrm{Ox})}{c^b(\mathrm{Red})} \tag{6-4}$$

式中 $\varphi^\ominus$ 为标准电极电势，R 为摩尔气体常数（$8.314\ J\cdot mol^{-1}\cdot K^{-1}$），$F$ 为 Faraday 常数（$9.6485\times10^4\ C\cdot mol^{-1}$），$T$ 为热力学温度，n 为电极反应中转移的电子数。

应该注意的是，$c(\mathrm{Ox})$、$c(\mathrm{Red})$ 分别表示氧化型、还原型物质的浓度对标准浓度（$c^\ominus = 1\ mol\cdot L^{-1}$）的相对值；当氧化型或还原型是气体时，则用分压对标准压力（$p^\ominus = 100\ kPa$）的相对值；当 T 为 298.15 K 时，代入有关常数，得

$$\varphi(\mathrm{Ox/Red}) = \varphi^\ominus(\mathrm{Ox/Red}) + \frac{0.059\ 16}{n}\lg\frac{c^a(\mathrm{Ox})}{c^b(\mathrm{Red})} \tag{6-5}$$

从式（6-5）可以看出，电极电势的大小，除了与 $\varphi^\ominus$ 有关外，还与反应温度、反应物浓度（或气体分压）等因素有关。氧化型物质浓度越大，则 $\varphi(\mathrm{Ox/Red})$ 值越大；还原型浓度越大，则 $\varphi(\mathrm{Ox/Red})$ 值越小。浓度对电极电势的影响通过对数关系体现，并乘以 $\frac{0.059\ 16}{n}$，因此在一般情况下浓度对电极电势的影响较小，电极电势的大小主要决定于体现电极本性的标准电极电势 $\varphi^\ominus(\mathrm{Ox/Red})$ 值的大小。

应用 Nernst 方程式时应注意：

（1）氧化型、还原型物质若是固体或是纯液体，如金属 Cu(s)、难溶盐 AgCl(s)，纯液体 $Br_2(l)$ 等，则不列入方程式中。如

$$Br_2(l) + 2\ e^- \rightleftharpoons 2\ Br^-(aq)$$

$$\varphi(Br_2/Br^-) = \varphi^\ominus(Br_2/Br^-) + \frac{0.059\ 16}{2}\lg\frac{1}{c^2(Br^-)} = \varphi^\ominus(Br_2/Br^-) - 0.059\ 16\times\lg c(Br^-)$$

（2）若有 H^+、OH^- 或 Cl^- 等介质参加电极反应，则它们的浓度也必须写入 Nernst 方程式中。介质若处于反应式氧化型一侧，就当作氧化型处理；若处于反应式还原型一侧，则当作还原型处理。如

$$Cr_2O_7^{2-}(aq) + 14\ H^+(aq) + 6\ e^- \rightleftharpoons 2\ Cr^{3+}(aq) + 7\ H_2O(l)$$

$$\varphi(Cr_2O_7^{2-}/Cr^{3+})=\varphi^{\ominus}(Cr_2O_7^{2-}/Cr^{3+})+\frac{0.059\ 16}{6}\lg\frac{c(Cr_2O_7^{2-})\cdot c^{14}(H^+)}{c^2(Cr^{3+})}$$

二、电极溶液中各物质浓度对电极电势的影响

从 Nernst 方程式可知，各物质的浓度发生变化可以对电极电势产生影响，下面就离子浓度、溶液的酸度和沉淀的生成对电极电势的影响分别进行讨论。

（一）溶液离子浓度改变对电极电势的影响

例 6-7　计算 298.15 K 时，$Zn|Zn^{2+}(0.01\ mol\cdot L^{-1})$ 的电极电势。

解　查表得 $\varphi^{\ominus}(Zn^{2+}/Zn)=-0.7618\ V$

根据 Nernst 方程

$$\varphi(Zn^{2+}/Zn)=\varphi^{\ominus}(Zn^{2+}/Zn)+\frac{0.059\ 16}{2}\lg c(Zn^{2+})$$

$$=-0.7618\ V+\frac{0.059\ 16\ V}{2}\lg 0.01=-0.821\ V$$

由计算结果表明，氧化态物质浓度减小时，电极电势值减小，还原剂失电子的能力增强。

（二）沉淀的生成对电极电势的影响

例 6-8　已知 $Ag^++e^-\rightleftharpoons Ag$，$\varphi^{\ominus}=0.7996\ V$，若在电极溶液中加入 NaCl，使其生成 AgCl 沉淀，并保持 Cl^- 浓度为 $1\ mol\cdot L^{-1}$，求 298.15 K 时的电极电势。

解　$Ag^++e^-\rightleftharpoons Ag$

$\varphi(Ag^+/Ag)=\varphi^{\ominus}(Ag^+/Ag)+0.059\ 16\ \lg c(Ag^+)$

$Ag^++Cl^-\rightleftharpoons AgCl(s)$

$[Ag^+][Cl^-]=K_{sp}=1.77\times10^{-10}$

$[Ag^+]=K_{sp}/[Cl^-]=1.77\times10^{-10}$

$\varphi(Ag^+/Ag)=0.7996\ V+0.059\ 16\ V\times\lg 1.77\times10^{-10}$

$=0.7996\ V-0.577\ V=0.223\ V$

由于有沉淀生成，使 Ag^+ 的浓度急剧降低，对 $\varphi(Ag^+/Ag)$ 造成了较大的影响。实际上，在 Ag^+ 溶液中加入 Cl^-，则 Ag^+ 转化为 AgCl 沉淀，并组成了一个新的 AgCl/Ag 电对，电极反应为

$$AgCl+e^-\rightleftharpoons Ag+Cl^-$$

由于平衡溶液中的 Cl^- 浓度为 $1\ mol\cdot L^{-1}$，这时

$$\varphi(Ag^+/Ag)=\varphi^{\ominus}(AgCl/Ag)=0.223\ V。$$

（三）酸度对电极电势的影响

在许多电极反应中，H^+ 和 OH^- 参加了反应，按照 Nernst 方程，H^+ 和 OH^- 的浓度将对电极电势产生影响。

例 6-9　在 MnO_4^-/Mn^{2+} 电对中，若 $c(MnO_4^-)=c(Mn^{2+})=1.0\ mol\cdot L^{-1}$，试分别计算 $c(H^+)=1.0\ mol\cdot L^{-1}$，$c(H^+)=0.01\ mol\cdot L^{-1}$，$c(H^+)=10\ mol\cdot L^{-1}$ 时，该电对的电极电势。

解　电极反应 $MnO_4^-+8\ H^++5\ e^-\rightleftharpoons Mn^{2+}+4\ H_2O$

电极电势 $\varphi^{\ominus}(MnO_4^-/Mn^{2+})=+1.507\ V$

$$\varphi(MnO_4^-/Mn^{2+})=\varphi^{\ominus}(MnO_4^-/Mn^{2+})+\frac{0.059\ 16}{5}\lg\frac{c(MnO_4^-)\cdot c^8(H^+)}{c(Mn^{2+})}$$

当 $c(H^+)=1.0\ mol \cdot L^{-1}$时

$$\varphi\ (MnO_4^-/Mn^{2+})\ =1.507\ V+\frac{0.059\ 16\ V}{5}\lg\frac{1.0^8}{1}=+1.507\ V$$

当 $c(H^+)=0.01\ mol \cdot L^{-1}$时

$$\varphi(MnO_4^-/Mn^{2+})=1.507\ V+\frac{0.059\ 16\ V}{5}\lg\frac{0.01^8}{1}=+1.317\ V$$

同理，当 $c(H^+)=10.0\ mol \cdot L^{-1}$时

$$\varphi(MnO_4^-/Mn^{2+})=+1.60\ V$$

由此例可见，MnO_4^- 的氧化性随 H^+ 浓度的降低而减弱。反之，随 H^+ 浓度的增大而增强。同理可以推出许多含氧酸根的氧化态物质的氧化能力随溶液酸度增大而增强，随溶液酸度降低而减弱。

三、非标准态下电极电势的应用示例

通过 Nernst 方程可计算出非标准态下的电极电势，可在非标准态下应用。

例 6-10 判断标准状态下，反应 $MnO_2+2\ Cl^-+4\ H^+ \longrightarrow Mn^{2+}+Cl_2+2\ H_2O$ 能否正向自发进行？若改用 $c(HCl)=12.0\ mol \cdot L^{-1}$的盐酸与 MnO_2 作用，假设 $c(Mn^{2+})=1.0\ mol \cdot L^{-1}$、$p(Cl_2)=100\ kPa$，反应能否正向自发进行？已知：$\varphi^{\ominus}(MnO_2/Mn^{2+})=1.224\ V$，$\varphi^{\ominus}(Cl_2/Cl^-)=1.358\ V$。

解 若利用该反应的正向反应设计原电池，则电极反应为

正极：$MnO_2+4\ H^++2\ e^- \longrightarrow Mn^{2+}+2\ H_2O$

负极：$2\ Cl^- \longrightarrow Cl_2+2\ e^-$

(1) 标准状态下 $\varphi^{\ominus}(MnO_2/Mn^{2+})<\varphi^{\ominus}(Cl_2/Cl^-)$

所以，在标准状态下，反应不能自发正向进行。

(2) 在 $c(HCl)=12.0\ mol \cdot L^{-1}$，$c(Mn^{2+})=1.0\ mol \cdot L^{-1}$，$p(Cl_2)=100\ kPa$ 条件下

$$\varphi(MnO_2/Mn^{2+})=\varphi^{\ominus}(MnO_2/Mn^{2+})+\frac{0.059\ 16}{2}\lg\frac{c^4(H^+)}{c(Mn^{2+})}$$

$$=1.224\ V+\frac{0.059\ 16\ V}{2}\lg 12^4=1.352\ V$$

$$\varphi(Cl_2/Cl^-)=\varphi^{\ominus}(Cl_2/Cl^-)+\frac{0.059\ 16}{2}\lg\frac{p(Cl_2)}{c^2(Cl^-)}$$

$$=1.358\ V+\frac{0.059\ 16\ V}{2}\lg\frac{1}{12.0^2}=1.294\ V$$

$\varphi(MnO_2/Mn^{2+})>\varphi(Cl_2/Cl^-)$，所以反应可以正向自发进行。

第四节 电势法测定溶液的 pH

由 Nernst 方程可知，电极电势与组成电极的各物质浓度有关。原电池由两个电极组成。若其中一个电极的电极电势不受待测离子浓度的影响，并具有恒定的数值则可作为参照标准，该电极称为参比电极（reference electrode）。而另一电极的电极电势随待测离子浓度的变化而变化，并呈 Nernst 响应，则该电极称为此种待测离子的指示电极（indicator electrode）。将参比电极、指示电极与被测溶液共同组成原电池，通过测定该电池的电动势可确定待测离子浓度。若指示电极的电极电势随 H^+ 浓度的变化而变化，则可通过测定电池的电动势，并经换算得到被测溶液的 pH。

一、参比电极

标准氢电极是测量标准电极电势的基础，可作为参比电极。但由于制作麻烦，操作条件苛刻，还容易受到其他物质的毒化，因此在实际工作中很少使用。常用的参比电极有甘汞电极和氯化银电极。

（一）甘汞电极

甘汞电极属于金属-金属难溶盐-负离子电极。电极由两个玻璃套管组成，内管上部为汞，连接电极引线，中部为汞和氯化亚汞的糊状物，下端用玻璃纤维或石棉塞紧，外管盛有 KCl 溶液，下部端口用多孔素烧瓷堵塞。外管上端侧口便于补充 KCl 溶液。在测定中，盛有 KCl 溶液的外管还可起到盐桥的作用。

电极组成式 $Pt(s)|Hg(l)|Hg_2Cl_2(s)|Cl^-(c)$

电极反应 $Hg_2Cl_2(s)+2\ e^- \rightleftharpoons 2\ Hg(l)+2\ Cl^-$

电极电势为 $\varphi=\varphi^{\ominus}-\dfrac{RT}{2F}\ln c^2(Cl^-)$

甘汞电极的电极电势随 KCl 溶液的浓度变化而变化。若 KCl 为饱和溶液，则称为饱和甘汞电极（saturated calomel electrode，SCE），298.15 K 时，$\varphi_{SCE}=0.2412\ V$。

甘汞电极在给定温度下的电极电势数值比较稳定，并且容易制备，使用方便，但其温度系数较大，即电极电势随温度变化较大。

（二）AgCl/Ag 电极

AgCl/Ag 电极属于金属-金属难溶盐-负离子电极。玻璃管的下端用石棉丝封住，内盛有 KCl 溶液，溶液中插入一根镀有 AgCl 的银丝，上端用导线引出。

电极组成式 $Ag(s)|AgCl(s)|Cl^-(c)$

电极反应 $AgCl(s)+e^- \rightleftharpoons Ag(s)+Cl^-(aq)$

电极电势为 $\varphi=\varphi^{\ominus}-\dfrac{RT}{F}\ln c(Cl^-)$

298.15 K 时，$\varphi(AgCl/Ag)=0.2223\ V-0.05916\ V\times\lg c(Cl^-)$

298.15 K 时，若 KCl 溶液为饱和溶液、1.0 mol·L^{-1}和 0.1 mol·L^{-1}时，对应的电极电势 $\varphi(AgCl/Ag)$ 分别为 0.1971 V、0.2223 V 和 0.2880 V。此电极对温度变化不敏感，甚至可以在 353.15 K 以上使用。

二、指示电极

电极的电极电势对 H^+ 浓度（活度）的变化有 Nernst 响应，符合 Nernst 方程的电极，称为 pH 指示电极。使用最广泛的 pH 指示电极为玻璃电极。

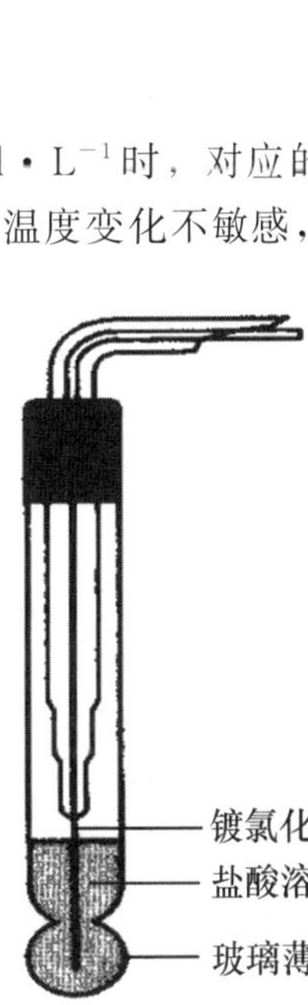

图 6-5 玻璃电极示意图

玻璃电极的结构见图 6-5。下部是用特殊的玻璃制成的半球型玻璃薄膜球（约为 0.1 mm），膜内装有一定 pH 的盐酸溶液，并用氯化银-银电极作内参比电极。

玻璃电极能用于测定 pH 是与它的膜电势有关，当薄膜球两侧溶液的 pH 不同时，在膜内、外两侧的固-液界面上的电荷密度分布不同，使得膜两侧产生一定的电势差，这种电势差称为膜电势。由于膜内盐酸的浓度固定，膜电势的大小则取决于膜外待测溶液的 H^+ 浓度（严格讲应为 H^+ 活度）。

玻璃电极的电极电势也符合 Nernst 方程，

$$\varphi_{玻}=K_{玻}+\frac{2.303RT}{F}\lg a(H^+)=K_{玻}-\frac{2.303RT}{F}pH \tag{6-6}$$

式中 $K_{玻}$ 在理论上说是常数，但不同的玻璃电极可能有不同的 $K_{玻}$ 值，即使是同一支玻璃电极在使用过程中 $K_{玻}$ 也有可能会发生缓慢变化。

三、复合电极

将指示电极和参比电极组装在一起就构成复合电极（combination electrode）。测定 pH 使用的复合电极通常由玻璃电极-AgCl/Ag 电极或玻璃电极-甘汞电极组合而成。复合电极的优点在于使用方便，并且测定值较稳定。

四、电势法测定溶液的 pH

电势法也称离子选择电极法，它是利用膜电极将被测离子的浓度转换为电极电势而加以测定的一种方法。测定溶液的 pH 时，通常用玻璃电极作 pH 指示电极，饱和甘汞电极作参比电极，组成原电池。

(－)玻璃电极|待测 pH 溶液|SCE(＋)

电池电动势为 $E=\varphi_{SCE}-\varphi_{玻}=\varphi_{SHE}-\left(K_{玻}-\frac{2.303RT}{F}pH\right)$

在一定温度下，φ_{SCE}为常数，令 $K_E=E_{SCE}-K_{玻}$

$$E=K_E+\frac{2.303RT}{F}pH \tag{6-7}$$

式（6-7）中有两个未知数 K_E 和 pH。测定时首先将玻璃电极和饱和甘汞电极插入 pH 为 pH_s 的标准缓冲溶液中，测得的电池电动势为 E_s

$$E_s=K_E+\frac{2.303RT}{F}pH_s \tag{6-8}$$

然后将玻璃电极和饱和甘汞电极插入待测 pH 的溶液中进行测定，测得的电池电动势为 E，即式（6-7）所示。将式（6-7）和式（6-8）合并，消去 K_E，即可求得待测溶液的 pH。

$$pH=pH_s+\frac{(E-E_s)F}{2.303RT} \tag{6-9}$$

第六章小结

根据以上原理，人们设计制造了测定溶液 pH 的酸度计。

习题六

1. 解释下列名词。
   (1) 原电池和半电池
   (2) 电池反应和半电池反应
   (3) 氧化剂和还原剂
2. 指出下列化合物中划线元素的氧化值：$K_2\underline{Cr}O_4$、$Na_2\underline{S}_2O_3$、$Na_2\underline{S}O_3$、$\underline{N}_2O_5$、$Na\underline{H}$、$Na_2\underline{O}_2$、$K_2\underline{Mn}O_4$。
3. 由标准锌半电池和标准铜半电池组成原电池，
   (－)Zn|$ZnSO_4$(1 mol·L^{-1})||$CuSO_4$(1 mol·L^{-1})|Cu(＋)

改变下列条件对原电池电动势有何影响：

（1）增加 $ZnSO_4$ 溶液的浓度；

（2）在 $CuSO_4$ 溶液中加入 H_2S。

4. 浓盐酸与高锰酸钾作用制取氯气的反应为：

$2\ KMnO_4 + 16\ HCl \longrightarrow 2\ KCl + 2\ MnCl_2 + 5\ Cl_2 + 8\ H_2O$

将此反应设计为原电池，写出正、负极的反应、电池反应、电极组成式和电池组成式。

5. 根据标准电极电势和电极电势 Nernst 方程计算下列电极电势：

（1）$2H^+(0.10\ mol \cdot L^{-1}) + 2\ e^- \rightleftharpoons H_2(200\ kPa)$

（2）$Cr_2O_7^{2-}(1.0\ mol \cdot L^{-1}) + 14H^+(0.0010\ mol \cdot L^{-1}) + 6e^- \rightleftharpoons 2Cr^{3+}(1.0\ mol \cdot L^{-1}) + 7H_2O$

6. 设溶液中 MnO_4^- 和 Mn^{2+} 均处于标准态，即浓度均为 $1\ mol \cdot L^{-1}$，问在下列酸度：（1）pH＝0.0，（2）pH＝6.0，MnO_4^- 能否氧化 I^- 和 Br^-。

7. 将下列氧化还原反应设计成原电池，写出电极反应式及原电池组成式。

（1）$Pb(s) + 2\ Ag^+(aq) \longrightarrow Pb^{2+}(aq) + 2\ Ag(s)$

（2）$Cl_2(g) + 2\ I^-(aq) \longrightarrow 2\ Cl^-(aq) + I_2(s)$

8. 根据标准电极电势表的数据，判断下列每一组中较强的氧化剂和较强的还原剂（均为标准状态）。

（1）Fe^{3+}/Fe^{2+}，Ag^+/Ag，Fe^{2+}/Fe　　（2）Sn^{4+}/Sn^{2+}，MnO_4^-/Mn^{2+}，Cl_2/Cl^-

9. 实验测得下列电池在 298.15 K 时，电池的电动势 E＝0.420 V。求胃液的 pH（SCE 的电极电势为 0.2412 V）。

$(-)Pt(s)\,|\,H_2(100\ kPa)\,|\,$胃液$\,\|\,SCE(+)$

10. 已知 298.15 K 时下列电极的标准电极电势：

$Hg_2Cl_2(s) + 2\ e^- \rightleftharpoons 2\ Hg(l) + 2\ Cl^-(aq)$　　$\varphi^{\ominus} = 0.268\ V$

问当 KCl 的浓度为多大时，该电极的 $\varphi = 0.327\ V$。

11. 在 298.15 K 时，有一原电池的电池反应如下：

$Zn(s) + Cd^{2+}(0.02\ mol \cdot L^{-1}) \longrightarrow Zn^{2+}(0.01\ mol \cdot L^{-1}) + Cd(s)$

试写出该电池的电极反应式及电池组成式，并计算电池的电动势。

12. 标准状态下，反应 $MnO_2 + 2\ Cl^- + 4\ H^+ \longrightarrow Mn^{2+} + Cl_2 + 2H_2O$ 能否正向自发进行？若用 $c(HCl) = 12.0\ mol \cdot L^{-1}$ 的盐酸与 MnO_2 作用，且假设 $c(Mn^{2+}) = 1.0\ mol \cdot L^{-1}$，$p(Cl_2) = 100\ kPa$，反应能否正向自发进行？

习题六参考答案

（胡庆红）

第7章 原子结构和分子结构

对物质本质的认识，可以阐明元素间的相互作用原理，从而得到元素及其化合物的性质与变化规律，这种本质正是来源于原子和分子的微观结构。

第一节 原子结构

一、原子核外电子的运动

量子纠缠

原子（atom）一词来自希腊语，是不可分割的意思。在 1897 年英国物理学家 J. J. Thomson 证实电子存在后，科学家们又陆续发现质子和中子的存在，并且认识到核外电子（特别是价电子）的排布和运动是影响元素化学性质的主要因素。根据不同的实验事实，J. J. Thomson、Rutherford 和 Bohr 分别提出了不同的原子模型理论，这些理论能解释一部分科学事实，但在解释其他现象时却遇到了无法克服的困难。目前，利用现代量子力学方法能较完全地揭示电子等微观粒子的运动规律。

（一）微观粒子的波粒二象性

1924 年，法国物理学家 de Broglie 在光的波粒二象性启发下，提出电子等微观粒子的运动也具有波粒二象性的假设。他将反映光的波粒二象性公式应用到电子等微观粒子上，即

$$\lambda=\frac{h}{p}=\frac{h}{mv} \tag{7-1}$$

式中 λ 为电子的波长，称为 de Broglie 波长，m 为电子的质量，v 为电子的运动速度，h 为 Plank 常量，等于 6.626×10^{-34} J·s。

1927 年，de Broglie 的假设分别被美国物理学家 Davisson 和 Germer 的电子束在镍单晶上的反射实验及英国物理学家 G. P. Thomson 的电子衍射实验证实。当电子射线穿过一薄层镍的晶体投射在后面的屏幕上时，在荧光屏上得到了与光的衍射图相类似的衍射图像（图 7-1）。由电子衍射图计算得到的电子射线波长与式（7-1）计算的波长完全一致。后来进一步的实验证实了分子、原子、质子、中子等一切微观粒子都具有波动性，证明了波粒二象性是微观粒子的基本属性。需要注意的是，电子波与经典的机械波、电磁波的物理意义不同，电子波是概率

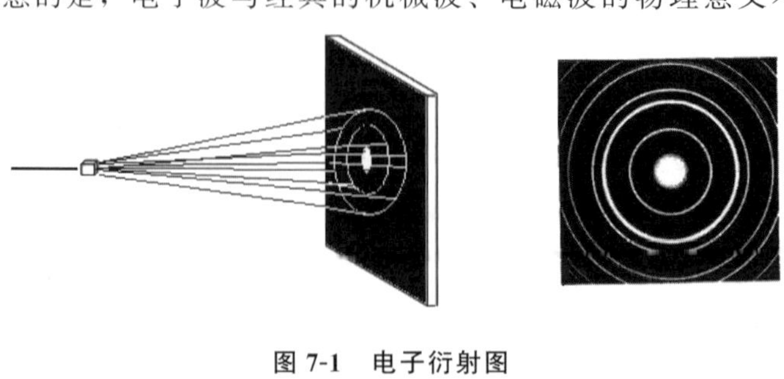

图 7-1 电子衍射图

波，其明暗环纹是电子运动的统计结果。波的衍射强度大的地方说明电子出现的概率大，衍射强度小的地方，说明电子出现的概率小。

（二）不确定性原理

在经典力学中，宏观物体的运动在任意瞬间都有确定的坐标和动量（或速度），即宏观物体的运动具有固定的轨道，那么原子核外电子运动是否具有同样的含义呢？1927 年，德国科学家 Heisenberg 给出了否定的答案，即不可能同时准确地测定微观粒子运动的坐标和动量。当微观粒子的坐标被确定得越精确，则在这个方向上的动量就越不确定，反之亦然。这就是著名的不确定性原理（uncertainty principle）。其数学关系式为

$$\Delta x \cdot \Delta p_x \geqslant \frac{h}{4\pi} \tag{7-2}$$

式中，Δx 为微观粒子在 x 方向的位置误差，Δp_x 为动量在 x 方向的误差。

不确定性原理是粒子波动性的必然结果。实际上宏观物体也具有波粒二象性，只不过其质量和体积都很大，可以忽略其波动性，它所引起的坐标和动量的误差也可以忽略，因此宏观物体的运动服从经典力学规律。而微观粒子质量和体积都很小，不能忽略波动性的影响，其运动无确定的轨迹，不遵守经典力学规律，微观粒子的运动只能用统计学的方法来描述。

（三）波函数与量子数

1926 年，奥地利物理学家 Schrödinger 根据电子的波粒二象性，建立了描述核外电子运动状态的 Schrödinger 方程（Schrödinger's equation）。

$$\frac{\partial^2\psi}{\partial x^2}+\frac{\partial^2\psi}{\partial y^2}+\frac{\partial^2\psi}{\partial z^2}+\frac{8\pi^2 m}{h^2}(E-V)\psi=0 \tag{7-3}$$

式中 m 为电子的质量，ψ 为波函数，是坐标 x，y，z 的函数，E 是电子的总能量，即电子的动能和势能之和，V 为电子的势能，h 为 Plank 常数。

Schrödinger 方程可以作为处理原子、分子中电子运动的基本方程，其每个合理的 ψ 解都描述该电子运动的某一状态，与之相对应的 E 值就是电子在这个状态下的能量。波函数（wave function）又称原子轨道（atomic orbit），这里所说的原子轨道和宏观物体的运动轨迹不同，它只反映核外电子的一种空间运动状态，或者表示电子在核外运动的某个空间范围。

氢原子和类氢离子（如 He^+、Li^{2+} 等）核外只有一个电子，其 Schrödinger 方程可以精确求解。为了求解方便，需要把直角坐标系转换成球坐标系，即 $\psi(x,y,z)$ 转换为 $\psi(r,\theta,\varphi)$（图 7-2）。

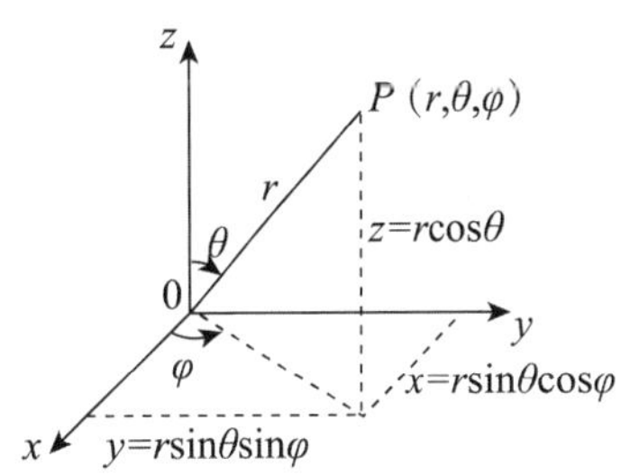

图 7-2　球坐标系与直角坐标系的关系

Schrödinger 方程在数学上有很多解，但并不是每个解都能合理描述核外电子运动状态，在求解过程中必须设置一系列整数条件——量子数（quantum number），分别是 n，l，m。只有三个量子数的取值符合一定条件时才能得到合理的波函数 $\psi_{n,l,m}(r,\theta,\varphi)$，即运用一组量子数就可以表示原子轨道，而不必记忆波函数复杂的数学式。

1. 主量子数（principal quantum number）

用符号 n 表示。n 可以取 1，2，3，4 等正整数，是决定轨道能量的主要因素，对于氢原子和类氢离子，电子的能量只由 n 决定。n 越大，电子离核的平均距离越远，能量越高。n 又称电子层数（electron shell number），在光谱学上，当 n=1，2，3，4，5，6，7 时，分别用符号 K，L，M，N，O，P，Q 表示。

2. 角动量量子数（angular momentum quantum number）

用符号 l 表示。l 的取值受主量子数 n 的限制，可以取 0，1，2，3……（$n-1$），共 n 个数值，按光谱学的习惯，$l=0$，1，2，3……时，分别用符号 s，p，d，f……来表示。n 一定，l 的不同取值代表同一电子层中不同状态的亚层，例如 $n=1$，$l=0$ 表示 1s 亚层，$n=2$，$l=0$ 表示 2s 亚层，$n=2$，$l=1$ 表示 2p 亚层。

角动量量子数决定原子轨道的形状。$l=0$，1，2 的原子轨道分别呈球形、哑铃形和花瓣形分布。在多电子原子中，l 与 n 一起决定电子能量的高低，n 相同时 l 越大，能量越高。

3. 磁量子数（magnetic quantum number）

用符号 m 表示。m 的取值受 l 限制，可以取 0，±1，±2……±l，共（$2l+1$）个数值，m 决定原子轨道在核外空间的取向。例如 $l=0$ 时，m 只能取 0 一个值，表示 s 轨道在核外空间只有一种分布方向；$l=1$ 时，m 可取 0，+1 和 −1 三个值，表示 p 亚层有三种不同空间取向，分别为沿着 z 轴、x 轴和 y 轴的 p_z、p_x 和 p_y 轨道。

磁量子数与电子能量无关，n 和 l 相同但 m 不同的各原子轨道的能量相等，只是空间取向不同，在量子力学中，把这些轨道称为等价轨道或简并轨道（equivalent orbital）。

若 3 个量子数 n，l，m 都确定，则波函数（原子轨道）就确定，量子数 n，l，m 与原子轨道间的关系归纳于表 7-1 中。

表 7-1 三个量子数及对应的原子轨道

n	l	m	轨道名称	轨道数	轨道总数
1	0	0	1s	1	1
2	0	0	2s	1	4
	1	−1，0，+1	2p	3	
3	0	0	3s	1	9
	1	−1，0，+1	3p	3	
	2	−2，−1，0，+1，+2	3d	5	
4	0	0	4s	1	16
	1	−1，0，+1	4p	3	
	2	−2，−1，0，+1，+2	4d	5	
	3	−3，−2，−1，0，+1，+2，+3	4f	7	

4. 自旋量子数（spin quantum number）

用符号 m_s 表示。m_s 决定电子自旋的方向，取值为 $+\frac{1}{2}$ 和 $-\frac{1}{2}$ 两个值，分别代表电子两种不同的自旋状态，常用箭头符号 ↑ 和 ↓ 表示。两个电子的自旋状态相同称为自旋平行，状态相反称为自旋相反。m_s 不是为解 Schrödinger 方程而设定的，是研究原子光谱精细结构时，发现电子除了空间运动外，本身还有自旋运动，因此电子的运动状态由描述空间运动的量子数 n，l，m 和自旋运动的量子数 m_s 确定。

（四）概率密度和电子云

通过求解 Schrödinger 方程，人们得到描述单个电子运动状态的波函数 ψ，ψ 本身物理意义不明确，而 $|\psi|^2$ 与空间某点波的强度成正比。因此，可以用 $|\psi|^2$ 表示原子核外空间某点电子出现的概率密度。

概率密度（probability density）是空间某点处单位体积内粒子出现的概率，电子在核外空间某区域内出现的概率等于概率密度与该区域体积的乘积。

通常用小黑点的疏密程度来表示电子在核外空间各处的概率密度。黑点密集的地方表示电子在该处出现的概率密度大，黑点稀疏的地方表示电子在该处出现的概率密度小。这种图形称为电子云（electron cloud）图，电子云就是概率密度的形象化描述。图 7-3 是 1s 轨道和 2s 轨道的电子云图。

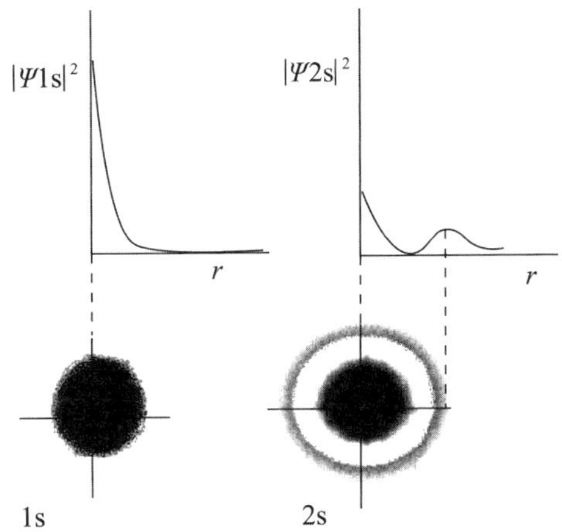

图 7-3 1s 和 2s 电子云图和 $|\psi|^2-r$ 图

绘制原子轨道的图像对理解电子在原子核外空间的概率密度分布有直观的效果。然而 $\psi_{n,l,m}(r,\theta,\varphi)$ 是由 n、l 和 m 三个量子数确定的波函数，直接描绘其图像比较困难。可以通过分离变量法将 $\psi_{n,l,m}(r,\theta,\varphi)$ 转换成径向波函数 $R_{n,l}(r)$ 和角度波函数 $Y_{l,m}(\theta,\varphi)$。

$$\psi_{n,l,m}(r,\theta,\varphi)=R_{n,l}(r)\cdot Y_{l,m}(\theta,\varphi) \tag{7-4}$$

径向波函数（radial wave function）$R_{n,l}(r)$ 是电子离核距离 r 的函数，与量子数 n 和 l 有关，表示电子出现的概率随电子离核距离 r 的变化情况。角度波函数（angular wave function）$Y_{l,m}(\theta,\varphi)$ 是方位角 θ 和 φ 的函数，与量子数 l 和 m 有关，表示原子轨道在核外空间的形状和取向。表 7-2 是氢原子的部分波函数及其能量。

表 7-2 氢原子的一些波函数及其能量

轨道	$\psi_{n,l,m}(r,\theta,\varphi)$	$R_{n,l}(r)$	$Y_{l,m}(\theta,\varphi)$	能量/J
1s	$A_1e^{-Br}\sqrt{\frac{1}{4\pi}}$	A_1e^{-Br}	$\sqrt{\frac{1}{4\pi}}$	-2.18×10^{-18}
2s	$A_2re^{-Br/2}\sqrt{\frac{1}{4\pi}}$	$A_2re^{-Br/2}$	$\sqrt{\frac{1}{4\pi}}$	$-2.18\times10^{-18}/2^2$
$2p_z$	$A_3re^{-Br/2}\sqrt{\frac{3}{4\pi}}\cos\theta$	$A_3re^{-Br/2}$	$\sqrt{\frac{3}{4\pi}}\cos\theta$	$-2.18\times10^{-18}/2^2$

注：A_1、A_2、A_3、B 均为常数

径向波函数 $R_{n,l}(r)$ 对 r 作图可以得到原子轨道的径向分布图，角度波函数 $Y_{l,m}(\theta,\varphi)$ 对 θ 和 φ 作图可以得到原子轨道的角度分布图。这里我们只介绍原子轨道的角度分布图。

在球坐标系中，以原子核为原点，从原点向每一个方向（θ,φ）上引一直线，长度取 $|Y|$ 值，连接各直线的端点，形成一个空间曲面，即为原子轨道的角度分布图（图 7-4）。若长度取 $|Y|^2$ 值，则得到的空间曲面就是电子云的角度分布图（图 7-5）。

原子轨道角度分布图中的“+”“−”代表角度分布函数 Y 在不同区域内数值的正、负号，反映了电子运动的波动性特征。电子云角度分布图是 $|Y|^2$，则没有“+”“−”号，且形状较原子轨道角度分布图细长。

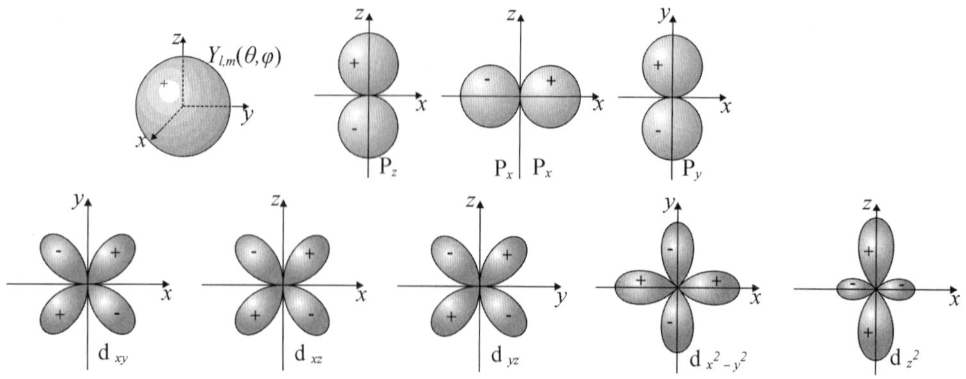

图 7-4 原子轨道的角度分布图

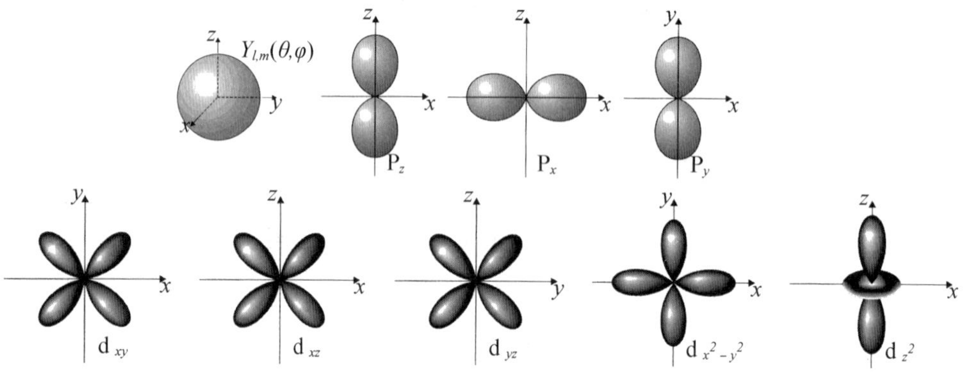

图 7-5 电子云的角度分布图

二、多电子原子的核外电子排布

Schrödinger 方程可以精确求解氢原子或类氢离子的核外电子的原子轨道及其所具有的能量。对于多电子原子系统，由于电子之间存在排斥能，系统能量难以用 Schrödinger 方程精确求解。只能用光谱实验数据，经过理论分析得到。

1939 年，美国化学家 Pauling 根据光谱实验数据及理论计算结果，总结出多电子原子的近似能级图（图 7-6）。用小圆圈代表原子轨道，能量相近的归为一组，称为能级组，能级组方框内圆圈的数目表示各能级组所包含的原子轨道数目。

从能级图中可以看出，角量子数 l 相同时，主量子数 n 越大，原子轨道能量越高。例如，$E_{1s}<E_{2s}<E_{3s}<E_{4s}$……。主量子数 n 相同时，角量子数 l 越大，原子轨道能量越高，例如 $E_{ns}<E_{np}<E_{nd}<E_{nf}$。当 n 和 l 均不相同时，可能会出现“能级交错”现象，例如，$E_{4s}<E_{3d}$。

我国化学家徐光宪也提出一种比较原子轨道能级的近似方法：对原子的外层电子来说，原子轨道的（$n+0.7l$）数值越大，能级越高，（$n+0.7l$）整数部分相同的能级组成一个能级组，这种计算结果与 Pauling 近似能级顺序相同。

原子核外电子的排布方式，称为原子的电子组态（electronic configuration）。基态时，电子在各原子轨道上排布时需遵循一定的规则，人们根据原子光谱实验和量子力学理论，总结出三个排布原则：

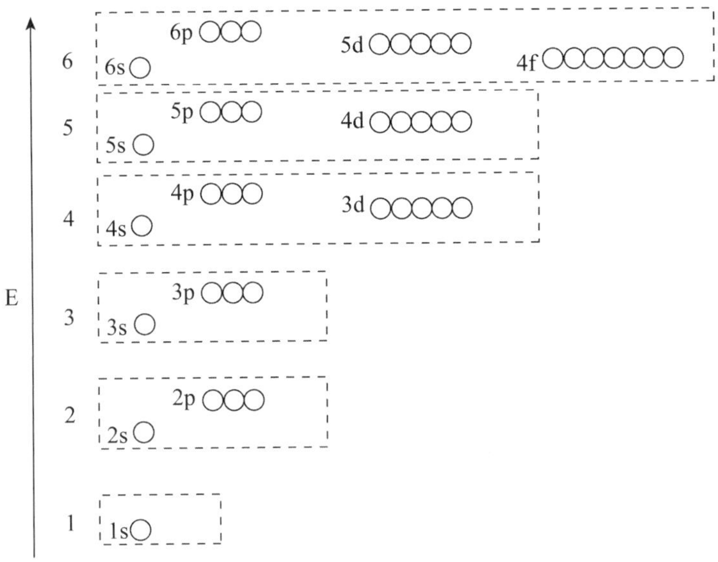

图 7-6　Pauling 近似能级图

1. Pauli 不相容原理（Pauli exclusion principle）

1925 年，奥地利物理学家 Pauli 在总结大量实验事实后指出：同一原子轨道最多容纳两个自旋方式相反的电子，或者说，同一原子中不能有两个电子具有四个完全相同的量子数。

2. 能量最低原理（lowest energy principle）

在遵守 Pauli 不相容原理的原则下，原子核外电子排布尽可能使整个原子系统能量最低。一般来说，当低能量轨道占满后，才排入高能量的轨道。轨道能量的高低顺序依据 Pauling 近似能级图。

3. Hund 规则（Hund's rule）

在 n 和 l 相同的轨道上分布的电子，将尽可能分占 m 值不同的轨道，且自旋平行。这是 Hund 在 1925 年根据光谱学实验数据总结出来的。例如基态氮原子电子排布式为：$1s^2 2s^2 2p^3$，用原子轨道方框图表示为：

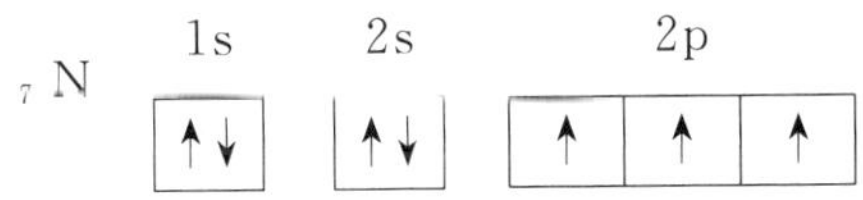

三个 2p 电子的运动状态是：2，1，0，$+\frac{1}{2}$；2，1，1，$+\frac{1}{2}$；2，1，-1，$+\frac{1}{2}$；或 2，1，0，$-\frac{1}{2}$；2，1，1，$-\frac{1}{2}$；2，1，-1，$-\frac{1}{2}$。

虽然电子排布时按近似能级顺序，但书写时必须按电子层顺序排列。在填充电子时，4s 比 3d 能量低，电子先填充到 4s 轨道，再填充到 3d 轨道，但书写时 3d 在前面 4s 在后面。例如 Fe 原子的电子排布式是 $1s^2 2s^2 2p^6 3s^2 3p^6 3d^6 4s^2$。

作为 Hund 规则的特例，量子力学理论和光谱实验证明：简并轨道在全充满（p^6、d^{10}、f^{14}），半充满（p^3、d^5、f^7）或全空（p^0、d^0、f^0）的状态时，原子处于比较稳定的状态。例如，基态$_{24}$Cr 的电子排布式是 $1s^2 2s^2 2p^6 3s^2 3p^6 3d^5 4s^1$，而不是 $1s^2 2s^2 2p^6 3s^2 3p^6 3d^4 4s^2$。

为简化电子排布式的书写，通常将内层已达到稀有气体元素电子层结构的部分，用稀有气体的元素符号表示，称为原子芯（atomic core）。例如基态$_{29}$Cu 的电子排布式可表示为 [Ar]$3d^{10}4s^1$。

应当注意周期表中有少数元素的核外电子排布不符合上述规则，必须尊重事实，并在此基础上去探求更符合实际的理论解释。

三、原子结构与元素性质的关系

元素的性质随核电荷数的递增呈现周期性变化的规律称为元素周期律（periodic law of elements）。元素周期表是元素周期律的具体表现。

（一）元素周期表

1. 周期

元素周期表共有7个横行，每一横行为1个周期，共有7个周期。每一个周期对应一个能级组，周期数等于能级组的序数。元素在周期表中所属周期数等于该元素基态原子的电子层数，或者说是元素原子的最外电子层的主量子数。一般将第1～3周期称为短周期，其后为长周期。

2. 族

周期表中共18列，分为16个族。其中，既有长周期元素又有短周期元素的列称为主族，从ⅠA到ⅧA族，ⅧA族又称0族；仅有长周期元素的列称为副族，即ⅠB到ⅧB族，第ⅧB族又称Ⅷ族，包括8、9、10三列。

3. 分区

根据元素原子的外层电子组态，可将周期表中的元素分为5个区。

s区元素 包括ⅠA和ⅡA，最后一个电子填充在ns轨道上，价电子排布为$ns^{1\sim2}$，除氢元素外均为活泼的金属元素。

p区元素 包括ⅢA～ⅧA，最后一个电子填充在np轨道上，价电子排布为$ns^2np^{1\sim6}$，大部分是非金属元素。ⅧA为稀有气体元素。

d区元素 包括ⅢB～ⅧB，最后一个电子填充在$(n-1)$d轨道上，价电子排布一般为$(n-1)d^{1\sim10}ns^{0\sim2}$，d区元素都是金属元素。

ds区元素 包括ⅠB和ⅡB，价电子排布为$(n-1)d^{10}ns^{1\sim2}$，为金属元素。该区不同于d区元素，它们次外层$(n-1)$d轨道是充满的，比较稳定，能提供的价电子数比较少。

f区元素 包括镧系和锕系元素，最后1个电子填充在f轨道上，价电子排布一般为$(n-2)f^{0\sim14}(n-1)d^{0\sim2}ns^2$，该区元素原子的最外层电子数目都为2，次外层电子数目大都相同，只有$(n-2)$f层电子数目变化较大，因此，镧系和锕系内各元素化学性质极为相似。

（二）原子半径

核外电子的运动没有固定轨道，只是概率分布不同，因此，原子没有明确的界面，也不存在固定的半径。通常所说的原子半径是实验测定的分子或晶体中相邻同种原子核间距离的一半，分为金属半径（金属单质的晶体中相邻两个原子核间距离的一半）、共价半径（以共价单键结合的两个相同原子核间距离的一半）和van der Waals半径（单质分子晶体中相邻分子间两个非键合原子核间距离的一半）。

表7-3是1～86号元素原子半径的数据，其中金属为金属半径，稀有气体为van der Waals半径，其余均为共价半径。

从表中数据可以看出，随原子序数的增加，原子半径呈现周期性变化。原子半径受两个因素影响：一是核电荷的增加使原子核对外层电子的吸引力增强，原子半径减小；二是电子数的增多又加剧电子之间的排斥，使原子半径增大。同一周期的主族元素，由于电子层数不变，核对外层电子的引力起主要作用，因此从左到右，原子半径逐渐减小。而同一主族元素，随电子层数的增加，原子半径从上到下明显增大。

表 7-3　元素的原子半径/pm

H 37																	He 122
Li 152	Be 111											B 88	C 77	N 70	O 66	F 64	Ne 160
Na 186	Mg 160											Al 143	Si 117	P 110	S 104	Cl 99	Ar 191
K 227	Ca 197	Sc 161	Ti 145	V 132	Cr 125	Mn 124	Fe 124	Co 125	Ni 125	Cu 128	Zn 133	Ga 122	Ge 122	As 121	Se 117	Br 114	Kr 198
Rb 248	Sr 215	Y 181	Zr 160	Nb 143	Mo 136	Tc 136	Ru 133	Rh 135	Pd 138	Ag 144	Cd 149	In 163	Sn 141	Sb 141	Te 137	I 133	Xe 217
Cs 265	Ba 217	La 173	Hf 159	Ta 143	W 137	Re 137	Os 134	Ir 136	Pt 136	Au 144	Hg 160	Tl 170	Pb 175	Bi 155	Po 153	At 145	Rn 228

La	Ce	Pr	Nd	Pm	Sm	Eu	Gd	Tb	Dy	Ho	Er	Tm	Yb
188	183	183	182	181	180	204	180	178	177	177	176	175	194

同一周期中的副族元素，从左到右增加的电子填充在 $(n-1)$d 轨道上，核电荷数的增加几乎被增加的 $(n-1)$d 电子抵消，原子核对外层电子的吸引力增加很少，所以，同一副族元素的原子半径从左至右变化趋势与主族元素的变化趋势相似，但减小的幅度比主族元素小得多。但是到了ⅠB 和ⅡB 两个副族元素，原子半径又明显地回升了，这是因为 $(n-1)$d 轨道已被电子填满，对外层电子屏蔽作用增大使原子核对外层电子的吸引力减小之故。对于 f 区元素，从左到右，由于增加的电子排在 $(n-2)$f 轨道上，电子层数不变，核对最外层电子的吸引力变化不大，原子半径几乎不变。表中稀有气体原子半径突然增大，是因为它们属于 van der Waals 半径。

（三）电负性

为了比较元素原子吸引成键电子的能力，Pauling 在 1932 年提出电负性的概念。元素的原子在分子中吸引成键电子的能力，称为元素的电负性（electronegativity）。Pauling 把氢的电负性指定为 2.1，以相关分子的键能数据为基础进行计算，与氢的电负性对比，得到其他元素的电负性数据，称为 Pauling 电负性标度，如表 7-4 所示。

表 7-4　元素的电负性

H 2.10							He —
Li 0.98	Be 1.57	B 2.04	C 2.55	N 3.04	O 3.44	F 3.98	Ne —
Na 0.93	Mg 1.31	Al 1.61	Si 1.90	P 2.19	S 2.588	Cl 3.16	Ar —
K 0.82	Ca 1.00	Ga 1.81	Ge 2.01	As 2.18	Se 2.55	Br 2.96	Kr 3.0
Rb 0.82	Sr 0.95	In 1.78	Sn 1.96	Sb 2.05	Te 2.10	I 2.66	Xe 2.6
Cs 0.79	Ba 0.89	Tl 2.04	Pb 2.33	Bi 2.02	Po 2.00	At 2.20	Rn —

元素的电负性也呈现周期性的变化。同一周期中，从左到右电负性递增；同一主族中，从上到下电负性递减。副族元素电负性没有明显的变化规律。元素的电负性值越大，表明原子在

化学键中吸引电子的能力越强，元素的非金属性越强；元素的电负性值越小，原子在化学键中吸引电子的能力就越弱，元素的金属性就越强。电负性大的元素集中在周期表的右上角，如F、O、Cl等非金属元素；电负性小的元素位于周期表的左下角，如Cs、Rb、Ba等金属元素。

四、与人体健康有关的重要元素

迄今人们已经发现118种元素，其中26种是人工元素，92种是天然元素。目前生命体已检测出80余种元素，总称为生命元素（biological element）。占人体质量0.05%以上的元素称为常量元素（macroelement），共11种，包括O、C、H、N、Ca、P、K、S、Na、Cl、Mg；含量低于0.05%的元素为微量元素（microelement）或痕量元素（trace element）。其中所有的常量元素和18种微量元素在人体中含量相对稳定并在生命活动中发挥着重要的作用，称为生命必需元素（essential element）（表7-5）；在人体内含量不恒定并且其生理作用还未被人类认识的元素，称为非必需元素（non-essential element）。

表7-5 人体所含必需微量元素

元素	在人体组织中的分布状况与功能
Fe	血红蛋白、肝、骨髓，输送氧气，缺铁可引起贫血
Zn	肌肉、骨骼、皮肤，多种酶的活性中心
F	骨骼、牙齿，促进骨质生长
Cu	肌肉、结缔组织、血液，有助于铁的吸收和利用
V	脂肪组织，促进牙齿的矿化，缺钒易引起骨骼畸形
Sn	脂肪、皮肤，促进蛋白质及核酸反应，与黄霉素活性有关
Mn	骨骼、肌肉，参与酶的激活
Ni	肾、皮肤，参加酶的激活，与DNA和RNA的代谢有关
I	甲状腺，对发育及物质代谢有重要作用
Mo	肝，为黄素氧化酶等多种酶的活性中心
Se	肌肉（心肌），谷胱甘肽过氧化酶的重要组成成分
Cr	肺、肾、胰，缺铬易引起动脉硬化和冠心病
Co	骨髓，维生素B_{12}的组成成分
Br	肌肉
As	头发、皮肤
B	脑、肝、肾，促进有机物转运和酶促反应
Si	淋巴结、指甲，为骨骼形成初期所必需
Sr	骨骼、牙齿，代谢功能与钙相似

应当注意，必需元素和非必需元素的界限是相对的，随着检测手段和诊断方法的进步和完善，人们对于不同元素在体内作用的认识也会随着改变，现在认为是非必需的元素，未来可能会被发现是人体所必需的。

各种元素在人体内的含量是有界限的，过量或不足都不利于人体健康，人体必需元素过量时也会产生毒性。

环境中有些元素会对人体健康产生危害称为有毒或有害元素（poisonous or harmful element），如铅、镉、汞、铍等元素。

1. 铅

铅是环境中比较常见的有害微量元素，可通过呼吸、饮食等途径进入人体，还可通过胎盘进入胎儿体内。人体中过量的铅会引起中枢神经系统损伤，损害骨髓造血系统，胃肠黏膜出血，儿童发育迟缓智力低下等症状。

2. 镉

镉是食品中常见的严重污染元素，主要通过呼吸道和消化道进入人体。镉能够置换骨骼中的钙而引起骨质疏松、软化、畸形等各种骨骼病变。在一定条件下镉可以取代锌从而干扰某些含锌酶的功能。此外镉中毒还会引起人体肾、肺、消化道等疾病，镉也是一些癌症的诱发因素。服用维生素 D 和钙剂可以治疗镉中毒。

3. 汞

汞及其大部分化合物都有毒，有机汞毒性要大于无机汞。汞在体内蓄积可以引起人体肝肾损伤或者中枢神经系统中毒，震惊世界的日本水俣镇 1956 年发生的水俣病就是甲基汞中毒引起的。

4. 铍

铍是一种强烈的致癌元素，铍主要经过呼吸道进入人体，铍离子可以置换激活酶中的镁离子，从而影响激活酶的功能，也能通过干扰 DNA 合成而导致细胞癌变。

第二节　分子结构

分子或晶体中直接相邻原子之间的强烈相互作用称为化学键（chemical bond）。按成键方式不同化学键可以分为离子键、共价键（包括配位键）和金属键，本节主要介绍共价键理论和分子之间的相互作用。

一、价键理论

1916 年，美国化学家 Lewis 提出共价键理论，认为分子中原子之间通过共用电子对成键，使每个原子都具有稳定的稀有气体原子外层电子构型，这样形成的分子称为共价分子。原子间通过共用电子对形成的化学键称为共价键（covalent bond）。

Lewis 共价键理论又称为经典价键理论，初步揭示了共价键与离子键的区别。但是，这一理论不能解释两个带负电荷的电子，为什么能够相互配对成键？为什么共价键有方向性？此外，许多化合物不符合 Lewis 的 8 电子构型，却能稳定存在（如 BF_3、SF_6 等）。

1927 年德国化学家 Heitler 和 London 应用量子力学处理氢分子的 Schrödinger 方程，从理论上揭示了共价键的本质。

（一）氢分子的形成和共价键的本质

用量子力学处理氢分子形成的过程，得到体系能量与核间距的关系曲线（图 7-7）。当两个具有自旋方向相反电子的氢原子相互靠近时，随着核间距的减小，两个 1s 原子轨道发生重叠（波函数相加），核间形成一个电子概率密度较大的区域，两个氢原子核被电子概率密度大的区域吸引，体系能量降低。当核间距降到 74 pm 时，体系能量达到最低，两个氢原子间形成了稳定的共价键，这种状态称为氢分子的基态。当两个氢原子核再靠近时，原子核之间斥力增大，体系能量迅速升高，排斥作用将氢原子推回基态位置。

当两个具有自旋方向相同的电子的氢原子相互靠近时，两个原子轨道互相排斥，核间电子的概率密度减小，两核间的斥力增大，核间距越小体系能量越高、越不稳定，两个氢原子不能成键，这种不稳定的状态称为排斥态。

总之，形成共价键的两个原子必须提供自旋方向相反的单电子，其本质是原子轨道重叠，

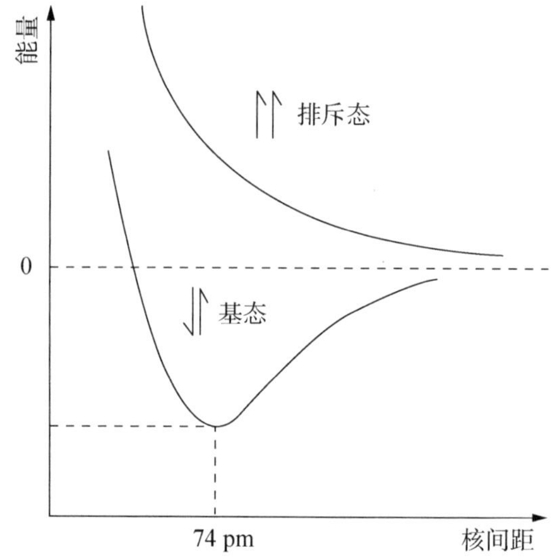

图 7-7 两个氢原子接近时的能量变化曲线

原子核间电子概率密度增大，吸引原子核而成键。

（二）现代价键理论的基本要点

Pauling 和 Slater 等将量子力学处理氢分子形成的结果推广到其他分子体系，建立了现代价键理论（valence bond theory，简称 VB 法）。现代价键理论的基本要点是：

1. 共价键的形成条件

两个原子相互接近时，两个自旋方向相反的单电子可以相互配对，两原子轨道重叠程度越大，两核间电子的概率密度就越大，形成的共价键就越稳定。

2. 共价键具有饱和性

以共价键结合的分子中，每个原子所能形成的共价键数目取决于该原子中的单电子数目，这就是共价键的饱和性。

3. 共价键具有方向性

除 s 轨道外，p、d 和 f 轨道都有一定的空间取向，成键时只有沿着一定的方向靠近达到最大程度的重叠，才能形成稳定的共价键，这就是共价键的方向性。例如 HCl 分子形成时，若在 x 轴方向成键，氢原子的 1s 轨道与氯原子的 $3p_x$ 轨道只有沿着 x 轴方向最大限度重叠，才能形成稳定的共价键（图 7-8a）。而其他的重叠方式均不能有效地重叠，不能形成稳定的共价键（图 7-8b～c）。

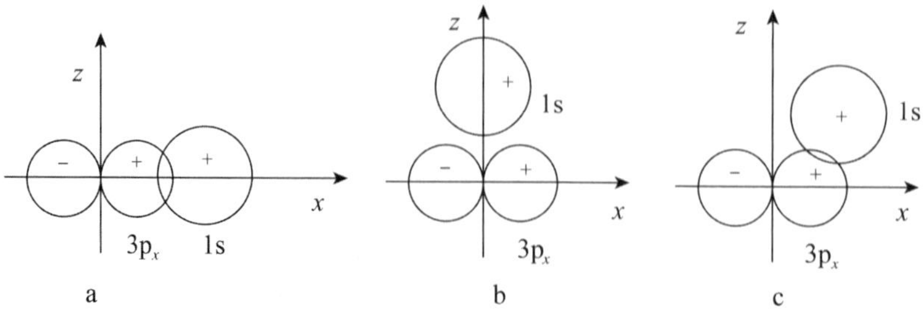

图 7-8 HCl 分子的成键示意图

（三）共价键的类型

1. σ 键和 π 键

根据原子轨道重叠方式不同，共价键可以分为 σ 键和 π 键。原子轨道沿核间连线方向以“头碰头”方式重叠形成的共价键称为 σ 键。例如，H_2 分子的 s-s 轨道重叠，HCl 分子的 s-p_x 轨道重叠，F_2 分子的 p_x-p_x 轨道重叠（图 7-9a～c 所示）。两原子轨道沿垂直于核间连线方向以“肩并肩”方式平行重叠形成的共价键称为 π 键（图 7-9d）。

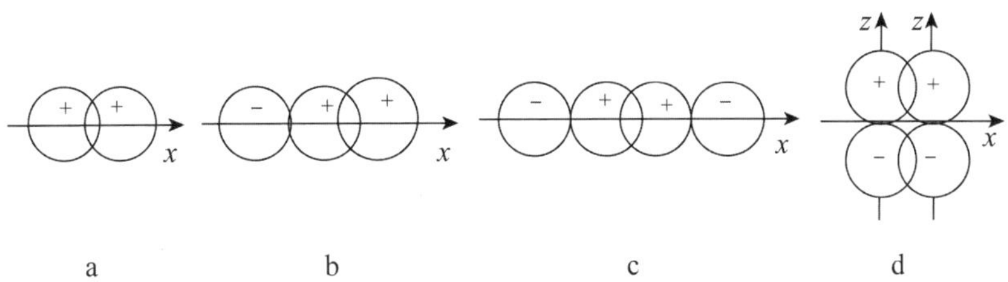

图 7-9 σ 键和 π 键示意图

以 N_2 分子为例，N 原子的电子组态为 $1s^2 2s^2 2p_x^1 2p_y^1 2p_z^1$，其中 3 个单电子分别占据 3 个互相垂直的 p 轨道。成键时，若 2 个 N 原子沿 x 轴方向靠近，p_x 与 p_x 轨道“头碰头”重叠形成 σ 键，而垂直于 x 轴的 p_y 轨道和 p_y 轨道，p_z 轨道和 p_z 轨道只能“肩并肩”重叠形成 π 键（图 7-10）。

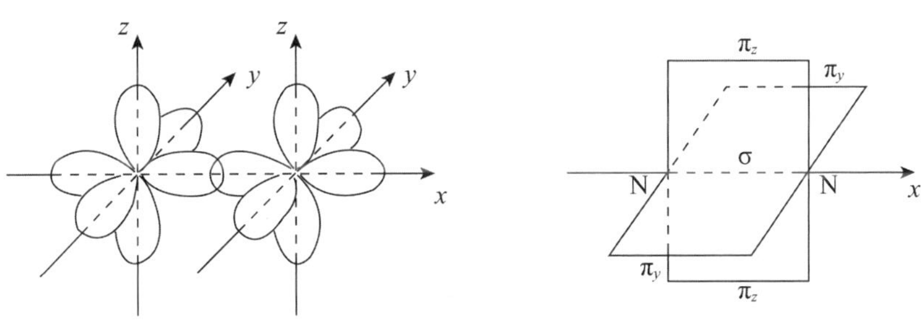

图 7-10 N_2 分子形成示意图

σ 键的轨道重叠程度大，较 π 键稳定，π 键较易断裂，化学活泼性强。σ 键是构成分子的骨架，可单独存在，共价单键都是 σ 键。π 键不能单独存在，双键中有 1 个 σ 键和 1 个 π 键，叁键中有 1 个 σ 键和 2 个 π 键。

2. 配位键

共价键的共用电子对可由两个成键原子分别提供，也可以由一个原子单独提供一对电子，被两个原子共用。凡共用电子对由一个原子单独提供的共价键称为配位键（coordination bond）。配位键用“→”表示（箭头由电子对给予体指向电子对接受体），以区别于普通共价键。例如在 CO 分子中，碳原子的两个未成对的 2p 电子和氧原子的两个未成对的 2p 电子形成一个 σ 键和一个 π 键，氧原子还有一对已成对的 2p 电子可与碳原子的一个 2p 空轨道形成一个配位键，CO 分子的结构式可写成：:C$\overset{\leftarrow}{=}$O:。

由此可见，形成配位键必须同时满足两个条件：一个成键原子的价电子层有孤对电子；另一成键原子的价电子层有空轨道。配位键的形成方式虽和正常共价键不同，但形成以后，两者是没有区别的。

（四）杂化轨道理论

现代价键理论成功阐述了共价键的形成、本质及其方向性和饱和性，但对于多原子分子或离子的空间构型的阐释却遇到了困难。为了解释多原子分子或离子的空间构型，1931 年 Pauling 提出了杂化轨道理论（hybrid orbital theory），进一步发展了现代价键理论。

1. 杂化轨道理论的要点

（1）由于原子间的相互影响，在成键过程中，同一原子中能量相近的原子轨道线性组合，重新分配能量和空间方向，组成数目相等的新的原子轨道，这种轨道重新组合的过程称为杂化（hybridization），杂化后形成的新轨道称为杂化轨道（hybrid orbital）。

（2）杂化轨道的角度波函数在某个方向的值比杂化前大得多，每一个杂化轨道均为一头大一头小，更有利于原子轨道间最大程度地重叠，因而杂化轨道比原来轨道的成键能力强，形成的共价键更稳定。

（3）杂化轨道之间在空间取最大夹角分布，使相互间的排斥能最小，形成的键较稳定。不同类型的杂化轨道之间的夹角不同，成键后所形成的分子就具有不同的空间构型。

2. sp 型杂化

只有 s 轨道和 p 轨道参与的杂化称为 sp 型杂化。根据参与杂化的 p 轨道数目不同，sp 型杂化可以分为 3 种：

（1）sp 杂化：由 1 个 ns 轨道和 1 个 np 轨道组合而成，每个杂化轨道含有 1/2 的 s 轨道成分和 1/2 的 p 轨道成分，两个杂化轨道间的夹角为 180°，成键后形成直线形构型的分子（图 7-11）。

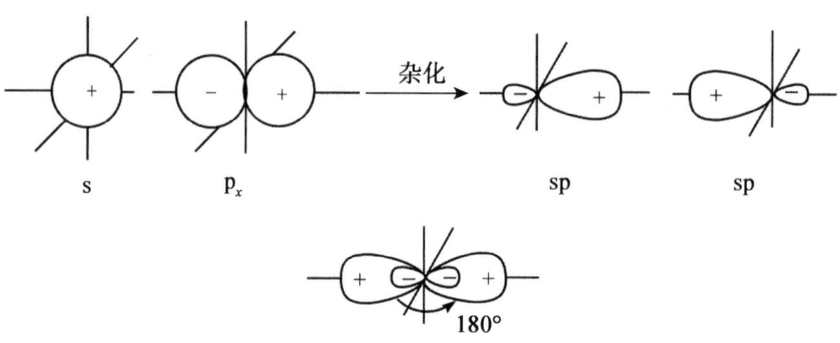

图 7-11 sp 杂化轨道形成示意图

以 $BeCl_2$ 为例，Be 原子的外层电子为 $2s^2$，在成键过程中，1 个 2s 电子被激发到 2p 空轨道，与此同时，2 个含有单电子的 2s 轨道和 2p 轨道组合成 2 个 sp 杂化轨道。两个 sp 杂化轨道分别与两个氯原子中含单电子的 3p 轨道形成 2 个 σ 键，$BeCl_2$ 分子空间构型为直线形（图 7-12）。

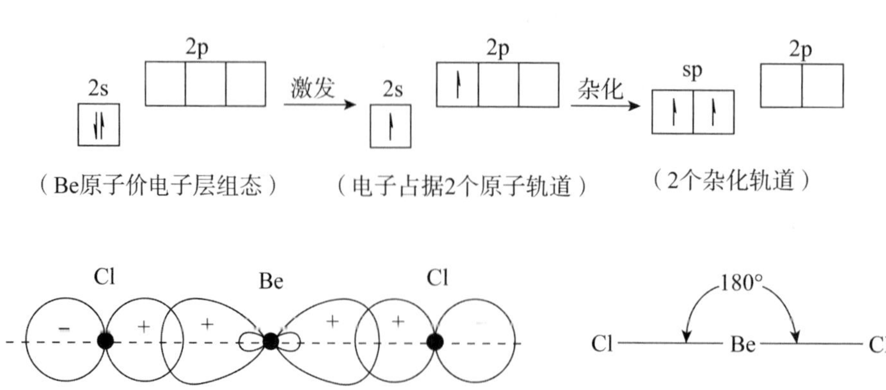

图 7-12 $BeCl_2$ 分子形成和空间构型

（2）sp^2 杂化：由 1 个 ns 轨道和 2 个 np 轨道组合而成，每个杂化轨道含有 1/3 的 s 轨道成分和 2/3 的 p 轨道成分，sp^2 杂化轨道间的夹角为 120°，空间构型为平面正三角形（图 7-13a）。

以 BF_3 为例，B 原子的外层电子为 $2s^22p^1$，成键时 1 个 2s 电子被激发到 2p 空轨道，与此同时 1 个 2s 轨道和 2 个含有单电子的 2p 轨道组合成 3 个 sp^2 杂化轨道。当它们各与 1 个氟原子的 2p 轨道重叠时，形成 3 个 sp^2-p 的 σ 键，BF_3 分子的空间构型是平面正三角形（图 7-13b）。

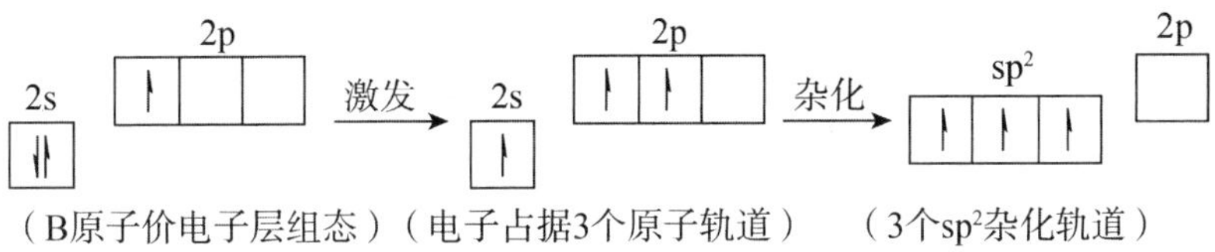

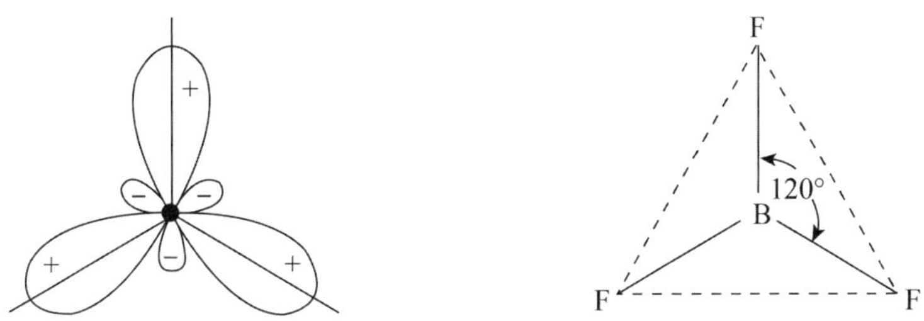

a 3个sp^2杂化轨道　　b 平面三角形构型的BF_3分子

图 7-13　sp^2 杂化轨道的空间取向和 BF_3 分子构型

（3）sp^3 杂化：由 1 个 ns 轨道和 3 个 np 轨道组合而成，每个杂化轨道含有 1/4 的 s 轨道成分和 3/4 的 p 轨道成分，sp^3 杂化轨道间的夹角为 109°28′，空间构型为正四面体（图 7-14a）。

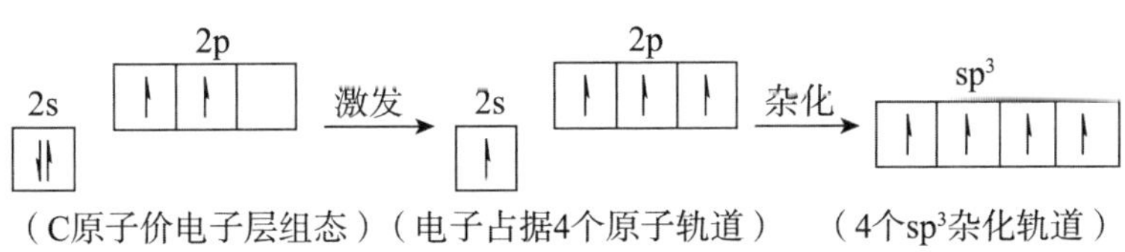

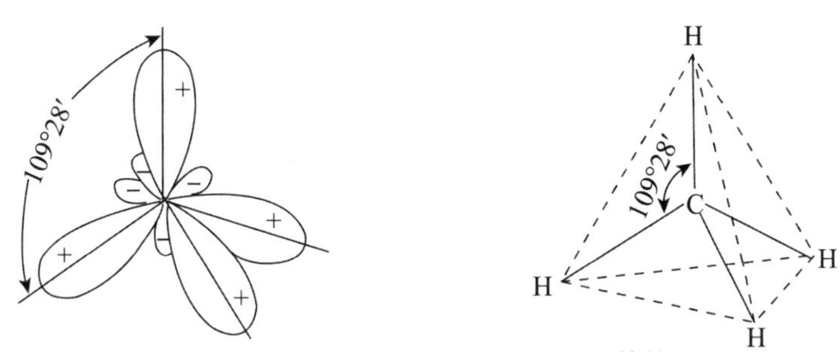

a 4个sp^3杂化轨道　　b 正四面体构型的CH_4分子

图 7-14　sp^3 杂化轨道的空间取向和 CH_4 分子构型

以 CH_4 为例，C 原子的外层电子为 $2s^22p^2$，在形成 CH_4 分子的过程中，C 原子 2s 轨道上的 1 个电子被激发到 2p 空轨道上去，1 个 2s 轨道和 3 个 2p 轨道进行 sp^3 杂化，形成夹角为 109°28′的 4 个完全等同的 sp^3 杂化轨道，当它们各与 1 个 H 原子的 1s 轨道重叠时，形成 4 个

完全等同的 σ 键。CH_4 分子的空间构型是正四面体（图 7-14b）。

3. 等性杂化和不等性杂化

同一组杂化轨道在组成和能量上完全一致，这样的杂化称为等性杂化（equivalent hybridization）。有些分子的杂化情况则不同，参与杂化的原子轨道既有含未成对电子的原子轨道，也有包含孤对电子的原子轨道或者是没有电子的空原子轨道。像这样参与杂化的各原子轨道的成分不一致，所形成的杂化轨道是一组能量彼此不相等的轨道，这种杂化称为不等性杂化（nonequivalent hybridization）。例如 NH_3 分子和 H_2O 分子中的中心原子的杂化就属于不等性 sp^3 杂化。

NH_3 分子中有 3 个 N—H 键，键角为 107°，分子的空间构型为三角锥形。NH_3 分子中的 N 原子的外层电子构型为 $2s^2 2p^3$。在形成 NH_3 分子的过程中，N 原子中含有一对孤对电子的 2s 轨道与 3 个含有单电子的 p 轨道进行不等性 sp^3 杂化，其中有 1 个杂化轨道含有孤对电子，能量较低，其余 3 个含有单电子的 sp^3 杂化轨道能量较高；当 3 个含有单电子的 sp^3 杂化轨道各与 1 个 H 原子的 1s 轨道重叠，形成 3 个完全等同的 σ 键。由于孤对电子的杂化轨道不参与成键，其电子云密集于 N 原子周围，对成键电子对产生排斥作用，使 N—H 键的夹角被压缩至 107°（小于 109°28′）。习惯上孤对电子不包括在分子的空间构型中，所以 NH_3 分子的空间构型呈三角锥形（图 7-15）。

H_2O 分子的中心原子 O 的外层电子构型为 $2s^2 2p^4$。在形成 H_2O 分子的过程中，O 原子以 sp^3 不等性杂化形成 4 个 sp^3 不等性杂化轨道，其中两个杂化轨道中含有孤对电子。由于含孤对电子的杂化轨道不参与成键，电子云密集于 O 原子周围，对成键电子对有较强排斥作用，使 O—H 键间夹角压缩至 104°45′，所以 H_2O 分子的空间构型为“V”字形（图 7-15）。

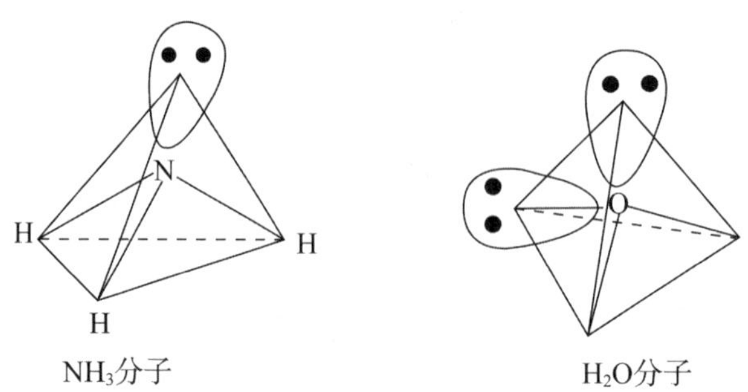

图 7-15　NH_3 分子和 H_2O 分子的结构示意图

二、分子的极性

分子中含有带正电荷的原子核和带负电荷的电子，可以认为分子中存在一个正电荷重心和一个负电荷重心。正、负电荷重心相重合的分子称为非极性分子（nonpolar molecule），不重合的分子称为极性分子（polar molecule）。

对于双原子分子，分子的极性与键的极性一致。由非极性共价键构成的分子一定是非极性分子，如 H_2、O_2 和 Cl_2 等分子，是同核双原子分子，成键原子的电负性相等，两原子间共用电子对不发生偏移，正、负电荷重心重合，形成非极性共价键（nonpolar covalent bond），是非极性分子。由极性共价键构成的双原子分子一定是极性分子，如 HCl、HF 等分子，是异核双原子分子，成键原子的电负性不相等，两原子间共用电子对向电负性大的原子一端偏移，正、负电荷重心不重合，形成极性共价键（polar covalent bond），是极性分子。

对于多原子分子，分子的极性不仅与键的极性有关，而且也与分子的空间构型有关。如 CO_2、BF_3、CH_4 等分子，虽然都含有极性键，但它们的空间构型分别为直线形、平面正三角形和正四面体，具有对称的分子空间结构，分子中键的极性相互抵消，整个分子的正负电荷重心重合，它们都是非极性分子。而如 H_2O、NH_3 等分子，分子的空间结构不对称，其正负电荷重心不重合，键的极性不能抵消，为极性分子。

三、分子间作用力

在液体或固体中大量分子能聚集在一起说明分子之间有相互吸引的作用，分子之间的这种相互作用称为分子间作用力，主要包括 van der Waals 力和氢键。

（一）van der Waals 力

van der Waals 力最早是由荷兰物理学家 van der Waals 提出的。按产生的原因和性质不同，van der Waals 力可分为取向力、诱导力和色散力三种。

1. 取向力

极性分子的正负电荷中心不重合，分子中始终存在一个正极和一个负极，通常把极性分子的这种固有偶极称为永久偶极（permanent dipole）。当极性分子相互靠近时，它们的永久偶极之间因同极相斥，异极相吸，分子将发生相对运动而取向，使分子处于异极相邻的状态（图 7-16）。这种由于永久偶极的取向而产生的分子间吸引力称为取向力（orientation force）。

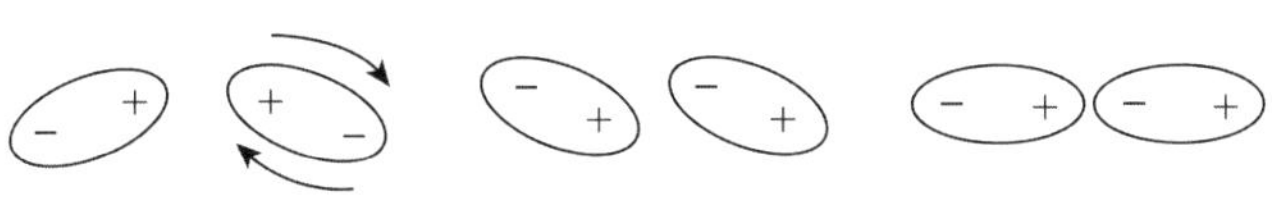

图 7-16　取向力产生示意图

2. 诱导力

当极性分子与非极性分子（或极性分子）接近时，由于极性分子的永久偶极所产生的电场对非极性分子（或极性分子）产生了影响，使非极性分子（或极性分子）变形，正负电荷重心发生相对位移而产生诱导偶极（induced dipole）（图 7-17）。这种诱导偶极与极性分子的永久偶极之间产生的相互吸引力称为诱导力（induction force）。

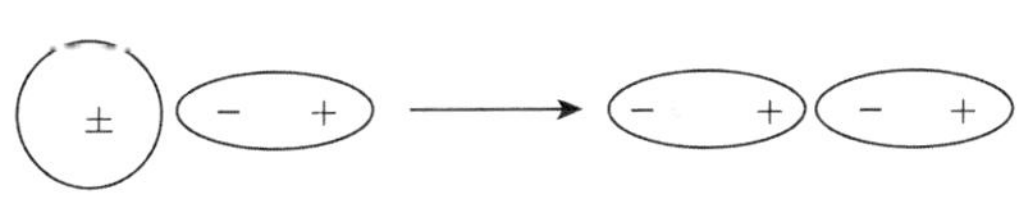

图 7-17　诱导力产生示意图

3. 色散力

由于分子内部的电子在不停地运动且原子核不停地振动，使分子的正负电荷重心会发生瞬间相对位移，从而产生瞬间偶极。瞬间偶极与瞬间偶极之间的相互作用力称为色散力（dispersion force）（图 7-18）。色散力普遍存在于各种分子之间。

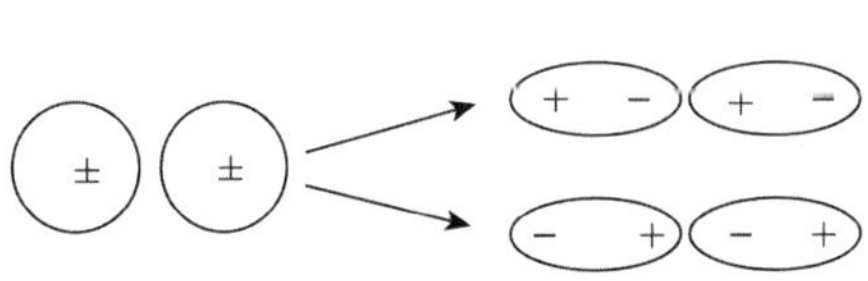

图 7-18　色散力产生示意图

综上所述，在非极性分子之间，只有色散力；极性分子与非极性分子之间，既有诱导力，又有色散力；极性分子之间存在取向力、诱导力和色散力。对于大多数分子来说，色散力是主要的，只有极性很强的分子（如 H_2O 分子）取向力比较显著，而诱导力通常都比较小。

van der Waals 力比化学键弱得多，但它是影响物质的熔点、沸点及溶解度等物理性质的主要因素，例如，卤族元素从 F_2 到 I_2，熔、沸点逐渐升高，就是由于从 F_2 到 I_2 随着相对分子质量的增大，色散力增大。

（二）氢键

当 H 原子与电负性很大、半径很小的原子 X（如 F、O、N 等）形成共价键时，密集于两核间的电子云强烈地偏向于 X 原子，使 H 原子几乎变成裸露的质子而具有较大的正电荷场强，这个 H 原子还能与另一个电负性大、半径小并在外层有孤对电子的 Y 原子（如 F、O、N 等）产生定向的吸引作用，形成 X—H…Y 结构，其中 H 原子与 Y 原子间的静电吸引作用（虚线所示）称为氢键（hydrogen bond）。X、Y 可以是同种元素的原子，也可以是不同元素的原子。

形成氢键的三个原子尽可能在一条直线上，此时 X 原子和 Y 原子相对距离最远，斥力最小；同时一个 H 原子通常只能形成一个氢键。所以氢键具有方向性和饱和性。氢键的键能一般在 42 $kJ \cdot mol^{-1}$ 以下，比化学键弱，但比 van der Waals 力强。

氢键可以在两个分子间形成，如氟化氢、氨水（图 7-19）；也可以在同一分子内形成，如硝酸、邻硝基苯酚（图 7-20）。形成分子内氢键的三个原子虽不在一条直线上，但形成了较稳定的环状结构。

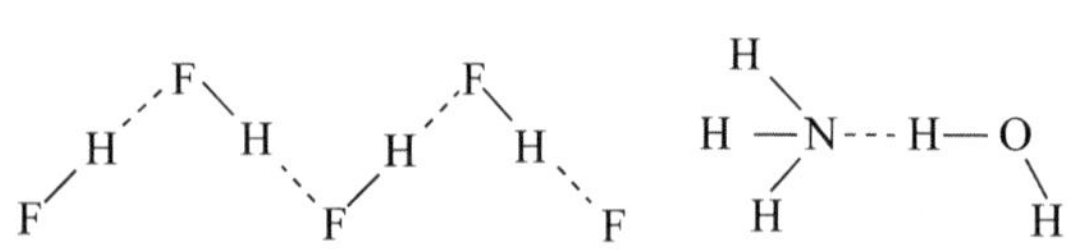

图 7-19 氟化氢、氨水中的分子间氢键

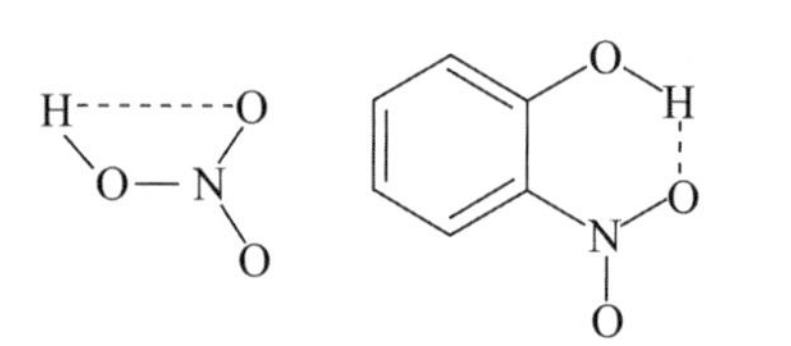

图 7-20 硝酸、邻硝基苯酚中的分子内氢键

氢键存在于许多化合物中，对物质的性质有一定影响。因为破坏氢键需要能量，所以在同类化合物中能形成分子间氢键的物质，其沸点、熔点比不能形成分子间氢键的物质高。如 ⅤA～ⅦA 元素的氢化物中，NH_3、H_2O 和 HF 的沸点比同族其他相对原子质量较大元素的氢化物的沸点高，这种反常行为正是由于它们各自的分子间形成了氢键。而分子内形成氢键，一般使化合物的沸点和熔点降低。氢键的形成也影响物质的溶解度，若溶质和溶剂间形成氢键，可使溶解度增大；若溶质形成分子内氢键，则在极性溶剂中溶解度减小，而在非极性溶剂中溶解度增大。

一些生物大分子物质如蛋白质、核酸中均有分子内氢键。氢键可使它们的空间结构保持稳定，并使之具有不同的生理功能。一旦氢键被破坏，分子的空间结构发生改变，生理功能就会丧失。因此，氢键在医学上具有重要的意义。

第七章小结

习题七

1. 如何理解电子的波动性？电子波与电磁波有什么不同？
2. 电子的运动状态由哪些量子数决定？原子轨道由哪些量子数决定？
3. 写出下列各组中所缺少的量子数。

（1）$n=?$，$l=2$，$m=0$，$m_s=+\frac{1}{2}$；

（2）$n=2$，$l=0$，$m=?$，$m_s=-\frac{1}{2}$；

（3）$n=4$，$l=?$，$m=-2$，$m_s=+\frac{1}{2}$

4. 基态氮原子的 2p 轨道有 3 个电子，试用 4 个量子数分别表示每个电子的运动状态。

5. 请填下表：

原子序数	电子排布	价层电子排布	周期	族
35				
	$1s^2 2s^2 2p^6$			
		$3d^{10} 4s^1$		
			6	ⅥB

6. 请简述 σ 键和 π 键的异同点。

7. 用杂化轨道理论说明下列分子的中心原子可能采取的杂化类型及分子空间构型。

（1）BCl_3　（2）PCl_3　（3）H_2S　（4）$HgCl_2$

8. 判断下列分子间存在哪些分子间力。

（1）H_2O 和甲醇　（2）I_2

（3）CCl_4 和苯　（4）CO_2 和 H_2O

9. 乙醇（C_2H_5OH）和二甲醚（CH_3OCH_3）组成相同，但乙醇的沸点比二甲醚的沸点高，何故？

（于昆）

习题七参考答案

第8章 配位化合物

配位化合物（coordination compound）简称配合物，是一类组成复杂、与生物体和医学关系十分密切、应用非常广泛的重要化合物。生物体中对生化反应起特殊作用的酶，许多都是复杂的金属配合物。生命体内的各种代谢作用、能量转移以及氧的输送，也与金属配合物密切相关。有些药物本身就是配合物或通过在体内形成配合物才能发挥药效。此外，在生化检验及药物分析等方面，配合物的应用也很广泛。

第一节　配合物的基本知识

一、定义

向盛有 $CuSO_4$ 溶液的试管中逐滴加入浓氨水，开始有天蓝色 $Cu(OH)_2$ 沉淀生成，继续加入氨水，沉淀消失而形成深蓝色的澄清溶液。再向此溶液中加入适量乙醇，有深蓝色的结晶析出。将这种结晶溶于水后加入少量 NaOH 溶液，既无氨气产生也无天蓝色 $Cu(OH)_2$ 沉淀生成，但加入 $BaCl_2$ 溶液时，立即有白色 $BaSO_4$ 沉淀产生。以上事实说明溶液中存在大量的 SO_4^{2-}，却检测不到游离的 Cu^{2+} 和 NH_3 分子。经 X 线分析上述深蓝色结晶的化学组成为 $[Cu(NH_3)_4]SO_4$，它由 $[Cu(NH_3)_4]^{2+}$ 复杂离子与 SO_4^{2-} 以离子键结合组成。根据现代价键理论，Cu^{2+} 的价电子层具有空轨道，NH_3 分子中 N 原子上有孤对电子，它们之间可以形成配位键。$[Cu(NH_3)_4]^{2+}$ 是 Cu^{2+} 与四个 NH_3 分子中的 N 原子以配位键结合形成的复杂离子。

由正离子（或原子）与一定数目的负离子（或中性分子）以配位键结合形成的复杂离子（或分子）称为配离子（或配位分子）。含有配离子的化合物和配位分子统称为配合物。配合物可以是酸、碱、盐，如 $H_2[PtCl_6]$、$[Ag(NH_3)_2]OH$、$[Cu(NH_3)_4]SO_4$ 等，也可以是电中性的配位分子。

二、组成

配合物一般分为内层（inner sphere）和外层（outer sphere）两部分，见图 8-1。内层为配离子，由中心原子与配体通过配位键结合形成，是配合物的特征部分，需要写在方括号内。外层与内层之间通过离子键结合。有部分配合物只有内层，没有外层，如 $[Ni(CO)_4]$。

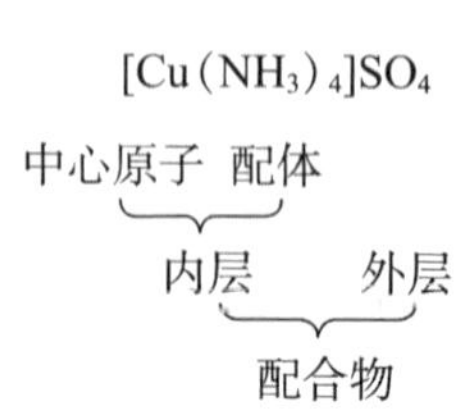

图 8-1　配合物的组成

（一）中心原子

在配离子（或配位分子）中，接受孤对电子的正离子或原子称为中心原子（central atom）。中心原子具有空轨道，一般为金属元素的离子或原子，特别是过渡金属元素，如 $[Cu(NH_3)_4]SO_4$、$[Co(NH_3)_3Cl_3]$、$[Ni(CO)_4]$ 的中心原子分别为 Cu^{2+}、Co^{3+} 和 Ni（0）。某些高氧化值的非金属元素原子也可作为中心原子，如 $[SiF_6]^{2-}$、$[PF_6]^-$ 中的 Si(Ⅳ)、P(Ⅴ) 等。

（二）配体和配位原子

以配位键直接与中心原子相结合的负离子或中性分子称为配体（ligand）。如 $[Fe(CN)_6]^{3-}$、$[Fe(CO)_5]$ 和 $[SiF_6]^{2-}$ 中的 CN^-、CO 和 F^- 都是配体。在配体中，提供孤对电子直接与中心原子形成配位键的原子称为配位原子（ligating atom）。如 CN^- 中的 C，CO 中的 C，F^- 中的 F 等。常见的配位原子多为电负性较大的非金属元素原子，如 F、O、N、Cl、I、C 等。

按照配体中所含配位原子的数目，配体可分为单齿配体（monodentate ligand）和多齿配体（multidentate ligand）。只含有一个配位原子的配体为单齿配体，如 NH_3、H_2O、CN^-、F^-、Cl^- 等。含有两个或两个以上配位原子的配体称为多齿配体，如乙二胺（简写为 en）和草酸根 $C_2O_4^{2-}$ 为双齿配体，而乙二胺四乙酸根（常用符号 Y^{4-} 表示）则为六齿配体，见图 8-2。

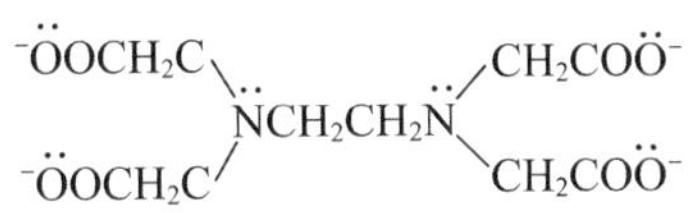

图 8-2　Y^{4-} 的结构

表 8-1 列出了一些常见的配体和配位原子。部分配体中尽管有两个配位原子，但是由于两个配位原子靠得很近，只能由其中一个配位原子与中心原子形成配位键，故仍是单齿配体，如硝基—NO_2、亚硝酸根 ONO^-、硫氰酸根 SCN^-、异硫氰酸根 NCS^- 等。

表 8-1　一些常见配体和配位原子

类型	配位原子	配体名称	化学式
单齿配体	C	氰根	CN^-
	N	氨、硝基、异硫氰酸根	NH_3、$-NO_2$、NCS^-
	O	水、羟基、亚硝酸根	H_2O、$-OH$、ONO^-
	S	硫氰酸根	SCN^-
	X	卤素离子	F^-、Cl^-、Br^-、I^-
多齿配体	N	乙二胺	$H_2N-CH_2-CH_2-NH_2$
	O	草酸根	$^-OOC-COO^-$
	N、O	乙二胺四乙酸根	$(^-OOCH_2C)_2NCH_2CH_2N(CH_2COO^-)_2$

（三）配位数

在配合物中，直接与中心原子以配位键结合的配位原子的数目称为配位数（coordination number）。如果配体均为单齿配体，则中心原子的配位数等于配体数。如 $K_4[Fe(CN)_6]$ 和 $[Cu(NH_3)_4]SO_4$ 的配位数分别为 6 和 4。如果配体中有多齿配体，则中心原子的配位数大于配体数。如 $[Cu(en)_2]SO_4$ 中配体 en 是双齿配体，因此 $[Cu(en)_2]SO_4$ 中 Cu^{2+} 的配位数是 4；

$[Co(NH_3)_2(en)_2]Cl_3$ 中 Co^{3+} 的配位数是 6。

中心原子配位数的多少与中心原子和配体的半径、电荷数、电子层结构以及形成配合物时的外界条件等多种因素有关。常见的配位数为 2、4、6。

（四）配离子的电荷数

配离子的电荷数等于中心原子和配体总电荷的代数和。如配离子 $[Fe(CN)_6]^{4-}$ 所带的电荷数为 $(+2)+(-1)\times6=-4$；配离子 $[Co(NH_3)_2(en)_2]^{3+}$ 所带的电荷数为 $(+3)+0\times2+0\times2=+3$。由于配合物通常是电中性分子，外层离子的电荷总数等于配离子的电荷总数，且符号相反。因此，可以通过外层离子的电荷数推断出配离子的电荷数以及中心原子的氧化值。如 $[Co(NH_3)_6]Cl_2$ 中，外层 2 个 Cl^- 的总电荷数为 -2，则配离子 $[Co(NH_3)_6]^{2+}$ 的电荷数为 $+2$，中心原子的氧化值为 $+2$；而在 $[Co(NH_3)_6]Cl_3$ 中，则配离子 $[Co(NH_3)_6]^{3+}$ 的电荷数为 $+3$，中心原子的氧化值为 $+3$。

三、命名

配合物的命名遵循一般无机化合物的命名原则，即负离子名称在前，正离子名称在后。命名时，负离子为简单离子时称“某化某”，负离子为复杂离子时称“某酸某”。若外层为氢离子时称“某酸”，而外层为氢氧根时称“氢氧化某”等。

内层命名时，配体在前，中心原子在后，最后一个配体名称后缀以“合”字，相同配体的个数用数字二、三、四……表示，不同配体之间以中圆点“·”分开。中心原子后以加括号的罗马数字等表示其电荷数，即配体数-配体名称-“合”-中心原子名称（氧化值）。

当配体有多种时，一般先无机配体，后有机配体（复杂配体写在括号内）；先负离子，后中性分子；若配体均为负离子或均为中性分子时，按配位原子元素符号的英文字母顺序排列。

例如：

$[Ag(NH_3)_2]^+$	二氨合银(Ⅰ)离子
$[Co(NH_3)_2(en)_2]^{3+}$	二氨·二(乙二胺)合钴(Ⅲ)离子
$H[AuCl_4]$	四氯合金(Ⅲ)酸
$[Zn(NH_3)_4](OH)_2$	氢氧化四氨合锌(Ⅱ)
$K_3[Fe(CN)_6]$	六氰合铁(Ⅲ)酸钾
$[CoCl_2(NH_3)_3H_2O]Cl$	氯化二氯·三氨·一水合钴(Ⅲ)
$[Co(ONO)(NH_3)_5]SO_4$	硫酸亚硝酸根·五氨合钴(Ⅲ)
$[Pt(NH_2)(NO_2)(NH_3)_2]$	氨基·硝基·二氨合铂(Ⅱ)

第二节 配合物在水溶液中的稳定性

在水溶液中，配合物有两种解离：一种是配合物内层与外层之间的完全解离，解离成配离子和外层离子；另一种是配离子的部分解离，即中心原子与配体之间的部分解离（类似弱电解质）。配合物在水溶液中的稳定性是指配离子或配位分子在水溶液中的解离程度。解离程度越小，配合物在水溶液中越稳定。

一、配合物的稳定常数

向含有 Cu^{2+} 的溶液中加入过量氨水，有 $[Cu(NH_3)_4]^{2+}$ 配离子生成

$$Cu^{2+} + 4NH_3 \rightleftharpoons [Cu(NH_3)_4]^{2+}$$

这类由中心原子与配体生成配离子（或配位分子）的反应称为配位反应。而配离子（或配位分子）解离成中心原子和配体的反应称为解离反应。一定条件下，当配位反应和解离反应的速率相等时的状态称为配位平衡（coordination equilibrium）。

当上述反应达到配位平衡时，由化学平衡原理，其平衡常数表达式为

$$K_s = \frac{[Cu(NH_3)_4^{2+}]}{[Cu^{2+}][NH_3]^4} \tag{8-1}$$

K_s 称为配合物的稳定常数（stability constant），是配合物在水溶液中稳定程度的量度。对于同一类型的配离子（或配位分子），K_s 数值越大，说明生成配离子（或配位分子）的倾向越大，配离子（或配位分子）越稳定。例如，298.15 K 时，$[Zn(NH_3)_4]^{2+}$ 和 $[Zn(CN)_4]^{2-}$ 的 K_s 分别为 2.88×10^9 和 5.01×10^{16}，所以，$[Zn(CN)_4]^{2-}$ 比 $[Zn(NH_3)_4]^{2+}$ 更稳定。常见配合物的稳定常数见附录二中表 4。利用配合物的稳定常数可以计算配合物溶液中有关物质的浓度以及讨论配位平衡与其他平衡之间的关系。

例 8-1 在 298.15 K 时，向 50.0 ml 0.10 mol·L^{-1} $AgNO_3$ 溶液中加入 1.0 mol·L^{-1} 氨水溶液 50.0 ml，求平衡时溶液中 Ag^+、$[Ag(NH_3)_2]^+$、NH_3 的浓度各为多少？已知 $K_s = 1.12\times10^7$。

解 设平衡时溶液中 Ag^+ 为 x mol·L^{-1}

$$Ag^+ \quad + \quad 2NH_3 \quad \rightleftharpoons \quad [Ag(NH_3)_2]^+$$

平衡浓度（mol·L^{-1}） $x \qquad \frac{1.0-0.10\times2}{2}+2x \qquad \frac{0.10}{2}-x$

因 x 值很小，故 $\frac{1.0-0.10\times2}{2}+2x\approx\frac{1.0-0.10\times2}{2} \qquad \frac{0.10}{2}-x\approx\frac{0.10}{2}$

反应的平衡常数为 $K_s = \frac{[Ag(NH_3)_2^+]}{[Ag^+][NH_3]^2} = \frac{0.05}{x(0.40)^2} = 1.12\times10^7$

解得 $[Ag^+] = x = 2.8\times10^{-8}$ mol·L^{-1} $\quad [Ag(NH_3)_2^+] = 0.05$ mol·L^{-1}

$[NH_3] = 0.40$ mol·L^{-1}

二、配位平衡的移动

与其他化学平衡一样，配位平衡也是在一定条件下的动态平衡。如果改变平衡体系的条件，平衡将会发生移动。

（一）溶液 pH 的影响

从配体的结构分析，其配位原子有孤对电子，根据酸碱质子理论，都可以作为质子碱，接受质子生成其共轭酸。当配位平衡体系中溶液 pH 减小时，配体将与 H^+ 结合生成较难解离的共轭酸，使配离子解离度增大。例如

$$[Fe(CN)_6]^{4-} \rightleftharpoons Fe^{2+} + 6CN^-$$

$$+$$

$$6H^+$$

$$\Downarrow$$

$$6HCN$$

（平衡移动方向 →）

我们把这种由于溶液 pH 减小而导致配离子解离，稳定性降低的现象称为酸效应。溶液的 pH 越小，配离子越不稳定；溶液的 pH 一定时，配体碱性越强，配离子越不稳定。

另一方面，配合物的中心原子通常是过渡金属元素离子，在水溶液中往往存在着不同程度的水解反应，使得中心原子浓度降低，配位平衡向配离子解离的方向移动。

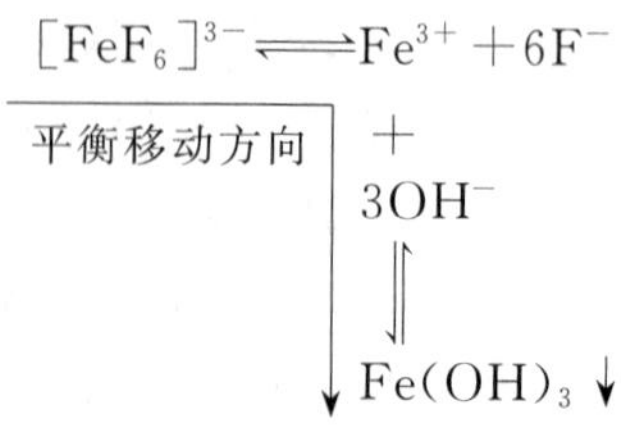

这种由于溶液中的 OH^- 与中心原子发生水解反应，导致配离子发生解离，稳定性降低的现象称为水解效应。溶液的 pH 越大，配离子越不稳定。

在水溶液中，酸效应和水解效应同时存在，究竟以哪种效应为主，取决于溶液的 pH、配离子的稳定常数、配体的碱性强弱以及中心原子的氢氧化物的溶解度等因素。一般在不生成氢氧化物沉淀的前提下提高溶液的 pH，以保证配离子的稳定性。

（二）沉淀平衡的影响

配位平衡与沉淀溶解平衡之间相互影响。例如向含有 AgCl 沉淀的溶液中加入大量氨水，可使白色 AgCl 沉淀溶解生成无色的 $[Ag(NH_3)_2]^+$ 配离子。向此无色溶液中加入 NaBr 溶液，立即有淡黄色 AgBr 沉淀出现，反应如下：

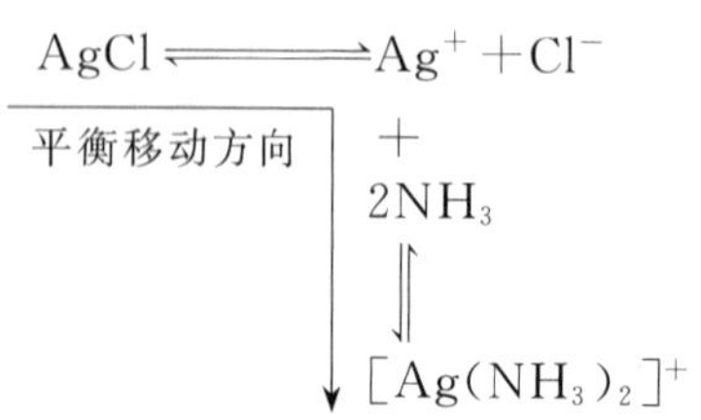

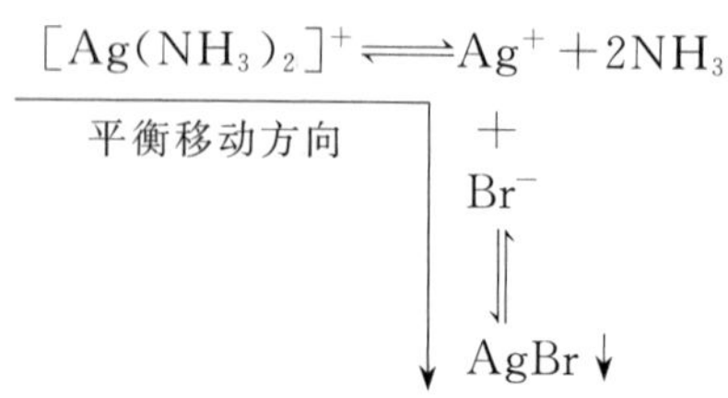

前者的变化是由于加入了配位剂 NH_3 使沉淀溶解平衡转化为配位平衡，后者的变化是由于加入了较强的沉淀剂使配位平衡转化为沉淀溶解平衡。在两种平衡的转化过程中，配离子稳定常数 K_s 越小，生成的沉淀 K_{sp} 越小，就愈容易由配位平衡转化为沉淀溶解平衡。相反，配离子稳定常数 K_s 越大，生成的沉淀 K_{sp} 越大，就越容易由沉淀溶解平衡转化为配位平衡。

例 8-2 298.15 K 时，将 1.00 $mol \cdot L^{-1}$ 的氨水与等体积的 0.2 $mol \cdot L^{-1}$ 的 $ZnCl_2$ 混合后，通入 H_2S，体系中 S^{2-} 浓度为 1.1×10^{-10} $mol \cdot L^{-1}$，此时有无 ZnS 沉淀析出？已知 $K_s([Zn(NH_3)_4]^{2+}) = 2.88\times10^9$，$K_{sp}(ZnS) = 2.93\times10^{-25}$。

解 设配位平衡时溶液中 Zn^{2+} 为 x $mol \cdot L^{-1}$

$$Zn^{2+}(aq) + 4NH_3(aq) \rightleftharpoons [Zn(NH_3)_4]^{2+}(aq)$$

平衡浓度（$mol \cdot L^{-1}$）　x　　$0.5-(0.1-x)\times4 = 0.1+4x$　　$0.1-x$

$$K_s = \frac{[Zn(NH_3)_4^{2+}]}{[Zn^{2+}][NH_3]^4} = \frac{0.1-x}{x\cdot(0.1+4x)^4} \approx \frac{0.1}{1\times10^{-4}\cdot x} = 2.88\times10^9$$

$$x = 3.47\times10^{-7}$$

$$Q_c = 1.1\times10^{-10}\times3.47\times10^{-7} = 3.82\times10^{-17} > K_{sp}(ZnS)$$

所以有 ZnS 沉淀析出。

（三）氧化还原平衡的影响

在配位平衡体系中，加入能与中心原子或配体反应的氧化剂或还原剂时，由于氧化还原反应的发生，将导致配位平衡移动。如在含 $[Fe(SCN)_6]^{3-}$ 配离子的溶液中加入 $SnCl_2$ 溶液，Sn^{2+} 具有还原性，可发生下列反应

$$2[Fe(SCN)_6]^{3-} \rightleftharpoons 2Fe^{3+} + 12SCN^-$$

平衡移动方向 ↓

$$+\ Sn^{2+} \rightleftharpoons 2Fe^{2+} + Sn^{4+}$$

另一方面，配位平衡也可改变氧化还原平衡的方向，使原来不能发生的氧化还原反应在配体存在下得以进行。如标准状态下 $\varphi^{\ominus}_{Fe^{3+}/Fe^{2+}}(+0.771\ V) > \varphi^{\ominus}_{I_2/I^-}(+0.5355\ V)$，$I_2$ 不可能将 Fe^{2+} 氧化为 Fe^{3+}，但在 F^- 存在下 Fe^{3+} 生成 $[FeF_6]^{3-}$，使电对 Fe^{3+}/Fe^{2+} 的电极电势降低，从而使 I_2 能将 Fe^{2+} 氧化，反应如下

$$2Fe^{2+} + I_2 \rightleftharpoons 2Fe^{3+} + 2I^-$$

平衡移动方向 ↓

$$+\ 12F^- \rightleftharpoons 2[FeF_6]^{3-}$$

（四）其他配位平衡的影响

在一配位平衡系统中，加入能与中心原子生成更加稳定配合物的配位剂时，则可导致原配位平衡移动。对于同类型配合物，平衡由 K_s 较小的配合物向生成 K_s 较大的配合物转化。例如在 $[Fe(SCN)_6]^{3-}$ 的血红色溶液中加入 NaF，血红色逐渐褪去，就是由于血红色 $[Fe(SCN)_6]^{3-}$ 转化为更稳定的无色 $[FeF_6]^{3-}$。

$$[Fe(SCN)_6]^{3-} \rightleftharpoons Fe^{3+} + 6SCN^-$$

平衡移动方向 ↓

$$+\ 6F^- \rightleftharpoons [FeF_6]^{3-}$$

第三节　螯合物

螯合物（chelate）是一类由中心原子与多齿配体形成的具有环状结构的配合物。如 Cu^{2+} 与乙二胺形成含有两个五元环的螯合物（图 8-3）。

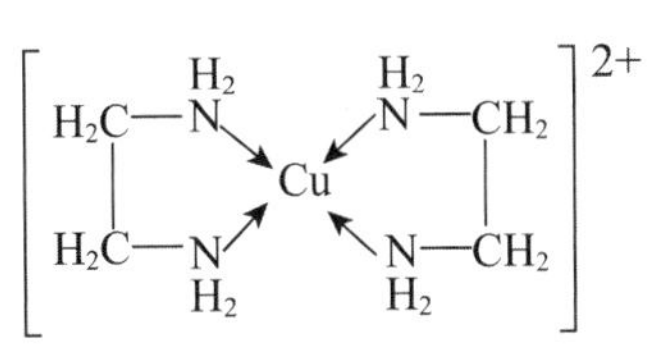

图 8-3　$[Cu(en)_2]^{2+}$ 的结构

通常把能够与中心原子形成螯合物的多齿配体称为螯合剂（chelating agent）。常见的螯合剂主要是含有 N、O、S 等配位原子的有机化合物。如氨羧螯合剂就是一类分子中含有氨基和羧基的有机化合物，以 N、O 为配位原子，与中心原子形成环状螯合物。乙二胺四乙酸或其二钠盐（统称为 EDTA）是最常用的氨羧螯合剂。乙二胺四乙酸根离子（Y^{4-}）是一个六齿配体，几乎能够与所有的金属离子形成稳定的螯合物，其中大多具有 5 个螯合环。如 Ca^{2+} 与 EDTA 形成的螯合物（图 8-4）。

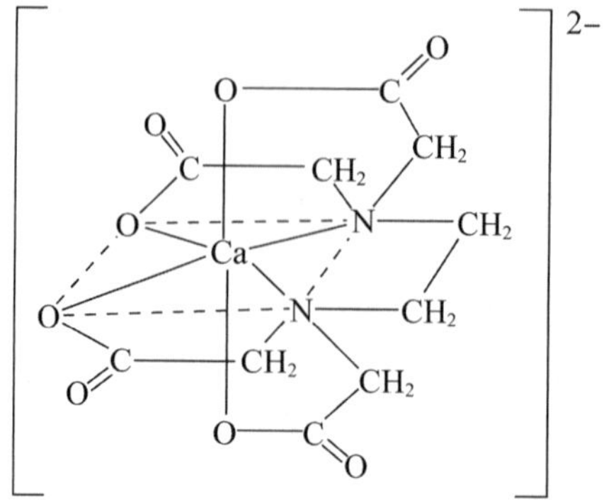

图 8-4 CaY^{2-} 的结构

由于螯合物具有稳定的环状结构，因此其稳定性一般比组成和结构相似的简单配合物大得多。如简单配合物 $[Cu(NH_3)_4]^{2+}$ 的 K_s 为 2.09×10^{13}，而螯合物 $[Cu(en)_2]^{2+}$ 的 K_s 为 1.00×10^{20}。这种由于螯合环的形成而使配合物的稳定性大大增加的作用称为螯合效应（chelating effect）。螯合环一般以五元环、六元环最稳定，且螯合剂与中心原子形成的螯合环数目越多，螯合物稳定性越大。

第四节 配合物在生物医药方面的应用

金属与蛋白质的相互作用

在生物体中，与呼吸作用有密切关系的血红素是铁的螯合物（图 8-5），进行植物光合作用的叶绿素是镁的螯合物，对人体有重要作用的维生素 B_{12} 是钴的螯合物。生物体中还有一类比一般催化剂效能高千百倍、甚至十亿倍的生物催化剂——酶，许多酶分子含有金属元素，也是一些复杂的金属配合物。

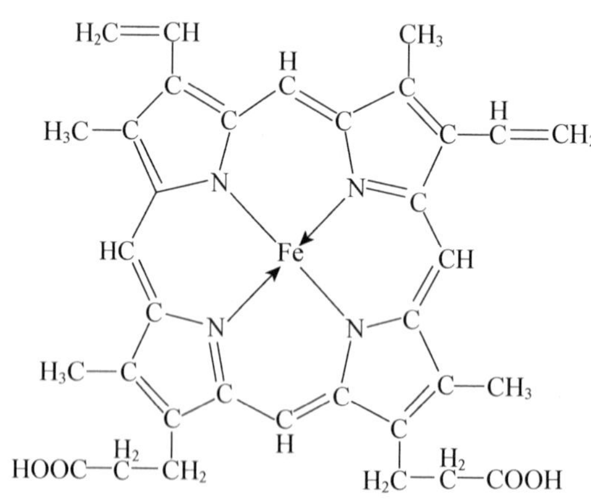

图 8-5 血红素的结构

许多药物本身就是配合物或配位剂，如治疗缺铁性贫血的枸橼酸铁铵、治疗血吸虫病的酒石酸锑钾等都是含有金属离子的配合物。在癌症化疗中有显著疗效的顺铂［顺式-二氯·二氨合铂（Ⅱ）］、卡铂［1,1-环丁二羧酸二氨合铂（Ⅱ）］等都是铂的配合物。

一些配体能选择性地与有毒金属或类金属离子形成水溶性的螯合物。如对于重金属或类金属中毒的患者，临床上常采用螯合疗法，即选择合适的螯合剂与重金属或类金属离子形成无毒水溶的螯合物经肾排出体外进行解毒。此方法中所用的螯合剂称为解毒剂。常用的解毒剂如二巯基丙醇、EDTA 二钠钙盐（$CaNa_2Y$）等，都可用于治疗 Hg、Pb、Cd 等金属中毒。

配合物在生物医学方面有着非常重要的作用，随着科技的日益发展和研究的不断深入，配合物将会更有效地帮助人们控制和战胜疾病。

第八章小结

习　题　八

1. 命名下列配合物，并指出中心原子、配体、配位原子和配位数。

（1）$K_2[PtCl_6]$　（2）$[Cu(en)_2]SO_4$　（3）$[CoCl_2(NH_3)_3H_2O]Cl$

（4）$[Ni(CO)_4]$　（5）$K_2[Zn(OH)_4]$　（6）$[Co(NO_2)_2(en)_2]$

2. 写出下列配合物的化学式。

（1）六氰合铁（Ⅱ）酸铵　（2）氢氧化二氨合银（Ⅰ）

（3）氯化二氯·四水合铬（Ⅲ）　（4）氯化二羟基·四水合铝（Ⅲ）

（5）四羟基合金（Ⅲ）酸钾　（6）二氯·二（乙二胺）合锌（Ⅱ）

3. 什么叫螯合物？什么叫螯合剂？

4. 为什么 EDTA 二钠钙盐（$CaNa_2Y$）可作为治疗一些金属中毒的药物？

5. 在 0.10 mol·L^{-1}的［$Ag(CN)_2$］$^-$溶液中加入 KCl 固体，使 Cl^- 浓度为 0.10 mol·L^{-1}，有何现象？［$Ag(CN)_2$］$^-$的稳定常数为 1.26×10^{21}，AgCl 的溶度积常数为 1.77×10^{-18}。

6. 有三种铂的配合物，其化学组成分别为：（1）$PtCl_4(NH_3)_6$；（2）$PtCl_4(NH_3)_4$；（3）$PtCl_4(NH_3)_2$。根据下述实验结果写出（1）、（2）、（3）三种配合物的化学式和名称。

（1）的水溶液能导电，1 mol（1）与 $AgNO_3$ 溶液反应可得 4 mol AgCl 沉淀；

（2）的水溶液能导电，1 mol（2）与 $AgNO_3$ 溶液反应可得 2 mol AgCl 沉淀；

（3）的水溶液基本不导电，与 $AgNO_3$ 溶液反应基本无 AgCl 沉淀生成。

习题八参考答案

（额尔敦）

第9章 滴定分析法

第一节　滴定分析法概述

一、基本概念

滴定分析法是将已知准确浓度的试剂溶液作为标准溶液（standard solution），由滴定管滴加到一定量的被测试样（sample）溶液中，直到所加的标准溶液与被测物质按化学计量关系定量反应为止。根据所消耗的标准溶液（或滴定剂）的浓度和体积，求算被测物质含量的一类分析方法。

上述操作过程称为滴定（titration）。当标准溶液与被测物质按化学计量关系恰好反应完全时，即达化学计量点（stoichiometric point），亦称滴定反应的理论终点。计量点一般是根据在它附近所易观察到的外观变化来确定（颜色的改变、沉淀的生成等）。若反应自身无变化，常借助指示剂（indicator）颜色变化显示计量点的到达。指示剂发生颜色变化的转变点称滴定终点（end point of titration），滴定终点和计量点不一定恰好符合，由此产生的分析误差称为滴定误差（titration error）。因此在滴定分析中应选择合适的指示剂，使滴定终点尽可能与计量点一致。

滴定分析常用于常量组分的测定，即待测组分的含量一般在1%以上，测定的相对误差一般可小于0.2%。根据化学反应类型不同，滴定分析可分为酸碱滴定法、氧化还原滴定法、配位滴定法、沉淀滴定法等。

在滴定分析中，能够准确滴定的化学反应必须具备以下条件：

（1）反应必须按化学反应式进行，且应按化学计量关系定量完成。

（2）反应必须迅速。对于速率较慢的反应，可通过加热或加催化剂等方法来加快反应速率。

（3）无副反应发生。试样中的共存物质不能与标准溶液反应，或可用适当的方法进行掩蔽。

（4）有比较简便可靠的方法确定滴定终点。

二、滴定分析法的操作程序

滴定分析的操作过程一般包括3个主要部分，即标准溶液的配制、标准溶液的标定和试样组分含量的测定。

标准溶液的配制方法分为直接配制法和间接配制法。如果试剂稳定且纯度高，则用直接法配制。准确称量一定量的试剂，溶解后转移至容量瓶中定容，即配得准确浓度的标准溶液。这种能用于直接配制准确浓度的标准溶液的物质，称为一级标准物质（primary standard substance）（又称基准物质）。如果试剂纯度不够或不稳定，则用间接法配制，即先配成与所需溶液浓度相近的溶液，然后用一级标准物质或用其他标准溶液测定其准确浓度。此确定标准溶液浓度的操作过程称为标定（standardization）。

一级标准物质必须具备下列条件：①物质的组成应与其化学式完全一致。②物质纯度一般要求在99.9%以上。③一般情况下物质应该很稳定。④物质参加反应时要按化学反应式定量进行且没有副反应。⑤物质最好具有较大的摩尔质量，以减小称量误差。

三、滴定分析法的计算

在滴定分析中，任何滴定反应都应按化学反应式所表示的化学计量关系进行。如物质A和物质B的滴定反应为：$aA+bB=dD+eE$，若以A和B为物质参加反应的基本单元，则在计量点时的关系式为

$$\frac{1}{a}n_A=\frac{1}{b}n_B \tag{9-1}$$

$$\frac{1}{a}c_AV_A=\frac{1}{b}c_BV_B \tag{9-2}$$

$$\frac{1}{a}c_AV_A=\frac{1}{b}\times\frac{m_B}{M_B} \tag{9-3}$$

式（9-2）和式（9-3）是滴定分析中最基本的计算依据。

四、分析结果的误差

在分析过程中，测定值与真实值之间的差值称为误差（error）。误差越小，则测定结果越准确。根据误差性质和产生的原因，可将误差分为系统误差（systematic error）和偶然误差（accidental error）两大类。

（一）系统误差

系统误差又称可测误差。它是由于某些固定的原因所造成的，使测定结果系统地偏高或偏低。在同一条件下重复测定时会重复出现，其值的大小和正负可以测定。系统误差的产生主要有下列原因：

1. 方法误差

由于分析方法本身不够恰当而引起的误差。如在滴定分析中，反应进行不完全，滴定终点与化学计量点不一致以及有副反应发生等，都会产生方法误差。

2. 仪器误差

所用仪器不够准确而引起测定时的误差称为仪器误差。如容量仪器刻度不准、砝码生锈等。

3. 操作误差

主要是指由于分析人员操作不符合要求的主观因素造成的误差。如分析人员对滴定终点颜色的判断，有的偏深，有的偏浅。

4. 试剂误差

这类误差是指由于试剂或蒸馏水中含有微量杂质或干扰物质而引起的误差。

系统误差对分析结果影响较恒定，一般可通过对照试验、空白试验、校正仪器和改进分析方法等来消除。

（二）偶然误差

偶然误差是由一些难以控制的偶然因素所引起的。如在分析测定时，环境温度、湿度和气压等条件的微小波动和仪器性能的微小改变、分析人员对各份试样处理的微小差别，都将产生偶然误差。它的数值的大小、正负都难以控制，所以它又称不可测误差。在实际工作中，常采

用“多次测定，取平均值”的方法，以减小偶然误差。

（三）准确度与误差

准确度（accuracy）是指测定值（x）与真实值（T）相符合的程度。若测定值与真实值越接近，则测定结果的准确度越高。准确度的高低常用误差来衡量，误差可用绝对误差（E）和相对误差（E_r）来表示。

$$E=x-T \tag{9-4}$$

$$E_r=\frac{E}{T}\times 100\% \tag{9-5}$$

通常用相对误差来表示分析结果的准确度。误差有正值和负值之分，分别表示测定结果偏高或偏低于真实值。

例 9-1 用分析天平称 Na_2CO_3 样品两份，其质量分别为 2.5722 g 和 0.2572 g，这两份 Na_2CO_3 的真实质量分别为 2.5720 g 和 0.2570 g，试计算它们的绝对误差和相对误差。

解 绝对误差分别为

$$E_1=2.5722\ \text{g}-2.5720\ \text{g}=0.0002\ \text{g}$$

$$E_2=0.2572\ \text{g}-0.2570\ \text{g}=0.0002\ \text{g}$$

相对误差分别为

$$Er_1=\frac{E}{T}\times 100\%=\frac{0.0002\ \text{g}}{2.5720\ \text{g}}\times 100\%=0.008\%$$

$$Er_2=\frac{E}{T}\times 100\%=\frac{0.0002\ \text{g}}{0.2570\ \text{g}}\times 100\%=0.08\%$$

由上述计算可知：绝对误差相等时，测定值越大，则相对误差越小，这说明用相对误差表示结果的准确度较用绝对误差更为确切。

（四）精密度与偏差

精密度（precision）是指多次平行测定值之间相互接近的程度，精密度的大小用偏差表示。偏差越小说明精密度越高，测定结果的重现性越好。

每次测定值（x）与多次测定值的算术平均值（$\bar{x}$）的差值称绝对偏差（d），即

$$d=x-\bar{x} \tag{9-6}$$

在统计分析中还常用绝对平均偏差（$\bar{d}$）、相对平均偏差（d_r）、标准偏差（s）和相对标准偏差（RSD）来表示分析结果的精密度。

$$\bar{d}=\frac{|d_1|+|d_2|+|d_3|+\cdots+|d_n|}{n} \tag{9-7}$$

$$d_r=\frac{\bar{d}}{\bar{x}}\times 100\% \tag{9-8}$$

$$s=\sqrt{\frac{d_1^2+d_2^2+d_3^2+\cdots+d_n^2}{n-1}} \tag{9-9}$$

$$RSD=\frac{s}{\bar{x}}\times 100\% \tag{9-10}$$

式中 n 为测定次数。

准确度表示分析结果的正确性，它主要受系统误差的影响，精密度表示分析结果的重现性，它受偶然误差的影响。对某一分析结果，只有在消除系统误差之后，才能以精密度的高低衡量准确度的高低。

精密度高表示测量操作的稳定性好，但并不一定意味着准确度高，而分析结果的准确度高，则一定要以高精密度为基础。

五、有效数字及其运算规则

（一）有效数字的意义

有效数字（significant figure）是指实际能测量到的具有实际意义的数字，它包括所有的准确数字和最后一位可疑数字，有效数字保留位数应根据分析仪器及方法确定。

例如，用万分之一分析天平可称量到±0.0001 g，某样品称量结果为1.4967 g，其中“1.496”是准确的，最后一位“7”是可疑的，它可能有±0.0001 g的误差，样品实际质量是1.4967 g±0.0001 g范围内的某一值。

一般来说，数字1～9都是有效数字，而0则不确定。如某溶液的体积为20.60 ml，数中的两个0都是有效数字，若以L作为单位时则为0.020 60 L，数据中2前的“0”只起定位作用，不是有效数字，而2后的“0”是有效数字。由此可见，在数字（1～9）中间和有小数点时末尾的“0”均为有效数字，在第一个非零数字（1～9）前的“0”均不是有效数字。

使用中注意：

(1) 化学中常见的pH、p*K*及lg*c*等对数值，其有效数字的位数仅取决于小数部分的位数，整数部分只与其对应的真数中10的方次有关。如pH=6.53，有效数字的位数是2位。

(2) 分析化学中，常会遇到一些非测量值（如倍数、分数等），如碳酸钠以$\frac{1}{2}Na_2CO_3$为基本单元的摩尔质量为$\frac{1}{2}\times 106.0\ g\cdot mol^{-1}$，其中的$\frac{1}{2}$为分数，它的有效数字位数不受限制。

(3) 6200的有效数字不能确定，应根据实际的有效数字确定位数，用科学计数法可分别表示为6.2×10^3（2位），6.20×10^3（3位），6.200×10^3（4位）。

（二）有效数字的运算规则

(1) 记录测定值和计算结果的数据时，只保留一位可疑数字。

(2) 有效数字的修约规则是：四舍六入五留双。

当被修约的数≤4时，舍弃；≥6时则进位；当被修约的数=5，且后全为0或无其他数字时，若保留数是偶数（包括0）则舍去，是奇数则进位，使修约后的最后一位为偶数；当5后面还有数字（0除外）时，无论5的前面是偶数还是奇数都进位。例如，将8.46、5.248、3.55、2.85、3.451修约为二位有效位数时，结果分别为8.5、5.2、3.6、2.8、3.5。

(3) 加减运算：加减运算所得结果的有效数字位数以参加运算各数字中小数点后位数最少的数（绝对误差最大）为准。例如

$$0.0363+15.32+1.36545=0.04+15.32+1.37=16.73$$

(4) 乘除运算：乘除运算所得结果的有效数字位数以参加运算各数字中有效数字位数最少的数（相对误差最大）为准。例如

$$0.0363\times15.32\times1.36545=0.0363\times15.3\times1.37=0.761$$

在计算过程中，有时可暂时多保留一位有效数字，而最后结果仍保留应有的有效数字位数。使用计算器处理结果时，不必对每一步的计算数字进行取舍，只对最后结果保留合理的位数。

第二节 酸碱滴定法

一、酸碱指示剂

酸碱指示剂（acid-base indicator）是一类能随着 pH 的改变而显现不同颜色的有机化合物。常用的酸碱指示剂一般是有机弱酸（如酚酞、石蕊等）或有机弱碱（如甲基橙、甲基红等）。它们在溶液中都存在酸式和碱式两种结构形式，而且这两种形式具有不同的颜色。当溶液的 pH 变化时，指示剂得失质子，酸式和碱式相互转变，从而引起颜色变化。

若用 HIn 和 In^- 分别表示酸碱指示剂的酸式和碱式时，在其溶液中存在如下质子转移平衡

$$\underset{\text{(酸式)}}{HIn}+H_2O \rightleftharpoons H_3O^+ + \underset{\text{(碱式)}}{In^-}$$

酸式和碱式各具有特殊的颜色，称为双色指示剂，如果只有其一有颜色，称为单色指示剂。

由上述质子转移平衡可得

$$K_{HIn}=\frac{[H_3O^+][In^-]}{[HIn]} \tag{9-11}$$

式中 K_{HIn} 是酸碱指示剂的解离常数，简称指示剂酸常数

$$[H_3O^+]=K_{HIn}\frac{[HIn]}{[In^-]} \tag{9-12}$$

两边各取负对数，则得

$$pH=pK_{HIn}+\lg\frac{[In^-]}{[HIn]} \tag{9-13}$$

由式（9-13）可知：

（1）$[In^-]$ 与 $[HIn]$ 的比值决定于溶液的 pH。此比值也反映了溶液的酸式色成分与碱式色成分的比例随着溶液 pH 变化而发生变化，从而引起溶液的颜色也随之发生变化。这就是酸碱指示剂的变色原理。

（2）当 $pH=pK_{HIn}$ 时，$[In^-]=[HIn]$，指示剂显示的颜色是酸式色和碱式色的混合色，此时溶液的 pH 值为酸碱指示剂的变色点（color change point）。

（3）当 $[In^-]/[HIn]\geqslant 10$，即 $pH\geqslant pK_{HIn}+1$，溶液显示 In^- 的颜色；当 $[In^-]/[HIn]\leqslant 0.1$，即 $pH\leqslant pK_{HIn}-1$，溶液显示 HIn 的颜色；因此，当溶液的 pH 值由 $pK_{HIn}+1$ 变化到 $pK_{HIn}-1$，就能明显地观察到指示剂由碱色变为酸色。所以，溶液的 $pH=pK_{HIn}\pm 1$ 称为指示剂的变色范围（color change interval）。

由于人的视觉对不同颜色的敏感程度不同，加上两种颜色的互相掩盖，实际观察结果与理论计算并非完全一致。如甲基橙的变色点 $pH=pK_{HIn}=3.7$，其理论变色范围为 2.7～4.7，而实际变色范围为 pH=3.1～4.4。

几种常用的酸碱指示剂及变色范围列于表 9-1。

表 9-1　常用的酸碱指示剂及变色范围

指示剂	变色范围 pH	变色点 $pH=pK_{HIn}$	酸色	过渡色	碱色
百里酚蓝	1.2～2.8	1.7	红色	橙色	黄色
甲基橙	3.1～4.4	3.7	红色	橙色	黄色
溴酚蓝	3.1～4.6	4.1	黄色	蓝紫	紫色
甲基红	4.4～6.2	5.0	红色	橙色	黄色
溴百里酚蓝	6.0～7.6	7.3	黄色	绿色	蓝色
中性红	6.8～8.0	7.4	红色	橙色	黄色
酚酞	8.0～9.6	9.1	无色	粉红	红色
百里酚酞	9.4～10.6	10.0	无色	淡蓝	蓝色

二、滴定曲线和指示剂的选择

在酸碱滴定中，必须选择使滴定终点与计量点尽量吻合的指示剂，滴定误差才会小。为此，必须了解滴定过程中溶液 pH 的变化情况，尤其是在计量点附近加入 0.04 ml（1 滴）酸或碱标准溶液所引起溶液 pH 的变化。因为只有在这一变化范围内变色的指示剂，才能用来指示滴定终点。

（一）强酸与强碱的滴定

强酸与强碱间相互滴定的基本反应式为

$$H_3O^+ + OH^- = 2H_2O$$

1. 滴定曲线

以 $0.1000\ mol \cdot L^{-1}$ NaOH 溶液滴定 20.00 ml $0.1000\ mol \cdot L^{-1}$ HCl 溶液为例，讨论滴定过程中溶液 pH 的变化情况。

（1）滴定前：溶液的 pH 取决于 HCl 的初始浓度

$$[H_3O^+] = 0.1000\ mol \cdot L^{-1}$$

$$pH = 1.00$$

（2）滴定开始至计量点前：溶液的 pH 值取决于剩余的 HCl 浓度。当滴入 19.80 ml NaOH 溶液时，溶液的酸度为

$$[H_3O^+] = \frac{0.1000\ mol \cdot L^{-1} \times (20.00 - 19.80)ml}{20.00\ ml + 19.80\ ml} = 5.0 \times 10^{-4} mol \cdot L^{-1}$$

$$pH = 3.30$$

当滴入 19.98 ml NaOH 溶液时，溶液的酸度为

$$[H_3O^+] - \frac{0.1000\ mol \cdot L^{-1} \times (20.00 - 19.98)ml}{20.00\ ml + 19.98\ ml} = 5 \times 10^{-5} mol \cdot L^{-1}$$

$$pH = 4.3$$

（3）滴定至计量点时：滴入的 20.00 ml NaOH 与 20.00 ml HCl 恰好反应完全，此时溶液的酸度为

$$[H^+] = [OH^-] = 1.00 \times 10^{-7}\ mol \cdot L^{-1}$$

$$pH = 7.00$$

(4) 滴定至计量点后：溶液的酸度取决于过量的 NaOH 浓度。当滴入 20.02 ml NaOH 溶液时，溶液的酸度为

$$[OH^-]=\frac{0.1000\ \text{mol}\cdot L^{-1}\times(20.02-20.00)\text{ml}}{20.00\ \text{ml}+20.02\ \text{ml}}=5\times10^{-5}\text{mol}\cdot L^{-1}$$

$$pOH=4.3\qquad pH=9.7$$

按上述方法计算出的溶液 pH 均列于表 9-2 中。

以 NaOH 溶液的加入量为横坐标，对应溶液的 pH 为纵坐标作图，绘制得滴定曲线，如图 9-1 所示。

表 9-2　用 0.1000 mol · L^{-1} NaOH 滴定 20.00 ml 0.1000 mol · L^{-1} HCl 溶液 pH 的变化

加入 NaOH (ml)	中和百分数 (%)	剩余 HCl (ml)	过量 NaOH (ml)	pH	
0.00	0.00	20.00		1.00	
18.00	90.00	2.00		2.28	
19.80	99.00	0.20		3.30	
19.98	99.90	0.02		4.3	突跃范围
20.00	100.0	0.00		7.00	
20.02	100.1		0.02	9.7	
20.20	101.0		0.20	10.70	
22.00	110.0		2.00	11.70	
40.00	200.0		20.00	12.5	

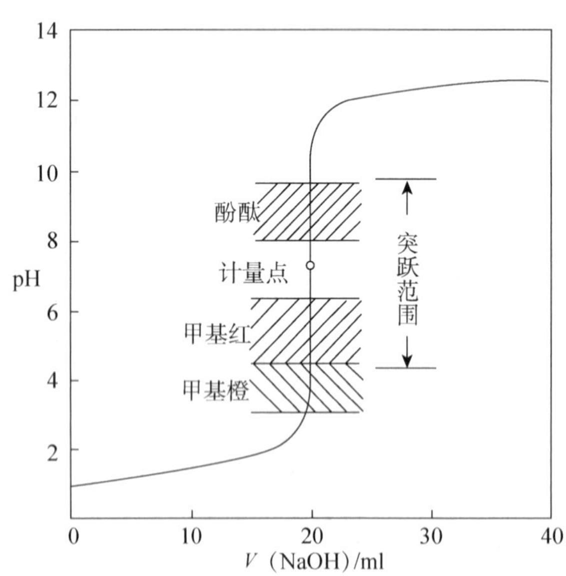

图 9-1　0.1000 mol · L^{-1} NaOH 溶液滴定 20.00 ml 0.1000 mol · L^{-1} HCl 的滴定曲线

从表 9-2 和图 9-1 中可以看出：

(1) 从滴定开始到加入 NaOH 溶液 19.98 ml 时，溶液 pH 从 1.00 增大到 4.3，仅改变了 3.3 个 pH 单位。

(2) 在化学计量点前后，NaOH 溶液的加入量仅为 0.04 ml（约 1 滴），即从 19.98 ml 滴

到 20.02 ml，溶液的 pH 则从 4.3 增到 9.7，pH 迅速改变了 5.4 个单位。这种 pH 的急剧改变，形成滴定曲线中的“突跃”部分，称为滴定突跃（titration jump）。突跃所在的 pH 范围，称为滴定突跃范围，简称突跃范围。上述滴定的突跃范围为 4.3～9.7。

（3）突跃后继续加入 NaOH 溶液，溶液的 pH 变化越来越小，故曲线又转为平缓。

若用 0.1000 mol·L^{-1} HCl 溶液滴定 20.00 ml 0.1000 mol·L^{-1}NaOH 溶液，则可得到一条与上述曲线对称的滴定曲线。

2. 指示剂的选择

选择指示剂的原则是：指示剂在滴定的突跃范围内能发生颜色的变化，即指示剂的变色范围在突跃范围内或至少占据突跃范围的一部分。根据这一原则，0.1000 mol·L^{-1} NaOH 溶液滴定 0.1000 mol·L^{-1} HCl 溶液的 pH 突跃范围为 4.3～9.7，因此甲基橙（3.1～4.4）、酚酞（8.0～9.6）、甲基红（4.4～6.2）等都是可选的指示剂。

3. 突跃范围与酸碱浓度的关系

突跃范围的大小，还与滴定剂和试样的浓度有关。例如，分别用 1.000 mol·L^{-1}、0.1000 mol·L^{-1}、0.010 00 mol·L^{-1}的 NaOH 溶液滴定同浓度的 HCl 溶液，所得 pH 突跃范围分别为 3.3～10.7、4.3～9.7 和 5.3～8.7。可见，酸碱浓度降低 10 倍时，突跃范围将减少 2 个 pH 单位。溶液太稀，突跃范围小，指示剂的选择受到限制；溶液浓度大，突跃范围大，有利于指示剂的选择，但计量点时绝对误差较大。因而一般酸碱滴定中，溶液的浓度以 0.1～0.5 mol·L^{-1}为宜。

（二）强碱与弱酸的滴定

1. 滴定曲线

强碱滴定弱酸 HB 的基本反应为

$$HB+OH^{-}=H_2O+B^{-}$$

以 0.1000 mol·L^{-1} NaOH 滴定 20.00 ml 0.1000 mol·L^{-1} HAc 为例，来讨论这类滴定过程中溶液 pH 的变化情况。

（1）滴定前：溶液中的 HAc 浓度为 0.1000 mol·L^{-1}，溶液的酸度为

$$[H_3O^+]=\sqrt{K_a c}=\sqrt{1.75\times10^{-5}\times0.1000}=1.32\times10^{-3}\text{mol}\cdot L^{-1}$$

$$pH=2.88$$

（2）滴定开始至计量点前：溶液中过量的 HAc 及反应产物 NaAc 组成了一个缓冲体系，溶液中 $[H_3O^+]$ 可用下式计算

$$pH=pK_a+\lg\frac{[Ac^-]}{[HAc]}$$

当滴入 19.98 ml NaOH 溶液时，溶液的 [HAc] 和 $[Ac^-]$ 分别为

$$[HAc]=\frac{0.1000\ \text{mol}\cdot L^{-1}\times0.02\ \text{ml}}{20.00\ \text{ml}+19.98\ \text{ml}}=5\times10^{-5}\ \text{mol}\cdot L^{-1}$$

$$[Ac^-]=\frac{0.1000\ \text{mol}\cdot L^{-1}\times19.98\ \text{ml}}{20.00\ \text{ml}+19.98\ \text{ml}}=5.000\times10^{-2}\ \text{mol}\cdot L^{-1}$$

$$pH=4.75+\lg\frac{5.000\times10^{-2}\ \text{mol}\cdot L^{-1}}{5\times10^{-5}\ \text{mol}\cdot L^{-1}}=7.8$$

（3）滴定至计量点时：滴入的 20.00 ml NaOH 与 20.00 ml HAc 恰好反应完全，得到 0.050 00 mol·L^{-1}的 NaAc 溶液，溶液中 $[OH^-]$ 为

$$[OH^-]=\sqrt{K_b c}=\sqrt{5.6\times10^{-10}\times0.05000\ \text{mol}\cdot L^{-1}}=5.3\times10^{-6}\ \text{mol}\cdot L^{-1}$$

$$pOH=5.27$$

$$pH=14-5.27=8.73$$

(4) 滴定至计量点后：由于 NaOH 溶液过量，溶液的组成为 NaAc+NaOH，溶液的 pH 取决于过量的 NaOH 的浓度。当滴入 20.02 ml NaOH 溶液时，溶液的 $[OH^-]$ 为

$$[OH^-]=\frac{0.1000\ mol\cdot L^{-1}\times(20.02-20.00)ml}{20.00\ ml+20.02\ ml}=5\times10^{-5}\ mol\cdot L^{-1}$$

$$pOH=4.3 \qquad pH=9.7$$

用类似方法计算出的溶液 pH，列于表 9-3 中，并绘制滴定曲线如图 9-2 所示。

2. 指示剂的选择

由图 9-2 可知滴定突跃范围是 7.8～9.7，在碱性范围内，因此，应选择在碱性范围内变色的指示剂。酚酞和百里酚酞的变色范围恰好在突跃范围之内，是较合适的指示剂。

表 9-3 0.1000 mol·L⁻¹ NaOH 滴定 20.00 ml 0.1000 mol·L⁻¹ HAc 溶液 pH 的变化

加入 NaOH (ml)	中和百分数 (%)	剩余 HAc (ml)	过量 NaOH (ml)	pH	
0.00	0.00	20.00		2.88	
18.00	90.00	2.00		5.70	
19.80	99.00	0.20		6.73	
19.98	99.90	0.02		7.8	突跃范围
20.00	100.0	0.00		8.73	突跃范围
20.00	100.1		0.02	9.7	突跃范围
20.20	101.0		0.20	10.70	
22.00	110.0		2.00	11.70	
40.00	200.0		20.00	12.50	

3. 滴定突跃与弱酸强度的关系

弱酸的滴定突跃范围不仅与酸的浓度有关，而且还与其强弱有关。从 0.1000 mol·L⁻¹ NaOH 溶液滴定 0.1000 mol·L⁻¹各种不同强度弱酸的滴定曲线（图 9-3）可以看出，弱酸的浓度相同时，K_a 值越大，突跃范围越大；K_a 值越小，突跃范围越小。当弱酸的浓度为

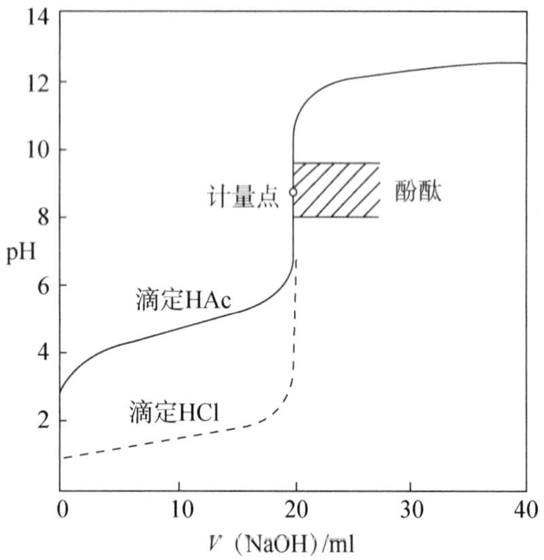

图 9-2 0.1000 mol·L⁻¹ NaOH 滴定 0.1000 m·L⁻¹ HAC 的滴定曲线

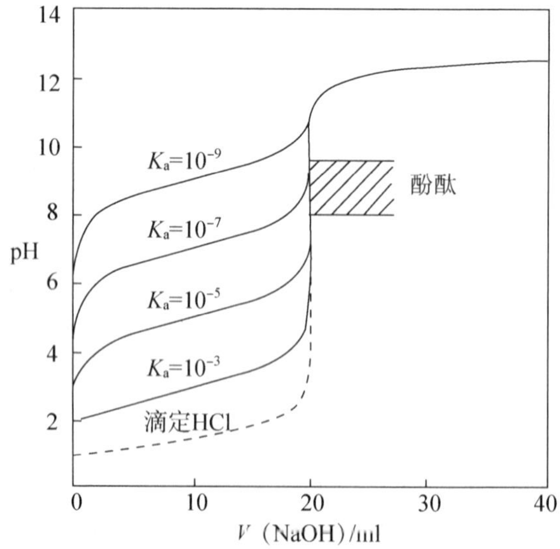

图 9-3 0.1000 mol·L⁻¹ NaOH 滴定 0.1000 mol·L⁻¹ 不同强度弱酸的滴定曲线

0.1000 mol·L^{-1}且 $K_a \leqslant 10^{-7}$时，其滴定突跃已不明显，无法用一般的指示剂确定滴定终点。因此只有当弱酸的 $c_a \cdot K_a \geqslant 10^{-8}$时，才能用指示剂准确地指示终点，故常将 $c_a \cdot K_a \geqslant 10^{-8}$作为弱酸能否用强碱准确滴定的依据。与此类似，也常将 $c_b \cdot K_b \geqslant 10^{-8}$作为弱碱能否用强酸准确滴定的依据。

三、酸碱标准溶液的配制与标定

（一）酸标准溶液

盐酸和硫酸都能用来配制酸标准溶液，其中盐酸最为常用。浓盐酸易逸出 HCl 气体，所以不能直接配成浓度准确的溶液，而是先配成近似于所需浓度（一般为 0.1 mol·L^{-1}）的溶液，然后用一级标准物质标定。

最常用于标定盐酸溶液的一级标准物质是无水碳酸钠（Na_2CO_3）或硼砂（$Na_2B_4O_7 \cdot 10H_2O$）。

用 Na_2CO_3 标定 HCl 时，滴定反应为

$$Na_2CO_3 + 2HCl = H_2CO_3 + 2NaCl$$

计量点时 pH 为 3.8，选用甲基红作指示剂，按下式计算 HCl 溶液的准确浓度：

$$c(HCl) = \frac{2m(Na_2CO_3)}{M(Na_2CO_3) \cdot V(HCl)}$$

若以硼砂标定 HCl 溶液时，其反应为

$$Na_2B_4O_7 + 2HCl + 5H_2O = H_3BO_3 + 2\ NaCl$$

在计量点时

$$c(HCl) = \frac{2\ m(Na_2B_4O_7 \cdot 10H_2O)}{M(Na_2B_4O_7 \cdot 10H_2O) \cdot V(HCl)}$$

化学计量点的 pH 为 5.1，可选择甲基红为指示剂。

例 9-2 称取一级标准物 Na_2CO_3 0.1386 g，标定近似浓度为 0.1 mol·L^{-1} HCl 溶液，甲基橙作指示剂，HCl 溶液用量为 22.00 ml。计算 HCl 溶液的准确浓度。

解 根据用 Na_2CO_3 标定 HCl 溶液的计量关系式，得

$$c(HCl) = \frac{2m(Na_2CO_3)}{M(Na_2CO_3) \cdot V(HCl)}$$

$$= \frac{2 \times 0.1368\ g}{106.0\ g \cdot mol^{-1} \times 0.02200\ L}$$

$$= 0.1117\ mol \cdot L^{-1}$$

（二）碱标准溶液

常用来配制碱标准溶液的物质有 NaOH 和 KOH，其中应用最多的是 NaOH。NaOH 有较强的吸湿性，且能吸收 CO_2，所以也只能先配成近似于所需浓度（一般为 0.1 mol·L^{-1}）的溶液，然后用一级标准物质标定。

标定 NaOH 溶液常用结晶草酸（$H_2C_2O_4 \cdot 2H_2O$）或邻苯二甲酸氢钾（$KHC_8H_4O_4$）等一级标准物质。邻苯二甲酸氢钾稳定，不易吸收水分，摩尔质量较大，易制纯，是标定 NaOH 溶液最常用的一级标准物质，其反应式为

$$KHC_8H_4O_4 + NaOH = KNaC_8H_4O_4 + H_2O$$

在计量点时，溶液的 pH 约为 9.1，可选用酚酞作指示剂。

结晶草酸相当稳定，是摩尔质量较小的二元酸，它与 NaOH 的反应式为

$$H_2C_2O_4 + 2NaOH = Na_2C_2O_4 + 2H_2O$$

计量点时，溶液的 pH 约为 8.4，可选用酚酞指示剂指示滴定终点。

（三）应用实例

酸碱滴定法应用广泛，以食醋中酸度的测定为例说明酸碱滴定法的应用。

食醋中含有乙酸、乳酸及其他有机酸，其中乙酸含量（为 30～50 g·L^{-1}）最多，酸碱滴定法只能测定它的总酸度，且常用含量较多的乙酸来表示。用 NaOH 标准溶液滴定，滴定反应为

$$HAc + NaOH = NaAc + H_2O$$

计量点时的 pH=8.73，突跃范围为 7.8～9.7，可用酚酞作指示剂。用移液管准确吸取市售食醋 Vml，置于 250 ml 容量瓶中，用蒸馏水稀释至标线，充分摇匀。吸取稀释液 25.00 ml 于锥形瓶中，加酚酞指示剂 2 滴，用 NaOH 标准溶液滴定，直到溶液显淡红色且在半分钟内不褪色即达滴定终点。重复操作 2～3 次，按下式计算食醋中 HAc 的含量

$$p(\mathrm{HAc}) = \frac{c(\mathrm{NaOH}) \cdot V(\mathrm{NaOH}) \cdot M(\mathrm{HAc})}{V(\text{食醋})}$$

式中 ρ 为 HAc 的质量浓度（g·L^{-1}），c（NaOH）和 V（NaOH）为 NaOH 标准溶液的浓度（mol·L^{-1}）和体积 ml，M（HAc）为 HAc 的摩尔质量（g·mol^{-1}），V（食醋）为滴定所用市售食醋的实际体积（ml）。

第三节 氧化还原滴定法

氧化还原滴定法（oxidation-reduction titration）是以氧化还原反应为基础的滴定分析方法。它的应用非常广，许多物质都可用此方法确定其含量。用于滴定分析的氧化还原反应必须满足下列要求：

（1）氧化还原反应必须定量进行完全，反应的平衡常数 $K \geqslant 10^6$。

（2）氧化还原反应必须有较快的反应速率，对反应速率较慢的氧化还原反应常采用升高温度或加催化剂等方法来提高反应速率。

（3）必须有合适的指示剂指示氧化还原反应的滴定终点。

氧化还原滴定法根据所用的氧化剂标准溶液进行分类，可分为高锰酸钾法、碘量法、重铬酸钾法、铈量法等，本节介绍高锰酸钾法和碘量法。

一、高锰酸钾法

高锰酸钾法是指以 $KMnO_4$ 为标准溶液在酸性介质中进行滴定的氧化还原滴定法。在酸性溶液中，MnO_4^- 是强氧化剂，它被还原为 Mn^{2+}。其半反应式为

$$MnO_4^- + 8H^+ + 5e^- \rightleftharpoons Mn^{2+} + 4H_2O \qquad \varphi^{\ominus} = 1.507\ V$$

在弱酸性、中性或弱碱性溶液中，$KMnO_4$ 被还原为 MnO_2，如果酸度过高，MnO_4^- 会发生分解，因此利用高锰酸钾标准溶液进行滴定时，溶液的酸度一般控制在 0.5～1 mol·L^{-1} 为宜。常用 H_2SO_4 来调节溶液的酸度，而不能选用 HNO_3 和 HCl，因为 HNO_3 有氧化性，可能与被测物反应；HCl 中 Cl^- 有还原性，可被 MnO_4^- 氧化。

$KMnO_4$ 本身呈紫红色，其还原产物 Mn^{2+} 几乎无色，因此可利用 $KMnO_4$ 自身作为指示剂。

（一）$KMnO_4$ 标准溶液的配制与标定

1. $KMnO_4$ 标准溶液的配制

配制 $KMnO_4$ 标准溶液只能选用间接法，因 $KMnO_4$ 试剂中常含有少量 MnO_2 和其他杂

质，且蒸馏水中也常含微量的还原性物质。通常是先配制成近似浓度的 $KMnO_4$ 溶液，然后用一级标准物质标定。配制时常将配好的 $KMnO_4$ 溶液加热至沸 1 小时，暗处放置 2～3 天，用烧结的砂心漏斗过滤除去 MnO_2 等沉淀，置于棕色玻璃瓶。待浓度恒定后再进行标定，$KMnO_4$ 标准溶液浓度一般约为 0.02 mol·L^{-1}。

2. $KMnO_4$ 标准溶液的标定

标定 $KMnO_4$ 溶液常用的一级标准物质有 $Na_2C_2O_4$、$H_2C_2O_4 \cdot 2H_2O$ 及纯 Fe 等，其中以 $Na_2C_2O_4$ 最为常用，反应的方程式为

$$2MnO_4^- + 5C_2O_4^{2-} + 16H^+ = 2Mn^{2+} + 10CO_2\uparrow + 8H_2O$$

此反应的平衡常数很大，但在常温下起始速率较慢。为了提高反应速率，可将 $Na_2C_2O_4$ 溶液预热到 70～80 ℃后再滴定。但溶液的温度不能高于 90 ℃，否则 $H_2C_2O_4$ 可能发生分解。滴定反应中产生的 Mn^{2+} 具有催化作用，能加快反应速率。当滴定至溶液呈粉红色并在 30 秒内不褪色，即达到滴定终点。根据 $Na_2C_2O_4$ 的质量和滴定所消耗的 $KMnO_4$ 溶液的体积，即可计算出 $KMnO_4$ 溶液的准确浓度。

$$c(KMnO_4) = \frac{2m(Na_2C_2O_4)}{5M(Na_2C_2O_4) \cdot V(KMnO_4)}$$

（二）高锰酸钾法应用示例——双氧水中 H_2O_2 的测定

市售双氧水中 H_2O_2 质量浓度为 30 g·L^{-1}，浓度较大，需经稀释后方可滴定。H_2O_2 可用 $KMnO_4$ 标准溶液在酸性溶液中直接滴定，反应方程式为

$$2MnO_4^- + 5H_2O_2 + 6H^+ = 2Mn^{2+} + 5O_2\uparrow + 8H_2O$$

此反应常温下在 H_2SO_4 介质中进行，滴定反应开始时反应速率较慢，生成的 Mn^{2+} 起催化反应，使反应速率加快。滴定至溶液呈粉红色并保持 30 秒内不褪色，即为滴定终点。按下式计算出 H_2O_2 的质量浓度。

$$\frac{1}{2}n(KMnO_4) = \frac{1}{5}n(H_2O_2)$$

$$\rho(H_2O_2) = \frac{5c(KMnO_4) \cdot V(KMnO_4) \cdot M(H_2O_2)}{2V(H_2O_2)}$$

二、碘量法

（一）概述

碘量法是利用 I_2 的氧化性和 I^- 的还原性进行的氧化还原滴定分析方法，其半反应为

$$I_2 + 2e^- \rightleftharpoons 2I^- \qquad \varphi^\ominus = 0.5355\ V$$

碘量法分为直接碘量法和间接碘量法。凡是标准电极电势比 $\varphi^\ominus(I_2/I^-)$ 低的还原性物质均可用 I_2 标准溶液直接测定，称为直接碘量法。直接碘量法只能在酸性或中性溶液中进行，而在碱性溶液中，I_2 会发生歧化反应。

直接碘量法的基本反应为

$$I_2 + 2e^- = 2I^-$$

凡是标准电极电势比 $\varphi^\ominus(I_2/I^-)$ 高的氧化性物质适用间接碘量法，即先使其与过量的 I^- 作用，使一部分 I^- 被定量地氧化成 I_2，再用 $Na_2S_2O_3$ 标准溶液滴定 I_2，从而求出氧化性物质的含量。间接碘量法必须在弱酸性或中性溶液中进行。

间接碘量法的基本反应为

$$2I^- - 2e^- = I_2$$

$$I_2 + 2S_2O_3^{2-} = S_4O_6^{2-} + 2I^-$$

碘量法中常用淀粉作指示剂。淀粉可与 I_2 作用形成蓝色配合物，其灵敏度很高。直接碘量法可于滴定前加入淀粉作指示剂。在间接碘量法中，淀粉指示剂应在临近终点（溶液呈黄色）时加入。

（二）标准溶液的配制和标定

1. 碘标准溶液的配制和标定

由于 I_2 有挥发性和腐蚀性。一般用间接方法配制碘标准溶液，然后标定。固体 I_2 在水中的溶解度很小，常将 I_2 溶于 KI 溶液中，配成的 I_2 溶液可用 $Na_2S_2O_3$ 标准溶液标定，也可用一级标准物质 As_2O_3 标定。

用 $Na_2S_2O_3$ 标准溶液标定，反应如下

$$I_2 + 2Na_2S_2O_3 = Na_2S_4O_6 + 2NaI$$

$$c(I_2) = \frac{c(Na_2S_2O_3) \cdot V(Na_2S_2O_3)}{2V(I_2)}$$

2. 硫代硫酸钠标准溶液的配制和标定

硫代硫酸钠（$Na_2S_2O_3 \cdot 5H_2O$）为无色晶体，常含有 S、Na_2SO_3 等微量的杂质，且易风化或潮解，不能直接配制标准溶液。配制 $Na_2S_2O_3$ 标准溶液需用新煮沸过的冷蒸馏水，以除去水中的 CO_2 和 O_2，并杀死细菌。加少量的 Na_2CO_3 作稳定剂，保持溶液 pH 在 9～10，放置 8～9 天后进行标定。$Na_2S_2O_3$ 溶液可用碘标准溶液或一级标准物质 $K_2Cr_2O_7$ 标定。在酸性溶液中，$K_2Cr_2O_7$ 与过量的 KI 作用生成 I_2，再用 $Na_2S_2O_3$ 溶液滴定。

$$K_2Cr_2O_7 + 6KI + 14HCl = 2CrCl_3 + 3I_2 + 8KCl + 7H_2O$$

$$I_2 + 2Na_2S_2O_3 = 2NaI + Na_2S_4O_6$$

当反应达计量点时，存在下列计算关系：

$$n(K_2Cr_2O_7) = \frac{1}{6}n(Na_2S_2O_3)$$

$$c(Na_2S_2O_3) = \frac{6m(K_2Cr_2O_7)}{M(K_2Cr_2O_7) \cdot V(Na_2S_2O_3)}$$

（三）碘量法应用示例

1. 直接碘量法测定维生素 C 的含量

维生素 C（$C_6H_8O_6$）即抗坏血酸，分子中的烯二醇具有较强的还原性，能被 I_2 定量氧化成脱氢抗坏血酸（$C_6H_6O_6$）。

$$C_6H_8O_6 + I_2 = C_6H_6O_6 + 2HI$$

维生素 C 的还原性很强，在碱性溶液中易被空气氧化，所以在滴定时加入一些 HAc，使溶液保持一定的酸度，以减少维生素 C 受其他氧化剂作用的影响。当反应达计量点时，有下列计算关系：

$$n(C_6H_8O_6) = n(I_2)$$

$$\omega(C_6H_8O_6) = \frac{c(I_2) \cdot V(I_2) \cdot M(C_6H_8O_6)}{m(\text{样品})}$$

2. 间接碘量法测定次氯酸钠含量

次氯酸钠为杀菌剂，在酸性溶液中能将 I^- 氧化成 I_2，后者可用 $Na_2S_2O_3$ 标准溶液滴定，有关反应如下：

$$NaClO + 2HCl = Cl_2 + NaCl + H_2O$$

$$Cl_2 + 2KI = I_2 + 2KCl$$

$$I_2 + 2Na_2S_2O_3 = 2NaI + Na_2S_4O_6$$

当反应达计量点时：

$$n(NaClO) = n(Cl_2) = n(I_2) = \frac{1}{2}n(Na_2S_2O_3)$$

$$m(NaClO) = \frac{c(Na_2S_2O_3) \cdot V(Na_2S_2O_3) \cdot M(NaClO)}{2}$$

纳米分析化学

第九章小结

习题九

1. 选择酸碱指示剂的依据是什么？化学计量点的 pH 与选择酸碱指示剂有何关系？
2. 下列数据，各包括几位有效数字？

   (1) 2.063　(2) 0.020 50　(3) 5.2×10^{-5}　(4) 0.01%

   (5) 0.500%　(6) pH=5.43　(7) 5300
3. 将下列数字修约到小数点后第三位。

   (1) 3.141 56　(2) 2.7566　(3) 0.501 50　(4) 1.214 50

   (5) 8.6215　(6) 5.312 501
4. 下列酸碱能否用强碱或强酸溶液直接准确滴定？

   (1) 0.10 mol·L^{-1} HCN　(2) 0.10 mol·L^{-1} HF

   (3) 0.10 mol·L^{-1} NaAc　(4) 0.10 mol·L^{-1} NH_4Cl
5. 某一弱碱性指示剂的解离常数 $K_b=5.0\times10^{-9}$，求这一指示剂的理论变色范围为多少？
6. 计算用 0.1000 mol·L^{-1} NaOH 溶液滴定 0.1000 mol·L^{-1} 甲酸（HCOOH）达化学计量点的 pH，并说明应选择何种指示剂，终点颜色变化如何。
7. 称取一级标准物质草酸（$H_2C_2O_4\cdot2H_2O$）1.2254 g，用少量蒸馏水溶解后，完全转入 100.0 ml 容量瓶中，稀释至标线，摇匀。准确吸取此溶液 25.00 ml，置于锥形瓶中，用 NaOH 溶液滴定，消耗 22.62 ml，求此 NaOH 溶液物质的量浓度。
8. 用移液管量取 10.00 ml 食醋试样，用 0.3024 mol·L^{-1} NaOH 标准溶液滴定，用去 20.17 ml。试计算食醋试样中 HAc 的质量浓度。
9. 准确取过氧化氢试样溶液 10.00 ml，置于 100.0 ml 容量瓶中，加水至刻度，混匀。准确吸取 25.00 ml 于锥形瓶中，加 H_2SO_4 酸化，用 0.047 32 mol·L^{-1} $KMnO_4$ 标准溶液滴定，消耗 20.116 ml。计算样品中 H_2O_2 的质量浓度。
10. 精密称取维生素 C（$C_6H_8O_6$）样品 0.1988 g。加新煮沸并冷却后的纯净水 100 ml 及稀醋酸 10 ml。加入淀粉指示剂，用 0.050 00 mol·L^{-1} 的 I_2 标准溶液滴定，达到滴定终点时用去 22.14 ml。计算维生素 C 样品的质量分数。

习题九参考答案

（席晓岚）

第10章 分光光度法

分光光度法（spectrophotometry）是根据物质对光的选择性吸收而建立起来的分析方法。它具有灵敏度高、准确度好、操作简便、测定快速、应用广泛、仪器设备要求简单等优点，一般来说，被测物质最低浓度为 $10^{-6} \sim 10^{-5}$ mol·L^{-1}，测量相对误差为 2%～5%，因此常用于医药、卫生、工农业生产、环保等领域的微量及痕量组分分析。根据光源的波长范围，分光光度法可分为可见分光光度法（380～760 nm）、紫外分光光度法（200～380 nm）、红外光谱法（0.76～1000 μm）。可见分光光度法测定对象为有色物质或可与显色剂反应生成有色物质的组分。本章主要介绍可见分光光度法的基本原理、常用仪器、测量方法及测量条件的选择。

第一节　分光光度法的基本原理

一、物质的吸收光谱

光是一种电磁波，可以用频率和波长进行表征。单一波长的光称为单色光，由不同波长组成的光称为复色光。人眼能看见的自然光中的白光就是复色光，若让一束自然光通过棱镜，白光波段会按波长顺序色散为红、橙、黄、绿、青、蓝、紫等不同颜色可见光，但各种色光之间并没有明显界线。

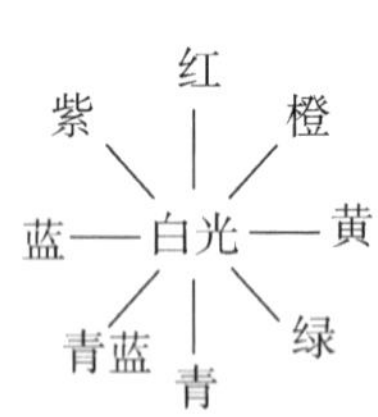

图 10-1　光的互补色示意图

两种适当颜色的单色光按一定强度比例混合可成为白光，这两种单色光彼此称为互补色光，图 10-1 中直线相连的两种色光即为互补色光。物质呈现不同颜色与它选择性吸收一定波长的光有关。当一束白光通过溶液时，若溶液不吸收可见光，则溶液无色透明；若溶液吸收了某些波长的可见光，不被吸收的光将透过溶液，溶液颜色则是它吸收光的互补色。如红色碱性酚酞溶液吸收白光中的青光；蓝色 $CuSO_4$ 溶液吸收白光中的黄光。

溶液对一定波长光的吸收程度，可以用吸光度 A（absorbance）来表示。用不同波长的光照射某溶液，可以测得各波长对应的吸光度，以入射光波长 λ 为横坐标，吸光度 A 为纵坐标，绘制 $A-\lambda$ 曲线图称为吸收光谱（absorption spectrum）或吸收曲线（absorption curve）。图 10-2 为三（邻二氮菲）合铁（Ⅱ）配合物溶液的吸收光谱，由图可见：不同浓度的相同物质溶液的吸收光谱形状相似；相同波长处，相同物质的溶液浓度越大吸光度越大；吸光度最大处对应的波长称为最大吸收波长（λ_{max}），三（邻二氮菲）合铁（Ⅱ）配合物溶液的 λ_{max} 均为 508 nm。由于物质对波长为 λ_{max} 的单色光吸收能力最强，定量分析时一般用波长 λ_{max} 的单色光作为入射光，测量灵敏度也最高。

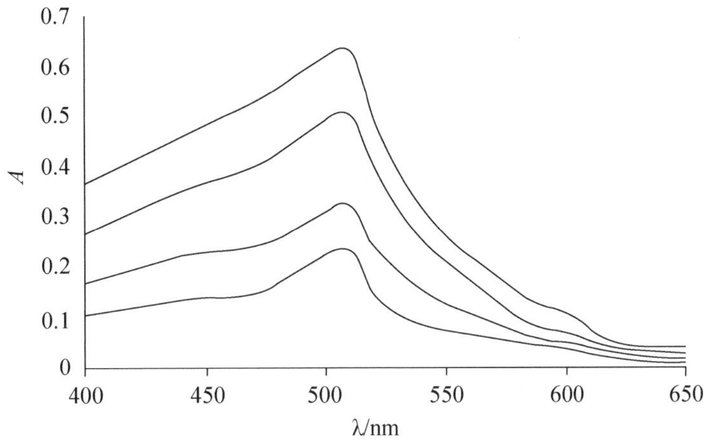

图 10-2　四种不同浓度三（邻二氮菲）合铁（Ⅱ）配合物溶液的吸收光谱

二、透光率和吸光度

由图 10-3 可见，一定强度（I_0）单色光通过均匀透明、无散射现象的溶液时，光的一部分被吸收（I_a）、一部分被反射（I_r）、一部分透过溶液（I_t）。则

$$I_0 = I_a + I_t + I_r \tag{10-1}$$

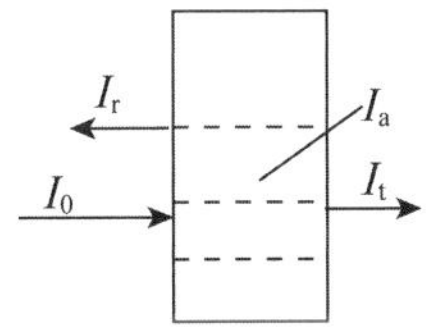

图 10-3　光通过溶液情况

在分光光度法中通常用参比溶液作背景对照，以消除被分析物质周围环境对光吸收引起的干扰，同时也可消除反射光的干扰，因此，式（10 1）可简化为

$$I_0 = I_a + I_t \tag{10-2}$$

当入射光强度一定时，溶液吸收光强度 I_a 越大，溶液透射光强度 I_t 则越小，用透射光强度 I_t 与入射光强度 I_0 之比表示透光率 T（transmittance），即

$$T = \frac{I_t}{I_0} \tag{10-3}$$

透光率反映了光透过溶液的程度，其倒数则反映了物质对入射光的吸收程度，分光光度法中一般用透光率的负对数表示吸光度 A，可表示为

$$A = -\lg T = \lg \frac{I_0}{I_t} \tag{10-4}$$

溶液对光的吸收与溶质、溶剂、入射光波长、浓度、液层厚度、温度等因素有关。在分光光度法实验操作中用参比溶液消除被测物质周围环境的干扰，此条件下测得的吸光度 A 即为被测物质对入射光的吸收程度。

三、Lambert-Beer 定律

Lambert 于 1760 年研究出吸光度与液层厚度的关系，Beer 于 1852 年研究出吸光度与溶液浓度的关系，将两者综合起来即为 Lambert-Beer 定律，这是物质对光吸收的基本定律，也是

科学家简介

分光光度法定量分析的基础。

Lambert-Beer 定律：当一束平行单色光通过均匀透明、无散射现象的溶液时，在光强度、温度等条件不变情况下，吸光度与溶液浓度及液层厚度之积成正比，可表示为

$$A=kbc \tag{10-5}$$

式中 k 为吸光系数（absorptivity），在一定波长入射光条件下，k 值等于吸光物质在单位浓度和单位液层厚度时的吸光度；b 为液层厚度（单位：cm）；c 为溶液浓度。k 与被测物质性质、入射光波长、溶液浓度表示方法、溶剂种类、温度等因素有关。根据溶液浓度单位不同，k 通常有以下三种表达方式。

1. 摩尔吸光系数（molar absorptivity）

溶液浓度用物质的量浓度 c（$mol \cdot L^{-1}$）表示，则 Lambert-Beer 定律可表示为

$$A=\varepsilon bc \tag{10-6}$$

式中 ε 为摩尔吸光系数，单位为 $L \cdot mol^{-1} \cdot cm^{-1}$。

2. 质量吸光系数（mass absorptivity）

若用质量浓度 ρ（$g \cdot L^{-1}$）代替物质的量浓度 c，则 Lambert-Beer 定律可表示为

$$A=ab\rho \tag{10-7}$$

式中 a 为质量吸光系数，单位为 $L \cdot g^{-1} \cdot cm^{-1}$。

若被测物质的摩尔质量为 M_B，a 和 ε 可通过下式相互换算：

$$\varepsilon=aM_B \tag{10-8}$$

3. 比吸光系数（specific absorptivity）

指 100 ml 溶液含 1 g 溶质时的吸光系数，在医药学上常用，用 $E_{1\,cm}^{1\%}$ 表示，它与 ε 和 a 的关系分别为

$$E_{1\,cm}^{1\%}=\frac{\varepsilon\times 10}{M_B} \tag{10-9}$$

$$a=0.1E_{1\,cm}^{1\%} \tag{10-10}$$

用某波长单色光照射溶液时，若物质的 ε、a 或 $E_{1\,cm}^{1\%}$ 越大，表明一定浓度溶液对此波长入射光的吸收程度越大，测量灵敏度也越高。一定条件下，吸光系数是定性鉴别物质的重要特征常数之一。

例 10-1 水溶性样品中含有 $FeCl_3$，用硫氰酸钾法显色样品中的 Fe^{3+}（杂质不干扰测量），用可见分光光度法测量标准 Fe^{3+} 溶液显色后的比吸光系数 $E_{1\,cm}^{1\%}$（$\lambda_{480\,nm}$）为 600，取样品 0.480 g 溶于水并定容至 250.0 ml，量取此溶液 5.00 ml 按同样方法显色后稀释至 100.0 ml，摇匀，用 1.0 cm 吸收池，在 480 nm 波长处测得 A 值为 0.420，求样品中 Fe 的质量分数。

解 因为 $a=0.1\times E_{1\,cm}^{1\%}$ 所以 $a=0.1\times 600=60\ L \cdot g^{-1} \cdot cm^{-1}$

样品溶液显色后 Fe^{3+} 的质量浓度为

$$\rho=\frac{A}{ba}=\frac{0.420}{1.00\ cm\times 60\ L \cdot g^{-1} \cdot cm^{-1}}=7.00\times 10^{-3}\ g \cdot L^{-1}$$

样品中 Fe 的质量分数为

$$\omega=\frac{7.00\times 10^{-3}\ g \cdot L^{-1}\times 0.100\ L\times \dfrac{250.0\ ml}{5.00\ ml}}{0.480\ g}\times 100\%=7.29\%$$

Lambert-Beer 定律适用于有色溶液、无色溶液、气体或固体等非散射均匀体系的测量，但入射光仅适用于单色光。

对于多组分体系，吸光度具有加和性，若溶液中各种吸光物质之间没有相互作用，此时体系的总吸光度等于各组分吸光度之和。

$$A_{总}=A_1+A_2+\cdots\cdots+A_n \tag{10-11}$$

式中 A_1、A_2……A_n 分别为各组分的吸光度，由各组分的浓度和吸光系数决定，这是溶液中各组分能够被分别测量的依据。

第二节　测量仪器和定量方法

一、分光光度计

分光光度计（spectrophotometer）是测定样品吸光度的仪器。可见分光光度计测定波长范围为 360～1000 nm，常用波长范围为 380～780 nm，测量仪器型号种类很多，如 721 型、722 型，仪器基本部件及相互间的关系如下：

光源 → 单色器 → 吸收池 → 检测器 → 指示器

721 型分光光度计光学系统见图 10-4。

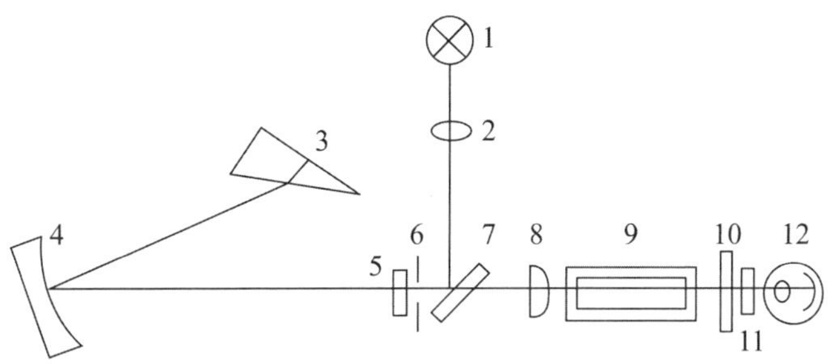

图 10-4　721 型分光光度计光学系统示意图

1. 光源；2，8. 聚光透镜；3. 棱镜；4. 准直镜；5，11. 保护玻璃；6. 狭缝；7. 平面反射镜；9. 吸收池；10. 光门；12. 光电管

（一）光源

可见分光光度计光源（light source）常用钨灯或碘钨灯。能发出 320～3200 nm 范围内的连续光谱，最适宜在 360～1000 nm 波长范围内使用。分光光度计一般配有稳压装置，以提高光源辐射强度的稳定性。现代仪器多用辐射强度更大、寿命更长的碘钨灯做光源。

（二）单色器

单色器（monochromator）一般由入射狭缝、准光器、色散元件、聚焦元件和出射狭缝等几部分组成。作用是将光源发出的复色光按波长顺序分离出单色光，其性能差异直接影响入射光的单色性，从而影响测量灵敏度、选择性、标准曲线线性等。单色器核心部分是色散元件，一般为棱镜或光栅。

（三）吸收池

吸收池（absorption cell）是用于盛放分析试样的器皿，可见分光光度法一般用玻璃吸收池，常用规格有 0.5 cm、1.0 cm、2.0 cm、3.0 cm 等。实验中吸收池的光学面必须完全垂直于光束方向，且保持透光面的整洁性（透光面不能受磨损）。不同吸收池的微小差异性都会使分析结果产生误差，因此，在实验中需配对使用透光率差值小于 0.5%的吸收池。

（四）检测器

分光光度计所用检测器（detector）是测量透射光强度的装置，功能是将透射光强度信号转变成电信号输出到指示器。检测器要求高灵敏度、响应快。目前应用最广泛的检测器是光电管，精密型仪器则采用光电倍增管。光电倍增管的灵敏度比一般光电管高 200 倍。

（五）指示器

指示器（indicator）是以适当方式将检测器输出的电信号显示出来，一般显示为吸光度 A 或透光率 T。指示器一般有直读检流计、记录器、数字显示等。

二、定量分析方法

（一）标准曲线法

标准曲线法是分光光度法中最常用的定量分析方法。测定时，先将标准品配成一系列不同浓度的标准溶液，置于相同厚度的吸收池中，在选定波长处（通常为 λ_{max}）分别测吸光度。然后以标准溶液浓度 c 为横坐标，以各浓度对应的吸光度 A 为纵坐标，绘制 $A-c$ 曲线图，若符合 Beer 定律，该曲线为通过坐标原点的直线——标准曲线（standard curve）。在相同条件下测出试样溶液吸光度，可在标准曲线上查出试样溶液浓度。此法对批量样品测量很方便，注意试样溶液测量条件应与标准溶液一致，且浓度须控制在标准曲线线性范围内。图 10-5 为 $CuSO_4$ 溶液的标准曲线。

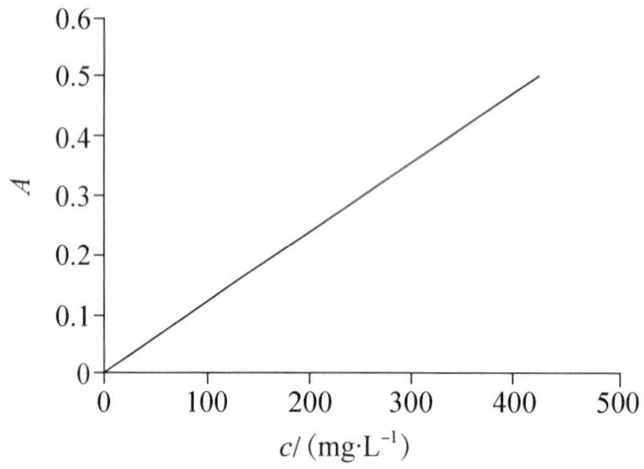

图 10-5 $CuSO_4$ 溶液的标准曲线

（二）标准对照法

配制一个与待测溶液浓度相近的标准溶液（浓度为 c_s），测得其吸光度为 A_s。在相同条件下测得待测溶液吸光度为 A_x，根据 Lambert-Beer 定律，待测溶液浓度 c_x 的计算公式为

$$c_x=\frac{A_x}{A_s}\cdot c_s \tag{10-12}$$

此法操作方便，适用于非经常性分析工作。但标准溶液与被测试样的浓度必须接近，否则误差较大。

第三节　分光光度法的误差及测定条件选择

一、分光光度法的误差

Beer 定律只适用于稀溶液，若浓度过高，将偏离 Beer 定律，引起测量误差。分光光度法产生测量误差的原因较多，归纳起来主要来源于仪器测量误差、溶液本身原因和主观误差等因素。

（一）仪器测量误差

仪器测量误差由光源不稳定、光电流测量不准等因素引起。假设仪器测量误差 ΔT 是恒定的，其对应计算出的浓度误差 Δc 也恒定，由 Beer 定律推导得出浓度的相对误差$\frac{\Delta c}{c}$与溶液透光率 T 的关系式为

$$\frac{\Delta c}{c}=\frac{0.434\Delta T}{T\lg T} \tag{10-13}$$

若仪器测量误差 ΔT 恒为 0.01，以不同透光率 $T\times100$ 为横坐标，对应的浓度相对误差$\frac{\Delta c}{c}$为纵坐标绘得图 10-6，可以看出透光率很大或很小时测量浓度的相对误差都很大。当 T 在 20%～65%（对应 A 值在 0.2～0.7）之间时，测量浓度的相对误差较小。曲线最低点处，即 T=36.8%（A=0.434）所产生的浓度相对误差最小。因此，实际工作中常通过调节被测溶液浓度大小或液层厚度等方法，将所测 A 值控制在 0.2～0.7，以保证测量结果的准确性。

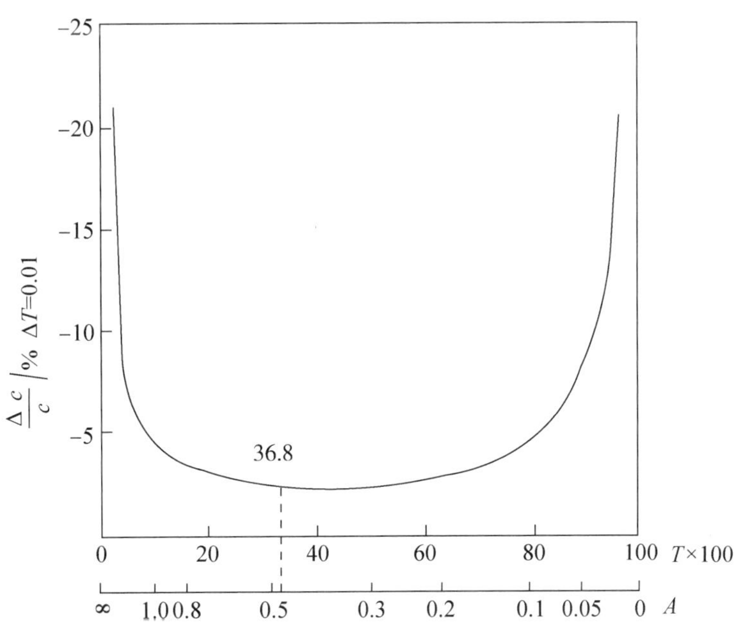

图 10-6　测量误差与透光率的关系

（二）溶液偏离 Beer 定律引起的误差

溶液偏离 Beer 定律引起的误差表现为 $A-c$ 曲线线性较差，标准曲线出现弯曲，其主要原因有：

1. 化学方面

吸光物质不稳定，因浓度改变而发生缔合、解离、溶剂化等现象致使溶液的吸光度改变。

2. 光学方面

Beer定律只适用于单色光，分光光度计由单色器分离出的“单色光”实际是一定狭小波长范围的复色光。入射光的单色性与仪器出射狭缝宽窄有关，狭缝较宽时，入射光纯度较差，标准曲线弯曲程度越显著，测量误差也越大。

（三）主观误差

由操作不当引起的误差称为主观误差。测定过程应严格按操作步骤进行，特别是标准溶液和试样溶液的处理过程须按相同条件和相同步骤进行，操作的准确性越高、同步性越好，这类误差就越小。

二、测定条件的选择

（一）选择适当的显色剂

对无色或颜色不明显的物质，不能直接用可见分光光度计进行测量，须通过显色反应生成结构稳定的有色物质才能测量。选择显色剂应满足以下要求：

（1）选择性好：显色剂尽可能只与被测组分发生显色反应。

（2）灵敏度高：选择能生成具有较大吸光系数的有色物质的显色剂，一般 ε 值应大于 10^4 数量级。

（3）显色剂在测定波长处无明显吸收。

（4）显色反应生成的有色化合物组成确定、性质稳定。

（二）选择合适的测定条件

1. 入射光波长的选择

入射光波长应根据吸收光谱选择。溶液中无干扰物质存在时，通常选择物质的最大吸收波长（λ_{max}）作入射光。该波长处测量灵敏度最高，且 λ_{max} 附近吸收曲线平坦，不同波长光的吸光系数变化不大，Beer定律线性关系好。

2. 显色剂的用量

为保证被测组分全部转化成有色化合物，一般会过量添加显色剂，但过量显色剂可能引起测量误差，甚至产生副反应干扰测定。通常显色剂用量的确定方法为：固定被测组分浓度和其他反应条件，只改变显色剂用量测吸光度，绘制吸光度与显色剂浓度关系曲线，根据曲线确定显色剂用量。

3. 溶液的酸度

许多有色物质颜色与溶液pH有关，通常溶液酸度的确定方法为：固定溶液中待测组分和显色剂浓度，只改变溶液pH测吸光度，作 $A-pH$ 曲线，选择最适pH条件。实验中用缓冲溶液维持体系pH稳定。

4. 显色温度

显色反应一般在室温下进行，对一些需要加热，且有色产物在高温下易分解的反应，也须通过实验作 $A-T$（温度）曲线，确定最适显色温度。

5. 显色时间

不同的显色反应快慢也不相同，为了确定溶液吸光度达到稳定所需的时间，一般通过实验测定 $A-t$ 曲线，以确定最适显色时间，实验操作中同步性越好，显色时间差异引起的误差越小。

（三）空白溶液的选择

在测定溶液吸光度时，希望测得的吸光度 A 只反映被测物质对入射光的吸收程度，工作中需根据实际情况选择合适空白溶液（也称参比溶液）消除被测物质的背景干扰。常见空白溶液有：

1. 溶剂空白

对于共存的其他成分对入射光无吸收的简单试样，只考虑消除溶剂与吸收池等影响因素，选用溶剂作空白溶液，即为溶剂空白。

2. 试样空白

若试样基体溶液对入射光有吸收，而显色剂不与试样基体反应，可按显色反应相同条件处理试样，但不加显色剂，所得溶液为试样空白。

3. 试剂空白

如果显色剂或其他试剂在入射光波长处有吸收，按显色反应相同条件，除不加入试样外，加入同样量的试剂和溶剂所得溶液，即为试剂空白。

（四）共存离子的干扰与消除

被测试样中含有一些有颜色或可与显色剂发生反应的杂质离子时，这些杂质离子将对试样测量产生干扰。实际操作中常通过加入掩蔽剂、控制酸度、沉淀分离、离子交换或溶剂萃取等方法消除共存离子的干扰。

紫外分光光度法简介

红外光谱法简介

第十章小结

习题十

1. 分光光度法中，如何绘制 $A-\lambda$ 曲线？该曲线有什么价值？
2. 分光光度法中，对某有色物质作 $A-c$ 曲线时，对入射光波长的选择有什么要求？如此选择入射光波长有什么好处？
3. 什么是质量吸光系数？什么是摩尔吸光系数？两者关系如何？
4. 用邻二氮杂菲光度法测定含铁样品，已知标准溶液浓度为 7.50×10^{-4} g·L^{-1}，摩尔吸光系数 ε 为 2.24×10^{4} L·mol^{-1}·cm^{-1}，欲使标准溶液的吸光度约为 0.30，该选用多厚的比色皿（Fe 的摩尔质量为 55.85 g·mol^{-1}）？
5. 0.0420 mg Fe^{3+} 在酸性溶液中用 KSCN 显色后稀释至 50.00 ml，在波长为 480 nm 处用 1.0 cm 比色皿测得吸光度为 0.380，水样 10.00 ml 同样条件下显色定容至 50.00 ml，同样条件下测得吸光度为 0.366，分析水样的含铁量为多少 mg·ml^{-1}？
6. 已知维生素 C 的比吸光系数 $E_{1\,cm}^{1\%}$（$\lambda_{260\,nm}$）为 560，称取含维生素 C 的样品 0.0500 g 溶于 100 ml 的 5.0×10^{-3} mol·L^{-1}硫酸溶液中，取此溶液 2.00 ml 用 5.0×10^{-3} mol·L^{-1}硫酸溶液稀释至 100.0 ml，用 1.0 cm 吸收池，在 260 nm 波长处测得 A 值为 0.350，求样品中维生素 C 的质量分数。
7. 肾上腺色腙（安络血）（相对分子质量为 236）标准溶液浓度为 0.005 00 g·L^{-1}，盛于 1.0 cm 吸收池中，在 355 nm 波长处测得 A 值为 0.531，试求肾上腺色腙的质量吸光系数 a 及摩尔吸光系数 ε 值。

习题十参考答案

（孙智勇）

第11章 有机化合物概述

第一节　有机化合物和有机化学

17 世纪中期，人们把自然界中的所有物质按照来源进行了划分，并把其中的动、植物物质合称为有机化合物（简称有机物），矿物物质称为无机化合物，当时认为有机化合物只能借助于有生命的动、植物体，在神秘的“生命力”作用下才能产生。1828 年德国化学家 Wöhler 在实验室用典型的无机物氰酸钾和氯化铵加热得到了一种有机物——哺乳动物蛋白质的代谢产物尿素，这一结果动摇了“生命力”论的根基。此后，随着有机合成方法的发展，越来越多的有机物不断在实验室中合成出来。人们认识到有机物并不一定来自生物体，但有机化合物这一名词却沿用下来。

事实证明有机化合物均含有碳元素，绝大多数还含有氢元素，从结构上看，可以认为其他有机化合物是以碳氢化合物为基础衍变而成的，因此把有机化合物（organic compound）定义为碳氢化合物及其衍生物。

有机化学与生命科学的关系

有机化学（organic chemistry）是研究有机化合物的组成、结构、性质及其变化规律的科学。有机化学是生命科学不可缺少的基础学科，也是医学教育的一门重要基础课。组成人体、体现生命的主要物质是有机化合物，这些有机化合物是形成复杂生命现象的物质基础。

第二节　有机化合物的结构

有机化合物具有一些不同于无机化合物的普遍特点，如：易燃烧；熔点低；难溶于水，易溶于有机溶剂；不导电；化学反应速率慢，反应产物复杂；种类繁多，数目庞大；同分异构现象普遍等。这些特点是由有机化合物分子结构决定的，而共价键是有机化合物分子结构的主要特点。

一、共价键参数

在形成共价键时，由于成键原子的结合方式和杂化类型不同等原因，使共价键的键长、键角、键能和键的极性有差别。这些差别直接影响了有机化合物的空间结构和理化性质。

1. 键长

键长（bond length）是指成键的两个原子核间的距离。一些常见共价键的键长见表 11-1。同一种键在不同化合物中，其键长的差别是很小的，如 C—C 键在丙烷中为 154 pm，在环己烷中为 153 pm。应用 X 线衍射等物理方法，可以测定键长。

2. 键角

键角（bond angle）是指两个共价键之间的夹角。同种原子在不同分子中形成的键角不一定相同，这是由于分子中各原子间相互影响的结果。键角决定有机化合物分子的某些性质和空间结构。

3. 键能

标准状态下，当 A、B 两个气态原子结合成 1 mol 气态分子时所放出的能量称为键能（bond energy）。同样状态下，使 1 mol 气态双原子分子解离为气态原子所需要的能量，称为解离能。双原子分子的键能等于解离能。多原子分子键能不等于解离能，而是同一类共价键的平均解离能。例如，CH_4 中有 4 个 C—H 键，但每个键的解离能是不同的，解离 CH_4 时第一个键的解离能为 435.1 kJ·mol^{-1}，第二、三、四个键的解离能分别为 443.5 kJ·mol^{-1}、443.5 kJ·mol^{-1} 和 338.9 kJ·mol^{-1}，CH_4 中的 C—H 键键能应为上述 4 个键解离能的平均值（415.3 kJ·mol^{-1}）。一些常见共价键键能见表 11-1。

表 11-1　一些多原子分子中常见共价键的键长和键能

化合物	共价键	键长/pm	键能/kJ·mol^{-1}
CH_4	C—H	109	415.3
$CH_2=CH_2$	C—H	107	460
CH_3CH_3	C—C	154	376
$CH_2=CH_2$	C=C	134	612
$CH\equiv CH$	C≡C	120	836
CH_3OH	C—O	143	389
$(CH_3)_2C=O$	C=O	122	749.3
CH_3OH	O—H	96	360
CH_3Cl	C—Cl	178	355

键能是表示共价键牢固程度的一种物理量。键能越大，该键的强度越大，断裂时所需能量也越大。

4. 键的极性和极化

两个不同原子形成共价键时，由于电负性不同而产生极性。例如 C—Cl，氯原子的电负性大于碳原子，电子云偏向氯原子一端，因此，氯的一端带部分负电荷，常用 δ^- 表示，碳的一端带部分正电荷，用 δ^+ 表示。

$$C^{\delta+}\rightarrow Cl^{\delta-}$$

在外界电场影响下，键的极性发生改变的现象，称为键的极化。不同的共价键受外界电场影响，极化的难易程度不同。

共价键的极性和极化是共价键的重要性质之一，与分子的物理性质和化学键的反应性能密切相关。

二、有机化合物的结构表达方式

有机化合物的结构是指分子中各原子的结合方式、连接次序和空间排布。为了准确表达每一个有机化合物的结构，需要有合适的化学结构式。

（一）构造的表示

分子中原子相互连接的顺序和方式称为构造（constitution），表示有机物分子构造的化学式称为构造式（constitution formula）。常用于表示构造式的方式有：Lewis 结构式、蛛网式、缩写式、键线式（骨架式）（表 11-2）。

Lewis 结构式中用一个圆点代表一个电子，将组成分子的各原子的键合和未成键的电子数全部表示出来。Lewis 结构式清楚显示了分子中每个原子价电子的成键情况，但书写麻烦。

蛛网式用短直线表示键合原子之间的共用电子对，每一个短直线代表一对电子，未成键电子省略。

缩写式略去了蛛网式中的短直线，用下标表示连在同一个原子上的相同原子或原子团数目。

键线式以短线端点或折点表示碳原子，线段“—”“═”和“≡”分别代表 C—C、C═C 和 C≡C，连接时两个相连碳键互为 120°，碳原子上连接的氢原子省略，若碳原子上结合有其他原子、官能团或特征化学键则需表示出来。

键线式（骨架式）常用于表示复杂碳链或环状化合物。缩写式和键线式的应用较广泛。

表 11-2 有机化合物构造式的表示方式

化合物	Lewis 结构式	蛛网式	缩写式	键线式
丙烷	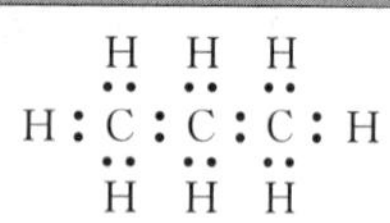	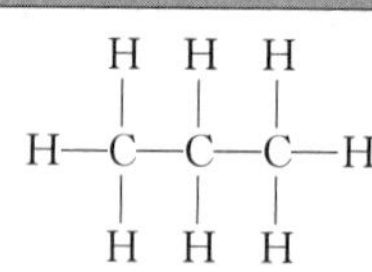	$CH_3CH_2CH_3$	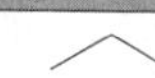
1-丁烯	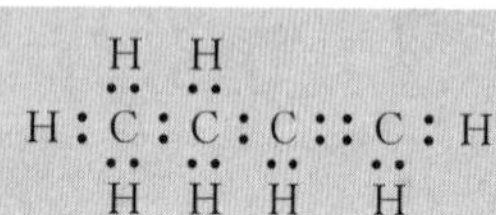	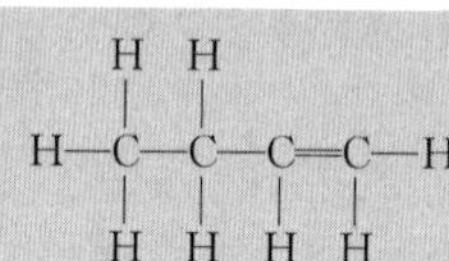	$CH_3CH_2CH{=}CH_2$	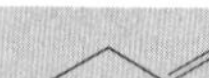
丙醇	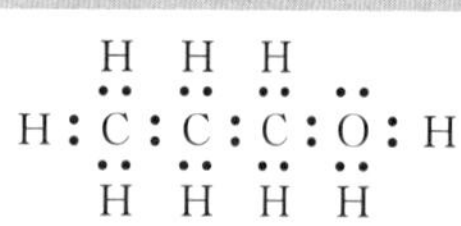	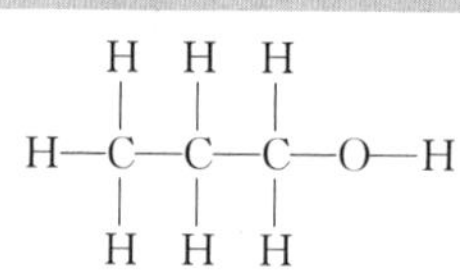	$CH_3CH_2CH_2OH$	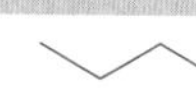
环丁烷	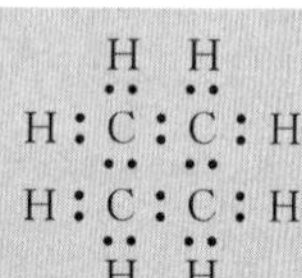	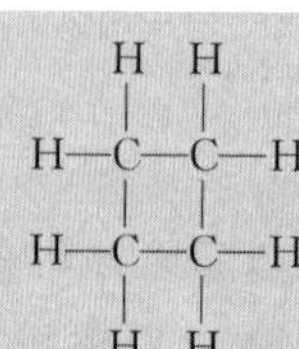	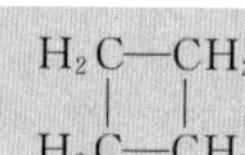	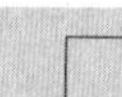

（二）立体结构的表示

为了形象地展示分子中各原子在空间的排列情况，有机物的立体结构可使用各种模型来表示，如球棒模型、比例模型。当需要在纸面上表示三维空间结构时，常用楔线式表示，楔线式中用细实线表示该键在纸面上，楔形实线表示该键伸向纸面前方，楔形虚线表示该键伸向纸面后方。图 11-1 是甲烷分子立体结构的几种表示。

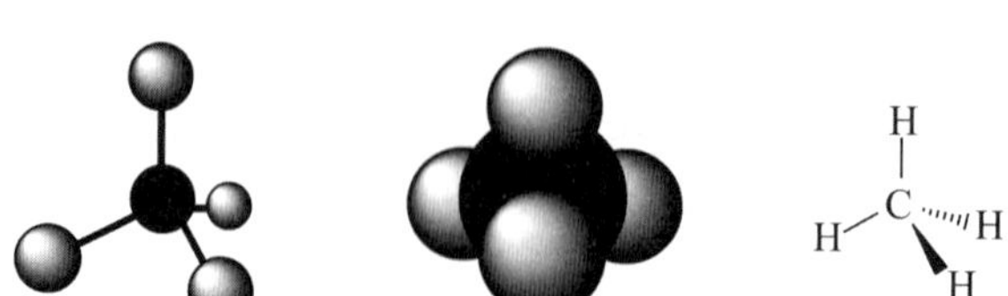

球棒模型　比例模型　楔线式

图 11-1 甲烷立体结构的几种表示

在后续“立体异构”的学习中，对于不同类型的立体异构体，还规定了利用特定的构象式、构型式来表达。

第三节 有机化合物的反应类型

有机化合物反应的本质是旧键断裂和新键形成的过程。在有机化学反应中，共价键的断裂方式主要有均裂和异裂两种，由此可将有机化学反应分为自由基反应和离子型反应。

一、自由基反应

共价键断裂时，成键的一对电子由键合的两个原子各保留一个，这种断裂方式称为均裂（homolytic bond cleavage）。

$$X:Y \longrightarrow X\cdot + \cdot Y$$

均裂生成的带有未成对电子的原子或原子团，称为自由基（free radical）或游离基。有自由基参与的反应称为自由基反应（free radical reaction）或游离基反应。自由基反应通常在加热、光照或引发剂（如过氧化物）存在下进行。

自由基非常活泼，能很快反应生成产物。而在体内产生自由基时，它易与氨基酸、蛋白质、糖等发生自由基反应，使这些物质的结构发生变化，从而对人体产生不良影响或毒害作用。癌症的产生，老年人皮肤上的“老年斑”等都是由于体内氧产生的自由基对人体损伤的表现。

二、离子型反应

共价键断裂时，成键的一对电子保留在其中一个原子上，从而产生正、负离子，这种断裂方式称为异裂（heterolytic bond cleavage）。

$$X:Y \longrightarrow X:^{-} + Y^{+}$$

$$X:Y \longrightarrow X^{+} + :Y^{-}$$

异裂产生的正离子或负离子也是较活泼的中间体，会进一步反应生成产物。经过离子中间体所进行的反应称为离子型反应（ionic reaction）。离子型反应通常在酸、碱等催化下或在极性溶剂中进行。

离子型反应根据进攻试剂性质不同分为亲电反应、亲核反应两种。亲电反应（electrophilic reaction）是由正离子或能接受一对电子的分子（如 $FeCl_3$，$AlCl_3$）进攻反应物分子中电子云密度高的原子引起的化学反应。亲核反应（nucleophilic reaction）是由负离子或带有孤对电子的分子（如 NH_3，H_2O）进攻反应物分子中电子云密度低的原子引起的化学反应。

有机化学反应还可根据反应物与生成物之间的关系，分为取代反应、加成反应、氧化反应、还原反应等。一般是把上述两种方法结合起来分类，如自由基取代反应、亲电取代反应、亲电加成反应、亲核加成反应等。

需要说明的是，有机化学反应复杂，在相同条件下反应可能同时发生在分子的不同部位，而有多种不同的反应产物。常把在一定条件下主要发生在分子中某个特定部位的反应称为主反应，其产物称为主产物；其他部位发生的反应称为副反应，产物为副产物。在表示有机化学反应式时，一般只写主反应、主产物，并且反应式无需配平，在反应物和产物之间用箭头连接，必要时还需在箭头的上下方注明反应条件。例如：

$$CH_3CH_2OH \xrightarrow[170\ ℃]{浓\ H_2SO_4} H_2C=CH_2 + H_2O$$

$$CH_3CH_2OH \xrightarrow[140\ ℃]{浓\ H_2SO_4} CH_3CH_2OCH_2CH_3 + H_2O$$

第四节 有机化合物的分类

有机化合物的数目繁多，性质各异。为了便于学习和研究，常根据它们在结构或性质上的特点进行分类。

一、按碳骨架分类

有机化合物根据碳骨架可分为以下三大类：

1. 开链化合物

分子中的碳原子与碳原子或碳原子与其他原子连接形成开放链状结构的物质，称为开链化合物（open chain compound）。这类化合物最初是在油脂中发现的，所以也称为脂肪族化合物（aliphatic compound）。例如：

$CH_3CH_2CH_2CH_3$　　$CH_3CH=CH_2$　　$CH_3OCH_2CH_3$　　CH_3CH_2COOH

2. 碳环化合物

分子中的碳原子连接成环状结构的化合物称为碳环化合物（carbon cyclic compound）。据碳环结构不同又可分为脂环族、芳香族。

（1）脂环族化合物的性质与脂肪族化合物相似。

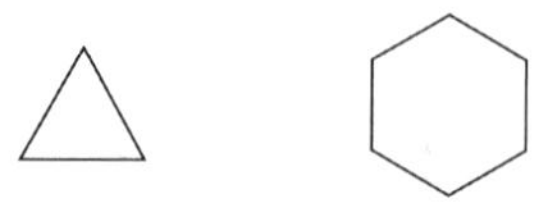

（2）芳香族化合物分子中大多含有苯环，这类化合物具有特殊的性质。

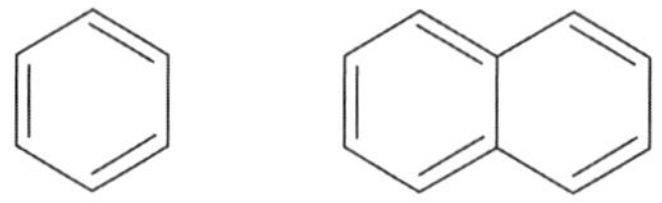

3. 杂环化合物

杂环化合物中含有由碳原子和杂原子（如 N、O、S 等）共同组成的环。

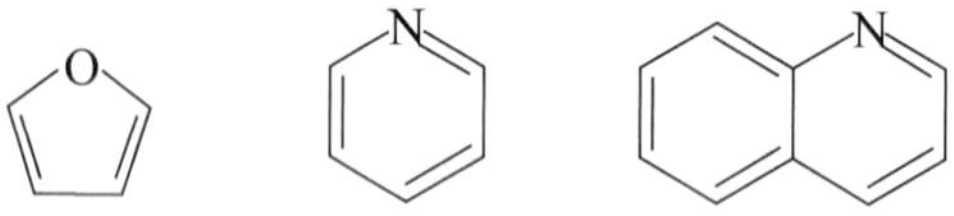

二、按官能团分类

官能团（functional group）是指决定一类化合物一般化学性质的原子或原子团。有机化学中常把含有相同官能团或特征化学键的化合物归为一类。一些常见有机化合物的官能团或特征化学键见表 11-3。

表 11-3　一些常见有机化合物的官能团或特征化学键

化合物类别	官能团名称	官能团结构	实例
烯烃	碳碳双键	$\gt C=C\lt$	$H_2C=CH_2$
炔烃	碳碳叁键	$-C\equiv C-$	$HC\equiv CH$
卤代烃	卤素	—X(F、Cl、Br、I)	CH_3Cl
醇	羟基	—OH	C_2H_5OH
酚	羟基	—OH	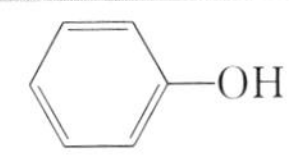
醚	醚键	$-\overset{\vert}{\underset{\vert}{C}}-O-\overset{\vert}{\underset{\vert}{C}}-$	CH_3OCH_3
醛	醛基	—CHO	HCHO
酮	羰基	$-\overset{O}{\overset{\Vert}{C}}-$	CH_3COCH_3
羧酸	羧基	$-\overset{O}{\overset{\Vert}{C}}-OH$	CH_3COOH
酯	酯键	$-\overset{O}{\overset{\Vert}{C}}-O-$	CH_3COOCH_3
胺	氨基	$-NH_2$	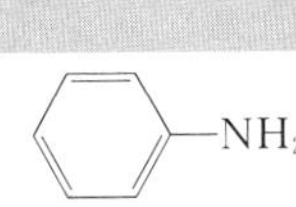
酰胺	酰胺键	$-\overset{O}{\overset{\Vert}{C}}-N\lt$	$H_3C-\overset{O}{\overset{\Vert}{C}}-NH_2$

第十一章小结

习题十一

1. 判断题。
   (1) 成键两个原子的电负性差越大，键的极性就越强。(　　)
   (2) 化合物 $CH_3CH=CH_2$ 中双键的稳定性大于单键。(　　)
   (3) 键的解离能就是键能。(　　)
   (4) sp^3 杂化轨道的形状是正四面体。(　　)
   (5) sp^2 杂化轨道的形状是平面三角形。(　　)
   (6) 有机化合物种类繁多的主要原因是有机化合物含有多种官能团。(　　)
2. 指出下列各化合物分子中所含官能团的名称和化合物的类别。
   (1) CH_3CH_2OH　(2) C_6H_5OH　(3) $C_6H_5NH_2$　(4) $CH_2=CHCOOH$
3. 指出下列化合物中 *C 的杂化类型。

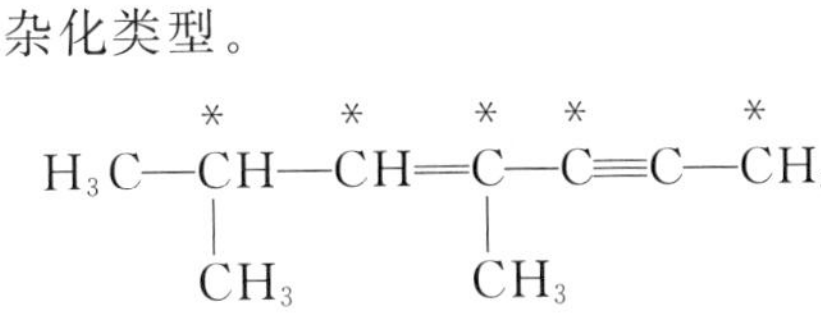

习题十一参考答案

4. 用键线式表示下列化合物的结构。

(1) 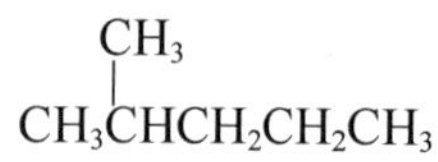 (2) 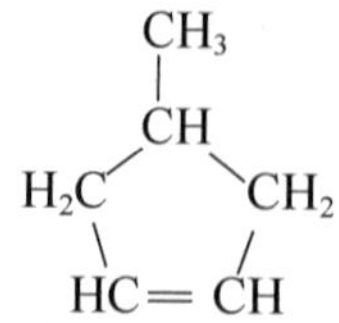 (3) 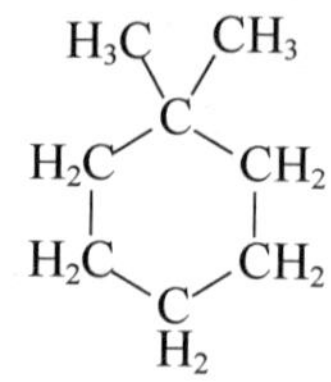 (4) 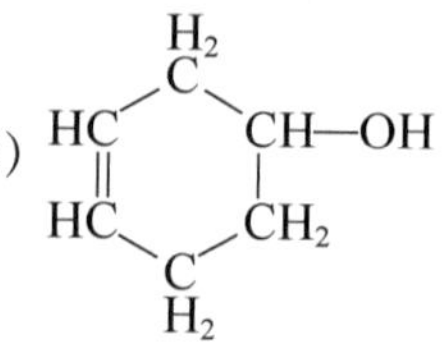

5. 指出自由基反应和离子型反应的区别。

（徐　红）

第12章 链烃

分子中只含有碳和氢两种元素的有机化合物称为烃（hydrocarbon）。根据烃分子中碳原子间化学键和连接方式的不同，可将烃分类如下：

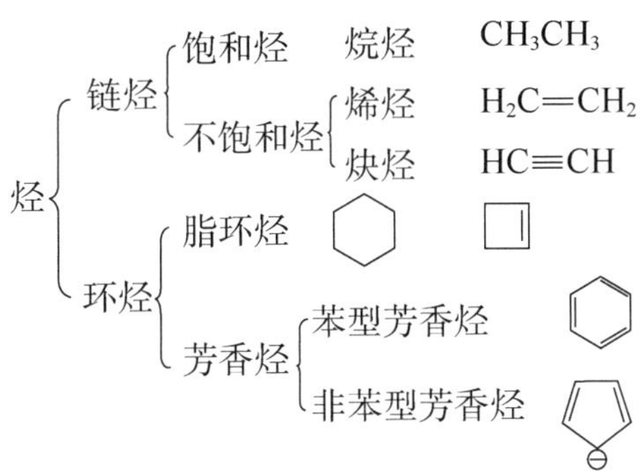

链烃在自然界中分布广泛，主要来源于石油和天然气。常用作燃料及化工和医药产品的原料。

第一节　结构和构造异构

在有机化合物中，将结构特征相同，在分子组成上相差一个或几个“$—CH_2—$”的一系列化合物称为同系列（homologous series），同系列中的化合物互为同系物（homolog）。同系物化学性质相似，并且都满足相同的结构通式。链烃中，烷烃的结构通式为 C_nH_{2n+2}，单烯烃和单炔烃的结构通式分别为 C_nH_{2n} 和 C_nH_{2n-2}。

一、结构

（一）烷烃的结构

甲烷（CH_4）是最简单的烷烃，甲烷分子中碳原子的 4 个 sp^3 杂化轨道分别和 4 个氢原子的 s 轨道重叠形成 C—H σ 键。电子衍射光谱证实，甲烷分子呈正四面体构型，碳原子位于正四面体的中心，4 个 C—H 键在空间互成 109°28′排列（图 12-1），这样原子间的斥力最小，能量最低，体系最稳定。

其他烷烃碳原子都是 sp^3 杂化，均以同样的方式成键，各原子之间都以 σ 键相连。由于 σ 键是沿键轴方向“头碰头”相互重叠而成的，故电子云重叠程度最大，键较牢固；同时电子云沿键轴呈圆柱形对称分布，键合的两个原子可以绕键轴自由旋转而不会影响键的重叠程度。

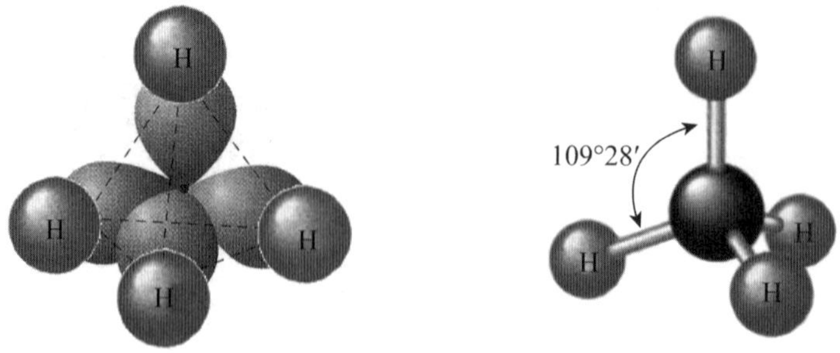

图 12-1　甲烷的分子结构示意图

（二）烯烃的结构

分子中含有碳碳双键的碳氢化合物称为烯烃。乙烯是最简单的烯烃，乙烯分子中的碳原子是 sp^2 杂化的，成键时每个碳原子的 3 个 sp^2 杂化轨道分别与 2 个氢原子的 s 轨道和 1 个碳原子的 sp^2 杂化轨道沿键轴重叠，形成 4 个 C—H 键和 1 个 C—C 键，这 5 个 σ 键处于同一平面；每个碳原子上还各有 1 个未参与杂化的 p 轨道，垂直于这 5 个 σ 键所在的平面且彼此平行，侧面"肩并肩"重叠形成 π 键，π 电子云对称分布在平面的上下方（图 12-2）。因此双键是由一个 σ 键和一个 π 键组成。

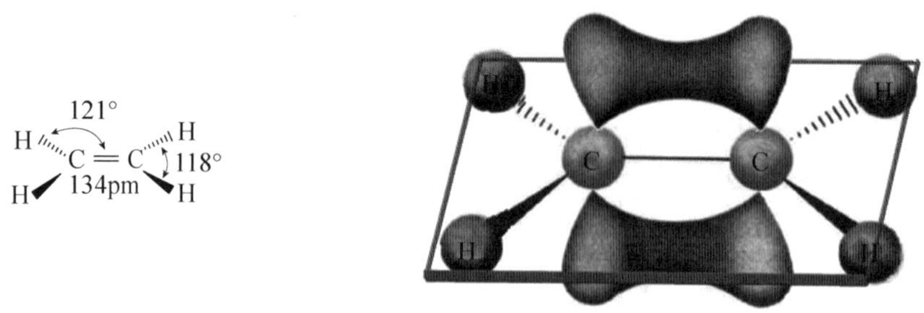

图 12-2　乙烯分子结构示意图

π 键是由相互平行的 p 轨道侧面重叠形成的，电子云重叠程度较小，不能自由旋转。π 键电子云呈上下两层对称分布在分子平面的上方和下方，离核较远，受核束缚力小，当受到外界电场的影响时，π 电子云易流动、易变形。因此 π 键反应活性高，易发生化学反应。

（三）炔烃的结构

炔烃分子中存在碳碳叁键。以乙炔为例，分子中的两个碳原子均为 sp 杂化，它们各自用 1 个 sp 杂化轨道头碰头形成 C—C 键，1 个 sp 杂化轨道与氢原子的 s 轨道形成 C—H 键，分子中 4 个原子在同一直线上。每个 sp 杂化的碳原子还各有两个没有参与杂化且相互垂直的 p 轨道，相互平行侧面重叠，形成两个彼此垂直的 π 键（图 12-3）。

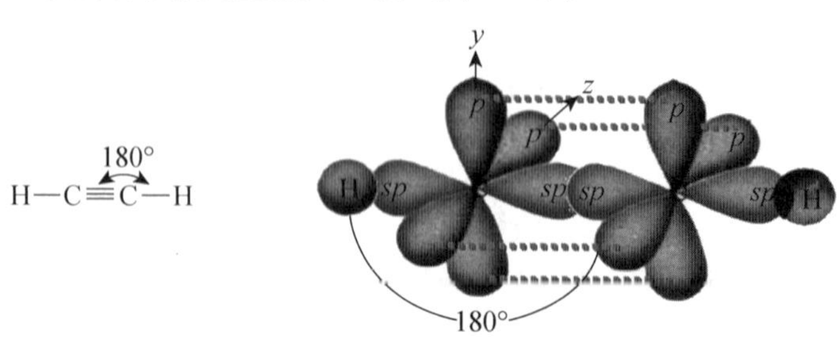

图 12-3　乙炔分子的结构

二、构造异构

（一）烷烃的构造异构

由于碳原子之间连接的方式和顺序不同产生的异构称为碳链异构（carbon chain isomer），它是分子构造异构的一种。

烷烃同系物中除甲烷、乙烷和丙烷外，其余烷烃都存在碳链异构。如分子式为 C_4H_{10} 的烷烃有两种碳链异构体：

$CH_3CH_2CH_2CH_3$　　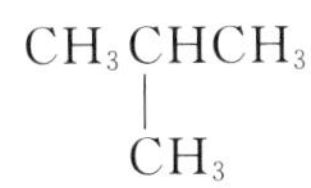

分子式为 C_5H_{12} 的烷烃有 3 种碳链异构体：

$CH_3CH_2CH_2CH_2CH_3$　　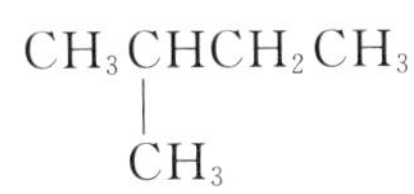　　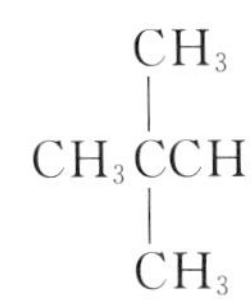

随着烷烃分子中碳原子数目的增加，异构体的数目迅速增多。如 C_6H_{14} 有 5 个构造异构体，$C_{10}H_{22}$ 有 75 个构造异构体，$C_{20}H_{42}$ 有 366 319 个构造异构体。

烷烃分子中碳原子根据与之直接相连的其他碳原子数目的不同，分为 4 种类型：只与 1 个其他碳原子直接相连的碳原子为伯碳原子，又称为一级碳原子，用 1°表示；与 2 个其他碳原子直接相连的碳原子为仲碳原子，又称为二级碳原子，用 2°表示；与 3 个其他碳原子直接相连的碳原子为叔碳原子，又称为三级碳原子，用 3°表示；与 4 个其他碳原子直接相连的碳原子为季碳原子，又称为四级碳原子，用 4°表示。

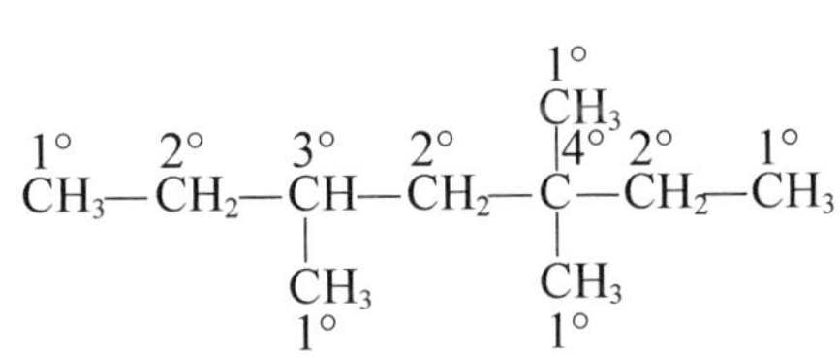

伯、仲、叔碳上的氢原子分别称为伯氢原子（1°氢原子）、仲氢原子（2°氢原子）和叔氢原子（3°氢原子），季碳上没有氢。不同类型的氢原子相对反应活性各不相同。

（二）烯烃、炔烃的构造异构

烯烃和炔烃的构造异构除碳链异构外，还有由于碳碳双键或碳碳叁键的位置不同而产生的位置异构。受碳碳叁键的限制，碳原子数相同的炔烃比烯烃的异构体数目少。

如分子式为 C_4H_8 的烯烃有 3 种构造异构体：

位置异构：$CH_2{=}CHCH_2CH_3$　　$CH_3CH{=}CHCH_3$

碳链异构：$CH_2{=}CHCH_2CH_3$；$CH_2{=}C(CH_3)_2$

分子式为 C_4H_6 的炔烃有两种异构体：

$CH{\equiv}CCH_2CH_3$　　$CH_3C{\equiv}CCH_3$

分子式相同的单炔烃和二烯烃还可由于官能团不同而产生官能团异构。

$CH{\equiv}CCH_2CH_3$　　$CH_2{=}CH{-}CH{=}CH_2$

第二节 命 名

有机化合物种类繁多，结构复杂，必须有完善的命名法来体现各类化合物的结构。有些有机化合物根据其来源、用途或物理性质，采用“俗名”，但在有机化学中常采用的是普通命名法和系统命名法。

一、烷烃的命名

（一）普通命名法

碳原子数在 10 以下的烷烃，用天干（甲、乙、丙、丁、戊、己、庚、辛、壬、癸）表示碳原子数，10 个以上碳原子数的烷烃则用中文数字表示碳原子数，称为“某烷”。烷烃的英文名称由表示碳原子数的词头加上后缀“-ane”组成（表 12-1）。

表 12-1 1～12 个碳原子的直链烷烃名称

结构式	中文名	英文名	结构式	中文名	英文名
CH_4	甲烷	methane	$CH_3(CH_2)_5CH_3$	庚烷	heptane
CH_3CH_3	乙烷	ethane	$CH_3(CH_2)_6CH_3$	辛烷	octane
$CH_3CH_2CH_3$	丙烷	propane	$CH_3(CH_2)_7CH_3$	壬烷	nonane
$CH_3(CH_2)_2CH_3$	丁烷	butane	$CH_3(CH_2)_8CH_3$	癸烷	decane
$CH_3(CH_2)_3CH_3$	戊烷	pentane	$CH_3(CH_2)_9CH_3$	十一烷	undecane
$CH_3(CH_2)_4CH_3$	己烷	hexane	$CH_3(CH_2)_{10}CH_3$	十二烷	dodecane

烷烃的异构体用“正（n-）”“异（iso-）”“新（neo-）”来区分。“正”表示直链烷烃；“异”和“新”分别表示碳链一端具有 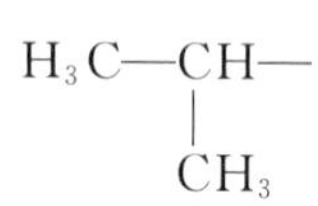 和 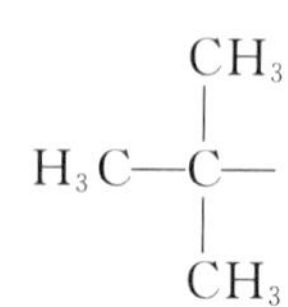，此外结构中再无其他侧链的烷烃。

$CH_3CH_2CH_2CH_2CH_3$

正戊烷

n-pentane

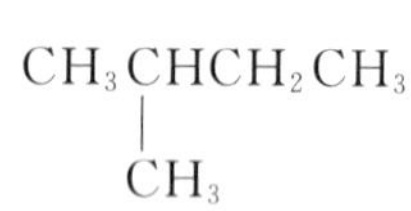

异戊烷

iso-pentane

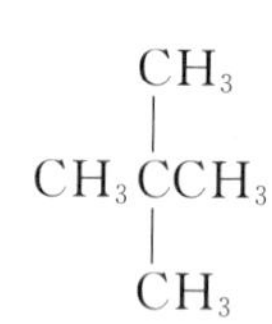

新戊烷

neo-pentane

（二）系统命名法

系统命名法是根据 IUPAC 的命名规则，结合我国汉字特点而拟定的。

1. 烷基

烃分子去掉一个氢原子剩下的基团叫做烃基（alkyl），用 R—表示，烷烃分子去掉 1 个氢原子的剩余基团称为烷基（alkyl group）。命名烷基时，把相应烷烃名称中的“烷”字改为“基”，英文名称将“-ane”改为“-yl”。一些常见烷基的结构及名称见表 12 2。

表 12-2　常见烷基的结构和名称

烷基	中文名	英文名	简写
$CH_3—$	甲基	methyl	Me
$CH_3CH_2—$	乙基	ethyl	Et
$CH_3CH_2CH_2—$	丙基	propyl	*n*-Pr
CH_3CH 　　│ 　　CH_3	异丙基	isopropyl	*iso*-Pr
$CH_3CH_2CH_2CH_2—$	丁基	butyl	*n*-Bu
$CH_3CHCH_2CH_3$ 　　│	仲丁基	*sec*-butyl	*sec*-Bu
$CH_3CHCH_2—$ 　　│ 　　CH_3	异丁基	isobutyl	*iso*-Bu
CH_3 　　│ $H_3C—C—$ 　　│ 　　CH_3	叔丁基	*tert*-butyl	*tert*-Bu

2. 次序规则

次序规则（sequence rules）指将有机化合物中常见原子和取代基按优先次序进行排列的规则，其主要排列原则有 3 点：

（1）比较与主链碳直接相连的原子的原子序数，原子序数较大的优先。原子序数相同的同位素按相对原子质量从大到小排列。例如：

$$-Br > -Cl > -OH > -NH_2 > -CH_3 > -D > -H$$

（2）若与主链直接相连的原子相同，则比较与该原子相连的后面原子，比较时，按原子序数从大到小排列，先比较最大的，若相同，再依次比较居中的、最小的。如$—CH_2OH$和$—CH_2Cl$与主链直接相连的都是碳原子，需要比较与碳相连的其他原子，在$—CH_2OH$中为$—C(O,H,H)$，在$—CH_2Cl$中为$—C(Cl,H,H)$，Cl 比 O 大，故$—CH_2Cl>—CH_2OH$。

（3）含有双键或叁键的基团，可以看做连有两个或三个相同的原子，例如：

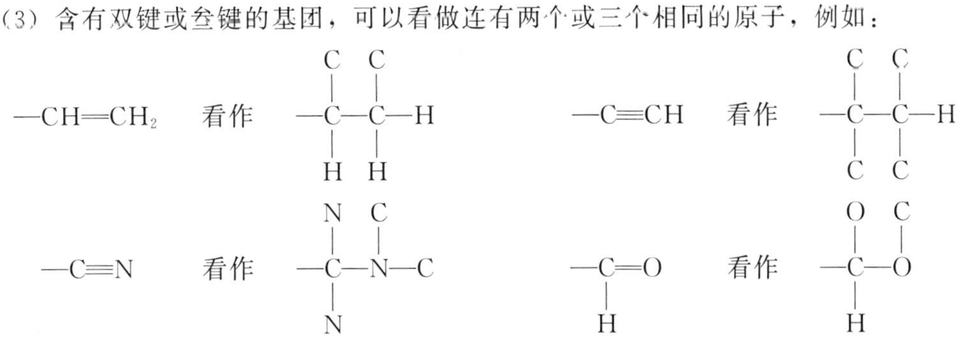

结合前两条原则，则有

$$-\underset{\substack{|\\H}}{C}{=}O > -C{\equiv}N > -C{\equiv}CH > -CH{=}CH_2$$

3. 命名原则

烷烃系统命名法的命名原则是有机化合物的命名基础，其要点是：

（1）选主链：选择含有取代基最多、连续的最长碳链作为主链，以此作为“母体烷烃”，并按主链所含碳原子数命名为“某烷”。

（2）给主链编号：主链上有取代基时，从靠近取代基的一端开始编号；两个不同的取代基位于相同位次时，则依据“次序规则”，排列小的取代基有较小的编号；两个相同的取代基位于相同位次时，应使第三个取代基的编号尽可能小。

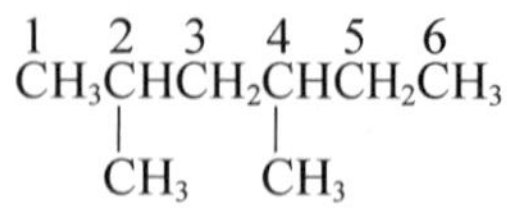
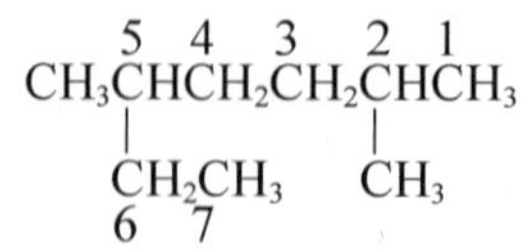
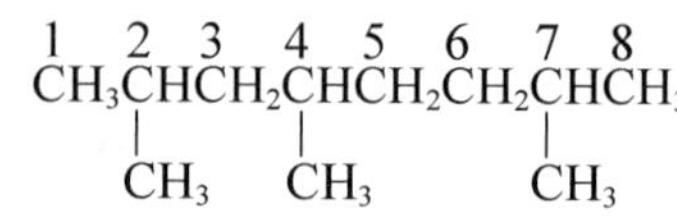

（3）命名：取代基的位次与名称之间用半字线连接，写在母体化合物名称前面。若连有相同的取代基，则合并取代基，并在取代基名称前用二、三、四……表示取代基的数目；取代基的位次用阿拉伯数字标出，并用“,”隔开；若连有不相同的取代基，据“较优基团后列出”的原则将取代基依次列出。英文名称则用 di、tri、tetra 分别表示二、三、四，取代基的列出顺序是按英文首字母的排列顺序先后列出。

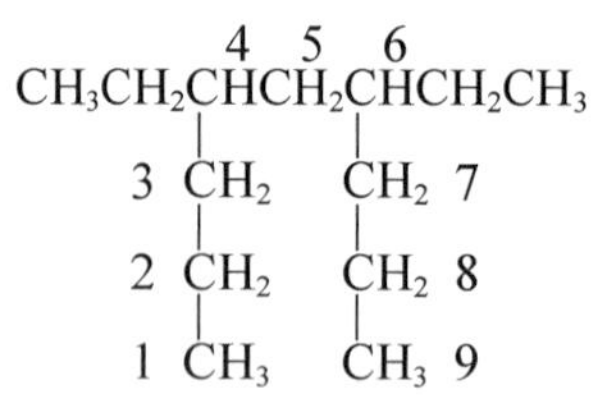

4,6-二乙基壬烷
4,6-diethylnonane

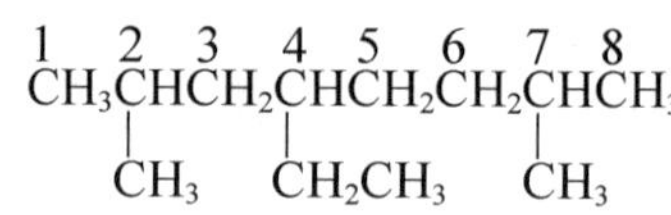

2, 7-二甲基-4-乙基辛烷
4-ethyl-2,7-dimethyloctane

二、烯烃、炔烃的命名

烯烃和炔烃系统命名法的基本原则与烷烃相似，但需选择包含官能团（双键或叁键）在内的最长碳链作为主链，根据主链碳原子数称为“某烯”或“某炔”；从靠近双键或叁键的一端对主链碳原子编号；命名时将取代基的位次和名称以及双键或叁键位置标示在主链名称前。

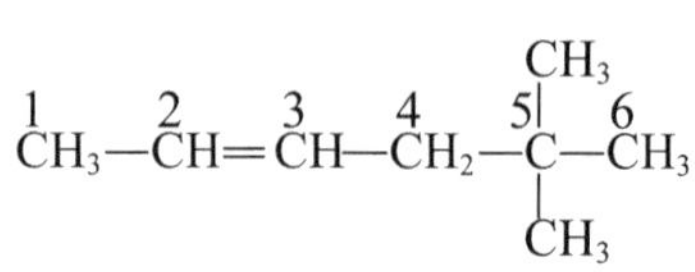

5,5-二甲基-2-己烯
5,5-dimethyl-2-hexene

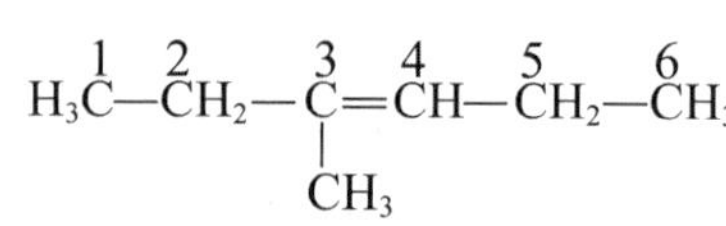

3-甲基-3-己烯
3-methyl-3-hexene

$CH_3C\equiv CCH_3$

2-丁炔
2-butyne

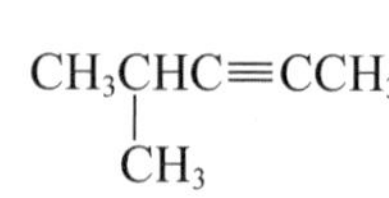

4-甲基-2-戊炔
4-methyl-2-pentyne

当分子中同时存在双键和叁键时，碳链编号从先遇到双键或叁键的一端开始；若双键和叁键在碳链中的相对位置相同，则按“先烯后炔”的顺序编号。命名时双键写在前面，叁键写在后面，称为“某烯炔”。

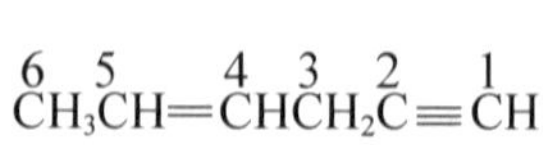

4-己烯-1-炔
4-hexen-1-yne

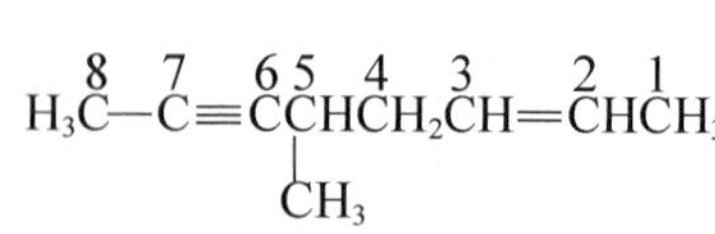

5-甲基-2-辛烯-6-炔
5-methyl -2-octen-6-yne

第三节　物理性质

有机化合物的物理性质，一般是指物态、沸点、熔点、密度、溶解度、折光率等。

链烃是非极性共价化合物，其分子间的作用力较弱，它们的沸点、熔点较低。常温常压下，$C_{1\sim4}$的链烃是气体，在直链的链烃中，$C_{5\sim16}$的烷烃、$C_{5\sim18}$的烯烃、$C_{5\sim15}$的炔烃是液体，碳原子数更多的链烃是固体。显然，链烃的物理性质随碳原子数的增加呈有规律的变化，如正烷烃的沸点随相对分子质量的增加而升高，低级烷烃随相对分子质量的增大沸点升高明显，相对分子质量越大的烷烃，升幅越小。$C_{4\sim14}$的正烷烃熔点随相对分子质量增加升高，但奇数碳原子的升高值较偶数碳原子的要少一些，因为 X 线衍射证明分子越对称，在晶格中排列就越紧密，熔点就越高。

链烃的密度均小于 1 g·cm^{-3}。根据“相似相溶”原理，链烃不溶于水，易溶于某些有机溶剂，如苯、氯仿、四氯化碳、石油醚等。

第四节　化学性质

一、烷烃的卤代反应

分子中的氢原子被卤素原子取代的反应称为卤代反应（halogenation reaction）。

在室温下，烷烃具有高度的化学稳定性，与强酸、强碱、强氧化剂、强还原剂都不发生反应。这主要是由于烷烃分子中只存在牢固的 σ 键。但在适宜的反应条件如光照、高温或催化剂作用下，烷烃可发生共价键均裂的自由基反应。如甲烷和氯气常温下长时间混合，不发生化学反应，但在漫射光、热或过氧化物作用下，发生卤代反应，生成氯代甲烷混合物和氯化氢。

$$CH_4 \xrightarrow[\text{紫外光}]{Cl_2} \underset{\text{一氯甲烷}}{CH_3Cl} \xrightarrow[\text{紫外光}]{Cl_2} \underset{\text{二氯甲烷}}{CH_2Cl_2} \xrightarrow[\text{紫外光}]{Cl_2} \underset{\text{三氯甲烷}}{CHCl_3} \xrightarrow[\text{紫外光}]{Cl_2} \underset{\text{四氯化碳}}{CCl_4}$$

卤素与甲烷的反应活性顺序为 $F_2>Cl_2>Br_2>I_2$。氟代反应非常剧烈难以控制，碘不易反应，故该卤代反应一般是氯代和溴代。

反应机理（reaction mechanism）指反应的实际途径或过程。了解反应机理，对认识反应的实质、反应所需要的条件，从而控制反应和预测新的化学反应十分有用。根据上述实验事实，认为烷烃的卤代反应是自由基反应，该反应机理如下：

（1）链引发：氯分子从光或热中获得能量，发生共价键均裂，生成高能量、强反应活性的氯自由基。

$$Cl—Cl \xrightarrow{\text{光或热}} 2Cl\cdot \qquad \Delta_r H_m^{\ominus} = +243\ kJ\cdot mol^{-1} \qquad ①$$

（2）链增长：氯自由基碰撞并夺取甲烷分子中的一个氢原子，使甲烷分子中的碳氢键均裂，生成氯化氢分子和甲基自由基。活泼的甲基自由基再碰撞氯分子使之均裂，夺取氯分子的一个氯原子，形成一氯甲烷和一个新的氯自由基。

$$Cl\cdot + H—CH_3 \longrightarrow HCl + \cdot CH_3 \qquad \Delta_r H_m^{\ominus} = +4\ kJ\cdot mol^{-1} \qquad ②$$

$$\cdot CH_3 + Cl—Cl \longrightarrow CH_3Cl + Cl\cdot \qquad \Delta_r H_m^{\ominus} = -108\ kJ\cdot mol^{-1} \qquad ③$$

反应③是放热反应，所放出的能量足以补偿反应②所需的能量，因而反应可以不断地进行下去，将甲烷转变为一氯甲烷。在这个阶段，每一步都消耗一个活泼的自由基，同时又生成一个新的自由基，反复循环，将链反应传递下去。

(3) 链终止：自由基相互碰撞结合生成分子，活性中间体消失，连锁反应停止。

$$Cl\cdot + Cl\cdot \longrightarrow Cl_2$$

$$CH_3\cdot + CH_3\cdot \longrightarrow CH_3CH_3$$

$$CH_3\cdot + Cl\cdot \longrightarrow CH_3Cl$$

自由基与人类健康

在自由基的链反应中，加入少量能抑制自由基生成或降低自由基活性的抑制剂，可使反应减慢或终止。

二、烯烃、炔烃的加成反应

加成反应（addition reaction）是指试剂进攻不饱和化合物的 π 键，使 π 键断裂，试剂中的两个原子或基团分别加到 π 键两端的原子上，生成饱和化合物的反应。

（一）催化加氢

在 Pt、Pd、Ni 等金属催化剂作用下，烯烃、炔烃加氢生成相应的烷烃。

$$H_2C{=}CH_2 + H_2 \xrightarrow{Ni} H_3C{-}CH_3$$

$$HC{\equiv}CH + H_2 \xrightarrow{Ni} CH_2{=}CH_2 \xrightarrow[H_2]{Ni} CH_3CH_3$$

（二）亲电加成反应

1. 与卤素的加成

烯烃、炔烃与溴的四氯化碳溶液反应，导致溴的红棕色褪去，此现象常用于碳碳双键和碳碳叁键的检验。

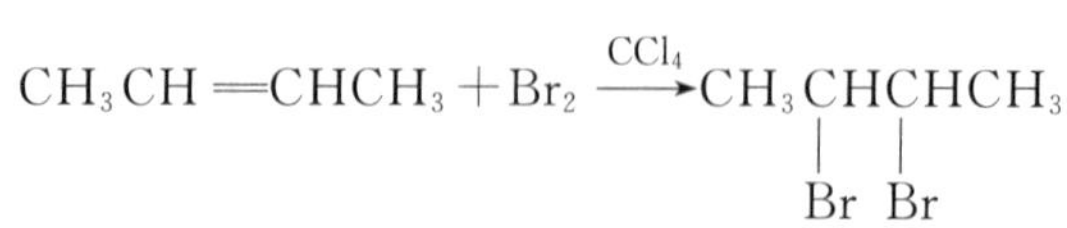

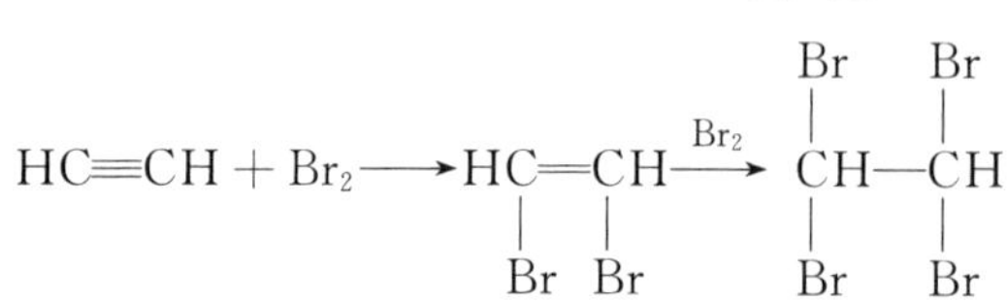

2. 与卤化氢的加成

不同的卤化氢反应活性顺序为：HI＞HBr＞HCl＞HF。

$$CH_2{=}CH_2 + HBr \longrightarrow CH_3CH_2Br$$

$$HC{\equiv}CH \xrightarrow{HBr} CH_2{=}CHBr \xrightarrow{HBr} CH_3CHBr_2$$

3. 与 H_2O 的加成

在硫酸、磷酸催化下，烯烃可以与水直接加成生成醇。工业上常用此方法制备低级的醇。

$$CH_2{=}CH_2 + H_2O \xrightarrow{H^+} \underset{\text{乙醇}}{CH_3CH_2OH}$$

将炔烃通入含有硫酸汞的稀硫酸溶液中，能与水反应生成烯醇，烯醇不稳定，重排变成醛或酮。

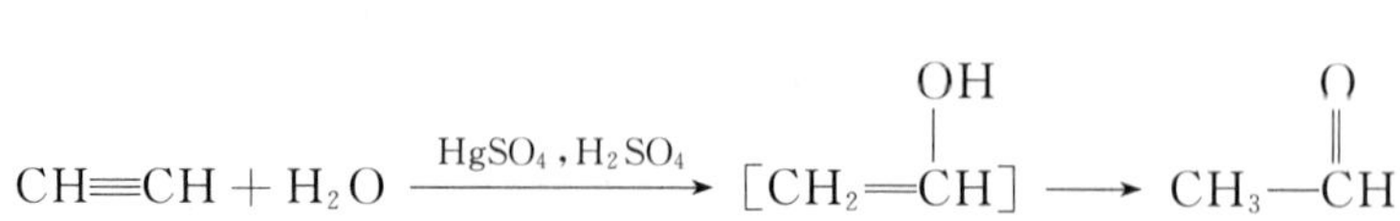

乙醛

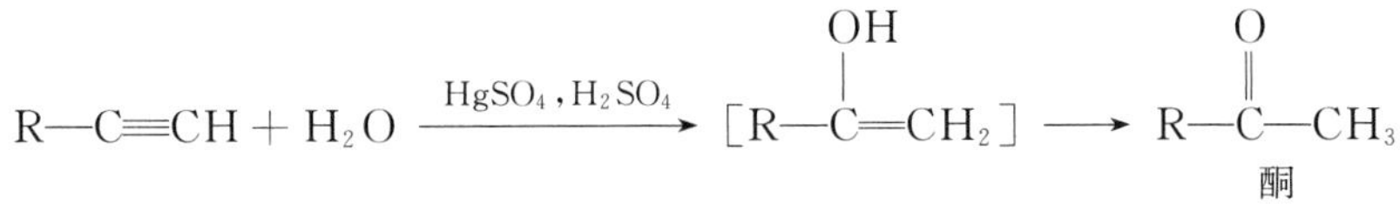

4. 亲电加成反应机理

亲电加成反应分两步进行，以烯烃与卤化氢的反应为例：

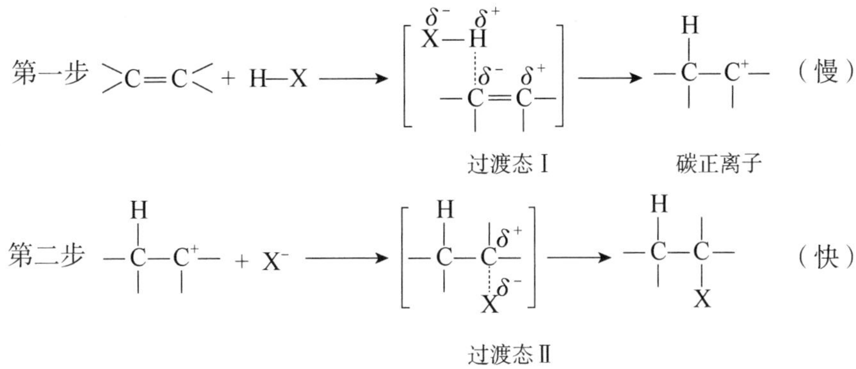

第一步是试剂中带正电荷部分进攻 π 键，经过渡态（Ⅰ）生成碳正离子中间体，这一步需要的活化能高，因而反应速度慢，是决定整个反应速率的一步。第二步是试剂中带负电荷部分进攻碳正离子，经过渡态（Ⅱ）生成取代烷，该步比第一步所需的活化能低得多，反应很快完成。

由于烯烃的 π 键易给出电子，此反应首先是由带部分正电荷的氢原子（亲电试剂）进攻电子云密度大的碳碳双键，从而产生碳正离子，这种由亲电试剂首先发起进攻而引起的加成反应称为亲电加成反应（electrophilic addition reaction）。

5. 亲电加成反应的取向

不对称烯烃与不对称试剂（如 HX、H_2O 等）加成时，通常有两种加成产物，但实验证实以一种产物为主。

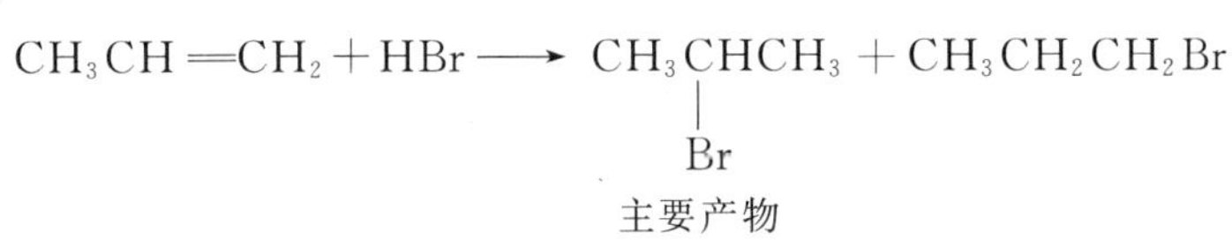

1866 年俄国化学家 Markovnikov 根据大量实验事实总结出一个经验规律：不对称烯烃与不对称试剂加成时，试剂中带正电荷部分总是加在含氢较多的双键碳原子上，带负电荷部分则加在含氢较少的双键碳原子上。该经验规则简称马氏规则。

炔烃与不对称试剂加成时也遵循马氏规则。

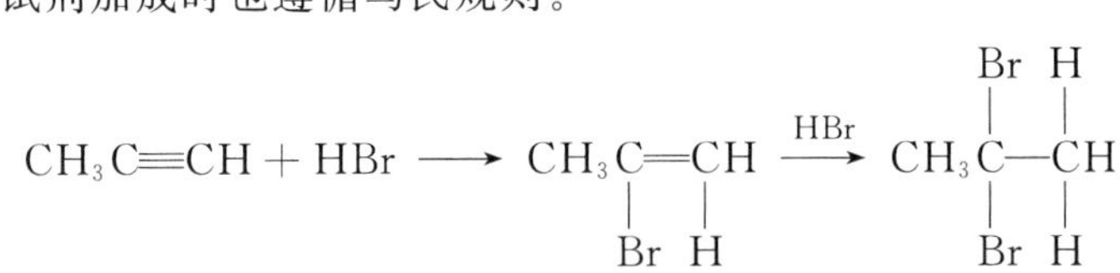

马氏规则可用诱导效应和碳正离子的稳定性来解释。

（1）由于组成共价键的两个原子的电负性不同，使分子中电子云沿着碳链向电负性大的原子一方偏移，这种靠静电诱导作用而影响电子云密度分布的电子效应称为诱导效应（inductive effect），用 I 表示。

诱导效应的方向是以 C—H 键中的氢原子为标准，电负性大于氢的原子或基团为吸电子基，产生吸电子诱导效应，用－I 表示；电负性小于氢的原子或基团为斥电子基，产生斥电子诱导效应，用＋I 表示。

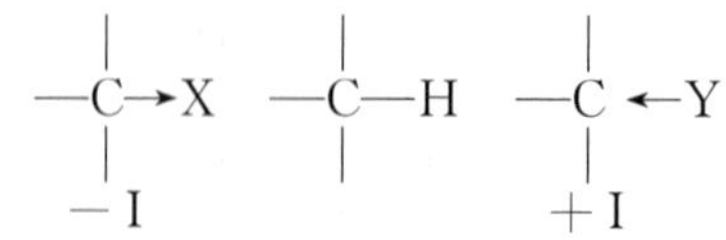

根据实验结果，一些常见原子或基团的电负性次序如下：

$—F>—Cl>—Br>—I>—OCH_3>—OH>—NHCOCH_3>—C_6H_5>—CH=CH_2>—H>—CH_3>—C_2H_5>—CH(CH_3)_2>—C(CH_3)_3$

在氢前面的是吸电子基，在氢之后的是斥电子基。无论是吸电子基还是斥电子基，取代了C—H 的 H 以后，都使共价键的电子云密度分布发生改变，并沿碳链递减传递，影响到其他共价键上电子云密度的分布，一般经过 2～3 个碳原子后这种影响就可以忽略不计。

在丙烯和卤化氢的加成反应中，由于丙烯分子中的甲基是斥电子基，产生+I 效应，使双键中 π 电子云发生偏移，导致碳碳双键上含氢较多的碳原子上带有部分负电荷（δ^-），而含氢较少的碳原子上带部分正电荷（δ^+），当卤化氢进行亲电加成时，H^+ 首先加到带部分负电荷的双键碳原子上，形成碳正离子中间体，然后再与 X^- 结合。

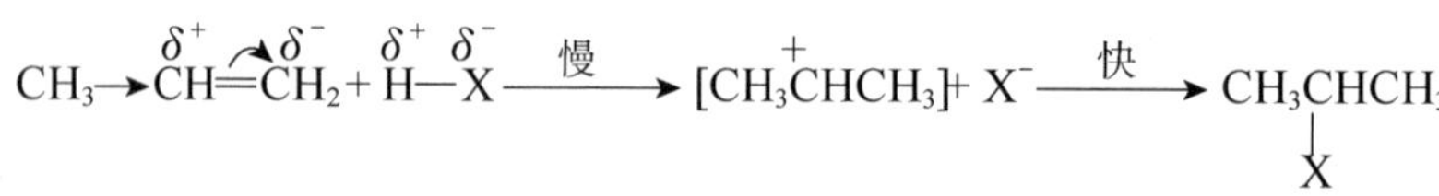

（2）碳正离子是某些化学反应的活泼中间体。烷基碳正离子为 sp^2 杂化，其 p 轨道上没有电子（图 12-4）。

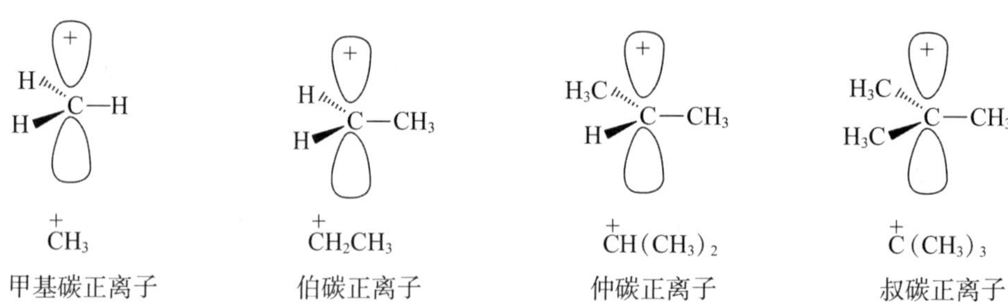

图 12-4 碳正离子结构示意图

与碳正离子相连的烃基具有斥电子诱导效应，可以使中心碳原子上的正电荷得到分散。电荷越分散，体系越稳定，因此碳正离子的稳定性顺序为：叔碳正离子>仲碳正离子>伯碳正离子>甲基碳正离子，例如：

$$(CH_3)_3\overset{+}{C}>(CH_3)_2\overset{+}{C}H>CH_3\overset{+}{C}H_2>\overset{+}{C}H_3$$

丙烯和卤化氢加成时，可能形成两种碳正离子中间体：

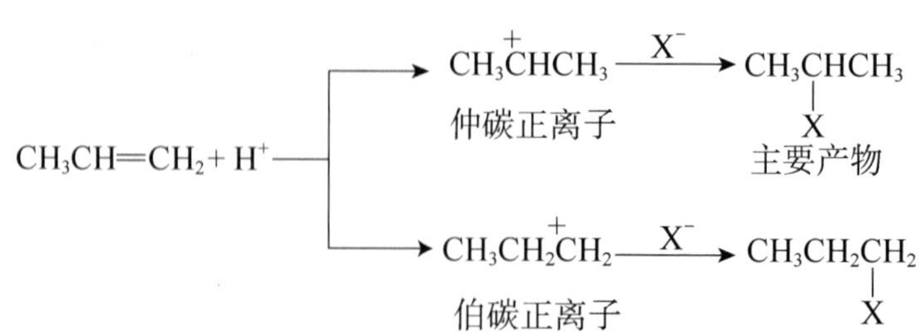

由于仲碳正离子比伯碳正离子稳定，较稳定的仲碳正离子与卤负离子结合的机会更大，所以整个反应中氢加到含氢较多的双键碳原子上、卤素加到含氢较少的双键碳原子上形成的化合物是主要产物。

三、烯烃、炔烃的氧化反应

与碱性或中性冷高锰酸钾溶液反应，双键的 π 键断裂生成邻二醇。

$$H_2C{=}CH_2 + KMnO_4 \xrightarrow{OH^-} \underset{OH}{\underset{|}{H_2C}}{-}\underset{OH}{\underset{|}{CH_2}} + MnO_2\downarrow$$

当用热的或酸性的高锰酸钾溶液氧化烯烃时，烯烃的碳碳双键断裂，随烯烃的结构不同得到不同的氧化产物。

$$CH_3CH_2CH{=}CH_2 + KMnO_4 \xrightarrow{H^+} CH_3CH_2COOH + CO_2\uparrow + H_2O$$

$$CH_3CH_2\underset{CH_3}{\underset{|}{C}}{=}CHCH_3 + KMnO_4 \xrightarrow{H^+} CH_3CH_2\underset{CH_3}{\underset{|}{C}}{=}O + CH_3COOH$$

通过分析氧化产物的结构可以推断出原来烯烃的结构。

炔烃被高锰酸钾氧化也可生成羧酸、二氧化碳等产物。

$$CH_3C{\equiv}CH + KMnO_4 \xrightarrow{H^+} CH_3COOH + CO_2\uparrow$$

$$CH_3CH_2CH_2C{\equiv}CCH_3 + KMnO_4 \xrightarrow{H^+} CH_3CH_2CH_2COOH + CH_3COOH$$

上述反应均可使高锰酸钾溶液紫色褪去。利用高锰酸钾溶液的颜色变化，可以检验分子中是否存在碳碳不饱和键。

四、末端炔烃的酸性

炔烃中叁键碳原子是 sp 杂化，杂化轨道中 s 成分所占的比例大，原子核对电子束缚力增强，碳原子的电负性增大，导致乙炔以及末端炔烃中叁键碳上直接连接的氢原子表现出弱酸性，可以被一些金属离子取代。例如末端炔烃与硝酸银或氯化亚铜的氨溶液反应，分别生成白色的炔化银沉淀和砖红色的炔化亚铜沉淀。

$$HC{\equiv}CH + 2[Ag(NH_3)_2]NO_3 \longrightarrow AgC{\equiv}CAg\downarrow + 2NH_4NO_3 + 2NH_3$$

$$CH_3C{\equiv}CH + 2[Cu(NH_3)_2]Cl \longrightarrow CH_3C{\equiv}CCu\downarrow + 2NH_4Cl + 2NH_3$$

上述反应灵敏度高，现象明显，常用于末端炔烃的鉴别。干燥的金属炔化物在受热或震动时易发生爆炸，在实验结束后应及时用盐酸或硝酸将其分解。

第五节　共轭二烯烃

含有两个碳碳双键的不饱和烃称为二烯烃（dienes）。开链二烯烃的通式为 C_nH_{2n-2}，根据二烯烃中碳碳双键位置的不同，可以将二烯烃分为累积二烯烃、共轭二烯烃和隔离二烯烃。累积二烯烃（cumulated diene）是指两个碳碳双键连接在同一个碳原子上，这类化合物极不稳定，为数不多。隔离二烯烃（isolated diene）是指两个双键被两个或两个以上的单键隔开的二烯烃，也称为孤立二烯烃，如 1,4-戊二烯，由于两个双键距离较远，相互影响很小，化学性质与单烯烃类似。共轭二烯烃（conjugated diene）指两个双键被一个单键隔开的二烯烃，如 1,3-丁二烯，由于双键之间的相互影响，共轭二烯烃除具有单烯烃的性质外，还具有一些特殊的性质。

天然保健食品

$$\overset{sp^2}{CH_2}{=}\overset{sp}{C}{=}\overset{sp^2}{CH_2}$$

丙二烯

$$H_2C{=}CH{-}CH_2{-}CH{=}CH_2$$

1,4-戊二烯

$$H_2C{=}CH{-}CH{=}CH_2$$

1,3-丁二烯

一、共轭二烯烃的结构

以1,3-丁二烯为例，分子中4个碳原子都为sp^2杂化，形成3个C—C σ键，6个C—H σ键，分子中所有的C—C σ键都处于同一平面。每个碳原子上未杂化的p轨道都垂直于该平面，相互平行，不仅C_1～C_2、C_3～C_4之间能相互侧面重叠形成π键，而且C_2和C_3的p轨道也有一定程度的侧面重叠，这样使得两个π键不是孤立存在的，而是形成了以4个碳原子为中心，包含4个p轨道的大π键，又称为共轭π键（图12-5）。

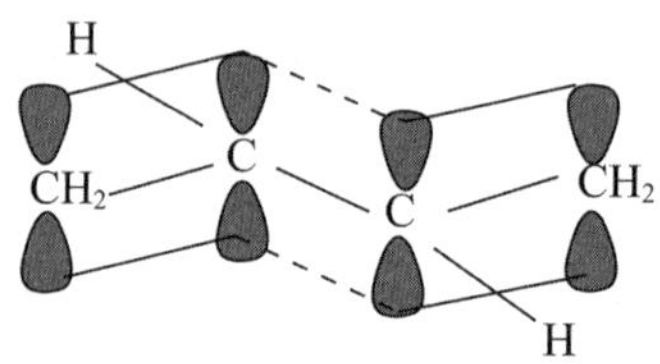

图12-5 1,3-丁二烯分子中的共轭π键

1,3-丁二烯的π电子不再局限于C_1～C_2和C_3～C_4之间，而是在整个分子中运动，即发生π电子离域。π电子离域使分子中电子云密度分布趋于平均化，表现在键长平均化，如1,3-丁二烯分子中的C_1═C_2、C_3═C_4键长为135 pm，比乙烯中的C═C键长（134 pm）略长，C_2—C_3的键长为147 pm，比乙烷中的C—C键长（154 pm）明显缩短。此外π电子离域还使整个体系电荷分散，内能降低，分子稳定性增加。

二、共轭体系和共轭效应

凡能发生电子离域而形成共轭大π键的体系均称为共轭体系（conjugation system）。共轭体系包括π-π共轭、p-π共轭、σ-π超共轭及σ-p超共轭等体系。其中π-π共轭、p-π共轭较典型，构成这两种共轭体系的所有原子都在同一平面上；且存在两个以上垂直于该平面的p轨道，互相平行形成共轭π键。

（一）π-π共轭体系

有机分子中具有单、双键交替排列的结构都属于π-π共轭体系。

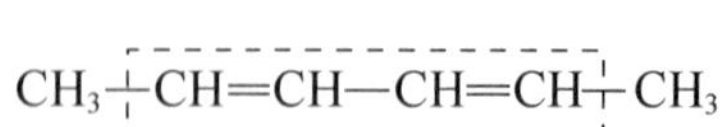

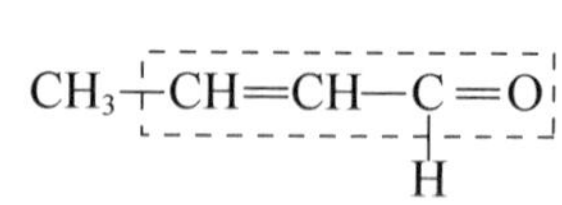

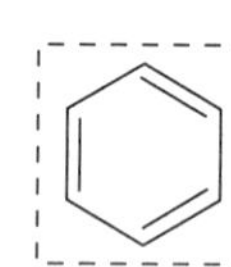

（二）p-π共轭体系

有机分子中与双键碳原子相连的原子的p轨道与双键的π轨道平行时，发生“肩并肩”式重叠而形成的共轭体系，称为p-π共轭体系。

$CH_2{=}CH{-}\overset{+}{C}H_2$

烯丙基碳正离子

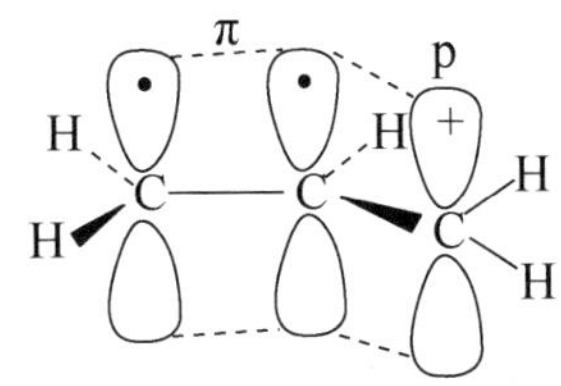

$CH_2{=}CH{-}\dot{C}H_2$

烯丙基自由基

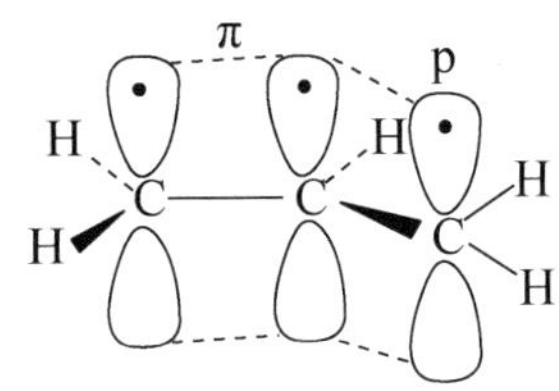

$CH_2{=}CH{-}\overset{-}{C}H_2$

烯丙基碳负离子

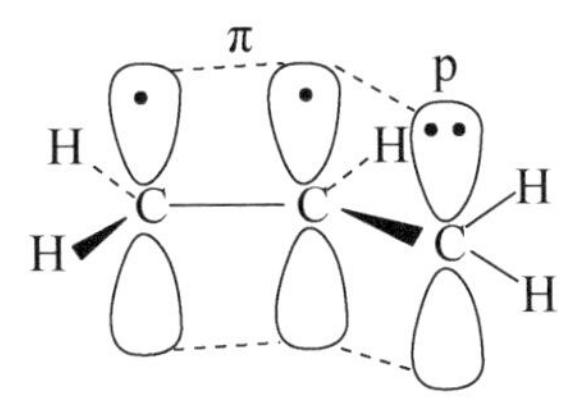

$CH_2{=}CH{-}Br$

溴乙烯

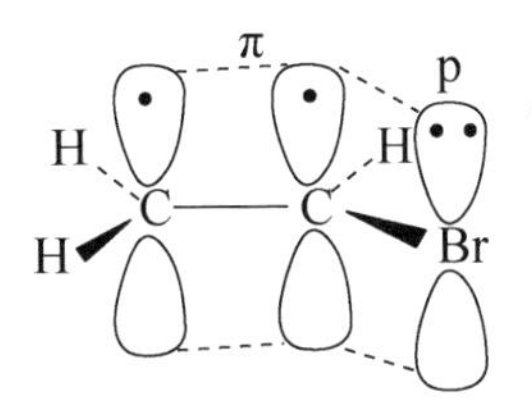

在共轭体系中任何一个原子受到外界电场（如试剂的进攻等）的影响时，由于π电子在整个体系中离域，会出现交替极化的现象，并可以通过π电子的运动沿共轭链传递下去，这种电子效应称为共轭效应（conjugated effect），用符号C表示。共轭效应涉及整个共轭体系，不因共轭链的延长而减弱。

$$H^+ \quad \overset{\delta^-}{H_2C}{=}\overset{\delta^+}{CH}{-}\overset{\delta^-}{CH}{=}\overset{\delta^+}{CH_2}$$

共轭效应与诱导效应都属于电子效应，但产生的原因、作用的方式及导致的结果都不相同。诱导效应是建立在成键电子定域基础上，是一种短程电子效应。共轭效应则是建立在成键电子离域基础上，是一种远程电子效应。一个分子中可同时存在两种效应，通常共轭效应的影响大于诱导效应。

三、1,3-丁二烯烃的加成

共轭二烯烃的化学性质与烯烃相似，由于共轭效应的存在，又显示出一些特殊性。例如，1,3-丁二烯与等物质的量的卤化氢加成时，可以生成1,2-加成和1,4-加成两种主要产物。

$$H_2C{=}CH{-}CH{=}CH_2 + HBr \longrightarrow \underset{\text{1,2-加成产物}}{H_2C{=}CH{-}\underset{Br}{\underset{|}{CH}}{-}\underset{H}{\underset{|}{CH_2}}} + \underset{\text{1,4-加成产物}}{\underset{H}{\underset{|}{H_2C}}{-}CH{=}CH{-}\underset{Br}{\underset{|}{CH_2}}}$$

这个反应是亲电加成反应，分两步进行。第一步，H^+进攻1,3-丁二烯，当H^+接近共轭链时，引起π电子交替极化，H^+进攻带部分负电荷的碳原子，得到两种碳正离子中间体（Ⅰ）和（Ⅱ）。这两种碳正离子中间体中，（Ⅰ）烯丙基型碳正离子存在p-π共轭体系，比（Ⅱ）伯碳正离子稳定，为主要的中间体。

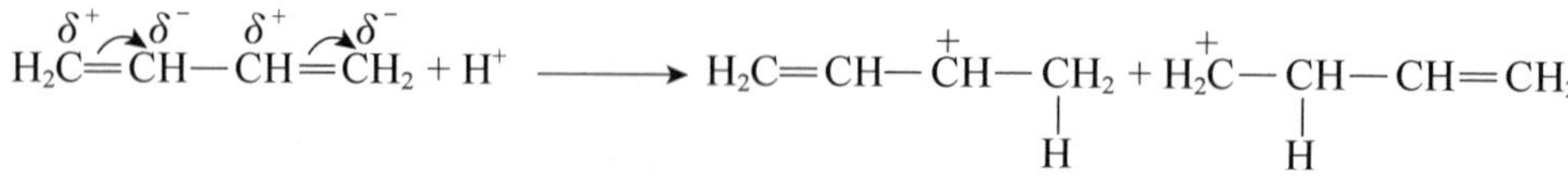

(Ⅰ)烯丙基型碳正离子 (Ⅱ)伯碳正离子

第二步，试剂中的溴负离子进攻碳正离子（Ⅰ）活性中间体时，由于共轭体系电荷密度出现交替极化，正电荷间隔分布在 C_2 和 C_4 上，所以 Br^- 分别进攻 C_2 和 C_4，得到 1,2-加成和 1,4-加成产物。

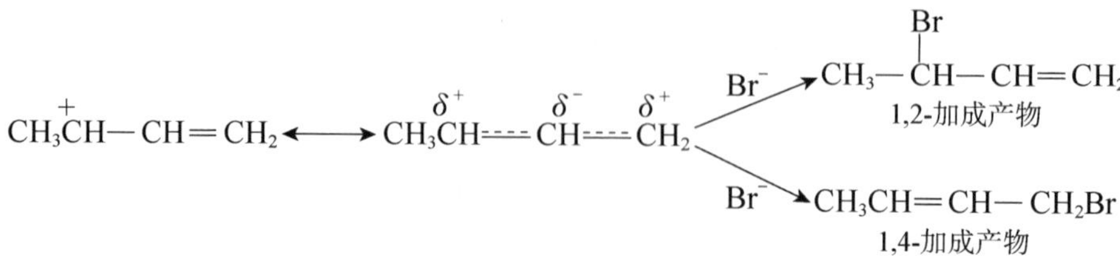

实验表明：1,2-加成产物和 1,4-加成产物的比例取决于反应温度和溶剂等因素，通常低温及非极性溶剂中主要发生 1,2-加成，较高温度及极性溶剂有利于 1,4-加成。

第十二章小结

习题十二

1. 用 IUPAC 命名法命名下列化合物。

(1) 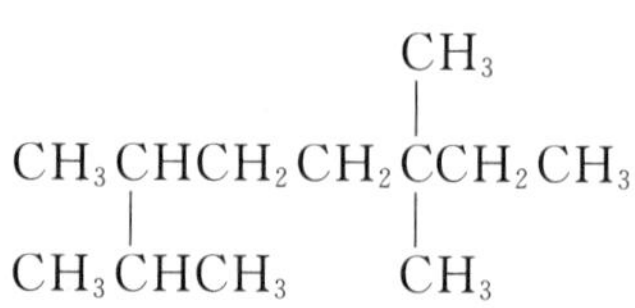

(2) 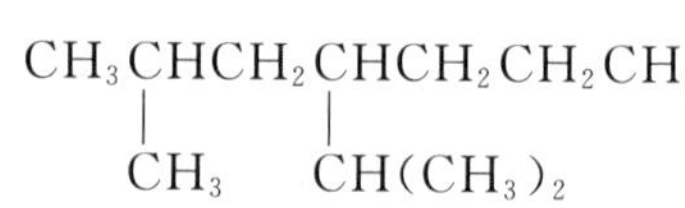

(3) 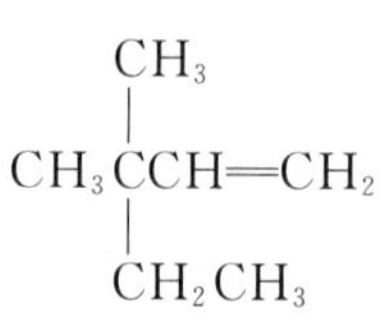

(4) 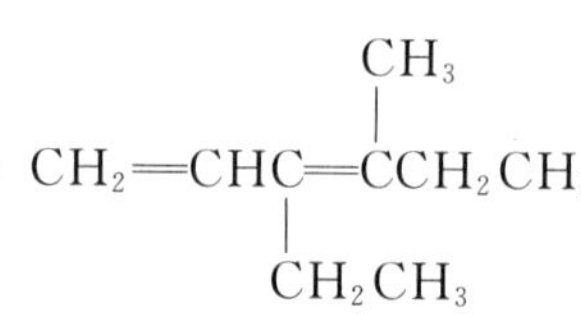

(5) 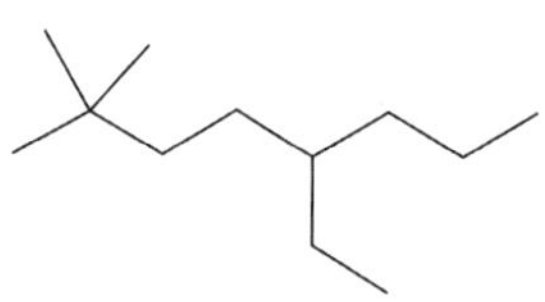

(6) 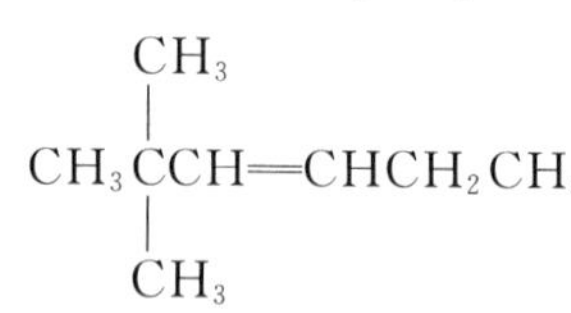

(7) 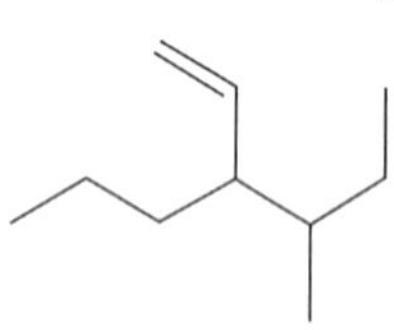

(8) 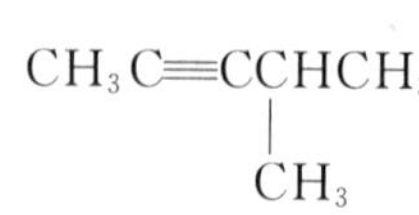

(9) 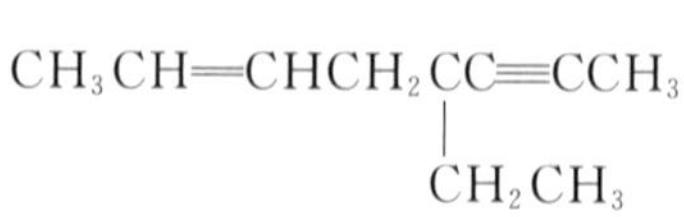

(10) 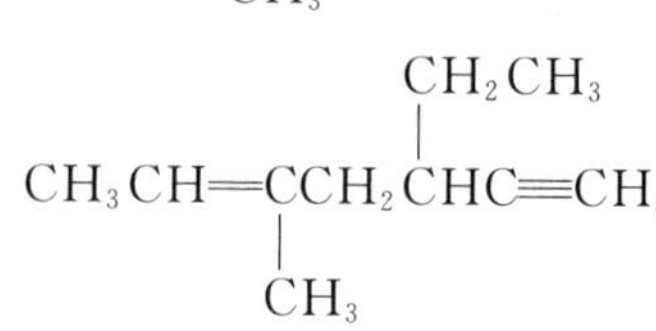

2. 写出化合物 3,5-二甲基-3-乙基己烷的结构式，并指出其中各碳原子的类型。

3. 完成下列反应式。

(1) 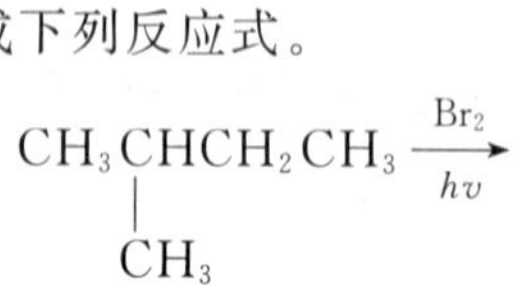

（2）$CH_3CH_2C\equiv CH + Br_2 \longrightarrow$ $\xrightarrow{Br_2}$

（3）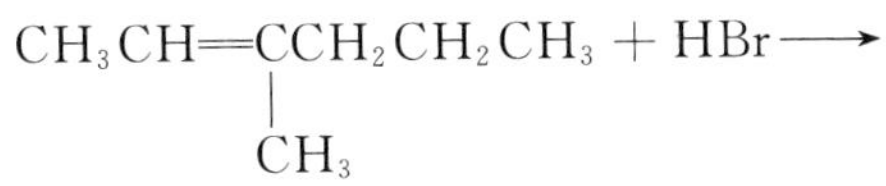

（4）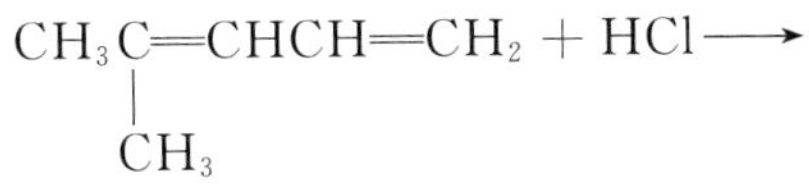

（5）$CH_3—C\equiv CH + [Ag(NH_3)_2]NO_3 \longrightarrow$

4. 根据下列高锰酸钾氧化产物，推断原烯烃的结构。

（1）CO_2 和 CH_3COOH

（2）CO_2 和 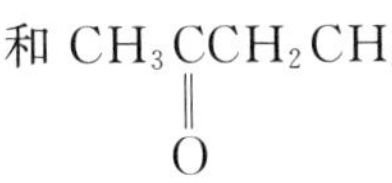

（3）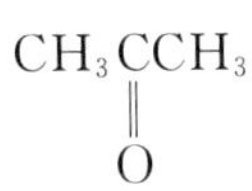 和 CH_3CH_2COOH

（4）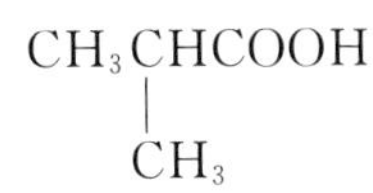

5. 写出 2-甲基-1-丁烯与下列试剂反应的产物。

（1）HCl （2）H_2O （3）Br_2/CCl_4

（4）HBr/H_2O_2 （5）$KMnO_4/OH^-$

6. 写出 3-甲基-1-丁炔与下列试剂反应的产物。

（1）H_2/Ni （2）$KMnO_4/H^+$ （3）1 molHBr （4）$[Cu(NH_3)_2]Cl$

7. 化合物 A、B 分子式都为 C_5H_8，都能使溴的四氯化碳溶液褪色，A 与硝酸银的氨溶液反应产生白色沉淀，用酸性 $KMnO_4$ 溶液氧化得到 CO_2 和 $(CH_3)_2CHCOOH$，B 不与银氨溶液作用，用酸性 $KMnO_4$ 溶液氧化生成 CO_2 和 $HOOCCH_2COOH$，写出 A 和 B 的构造式及有关的反应式。

习题十二参考答案

（卫星星）

第13章 环　烃

环烃是指分子中具有环状结构的碳氢化合物，又称闭链烃。根据其结构和性质可分为脂环烃和芳香烃两类。

第一节　脂环烃

性质与脂肪烃相似的环烃称为脂环烃（alicyclic hydrocarbon）。自然界中，广泛存在着脂环烃及其衍生物。石油中含有环烷烃；一些中草药、植物的挥发油，其成分大多是环烯烃及其含氧衍生物；在人体中起重要作用的甾族化合物也属于脂环烃的衍生物。

一、脂环烃的分类和命名

（一）脂环烃的分类

脂环烃按环数多少分为单环脂环烃和多环脂环烃。按环上有无不饱和键分为环烷烃、环烯烃和环炔烃。还可按环的大小分为：小环（3～4 元环）、普通环（5～7 元环）、中环（8～12 元环）和大环（12 元以上）脂环烃，其中以五元环和六元环的脂环烃最为常见。

本节主要讨论单环脂环烃，重点介绍环烷烃的结构和性质。

（二）单环脂环烃的命名

1. 根据环烷烃中成环碳原子数称为“环某烷”，英文命名加词头 cyclo-。取代环烷烃中还需在母体环烃名称前加上取代基的位次和名称。

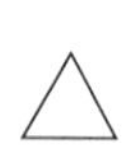

环丙烷
cyclopropane

环丁烷
cyclobutane

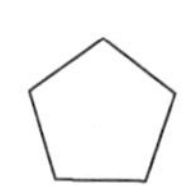

环戊烷
cyclopentane

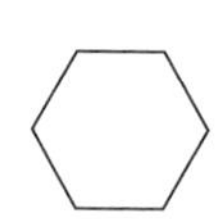

环己烷
cyclohexane

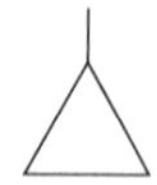

1-甲基-环丙烷
methylcyclopropane

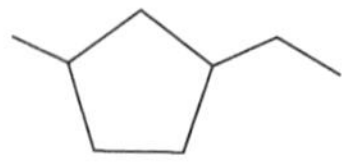

1-甲基-3-乙基-环戊烷
3-ethyl-1-methylcyclopentane

若环上取代基过于复杂或有官能团，则将碳环当作取代基命名。

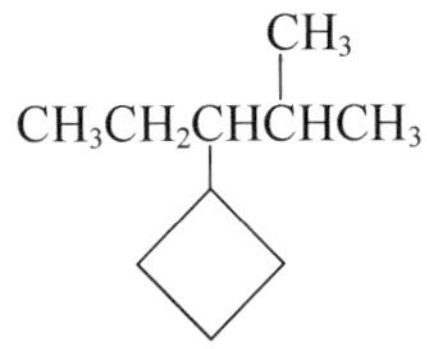

2-甲基-3-环丁基戊烷

3-cyclobutyl-2-methylpentane

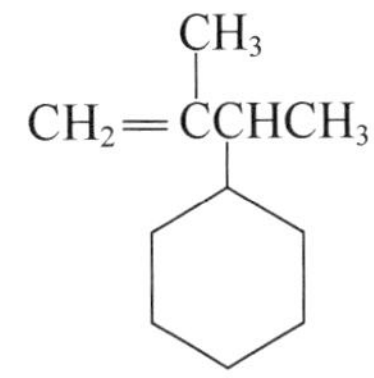

2-甲基-3-环己基-1-丁烯

3-cycloheyl-2-methyl-1-butene

2. 环烯烃、环炔烃命名时，根据成环碳原子数称为“环某烯”或“环某炔”，编号时同样需满足不饱和键的位次最小的原则。

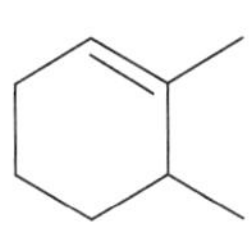

2,3-二甲基环己烯

2,3-dimethylcyclohexene

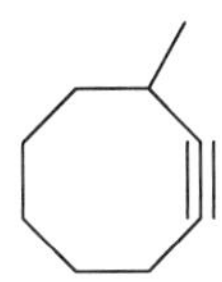

3-甲基环辛炔

3-methylcyclooctyne

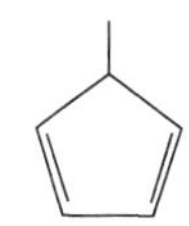

5-甲基-1,3-环戊二烯

5-methyl-1,3-cyclopentadiene

二、环烷烃结构的稳定性

环烷烃的稳定性与环的几何形状和环张力有关。饱和碳原子都以 sp^3 杂化轨道成键，键角越接近 109°28′，表明碳原子的原子轨道沿键轴方向重叠程度越大，分子越稳定；成键键角偏离 109°28′，就会产生角张力，偏差越大，角张力越大，分子越不稳定。

现代物理技术研究发现：环丙烷的碳原子在同一平面上，C—C 间 sp^3 杂化轨道无法实现沿键轴方向最大程度的重叠，只能部分重叠，形成弯曲的 C—C 单键，分子中 C—C—C 键角为 105.5°（图 13-1）。因此环丙烷分子内存在较大的角张力，导致分子不稳定，易发生开环反应。

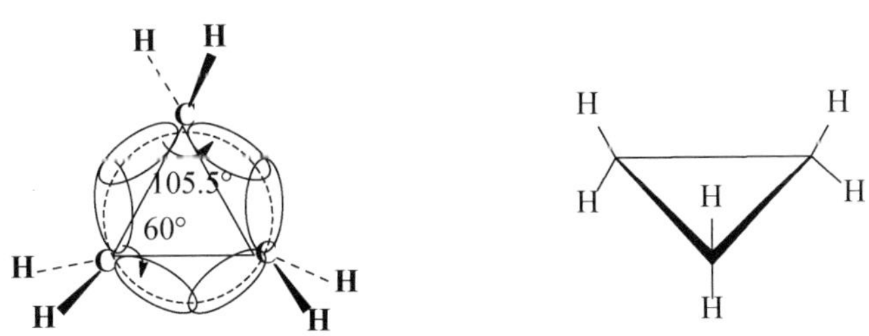

图 13-1 环丙烷分子结构

随着环上碳原子数目的增加，环增大后受环的几何形状影响逐渐减小，电子云重叠程度逐渐增加，角张力也逐渐变小。如环丁烷分子中虽然存在角张力，但比环丙烷稳定。组成环戊烷、环己烷的成环碳原子并不都在一个平面上，C—C—C 键角保持在 109°28′左右，成键轨道能达到最大重叠，环稳定。

三、环烷烃的物理性质

环烷烃的物理性质与烷烃相似。常温下，环丙烷和环丁烷是气体，环戊烷是液体，高级环烷烃是固体。环烷烃都不溶于水，易溶于苯、四氯化碳、氯仿等有机溶剂。环烷烃的沸点、熔点和密度都比同碳原子数的烷烃高，这是因为环烷烃的结构较对称，分子的排列较紧密，分子具有一定的刚性或对称性。一些环烷烃的物理性质见表 13-1。

表 13-1 常见环烷烃的物理性质

名称	沸点/℃	熔点/℃	密度/g·cm^{-3}（20 ℃）
环丙烷	−34.5	−127	0.677（−30 ℃）
环丁烷	−12.5	−90	0.703（5 ℃）
环戊烷	49.5	−93	0.746
环己烷	80	6.5	0.778
环庚烷	119	8	0.810

四、环烷烃的化学性质

环烷烃与烷烃相似，一般不与强酸、强碱、强氧化剂和强还原剂反应，光照、高温条件下能发生自由基取代反应。此外，由于小环烷烃结构的不稳定，导致其具有一些化学特性。

1. 取代反应

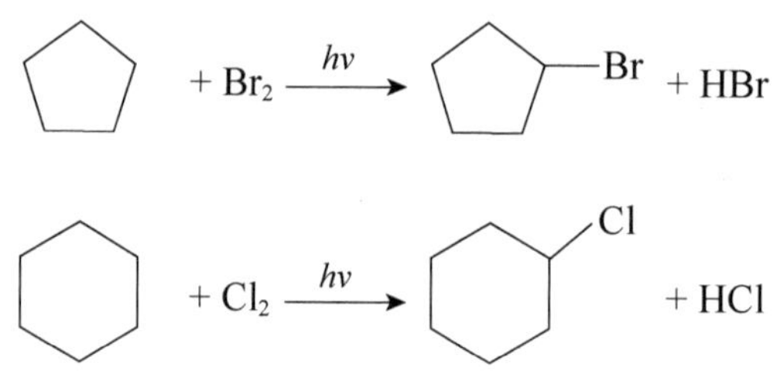

2. 加成反应

（1）催化加氢

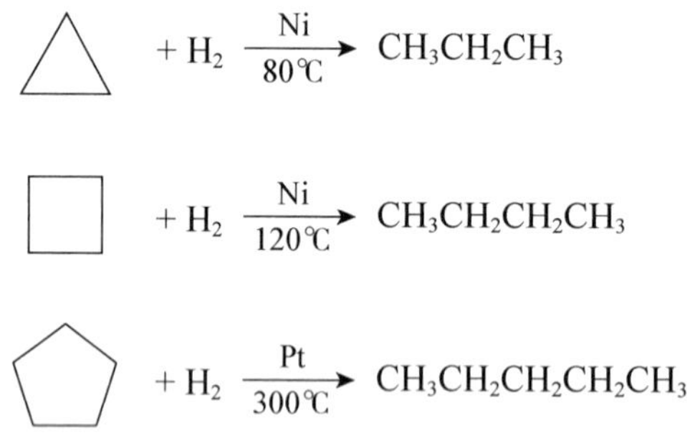

（2）与卤素加成

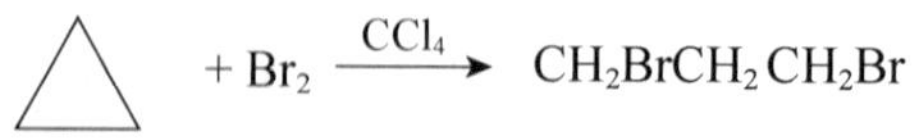

（3）与卤化氢的加成

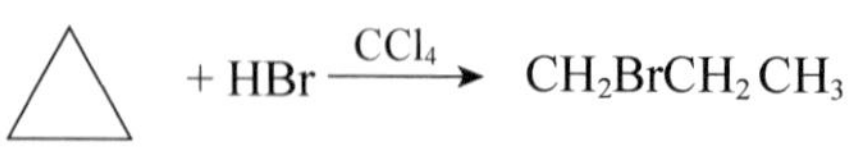

取代环丙烷与氢卤酸发生加成反应时，开环发生在含氢最多和含氢最少的两个碳原子之间，遵守马氏规则：氢原子加在含氢较多的碳原子上，而卤原子加到含氢较少的碳原子上。

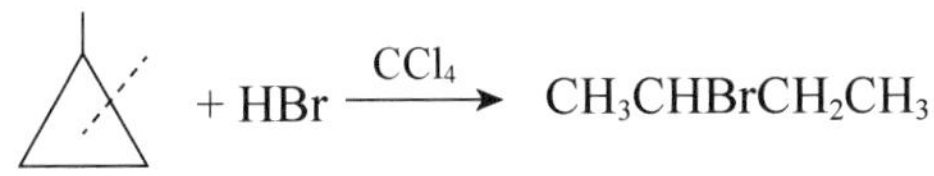

环丁烷的反应活性比环丙烷低，只有在加热的条件下才能与卤素或氢卤酸发生加成反应。环戊烷以上的环烷烃很难发生上述反应。

环丙烷易开环加成充分反映了小环结构的不稳定性，加成反应的特征与烯烃类似。但室温下，即使最不稳定的环丙烷也不与高锰酸钾发生氧化反应，例如：

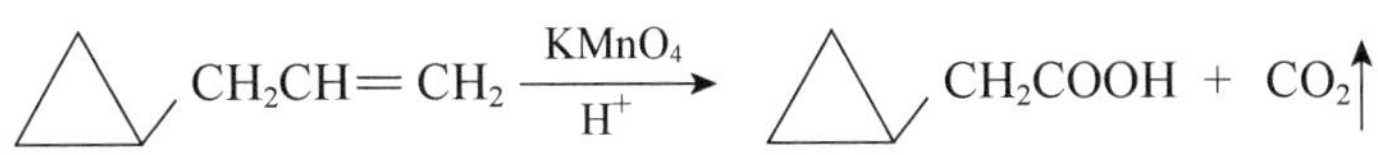

可以用高锰酸钾溶液来区别烯烃和环丙烷。

许多天然抗生素中含有小环结构，如临床上常用的β-内酰胺类抗生素药物（青霉素类药物和头孢菌类等）都含有四元环的内酰胺，β-内酰胺环是该类药物的活性中心，可开环与细菌作用，抑制细菌的生长。同时由于小环的不稳定性，该类药物也易开环、水解而失效。

β-内酰胺抗生素

第二节　芳香烃

芳香烃（aromatic hydrocarbon）简称芳烃，因最初这类化合物是从有香气的天然产物中得到而得名。由芳香烃衍生出的各类化合物总称为芳香族化合物（aromatic compound）。芳香族化合物是医药、染料以及国防工业的重要物质。在合成药物中，含有芳香环的化合物占了很大的比例。

根据分子结构中是否含有苯环、苯环的数目及连接方式，可将芳香烃分类如下：

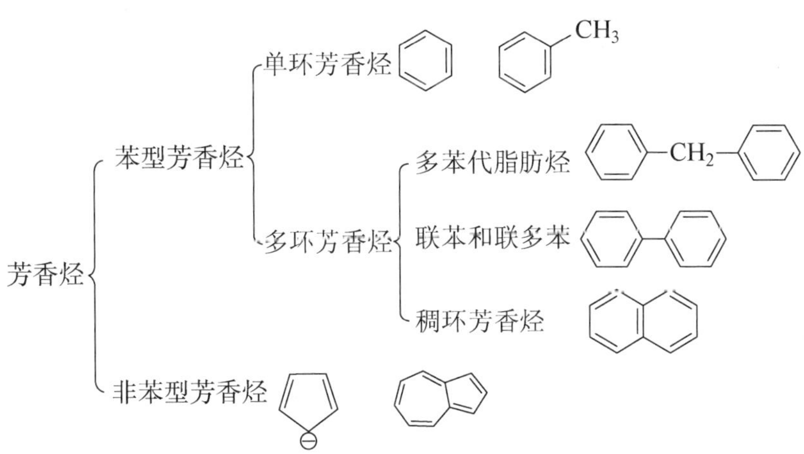

其中，苯是最简单、最重要的芳香烃，是苯型芳香烃的母体。本节重点介绍苯及其同系物。

一、苯的结构

苯的分子式为C_6H_6。通过X线光谱法测定发现：苯是由6个碳原子组成的平面正六边形，6个C—C键长均为139 pm，所有键的夹角均为120°。

根据杂化轨道理论，苯分子中碳原子均为sp^2杂化，6个碳原子相互以sp^2杂化轨道形成6个C—C键，余下的sp^2杂化轨道分别与6个氢原子的1s轨道形成6个C—H键。每个碳原子中未杂化的p轨道垂直于环所在平面，它们相互平行重叠形成闭合共轭大π键，共轭效应使苯环电子云密度平均化，键长平均化，没有单双键之分。其结构如图13-2所示。

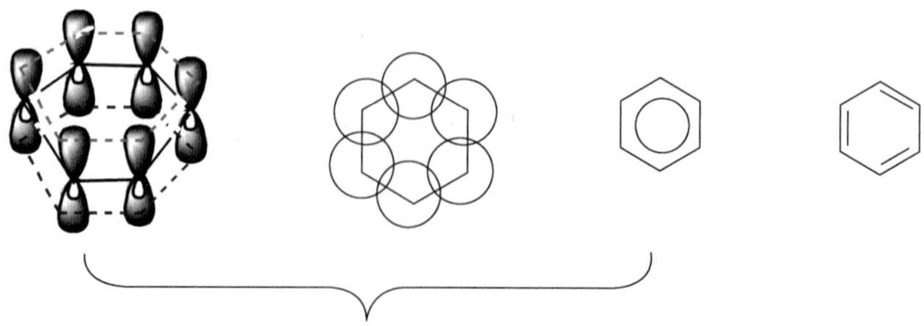

p轨道重叠形成大π键　　　　Kekulé结构式

图 13-2 苯分子的结构和结构式

苯分子结构多用 Kekulé 结构式表示。为表示大 π 键，也可用正六边形加圆圈来表示。

二、苯及其同系物的命名

苯分子中的氢原子被烃基取代的生成物称为苯的同系物。根据取代基的数目可分为一烃基苯、二烃基苯、三烃基苯等。

（1）一烷基苯的命名是以苯为母体，侧链为取代基，称“某基苯”（“基”字常省略）。

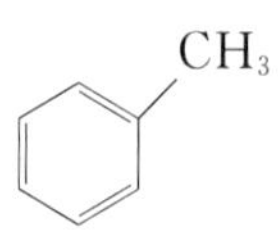

甲苯
methylbenzene

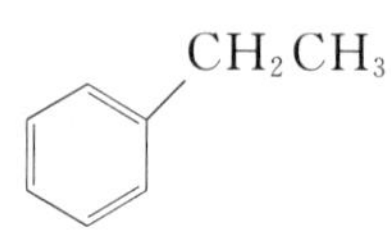

乙苯
ethylbenzene

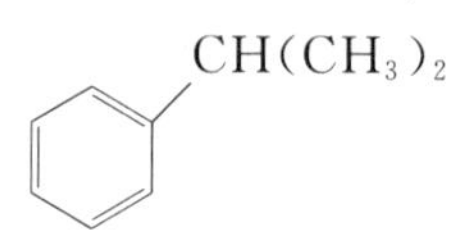

异丙苯
cumene

（2）当苯环上有两个相同烷基时，可用阿拉伯数字标明其位次。常用邻（*o*-）、间（*m*-）和对（*p*-）来标明它们的相对位次。

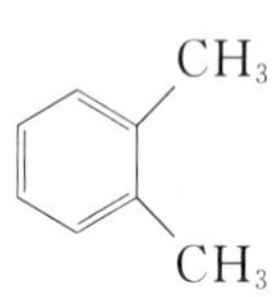

1,2-二甲苯
（邻二甲苯或 *o*-二甲苯）
1,2-xylene

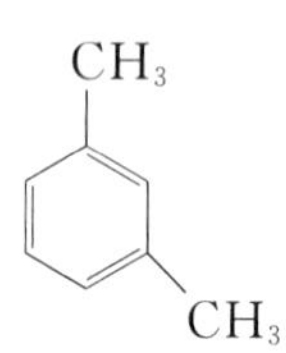

1,3-二甲苯
（间二甲苯或 *m*-二甲苯）
1,3-xylene

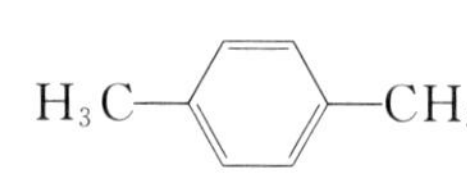

1,4-二甲苯
（对二甲苯或 *p*-二甲苯）
1,4-xylene

（3）当苯环上有 2 个以上不同烷基时，苯环编号以最小取代基所在的碳原子为 1 位，其余各取代基位置编号尽量小。取代基按“次序规则”排序，优先基团后列出，将取代基位次、名称写在母体前。

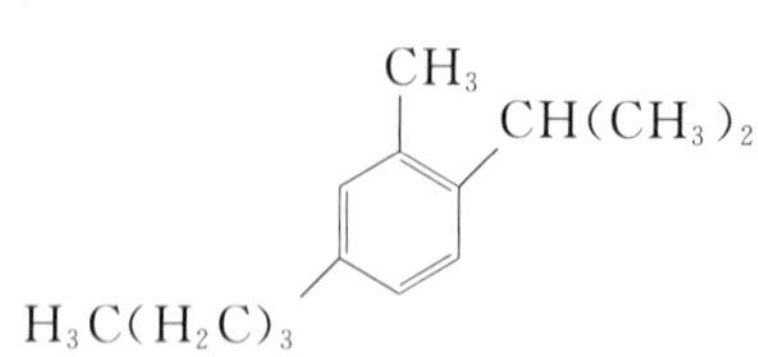

1-甲基-5-丁基-2-异丙基苯
5-butyl-2-isopropyl-1-methyl benzene

（4）对于苯环上连接有复杂烷基或不饱和烃基时，可视苯环为取代基进行命名。芳香烃分子中去掉一个氢原子后剩下的原子团称为芳香烃基，用“Ar—”表示。常见的有：苯基 C_6H_5—，常用 ph—表示；苯甲基（苄基）C_6H_5—CH_2—。

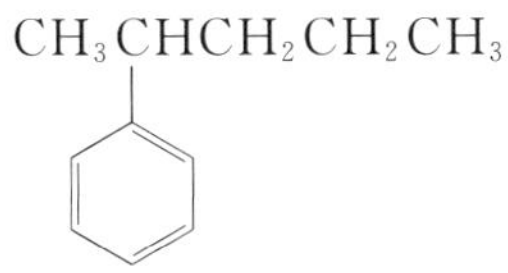

2-苯基戊烷
2-phenylpentane

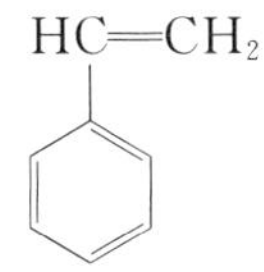

苯乙烯
phenylethene

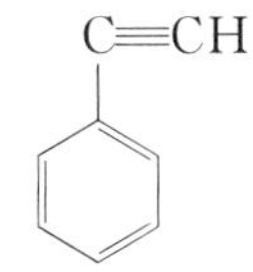

苯乙炔
phenylacetylene

三、苯及其同系物的物理性质

苯及其同系物多为无色液体，具有特殊香味。相对密度为 0.86～0.93，不溶于水，而溶于醚、石油醚等有机溶剂，液态单环芳烃是一种良好的溶剂。沸点随相对分子质量的增大而升高，每增加一个碳原子，沸点平均升高 20～30 ℃。苯由于其高度的对称性而具有较高的熔点。苯及其同系物的物理常数见表 13-2。

表 13-2 苯及其同系物的物理常数

名称	熔点/℃	沸点/℃	相对密度/g·ml^{-1}
苯	5.5	80.1	0.879
甲苯	−95	110.6	0.866
乙苯	−95	136.2	0.867
邻二甲苯	−25.2	144.4	0.881
间二甲苯	−47.9	139.1	0.864
对二甲苯	13.3	138.4	0.861
正丙苯	−99	159.2	0.8621
异丙苯	−96	152.4	0.864
连三甲苯	−25.5	176.1	0.894
偏三甲苯	−43.9	169.2	0.876
均三甲苯	−44.7	164.2	0.865

大多数芳香烃具有一定毒性，短时间吸入高浓度的苯蒸气会引起急性中毒，危及生命。长期吸入低浓度的苯蒸气会引起慢性中毒，损害造血器官和神经系统，引起白细胞减少，甚至导致白血病。苯还容易被皮肤吸收而引起中毒，使用时应注意采取防护措施。

四、苯及其同系物的化学性质

因为苯分子中存在共轭大 π 键，体系相对稳定，所以苯环上难以发生加成和氧化反应。苯环 π 电子高度离域，形成一个富电子体系，环平面的上下方电子云密度高，容易受到亲电试剂的进攻而发生环上氢原子的取代反应。常把苯环表现出的“易取代、难加成、难氧化”的化学特性称为芳香性。

（一）苯环上的亲电取代反应及定位规则

1. 亲电取代反应

苯环上氢原子的取代反应是由亲电试剂 E^+（X^+、NO_2^+、SO_3 等）进攻而引起的。反应过程如下：

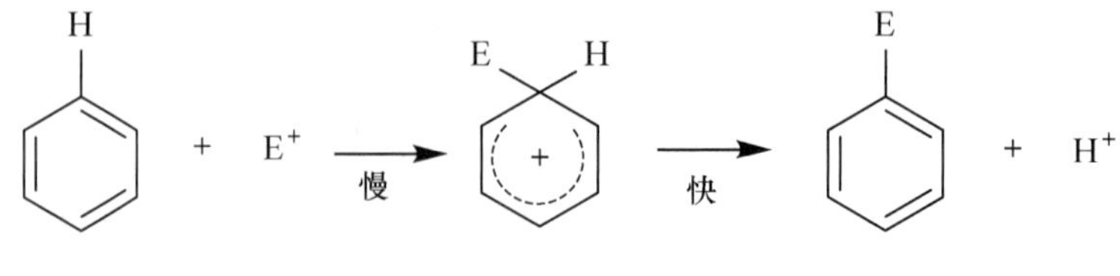

碳正离子中间体

（1）卤代反应：在铁或三卤化铁催化作用下，苯与氯或溴作用分别生成氯苯或溴苯。

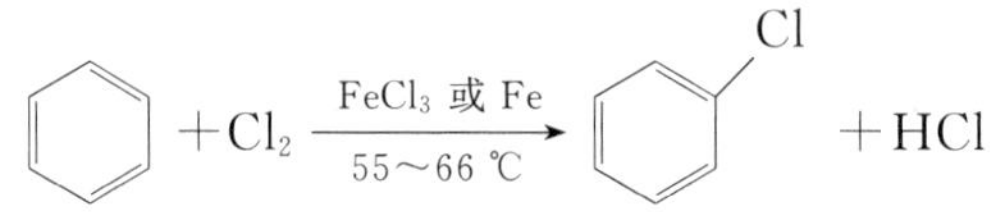

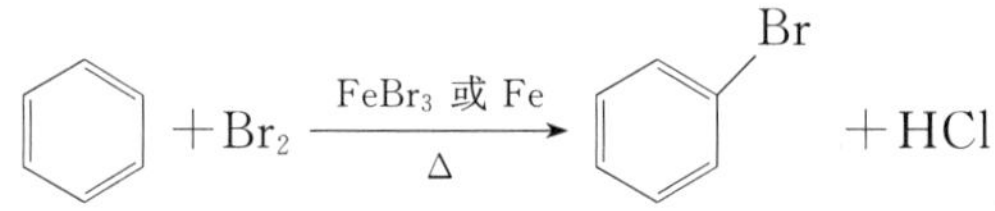

（2）硝化反应：苯与浓硝酸和浓硫酸的混合物在 50～60 ℃共热，苯环上的氢被硝基（$—NO_2$）取代，生成硝基苯。

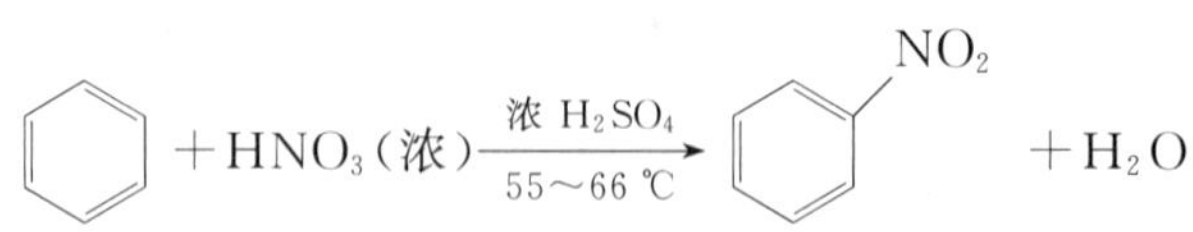

增加硝酸浓度以及提高反应温度，硝基苯可进一步硝化，主要生成间二硝基苯，而要引入第三个硝基就很困难。

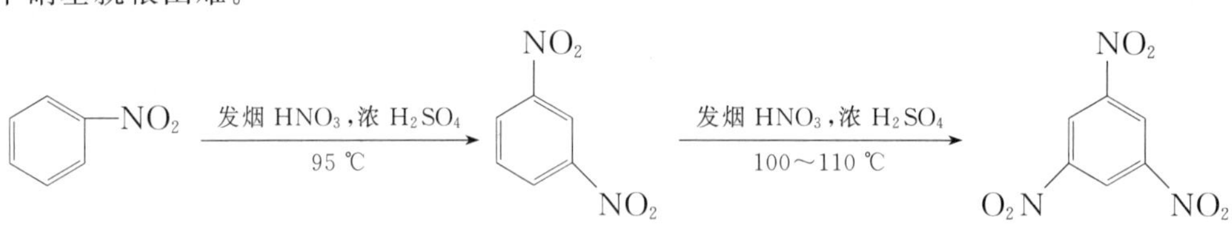

间二硝基苯　　1,3,5-三硝基苯（极少量）

烷基苯比苯更容易硝化。甲苯在 30 ℃就能发生硝化反应，主要生成邻硝基甲苯和对硝基甲苯，进一步硝化可以得到 2,4,6-三硝基甲苯，即炸药 TNT。

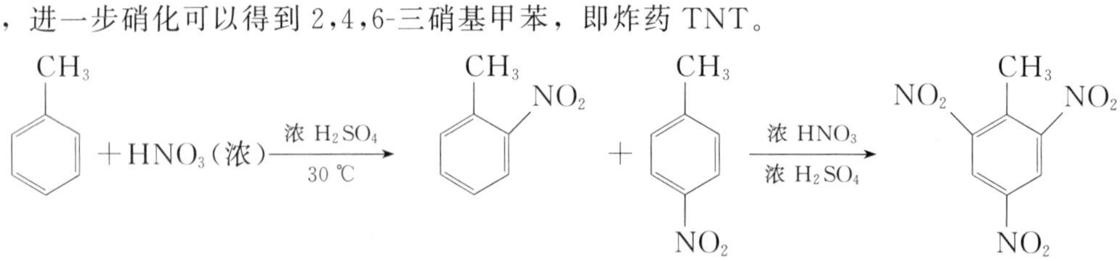

（3）磺化反应：苯与浓硫酸反应，苯环上的氢原子被磺酸基（$—SO_3H$）取代，生成苯磺酸。

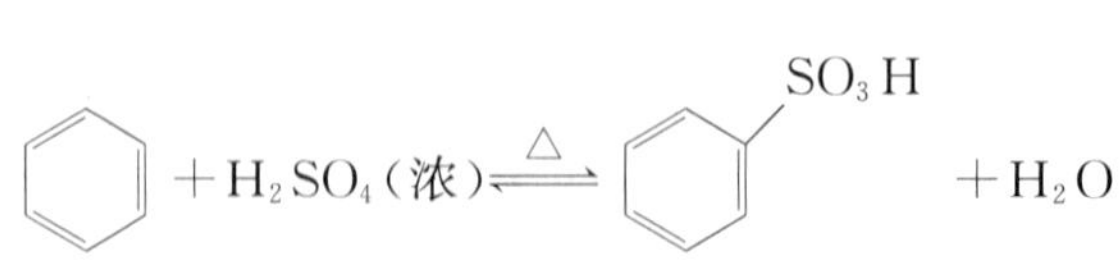

磺化反应是可逆反应，苯磺酸与过热水蒸气作用，可水解脱去磺酸基生成苯。

（4）烷基化反应：在无水氯化铝作用下，苯与卤代烷反应生成烷基苯。

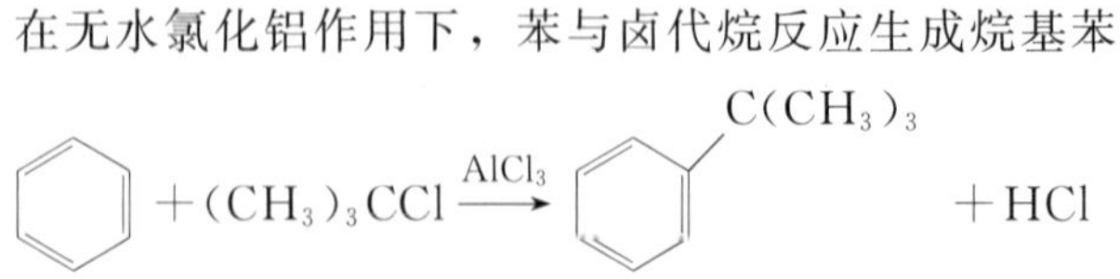

2. 定位规则

上述硝化反应显示：甲苯硝化反应比苯容易进行，硝基主要进入邻、对位；而硝基苯的硝化反应比苯难进行，硝基主要进入间位。由此可见，苯环上原有的取代基对亲电取代反应进行的难易程度和新引进基团的位置起决定性作用。把苯环上原有的取代基称为定位基（orienting group），定位基的这种作用称为定位效应（orienting effect）。根据定位效应的不同，将定位基分为两类：

（1）邻、对位定位基：当苯环上有这类定位基时，常使苯环上的取代反应更为活泼，具有致活性（卤素除外），并且再引入的基团主要进入它的邻位或对位。常见的邻、对位定位基有：$—NR_2$，—NHR，$—NH_2$，—OH，—OR，—NHCOR，—OCOR，—R，—Ar，—X（Cl，Br，I）。

邻、对位定位基的特征是，取代基中直接与苯环相连的原子大多数含有未共用电子对或含饱和键。

（2）间位定位基：当苯环上有这类定位基时，常使苯环上的取代反应更难进行，具有致钝性。并且再引入的基团主要进入它的间位，常见的间位定位基有：$—NR_3^+$，$—NO_2$，—CN，$—SO_3H$，—CHO，—COR，—COOH。

间位定位基的特征是，取代基中直接与苯环相连的原子一般都含有不饱和键或带有正电荷。

苯环的定位规则在实际应用上很有意义，因为掌握了这些规律，就可以预知取代反应中的主要产物。

（二）烷基苯侧链的反应

烷基苯侧链上与苯环直接相连的碳原子称 α-碳（α-C），α-C 上的氢原子称为 α-H，α-H 比较活泼，具有较高的反应活性。

1. α-卤代反应

在光照或加热条件下，烷基苯与卤素反应，侧链上的 α-H 被卤素取代。

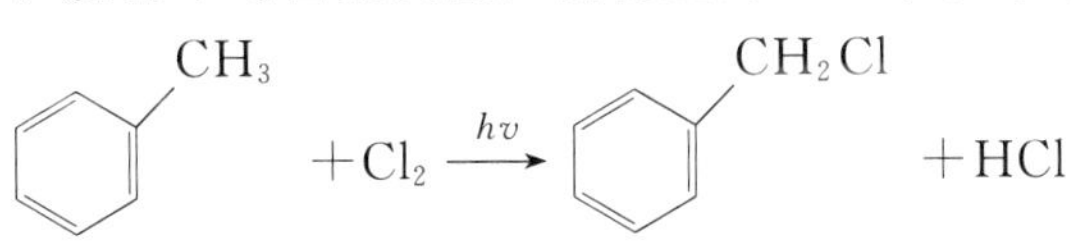

该反应属自由基反应。

2. 氧化反应

苯环对氧化剂具有相对稳定性，但具有 α-H 的烷基苯，其侧链容易被常见的氧化剂（如高锰酸钾、重铬酸钾）氧化，且氧化只发生在 α-C 上，无论烷基长短，最终被氧化为羧基。无 α-H 的烷基苯一般不与这些氧化剂反应。

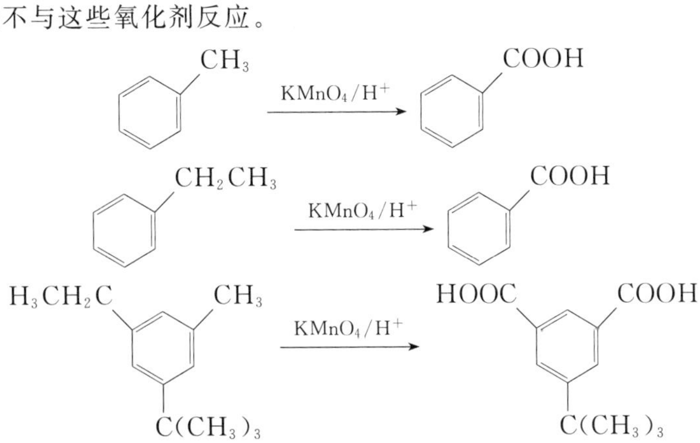

苯甲酸具有良好的水溶性。因此可通过烷基苯氧化为苯甲酸来提高药物的生物利用度。

五、稠环芳香烃

稠环芳香烃（polycyclic aromatic hydrocarbons）是指分子中含有由两个或两个以上苯环共用两个相邻碳原子稠合而成的多环芳香烃。

（一）萘

萘（naphthalene）由两个苯环稠合而成，分子式为 $C_{10}H_8$，存在于煤焦油中。萘为无色晶体，易升华，有特殊气味。熔点 80.2 ℃，沸点 218 ℃，不溶于水，易溶于乙醇、乙醚等有机溶剂。萘的结构如下：

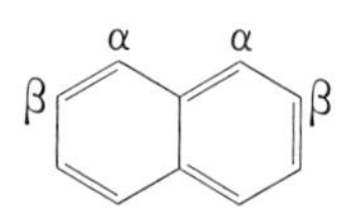

萘具有芳香烃的一般性质，它比苯容易发生取代、加成和氧化反应。

（二）蒽和菲

蒽（anthracene）和菲（phenanthrene）均存在于煤焦油中，由 3 个苯环稠合而成，分子式都为 $C_{14}H_{10}$，二者互为同分异构体。

蒽为无色片状晶体，具有蓝色荧光。熔点 216.2～216.4 ℃，沸点 354 ℃，不溶于水，易溶于苯等溶剂。菲是带有光泽的无色片状晶体，熔点 101 ℃，沸点 340 ℃，不溶于水，易溶于苯和乙醚等溶剂，溶液有蓝色荧光。蒽和菲的结构如下：

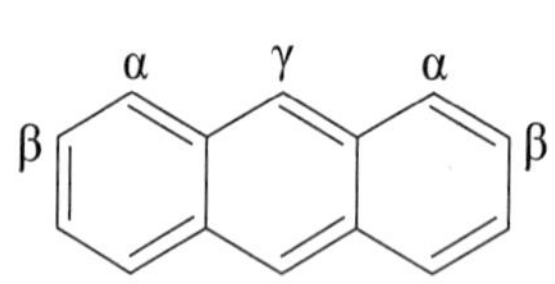

蒽

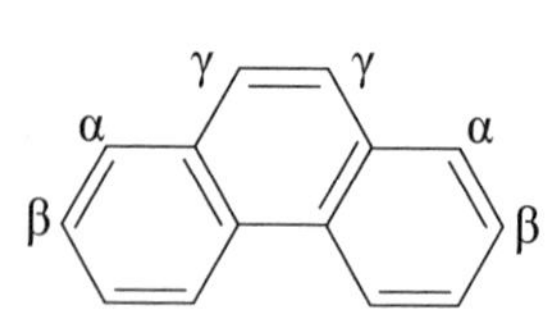

菲

（三）致癌芳香烃

致癌芳香烃大多数为蒽和菲的衍生物。多存在于煤焦油、沥青和烟草的焦油中，汽车排放的废气、香烟的烟雾、烟熏的食品等都含有少量致癌芳香烃。常见的有以下几种：

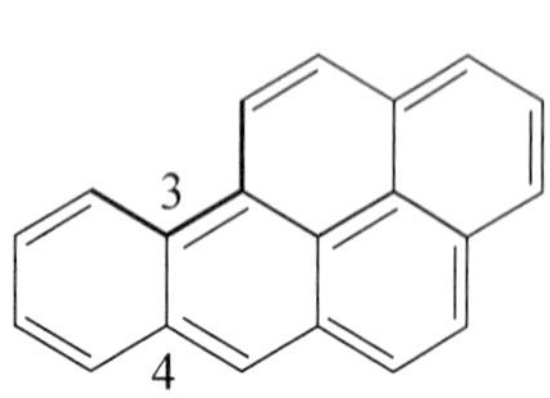

3,4-苯并芘
（3,4-benzpyrene）

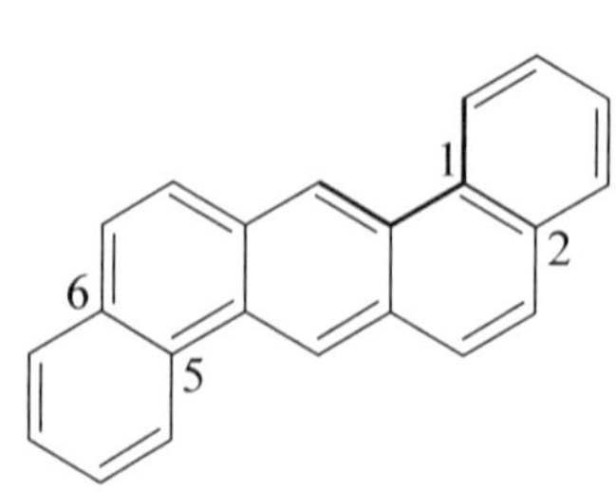

1,2,5,6-二苯并蒽
（1,2,5,6-dibenzanthrene）

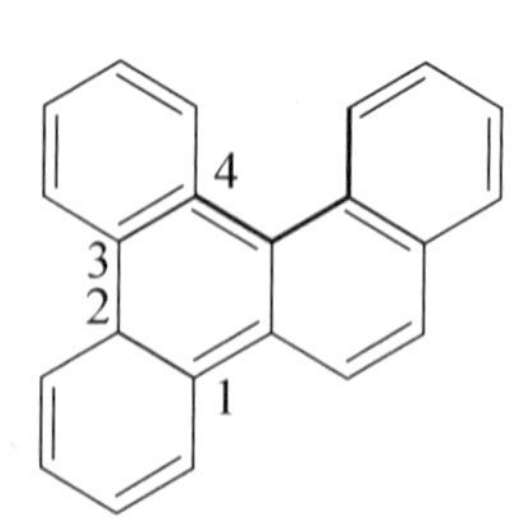

1,2,3,4-二苯并菲
（1,2,3,4-dibenzphenanthrene）

实验表明，致癌芳香烃中以苯并芘的致癌性最强，该物质在生物体内被氧化生成强致癌活性的亲电子环氧化物，它能使细胞中的脱氧核糖核酸烃化，干扰细胞的正常增殖，引起 DNA 损伤，诱导基因突变，具有强烈的致癌作用。

六、非苯型芳香烃

不具有苯环结构，但具有类似苯的芳香性的烃类化合物，称为非苯型芳香烃。

1930 年，德国化学家 Hückel 用简化的分子轨道（Hückel molecular orbital，HMO）法计算许多单环多烯的 π 电子能级，提出了判断芳香性的规律：在单环多烯化合物中，成环原子共平面，环上碳原子都按 sp^2 杂化，形成闭合共轭体系；其 π 电子数等于 4n+2（n=0,1,2,3……）的化合物或离子就具有芳香性。此规则称为 Hückel 规则，又称 4n+2 规则。如苯是一个平面分子，有 6 个 π 电子，满足 4n+2 规则（n=1），同理萘、蒽、菲等也满足 Hückel 规则，都具有芳香性。非苯型芳香烃也可以通过 Hückel 规则来判断：

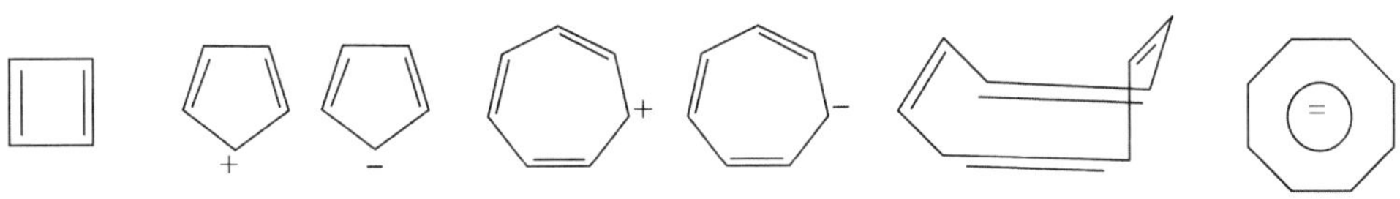

上述化合物中，只有环戊二烯负离子、环庚三烯正离子和环辛四烯二价负离子具有芳香性，属于非苯型芳香烃。因为环戊二烯负离子和环庚三烯正离子都具有平面的闭合共轭体系，两者的 π 电子数均为 6，符合 4n+2（n=1）规则，具有芳香性。环辛四烯不符合 4n+2 规则，没有芳香性。当环辛四烯变成二价负离子后，π 电子数为 10，符合 4n+2（n=2）规则，目前此负离子已经制得，并证明具有芳香性。此外，环丁二烯、环戊二烯正离子和环庚三烯负离子均不符合 Hückel 规则，都无芳香性。

第十三章小结

习题十三

1. 命名下列化合物。

(1) 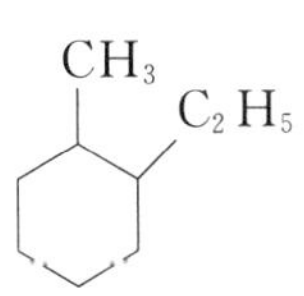

(2) 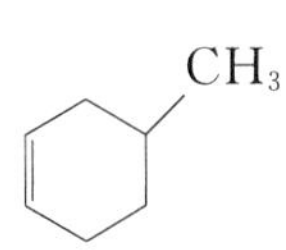

(3) 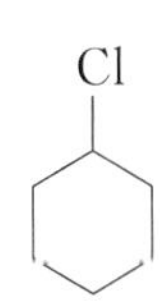

(4) 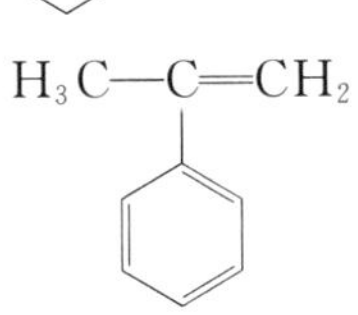

(5) 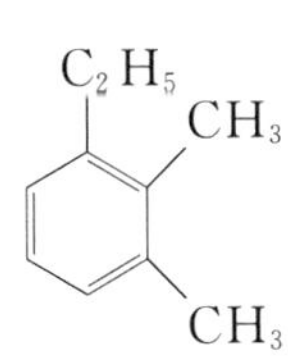

(6) 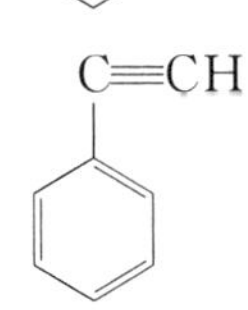

2. 写出下列化合物的结构式。

(1) 1-甲基-4-异丙基环己烷　(2) 丙苯　(3) 1,3-环戊二烯

(4) 对溴苯乙烯　(5) 间二硝基苯　(6) 2-甲基-3-苯基戊烷

3. 完成下列反应式。

(1) 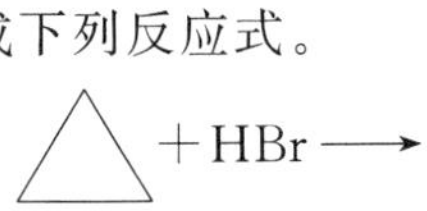

(2) 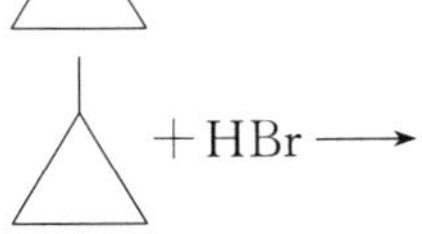

(3) 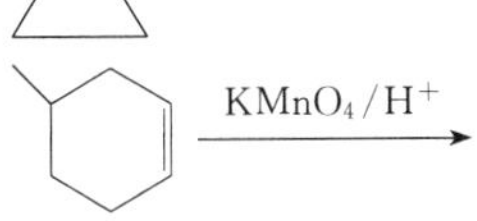

(4) 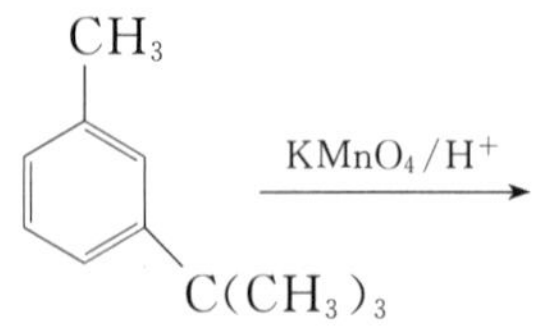

(5) 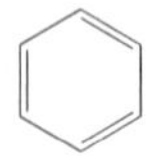 $+CH_3CH_2CH_2Cl \xrightarrow[80\ ℃]{AlCl_3}$

(6) 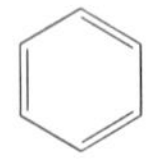 $\xrightarrow[浓\ H_2SO_4]{浓\ HNO_3}$ $\xrightarrow[FeCl_3]{Cl_2}$

4. 用化学方法鉴别下列各组化合物。
   (1) 甲基环丙烷、丁烷、1-丁烯
   (2) 3-甲基环己烯、甲苯、甲基环己烷
5. 以甲苯为原料合成下列各化合物。请你提供合理的合成路线。
   (1) 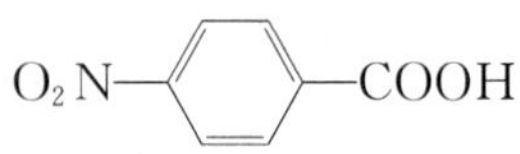 (2) 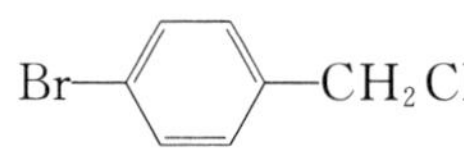
6. 某芳烃的分子式为 $C_{10}H_{14}$，该芳烃不能使溴水褪色，但能使酸性高锰酸钾褪色，试写出其结构式。

习题十三参考答案

（王译伟）

第14章 立体异构

同分异构现象在有机化合物中普遍存在，常见的同分异构现象归纳如下：

- 同分异构
  - 构造异构
    - 碳链异构
    - 官能团异构
    - 位置异构
  - 立体异构
    - 构象异构
    - 构型异构
      - 顺反异构
      - 对映异构

立体异构（stereoisomerism）是指分子中原子或基团的连接顺序和方式相同，但由于它们在空间的排列方式不同而产生的异构现象。研究有机物的立体异构非常重要，因为有机物的理化性质和生理活性与其立体结构有着密切的关系。

第一节　构象异构

由于碳碳单键可自由旋转，导致分子中原子或原子团在空间的不同排列方式称为构象（comformation），由此产生的异构体称为构象异构体（conformational isomers）。

一、乙烷的构象

乙烷是含有碳碳单键的最简单化合物。如果固定乙烷分子中一个碳原子，另一个碳原子围绕 C—C 键旋转，两个碳原子上的氢原子可出现不同的空间排列而形成无数种构象异构体，其中以重叠式和交叉式两种构象异构体最为典型。

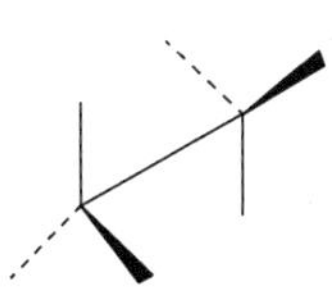

交叉式构象

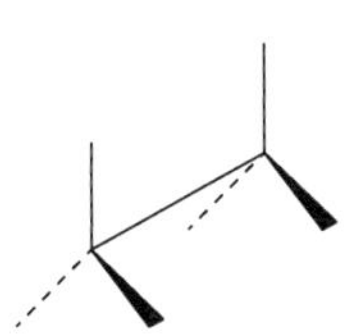

重叠式构象

透视式

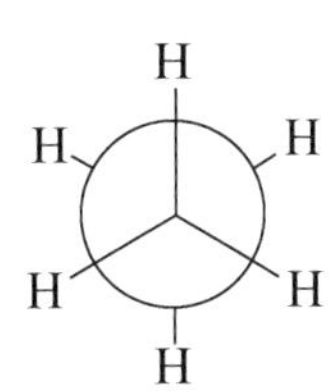

交叉式构象

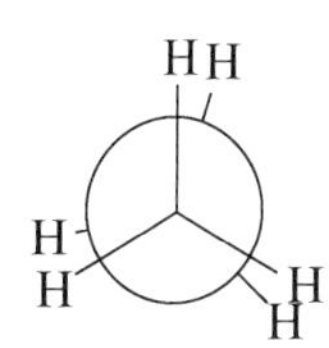

重叠式构象

Newman投影式

烷烃的构象常用透视式和 Newman 投影式表示。透视式是从侧面观察烷烃分子得到的透视图形。Newman 投影式则是沿着 C—C 键方向观察分子模型所得到的平面构象表达方式：用圆圈表示碳原子，从圆圈中心伸出的 3 条直线表示离观察者近的碳原子上的价键，而从圆周向外伸出的 3 条短线，表示离观察者远的价键。

当乙烷分子处于交叉式构象时，两个碳原子上的氢原子相距最远，相互间斥力最小，分子能量最低；随着 C—C 键的相对旋转，氢原子间的距离越来越近，相互间斥力逐渐增大，分子的内能逐渐升高，当氢原子间的距离最近时，分子的内能达到最高，此时乙烷分子处于重叠式；随着 C—C 键的继续相对旋转，乙烷分子的构象又可回到交叉式。其构象变化及能量变化曲线如图 14-1 所示。

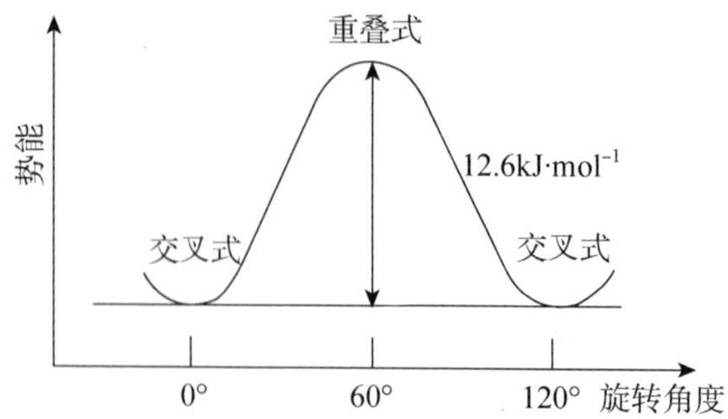

图 14-1 乙烷分子的能量曲线

分子的各种构象中，能量最低的构象最稳定，称为优势构象。交叉式是乙烷分子的优势构象，乙烷的交叉式构象的能量比重叠式低 12.6 kJ·mol^{-1}。由于室温下分子间的碰撞即可产生 83.8 kJ·mol^{-1}的能量，足以使 C—C 键“自由”旋转，各种构象迅速互变，因此乙烷分子体系实际上是无数个构象异构体的动态平衡体系，介于交叉式和重叠式两种构象之间，尚有无数种构象，无法分离出其中某一构象异构体，但大多数分子以优势构象即交叉式构象存在。

二、正丁烷的构象

当正丁烷分子中 C—C 键旋转时，情况较复杂。若只观察正丁烷分子中 C_2—C_3 键的旋转，可出现 4 种典型的构象异构体：

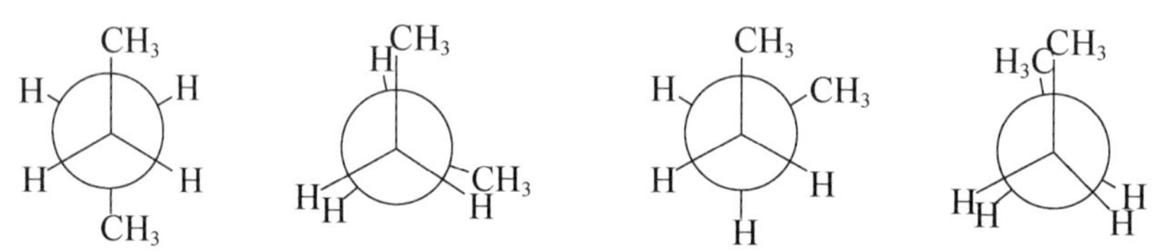

对位交叉式中两个甲基处于对位，离得最远，基团间斥力最小，分子能量最低，这是丁烷分子的优势构象；邻位交叉式中两个甲基处于邻位，两个甲基的空间距离比对位交叉式近，能量比对位交叉式高；全重叠式的两个甲基相距最近，斥力最大，分子能量最高，是最不稳定的构象；部分重叠式中甲基与氢原子的距离最近，分子能量较高，但比全重叠式低。因此，这 4 种典型构象异构体的稳定性次序为：对位交叉式＞邻位交叉式＞部分重叠式＞全重叠式。

同乙烷相似，正丁烷的各种构象能量差别并不大，分子碰撞的能量足以引起各构象间的迅速转化。因此，正丁烷分子体系也是无数个构象异构体的平衡互变体系，室温下以对位交叉式构象为主。随着正烷烃碳原子数的增加，构象也随之复杂，但其优势构象都类似正丁烷的对位交叉式。因此直链烷烃的碳链在空间的排列不是真正的直链，绝大多数呈锯齿状。

三、环己烷的构象

环己烷分子中 6 个碳原子并不在同一平面，由于 σ 键可旋转，环己烷也有无数个构象异构体，其中椅式构象和船式构象最典型。

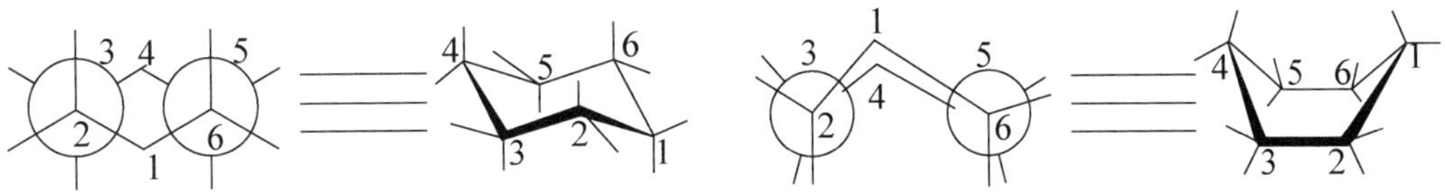

椅式构象　　　　　　　　船式构象

在椅式构象中所有相邻碳原子均处于交叉式，此时碳原子上的氢原子相距较远，互相间产生斥力最小，能量最低，是一种广泛存在于自然界中的优势构象。船式构象中，C_2 与 C_3、C_5 与 C_6 彼此处于重叠式，且 C_1 与 C_4 上的氢原子相距很近，斥力较大，能量较高，不稳定。实验证明，环己烷的船式构象比椅式构象的能量高 29.7 kJ·mol^{-1}，室温下 99.9%的环己烷以椅式构象存在。

环己烷的椅式构象中，12 个 C—H 键可分为两组：一组是垂直于 C_1、C_3 和 C_5（或 C_2、C_4 和 C_6）形成平面的 6 个 C—H 键，称为直立键（a 键），其中 3 个直立键相间朝上，3 个直立键相间朝下；其余 6 个 C—H 键与垂直于环平面对称轴成 109.5°的夹角，并伸向环外，称为平伏键（e 键），同样也有 3 个平伏键朝上，3 个平伏键朝下（图 14-2）。每个碳原子上连接的 C—H 键，始终 1 个在 a 键、1 个在 e 键。

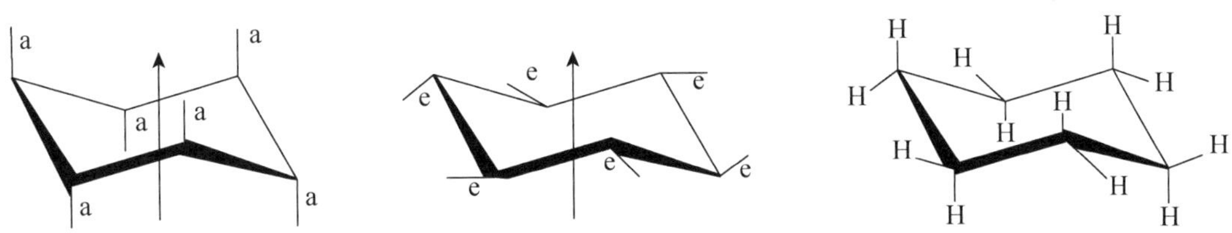

图 14-2　环己烷椅式构象中的 a 键和 e 键

通过环内 C—C 键的转动，环己烷的各种构象可迅速互变，还可由一种椅式构象转变成另一种椅式构象，称为构象的翻环作用。翻环后，原来的 a 键变成 e 键、e 键则变成 a 键，但其空间取向不变。

四、取代环己烷的构象

通过翻环作用，一元取代环己烷有两种椅式构象异构体，取代基分别处于 a 键或 e 键上。以 1-甲基环己烷为例：如果甲基处于 a 键，环上 C_3、C_5 位上的 a 键氢原子与之距离较近，产生的斥力较大，能量较高；而处于 e 键，甲基在水平方向伸向环外，与相邻、相间氢原子均距离较远，产生的斥力较小，能量较低，构象稳定。故甲基处于 e 键的椅式构象是 1-甲基环己烷的优势构象。

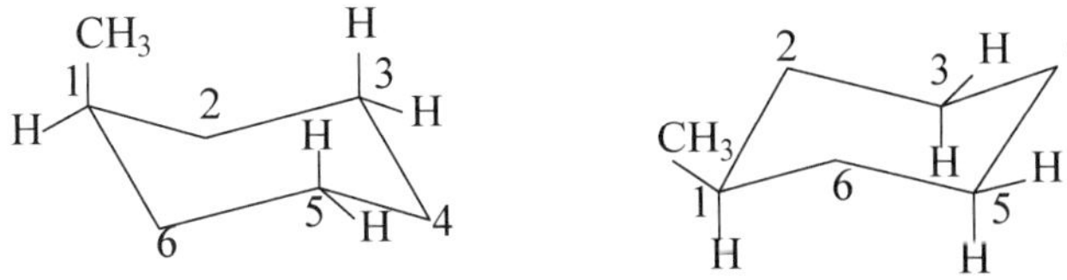

一般来说，判断取代环己烷优势构象的依据是：取代基处于 e 键的椅式构象是优势构象；有多个取代基时，取代基处于 e 键越多，椅式构象越稳定；取代基处于 e 键数目相同时，较大取代基处于 e 键的椅式构象稳定。

第二节　顺反异构

一、产生顺反异构的原因及条件

产生顺反异构现象的原因是：分子中的不同原子或基团在碳碳双键或脂环平面两侧的排列方式不同。

产生顺反异构的必要条件是：①分子中存在限制平面自由旋转的因素，如碳碳双键或脂环；②两个不能自由旋转的碳原子上分别连有两个不同的原子或基团。如

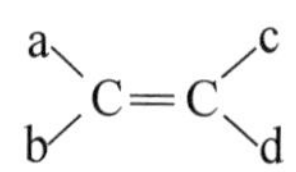

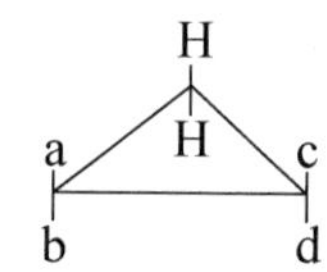

若 a≠b 和 c≠d，则可产生顺反异构；a=b 或 c=d，则无顺反异构。

本节主要介绍烯烃的顺反异构现象。

二、顺反异构体的构型命名法

（一）顺/反命名法

烯烃的顺、反异构体命名时，将相同原子或基团处于双键同侧的异构体，用“顺”或“*cis*”标记；相同原子或基团处于双键异侧的异构体用“反”或“*trans*”标记。

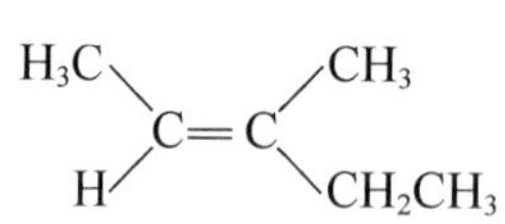

顺-3-甲基-2-戊烯

cis-3-methyl-2-pentene

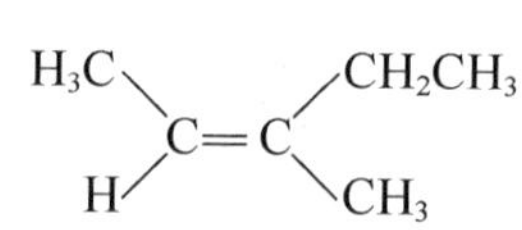

反-3-甲基-2-戊烯

trans-3-methyl-2-pentene

（二）*Z*/*E* 命名法

顺/反命名法比较直观，但是只适用于命名两个双键碳原子连有相同的原子或基团的化合物，如果双键碳原子上连接的 4 个原子或基团都不相同，则命名就很困难，这时可采用 *Z*/*E* 命名法。其步骤为：首先分别将双键碳原子上连有的两个原子或基团按“次序规则”确定出优先次序，然后将两个碳原子上的较优基团在双键同侧的异构体，用字母“Z”标记；反之，则以字母“E”标记。Z 和 E 分别取自于德文“zusammen”（在一起）、“entgegen”（相反）。

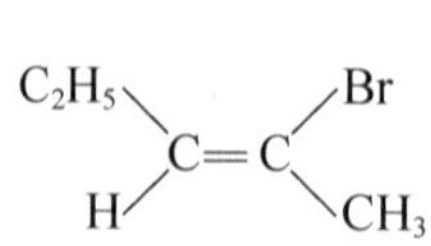

(*Z*)-2-溴-2-戊烯

(*Z*)-2-bromo-2-pentene

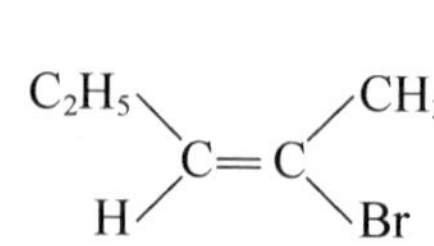

(*E*)-2-溴-2-戊烯

(*E*)-2-bromo-2-pentene

顺反异构体构型不同、理化性质不同，在生理活性或药理作用上也表现出较大差异。例如，顺-巴豆酸味辛辣，而反-巴豆酸味甜；顺-丁烯二酸有毒，而反-丁烯二酸无毒；反式己烯

雌酚生理活性大，顺式则很低；维生素 A 分子中的 4 个双键全部为反式，如果其中出现顺式构型则活性大大降低；有降血脂作用的亚油酸和花生四烯酸则全部为顺式构型。

第三节　对映异构

一、平面偏振光和旋光性

光波是一种电磁波，其特点之一是光的振动方向与前进方向垂直。普通光源所产生的光线是由多种波长组成的光，它们都在垂直于其传播方向的各个不同的平面上振动。如果将普通光线通过一个 Nicol 棱晶，Nicol 棱晶好似一个栅栏，只允许振动方向与棱晶晶轴相互平行的光透过，因此透过棱晶后的光就只在一个平面上振动。这种只在一个平面上振动的光，称为平面偏振光（plane-polarized light），简称偏振光（图 14-3）。

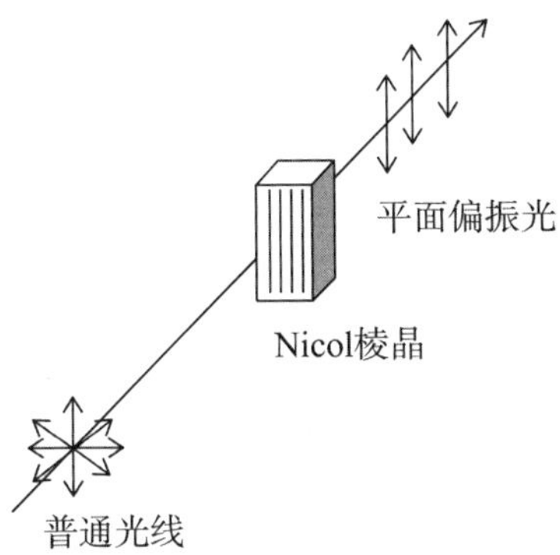

图 14-3　平面偏振光的形成

平面偏振光通过物质时，有些物质（如水、乙醇、乙酸乙酯等）不会使偏振光的振动平面发生旋转；而某些物质（如乳酸、甘油醛、葡萄糖）会使偏振光的振动平面旋转一定的角度，这种能使偏振光的振动平面发生旋转的性质叫做旋光性（optical activity）（图 14-4），又叫光学活性，具有旋光性的物质叫做旋光性物质，也称光学活性物质。

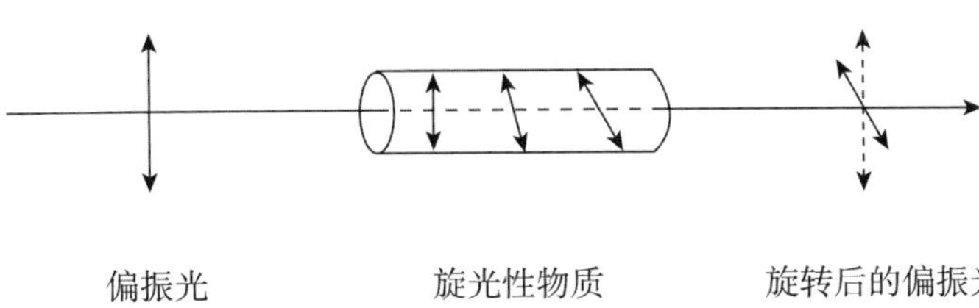

图 14-4　物质的旋光性示意图

偏振光通过旋光性物质的溶液时，有些物质能使偏振光的振动平面向左旋转（逆时针方向），这种物质叫做左旋体，具有左旋性，以"－"表示；另一些物质则使偏振光的振动平面向右旋转（顺时针方向），叫做右旋体，具有右旋性，以"+"表示。旋光性物质使偏振光的振动平面旋转的角度称为旋光度（optical rotation），用"α"表示。

影响旋光度值的因素很多，为了能比较物质的旋光性能，通常规定：1 g · ml^{-1} 旋光性物质的溶液，在 1 dm 盛液管中测得的旋光度称为该物质的比旋光度（specific rotation），用"$[\alpha]_{\lambda}^{t}$"表示。t 为测定时的温度；λ 为测定时光的波长，一般采用钠光（波长为 589.3 nm，用符号 D 表示）。比旋光度是旋光性物质的一个特征常数。

乳酸（$\mathrm{CH_3\overset{\overset{OH}{|}}{C}HCOOH}$，2-羟基丙酸）是较早发现的一个旋光性物质，肌肉过度疲劳后产生的乳酸是右旋体，比旋光度为+3.8°；用乳酸杆菌使葡萄糖发酵后产生的乳酸是左旋体，比旋光度为−3.8°。什么原因导致乳酸具有两种不同的旋光性能呢？

二、手性和对映异构体

（一）手性与对映异构现象

人照镜子，在镜子里就会出现相应的镜像。有的物体（如均匀的木棒、皮球）能够与它的镜像完全重合，而有些物体（如人的手、脚、耳朵）不能够与它的镜像重合，但它们互为实物和镜像的关系（图 14-5）。这种像人的左手和右手一样互为实物和镜影的关系，但二者不能完全重合的特征称为手性（chirality）。

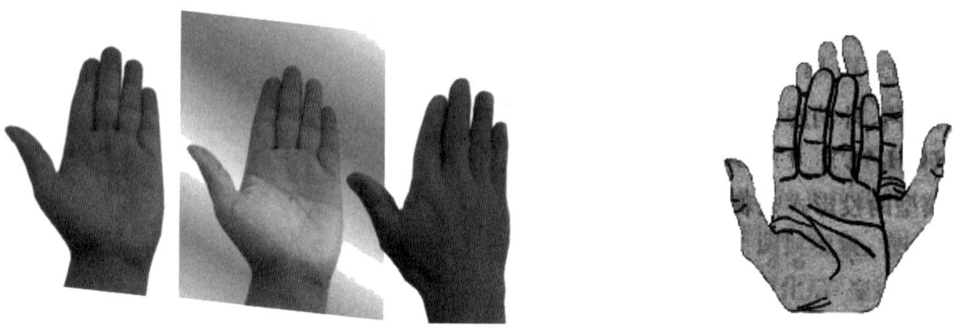

图 14-5 左右手互为镜像与实物的关系

某些有机化合物也存在实物与镜像不能完全重合的特征，如乳酸分子模型的实物与镜像不能完全重合（图 14-6），但互为物像关系，因此乳酸分子具有手性，具有手性的分子称为手性分子（chiral molecule）。

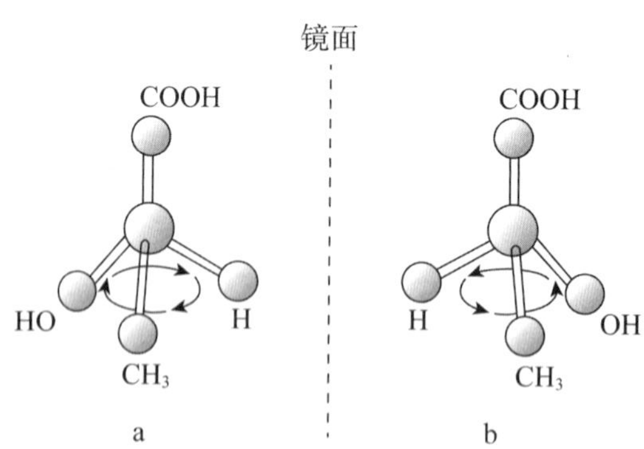

图 14-6 互为物像关系的一对乳酸分子

手性分子存在一对互为实物与镜像而不能重合的构型，称为对映异构体，简称对映体（enantiomer）。产生对映异构体的这种现象叫对映异构现象。

乳酸分子中 C_2 与 4 个不同原子或基团相连，这种连接有 4 个不同原子或基团的碳原子称为手性碳原子（chiral carbon atom）或手性中心（chiral center），用"C *"标示。

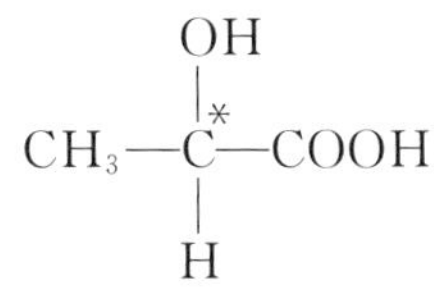

具有一个手性碳原子的化合物一定是手性分子，存在一对对映体。一对对映体包括一个左旋体和一个右旋体，它们的比旋光度绝对值相等，但旋光方向相反。把这对对映体等量混合，得到的混合物无旋光性，称为外消旋体（racemate），常用“dl”表示。

（二）手性与对称性

手性是产生对映异构现象的必要条件。一个分子能否与其镜像重合与分子的对称性有关。要判断一个化合物是否具有手性，通过考察其分子中是否存在对称因素就能作出判断。对称因素有对称面、对称中心、对称轴等。在这里我们主要介绍以下两种对称因素：

1. 对称面

在 1-溴乙烷分子中，存在一个平面能把分子切成完全对称的两部分，这个平面就是该分子的对称面。

2. 对称中心

分子中如有一点 P，通过 P 点画任何直线，如果在离 P 点等距离的直线两端有相同的原子，那么 P 点就是这个分子的对称中心。在 1,3-二氟-2,4-二氯环丁烷分子结构中就有一个对称中心。

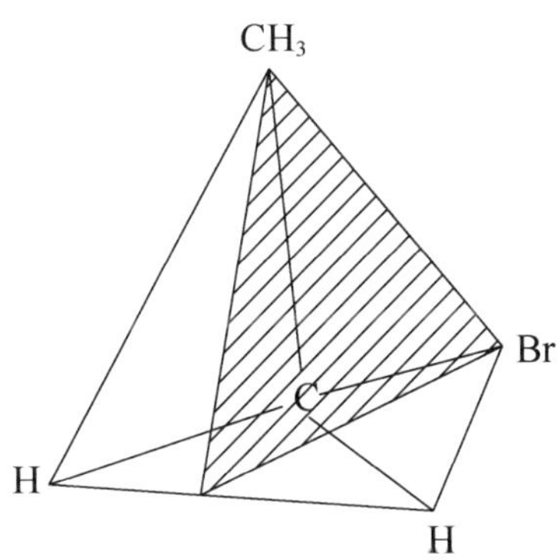

1-溴乙烷

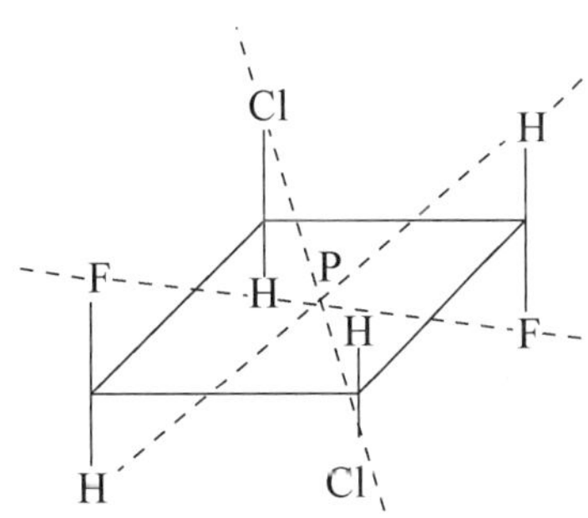

1,3-二氟-2,4-二氯环丁烷

具有对称面、对称中心的分子，其实物和镜像能完全重合，无手性。凡是具有对称因素的化合物，一定不是手性分子，没有对映异构体。

三、对映异构体的命名

用球棒模型或楔线式表示立体结构虽较直观，但是书写比较麻烦，特别是对结构复杂的分子就更难表达。Fischer 投影式是一种表示分子三维空间结构较简便的平面书写式，常用于表示对映异构体的结构，在将一个化合物的立体结构写成 Fischer 投影式时，需遵循下列要点：①以垂直线代表主链，编号最小的碳原子位于上端；②水平线和垂直线的交叉点代表碳原子（一般是手性碳原子）；③连接原子或基团的水平线代表伸向纸平面前方的价键，连接原子或基团的垂直线代表伸向纸平面后方的价键（横前竖后）。乳酸的一对对映异构体的 Fischer 投影式如图 14-7。

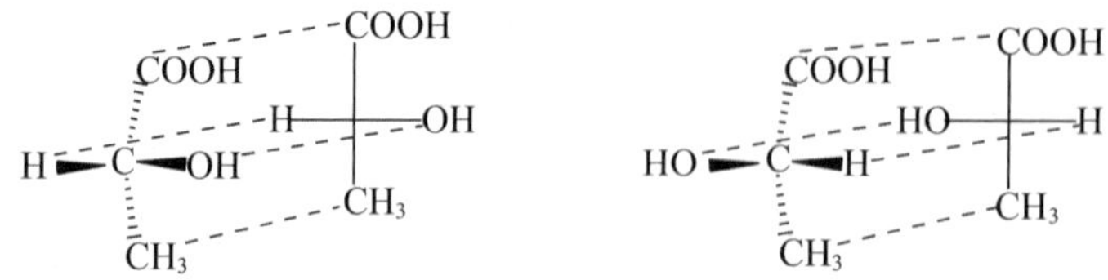

图 14-7 乳酸对映异构体的 Fischer 投影式

（一）D/L 构型命名法

Fischer 提出以甘油醛的一对构型作为标准，Fischer 投影式中羟基在右边者定为 *D*-甘油醛，羟基在左边者定为 *L*-甘油醛。

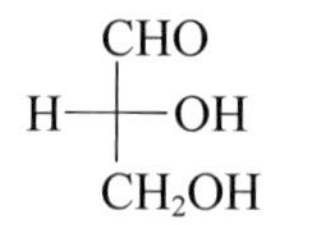

D-(+)-甘油醛

D-(+)-glyceraldehyde

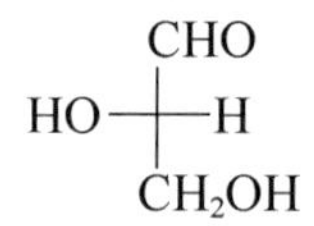

L-(-)-甘油醛

L-(-)-glyceraldehyde

其他含一个手性碳原子化合物的构型可用化学方法与甘油醛构型联系起来加以确定。

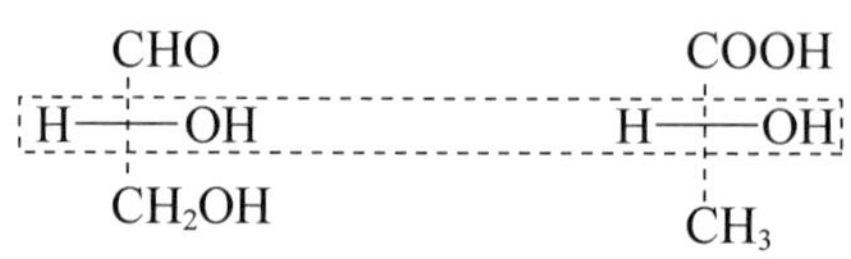

D-(+)-甘油醛　　*D*-(–)-乳酸

D-(+)-glyceraldehyde　　*D*-(–)-lactic acid

D/*L* 构型命名法并不是实际测出的，而是由分子与参比物相联系而确定的，因此称为相对构型命名法。目前这种命名法主要应用于氨基酸、脂类、糖类等化合物。

（二）R/S 构型命名法

R/*S* 构型命名法是根据手性碳原子上的 4 个原子或基团在空间的真实排列来命名的，称为绝对构型命名法。其命名规则为：①将手性碳原子上的 4 个原子或基团按“次序规则”由高到低排列成序。②将最低次序的原子或基团远离观察者，然后观察其余 3 个原子或基团，并将这 3 个原子或基团由高到低次序画圆弧，若按顺时针排列，叫做 *R*-构型，若为逆时针排列，叫做 *S*-构型。例如：

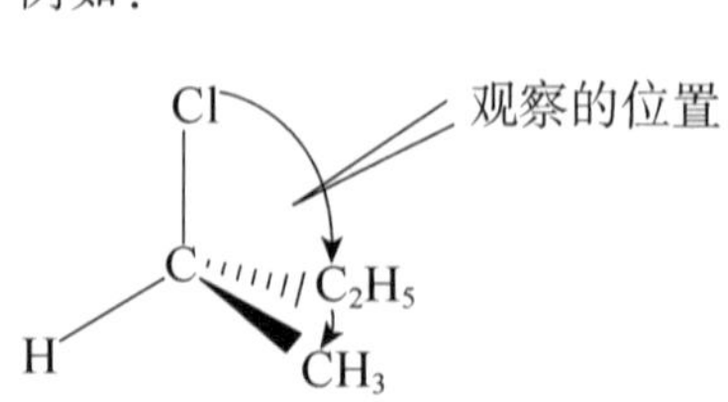

–Cl →–C_2H_5 →–CH_3顺时针

R-2-氯丁烷

R-2-chlorobutane

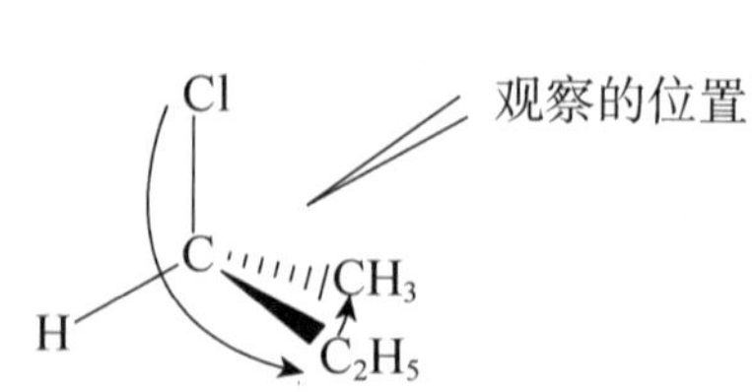

–Cl →–C_2H_5 →–CH_3逆时针

S-2-氯丁烷

S-2-chlorobutane

R/*S* 构型命名法也可以直接应用于 Fischer 投影式，其方法为：在 Fischer 投影式中，若最低次序的原子或基团位于垂直线上，其余 3 个原子或基团由高到低的次序以顺时针排列的为

R-构型，逆时针排列的为 S-构型；若最低次序的原子或基团位于水平线上，其余原子或基团由高到低的次序以顺时针排列为 S-构型，逆时针排列的为 R-构型。

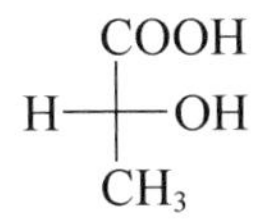

$-OH > -COOH > -CH_3 > -H$

最低次序基团在横键上

R-乳酸

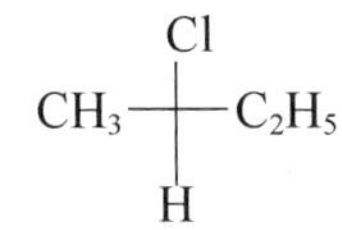

$-Cl > -C_2H_5 > -CH_3 > -H$

最低次序基团在竖键上

R-2-氯丁烷

值得注意的是，D/L 和 R/S 是两种不同的构型命名法，它们之间没有必然的联系。

四、含两个手性碳原子的化合物

2,3-二羟基丁二酸（酒石酸）分子中含两个相同手性碳原子，其对映异构体的 Fischer 投影式表示如下：

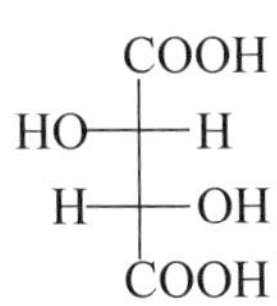

（1）

（2S,3S）-2-酒石酸

(2S,3S)-tartaric acid

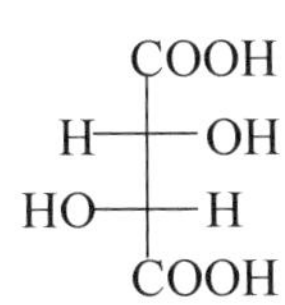

（2）

（2R,3R）-酒石酸

(2R,3R)-tartaric acid

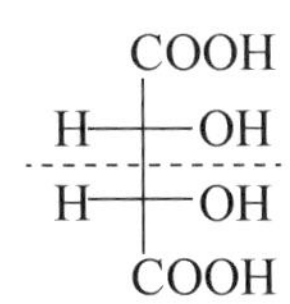

（3）

（2R,3S）-酒石酸

(2R,3S)-tartaric acid

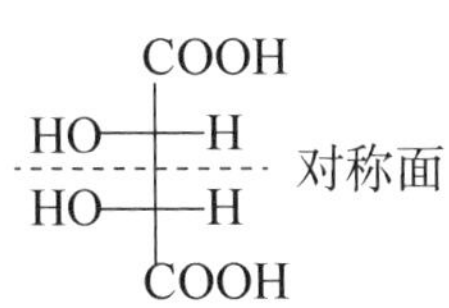

（4）

（2S,3R）-酒石酸

(2S,3R)-tartaric acid

（1）和（2）互为物像关系，是一对对映体；（3）和（4）是同一物质，这是由于（3）和（4）构型中存在对称面，故分子中虽然有手性碳原子，但分子无手性、旋光性，这种对映异构体叫内消旋体（mesomer），通常以“meso”表示。

2-羟基-3-氯丁二酸分子中含有两个不同的手性碳原子，其对映异构体的 Fischer 投影式表示如下：

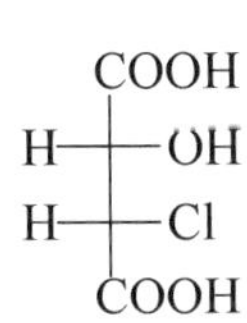

(5)

（2S,3S）-2-羟基-3-氯丁二酸

(2S,3S)-3-chloro-2-hydroxy succinic acid

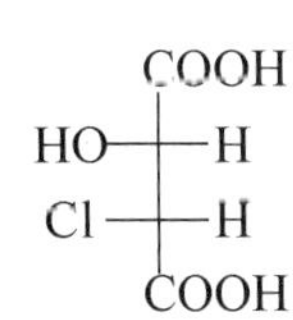

(6)

（2R,3R）-2-羟基-3-氯丁二酸

(2R,3R)-3-chloro-2-hydroxy succinic acid

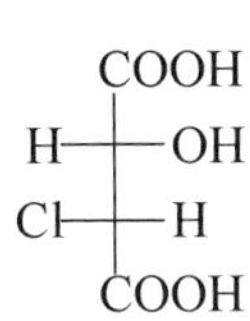

(7)

（2S,3R）-2-羟基-3-氯丁二酸

(2S,3R)-3-chloro-2-hydroxy succinic acid

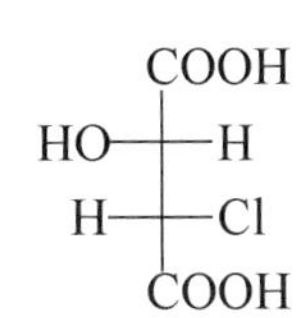

(8)

（2R,3S）-2-羟基-3-氯丁二酸

(2R,3S)-3-chloro-2-hydroxy succinic acid

其中，（5）和（6）、（7）和（8）互为对映体，而（5）与（7）或（8）、（6）与（7）或（8）是不成物像关系的，互称为非对映体（diastercomer）。

具有 1 个手性碳原子的化合物，有 1 对对映体。而具有 2 个不同手性碳原子的化合物，则有 4 个构型不同的对映异构体。可见化合物分子中所含手性碳原子越多，对映异构体的数目也越多。研究表明，分子中含有 n 个不相同的手性碳原子的化合物，就有 2^n 个对映异构体。

五、手性分子的生物活性

手性药物的两面性

第十四章小结

生物体中具有重要生理意义的有机化合物许多是手性分子。

手性药物由于其构型不同，表现出来的药效也不同。如盐酸普萘洛尔是临床上用于治疗心律失常、心绞痛、急性心肌梗死等的药物，其 *R*-构型的疗效为 *S*-构型的 60 倍以上。氯霉素的有效成分为 *D*-(－)-氯霉素，其抗菌作用是对映体 *L*-(－)-氯霉素的 100 倍。中药麻黄中约 1.5%的植物碱的有效成分为 *D*-(－)-麻黄碱，其收缩血管作用是对映体 *L*-(－)-麻黄碱的 4 倍。

因此，对映异构现象的研究对于阐明有机化合物的结构与生理活性的关系，研制和生产具有特定立体结构的有机化合物等都具有重要的意义。

习题十四

1. 名词解释。

（1）旋光性　（2）比旋光度　（3）对映异构体

（4）非对映异构体　（5）外消旋体　（6）内消旋体

2. 命名或写出结构。

（1）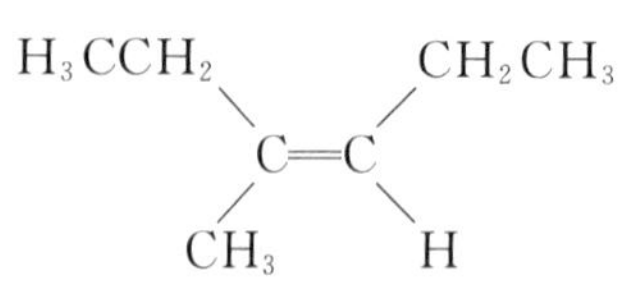

（2）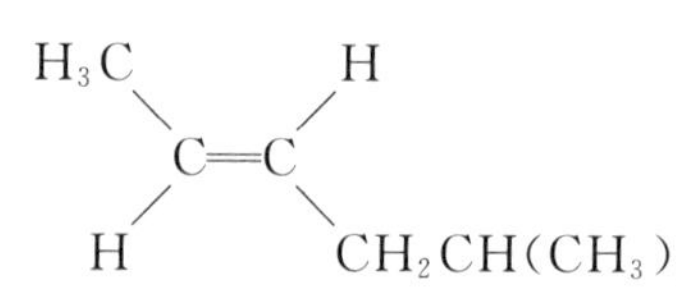

（3）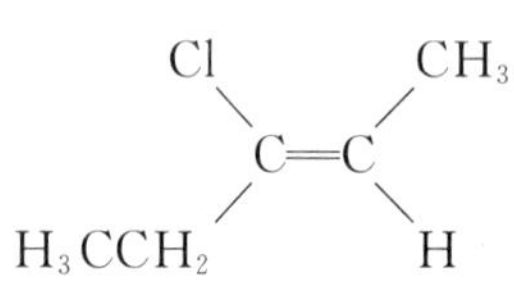

（4）反-2-丁烯

（5）*Z*-2-溴-2-戊烯

（6）*E*-3-甲基-1,4-二氯-2-戊烯

3. 判断下列化合物中有无手性 C，并用 * 表示手性 C。

（1）$BrCH_2—CHDCH_2Cl$

（2）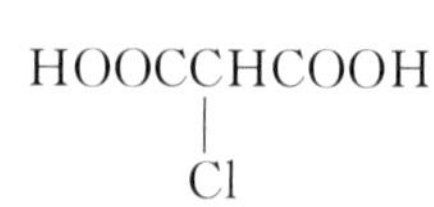

（3）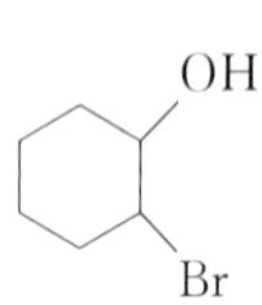

（4）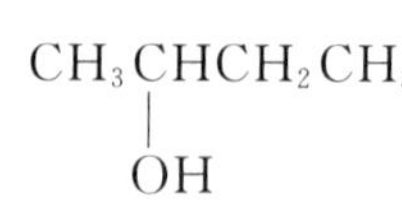

4. 写出分子式为 C_3H_6ICl 所有构造异构体的构造式，并指出这些构造异构体中哪些具有手性？

5. 判断下列化合物的构型符号（用 *R*/*S* 标记）。

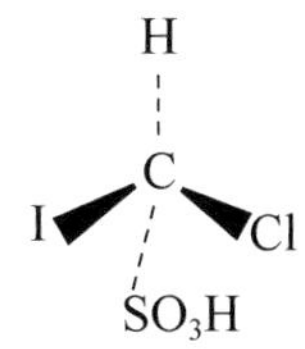

(1)

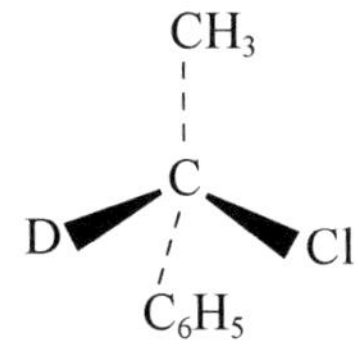

(2)

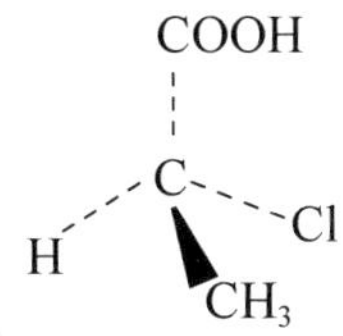

(3)

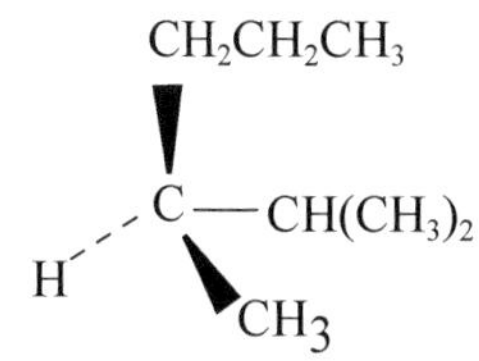

(4)

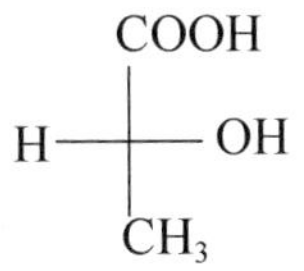

(5)

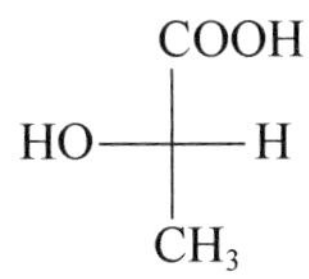

(6)

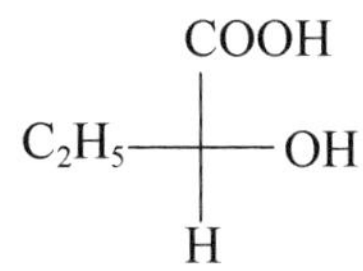

(7)

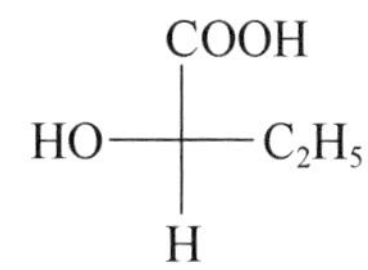

(8)

6. 写出下列各化合物的 Fischer 投影式。

(1)

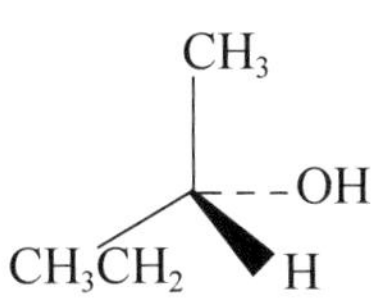

(2)

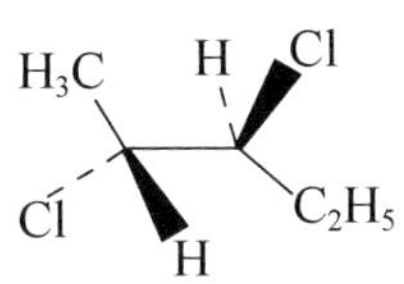

(3)

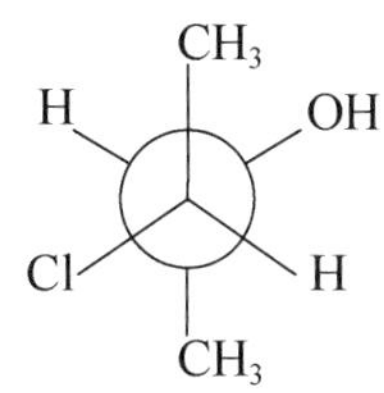

(4)

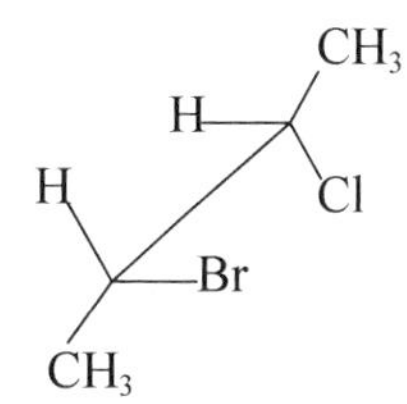

7. 用 Fischer 投影式写出麻黄素的所有对映异构体，指出它们相互之间的关系，并用 R/S 表示各手性碳原子的构型。其结构如下：

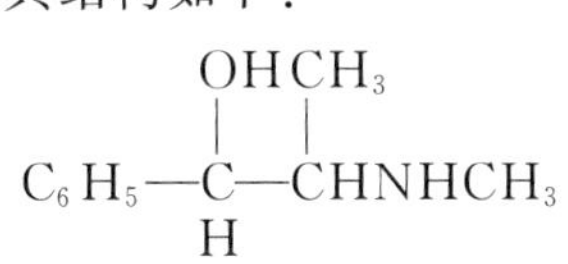

习题十四参考答案

（杨　清）

第15章 醇、酚、醚

醇、酚、醚都是由 C、H、O 三种元素组成的常见有机化合物，在医药上有些可直接用作药物或溶剂，有些则是合成药物的原料。

第一节 醇

羟基取代脂肪烃、脂环烃、芳香烃侧链上的氢原子形成的化合物称为醇（alcohol），通式为 R—OH，羟基（—OH）为醇的官能团。

一、醇的分类和命名

根据醇羟基所连接的烃基的不同，有脂肪醇、脂环醇和芳香醇，其中脂肪醇可分为饱和醇与不饱和醇；根据羟基数目的多少，又可分为一元醇、二元醇和多元醇。

CH_3CH_2OH

脂肪醇

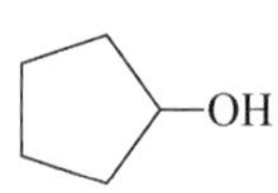

脂环醇

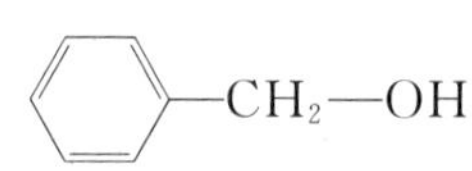

芳香醇

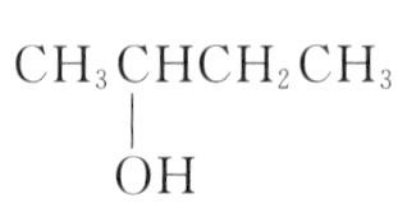

饱和醇

$CH_3CH{=}CHCH_2OH$

不饱和醇

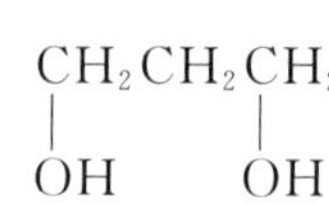

二元醇

根据醇羟基所连接碳原子的类型不同，醇又可分为伯醇、仲醇和叔醇。

R—CH_2—OH

伯醇

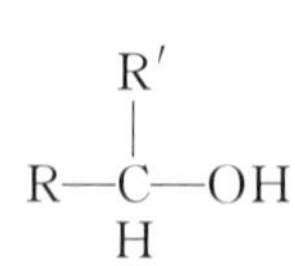

仲醇

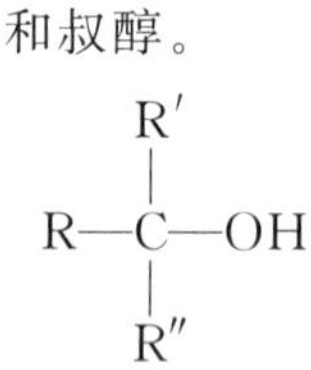

叔醇

醇的普通命名法一般适用于碳原子数较少、结构简单的醇类，即在“醇”前加上烃基名，可省去“基”字。

CH_3CH_2OH

乙醇

ethanol

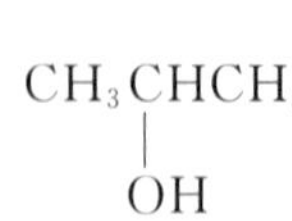

异丙醇

isopropanol

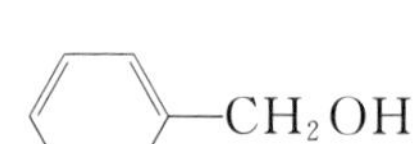

苄醇

benzyl alcohol

醇的系统命名法原则是：选择包含羟基碳在内的最长碳链作为主链，根据主链上的碳原子数称为“某醇”。从靠近羟基的一端对碳链进行编号，用阿拉伯数字标明羟基的位置，写在醇名前。取代基的位置、数目、名称则依次写在羟基位置之前。

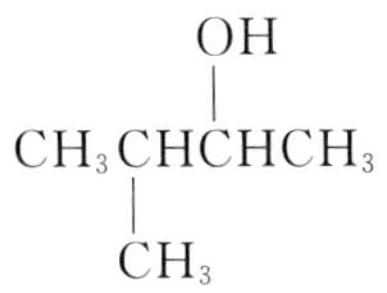

3-甲基-2-丁醇

3-methyl-2-butanol

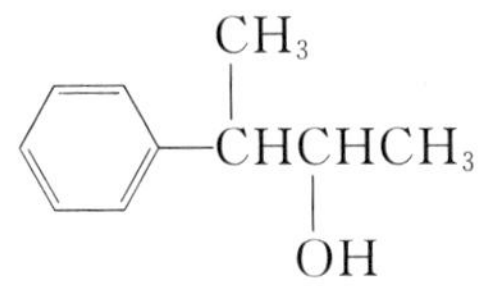

3-苯基-2-丁醇

3-phenyl-2-butanol

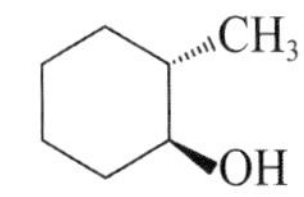

反-2-甲基-环己醇

trans-2-methycyclohexanol

不饱和醇命名时应尽量选择包含羟基和不饱和键在内的最长碳链做主链，从靠近羟基的一端对碳链进行编号，称“某烯（炔）醇”，并标明不饱和键及羟基的位置。

多元醇命名时应尽量选择包含羟基数目最多的最长碳链做主链，根据羟基数目称为“某几醇”，并将每个羟基的位置写在醇名前。

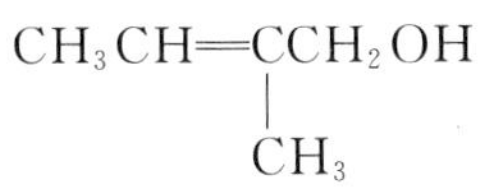

2-甲基-2-丁烯-1-醇

2-methyl-2-buten-1-ol

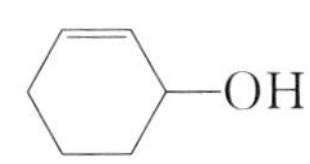

2-环己烯-1-醇

2-cyclohexen-1-ol

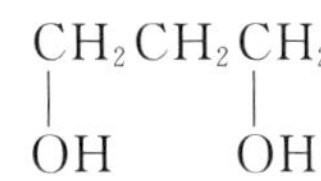

1,3-丙二醇

1,3-propanediol

二、甲醇的结构

甲醇分子中的氧原子为不等性 sp^3 杂化，4 个杂化轨道中有两个被 2 对孤对电子所占据，另外 2 个杂化轨道中的单电子分别与碳原子和氢原子形成 O—C 键和 O—H 键。羟基与甲基的 3 个 C—H 键呈交叉式优势构象（图 15-1）。

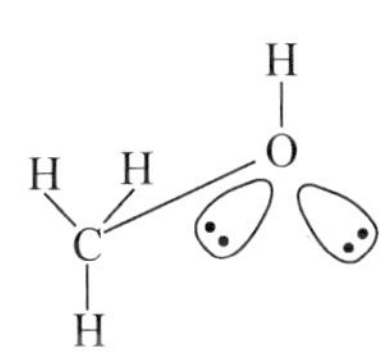

图 15-1　甲醇的结构

三、醇的物理性质

C_1～C_4 的低级饱和一元醇为无色液体，C_5～C_{11} 的醇为黏稠液体，C_{12} 以上的高级醇为蜡状固体。

链状饱和一元醇的沸点随碳原子数的增加而升高。由于醇羟基可以形成分子间氢键，分子间作用力较大，使得醇的沸点比相对分子质量相近的烷烃高得多。例如，甲醇（相对分子质量为 32）的沸点为 64.7 ℃，而乙烷（相对分子质量 30）的沸点为 −88.6 ℃。多元醇的沸点则随羟基数的增加而升高。

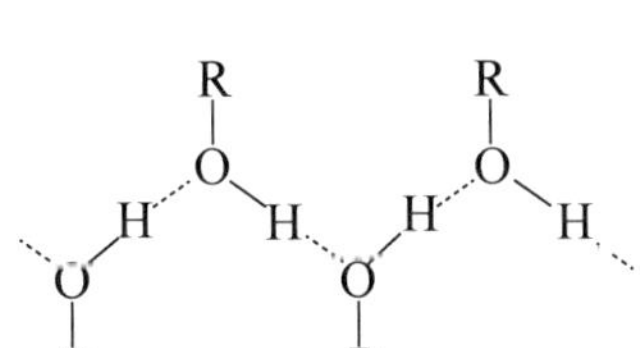

由于醇羟基也可以与水分子形成氢键，故醇在水中具有一定的溶解性。低级一元醇（C_1～C_3）和多元醇可与水以任意比例互溶，但随着碳原子数的增加，醇在水中的溶解度明显下降。部分常见醇的物理常数见表 15-1。

表 15-1 部分常见醇的物理常数

化合物	沸点/℃	熔点/℃	溶解度/g·(100 g 水)$^{-1}$	密度/g·cm^{-3}
甲醇	64.7	−97.8	∞	0.792
乙醇	78.3	−117.3	∞	0.789
丙醇	97.8	−126.0	∞	0.804
异丙醇	82.3	−88	∞	0.789
正丁醇	117.7	−89.6	8.3	0.810
正戊醇	138.0	−78.5	2.4	0.817
正己醇	156.5	−52	0.6	0.819
环己醇	161.5	24	3.6	0.962
乙二醇	197.5	−12.6	∞	1.113
丙三醇	290	−59	∞	1.261
苯甲醇	205	−15	4	1.046

四、醇的化学性质

由于氧原子的电负性比碳和氢大，故 C—O 键和 O—H 键均为极性键，氧上带部分负电荷，碳和氢均带部分正电荷。在不同条件下，醇可发生羟基中 C—O 键的异裂和 O—H 键的异裂。

（一）与金属钠的反应

醇具有弱酸性，与水一样能与金属钠反应，生成醇钠，放出氢气。

$$CH_3OH + Na \longrightarrow CH_3ONa + 1/2\ H_2\uparrow$$

一般醇的 pK_a 在 16～18，而水的 pK_a 为 15.7，所以醇的酸性比水弱，其与活泼金属的反应速率要比水慢得多，并且需要在无水条件下进行。

结构不同的醇与金属钠反应的速度为：甲醇>伯醇>仲醇>叔醇。

（二）与氢卤酸的反应

醇可以与氢卤酸反应，羟基被卤素原子取代而生成卤代烷烃。当氢卤酸相同时，醇的反应活性顺序为：叔醇>仲醇>伯醇。

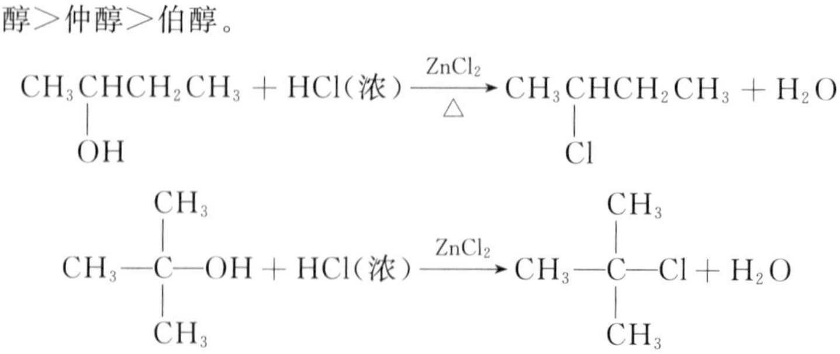

Lucas 试剂是浓盐酸和无水 $ZnCl_2$ 的混合液。在室温时，叔醇可立即与 Lucas 试剂反应而出现浑浊或分层，而仲醇一般要加热几分钟才出现此现象，伯醇由于反应速度太慢，数小时后亦无明显现象。常用 Lucas 试剂鉴别 6 个碳原子以下的伯、仲、叔醇。

（三）与无机含氧酸的酯化反应

醇与无机含氧酸可发生酯化反应，脱水生成无机酸酯。

$$(CH_3)_2CHCH_2CH_2OH + HONO \xrightarrow{H^+} (CH_3)_2CHCH_2CH_2ONO + H_2O$$

亚硝酸异戊酯

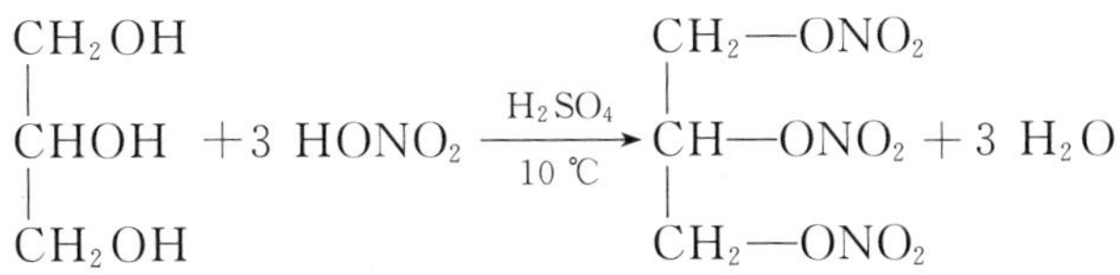

甘油三硝酸酯

小剂量的亚硝酸异戊酯和甘油三硝酸酯（又称硝酸甘油、硝化甘油）在临床上用作缓解心绞痛的药物。甘油三硝酸酯遇到震动还会发生猛烈爆炸，这就是 Nobel 发明的硝化甘油炸药。

硫酸是二元酸，与一元醇反应时可生成两种硫酸酯：酸性酯或中性酯。人体内软骨中的硫酸软骨质就含有硫酸酯结构。

$CH_3O—SO_2OH$　　　　$CH_3O—SO_2—OCH_3$

硫酸氢甲酯　　　　硫酸二甲酯

磷酸是三元酸，与一元醇反应可生成三种磷酸酯。

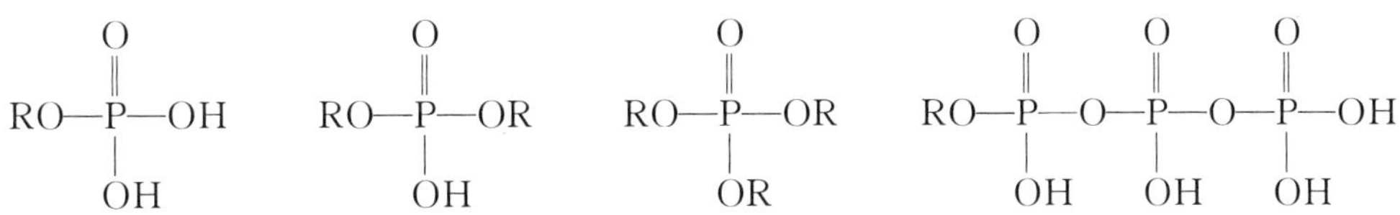

磷酸烷基二氢酯　磷酸二烷基一氢酯　磷酸三烷基酯　烷基三磷酸酯

生物体内广泛存在着磷酸酯，例如组成细胞的重要成分 DNA 和 RNA 均具有磷酸酯结构，重要的供能物质腺苷三磷酸（ATP）也有磷酸酯结构。

（四）脱水反应

醇与硫酸、磷酸等强酸共热发生脱水反应，脱水方式与醇的结构以及反应温度有关。

1. 分子内脱水

此反应遵循 Saytzeff 规律，即主要产物是双键上连有最多烃基的烯烃。例如：

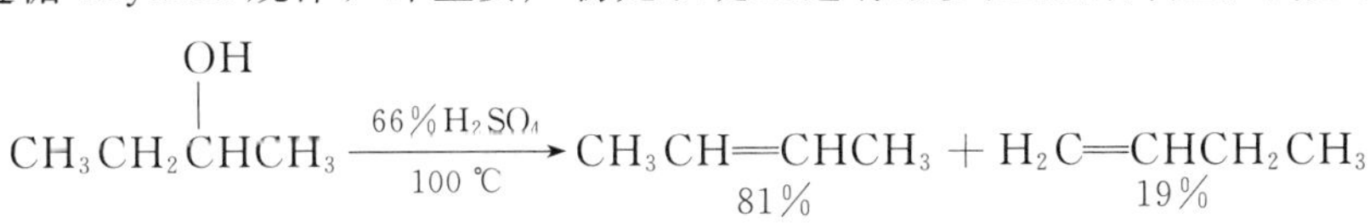

不同类型的醇发生分子内脱水的活性顺序为：叔醇＞仲醇＞伯醇。

2. 分子间脱水

该反应主要适用于低级伯醇，而仲醇和叔醇则易于脱水生成烯烃。对于低级伯醇，在温度较高时，主要发生分子内脱水生成烯烃，而在稍低温度下则主要发生分子间脱水生成醚。例如：

$$CH_3CH_2OH \xrightarrow[170\ ℃]{浓\ H_2SO_4} H_2C=CH_2 + H_2O$$

$$CH_3CH_2OH \xrightarrow[140\ ℃]{浓\ H_2SO_4} CH_3CH_2OCH_2CH_3 + H_2O$$

（五）氧化反应

在有机反应中，通常把脱去氢原子或加上氧原子的反应视为氧化反应（oxidation），而把脱去氧原子或加上氢原子的反应视为还原反应（reduction）。

不同类型的醇用酸性 $KMnO_4$ 溶液或 $K_2Cr_2O_7$ 溶液氧化，可生成不同的产物。伯醇先氧化成醛，醛进一步氧化成羧酸；仲醇则脱氢氧化成酮；叔醇一般条件下不被氧化。

$$RCH_2OH \xrightarrow[H^+]{KMnO_4} R-\overset{\overset{\displaystyle O}{\|}}{C}-H \xrightarrow[H^+]{KMnO_4} R-COOH$$

$$R-\underset{\underset{\displaystyle H}{|}}{\overset{\overset{\displaystyle OH}{|}}{C}}-R' \xrightarrow[H^+]{KMnO_4} R-\overset{\overset{\displaystyle O}{\|}}{C}-R'$$

在生物体内，羟基的氧化反应一般是在脱氢酶的催化下进行。例如人们饮酒后所摄入的乙醇可被肝中的脱氢酶氧化成乙醛，乙醛又进一步被氧化成乙酸，乙酸可被机体细胞同化。因此适量饮酒对人体是无害的，但过量饮酒会造成乙醇在血液中存留，导致酒精中毒。

$$CH_3CH_2OH \xrightarrow[-2H]{\text{脱氢酶}} CH_3CHO \xrightarrow[-2H]{\text{脱氢酶}} CH_3COOH$$

（六）邻二醇与氢氧化铜的反应

两个羟基分别连在相邻的两个碳原子上的醇称为邻二醇。含有此结构的多元醇可与氢氧化铜生成一种深蓝色的配合物，从而使氢氧化铜沉淀溶解。此反应可用于鉴别具有邻二醇结构的化合物。

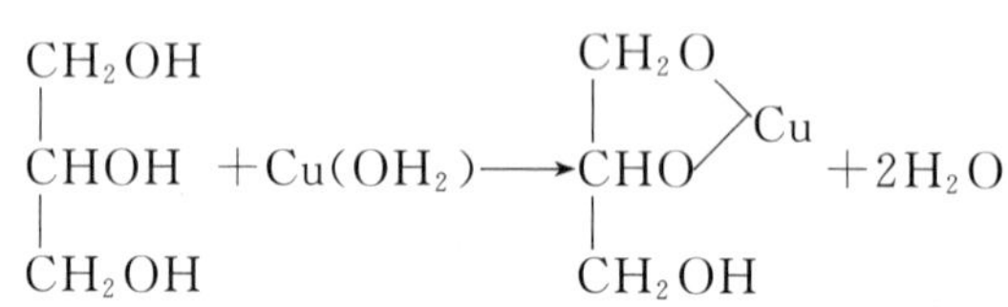

第二节 酚

酚是羟基与芳香烃基直接相连形成的化合物，通式为 Ar—OH。

一、酚的分类和命名

根据芳基的不同，酚可分为苯酚和萘酚等；根据芳环上连接的羟基数目，可分为一元酚、二元酚、多元酚。

酚的命名通常以酚为母体，在“酚”字前加上芳环名称，再标明取代基的位置、数目和名称。

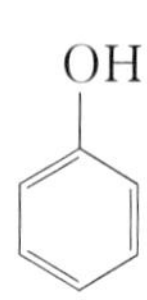

苯酚
phenol

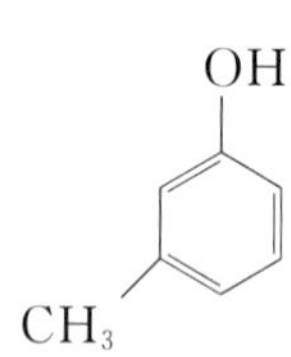

间甲基苯酚
m-methy phenol

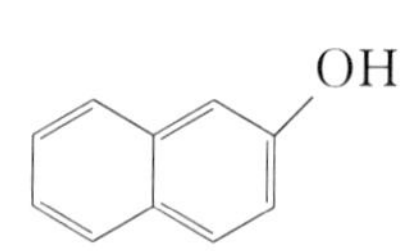

β-萘酚
β-naphthol

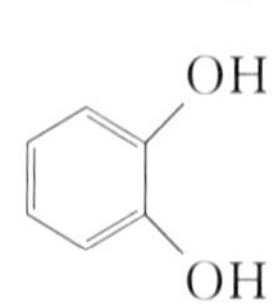

邻苯二酚
o-benzenediol

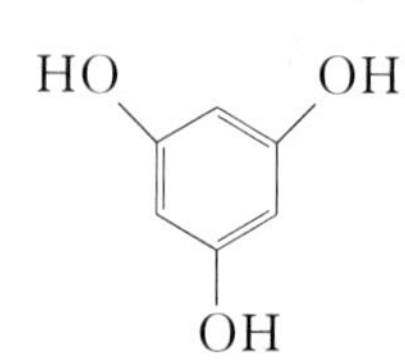

1,3,5-苯三酚
m-trihydroxybenzene

二、苯酚的结构

苯酚分子中，酚羟基中的氧原子为 sp^2 杂化，故氧原子 p 轨道上的孤对电子可以与苯环上的大 π 键形成 p-π 共轭体系（图 15-2），使得氧原子上的电子云往苯环上转移，氧原子上的电子云密度相对减少，O—H 键极性增大，易断裂，从而显酸性；同时苯环上的电子云密度相对增加，苯环上发生亲电取代更加容易。

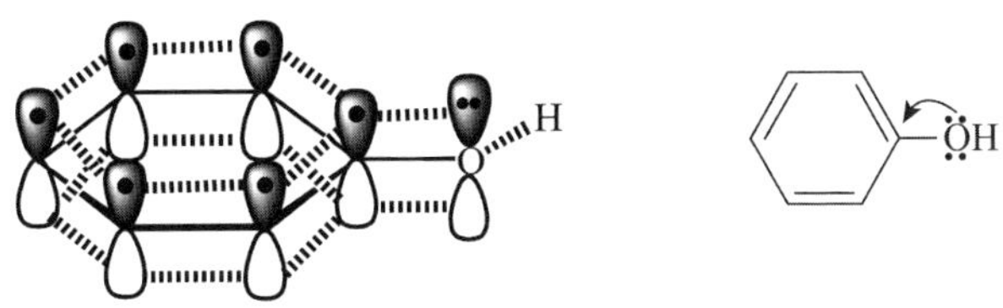

图 15-2　苯酚的结构示意图

三、酚的物理性质

室温下酚类化合物大多为结晶性固体，微溶于水。与醇一样，酚羟基也能与水分子之间形成氢键，故酚类化合物在水中有一定的溶解度，但由于苯环较大，溶解度一般较小，随着分子中酚羟基数目的增多，溶解度逐渐增大。酚类化合物一般可溶于乙醇、乙醚、苯等有机溶剂。

四、酚的化学性质

（一）酸性

酚类化合物呈弱酸性，可与强碱反应生成相应的盐。

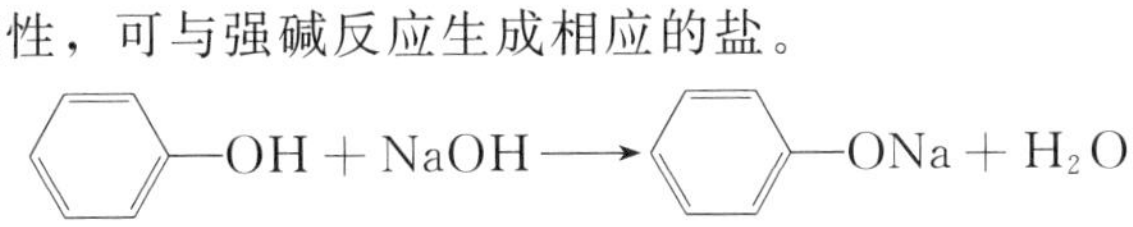

苯酚的 pK_a 为 9.89，酸性比水强，但弱于碳酸（pK_a=6.35）。故向苯酚钠溶液中通入二氧化碳又能析出苯酚。利用该性质可对苯酚进行分离提纯。

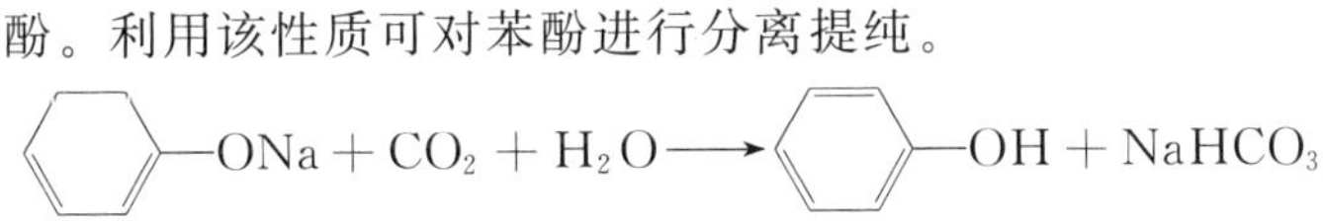

（二）芳环上的取代反应

由于酚羟基是较强的供电子基，因此苯酚很容易发生亲电取代反应。

1. 卤代反应

苯酚与溴水在室温下反应，可立即生成 2,4,6-三溴苯酚白色沉淀。该反应非常灵敏，可用于检验部分酚类化合物。

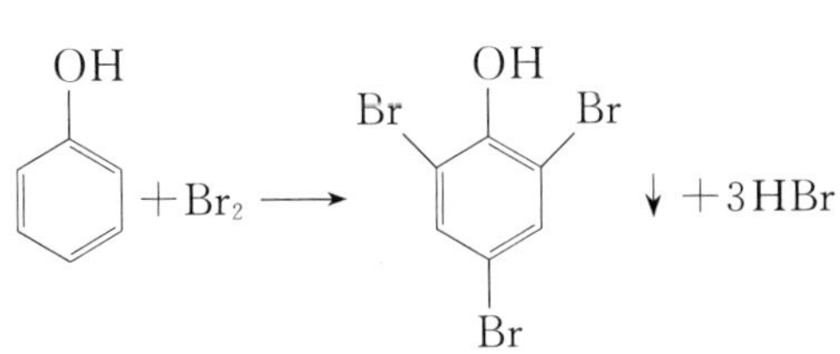

2. 硝化反应

在室温下，苯酚可与稀硝酸反应生成邻硝基苯酚和对硝基苯酚。

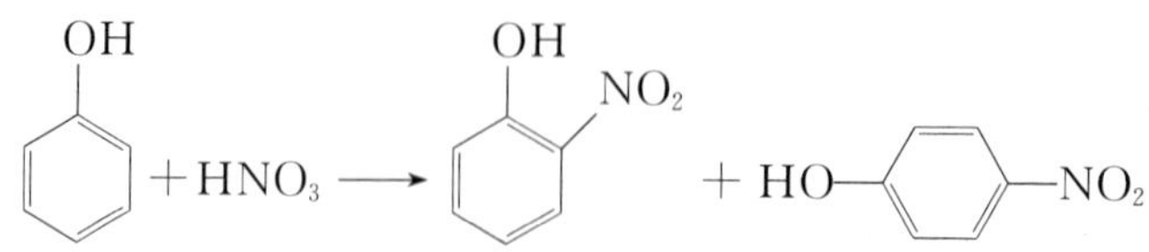

邻硝基苯酚　　对硝基苯酚

3. 磺化反应

苯酚与硫酸反应可以生成邻-羟基苯磺酸和对-羟基苯磺酸。

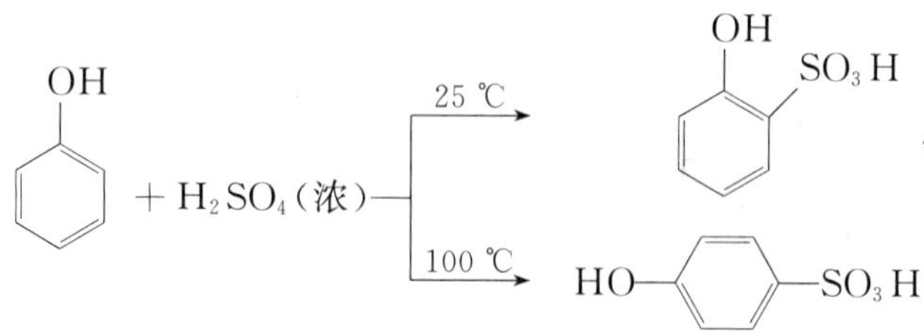

邻羟基苯磺酸

对羟基苯磺酸

（三）与三氯化铁的显色反应

多数酚都能与 $FeCl_3$ 产生颜色反应，一般认为是由于生成了有色配合物。

$$6ArOH + FeCl_3 \longrightarrow [Fe(OAr)_6]^{3-} + 6H^+ + 3Cl^-$$

不同酚与 Fe(Ⅲ）的配合物，颜色不同。例如：苯酚显蓝紫色；间苯二酚、1,3,5-苯三酚显紫色；甲苯酚显蓝色；邻苯二酚和对苯二酚显绿色；1,2,3-苯三酚则显红色。实验表明：具有稳定烯醇式结构（—C═C—OH）的化合物一般都能与 $FeCl_3$ 产生颜色反应。

（四）氧化反应

酚类化合物很容易被氧化，$KMnO_4$、$K_2Cr_2O_7$、空气中的氧都可使酚氧化；多元酚更容易被氧化，氧化后均生成具有鲜艳颜色的醌类化合物。因此，一些多元酚常被用作抗氧化剂。

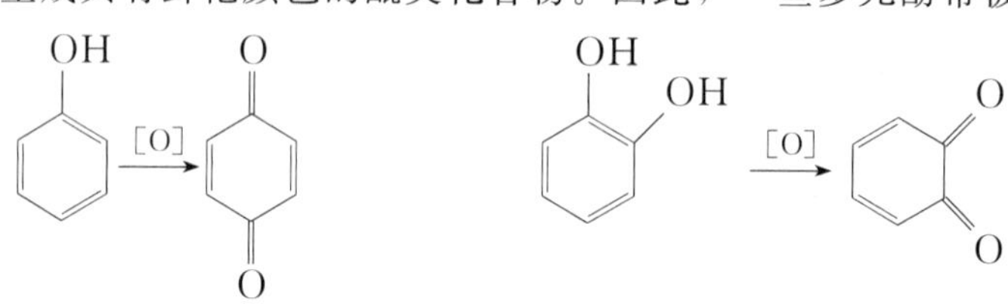

对苯醌　　邻苯醌

维生素 E

生物体内存在一些抗氧化剂，可防御自由基对肌体的损害，维持肌体正常的生理功能。维生素 E 是一种具有酚结构的抗氧化剂，俗称生育酚，其主要功能是防止脂类的过氧化，在人体内可清除体内自由基。

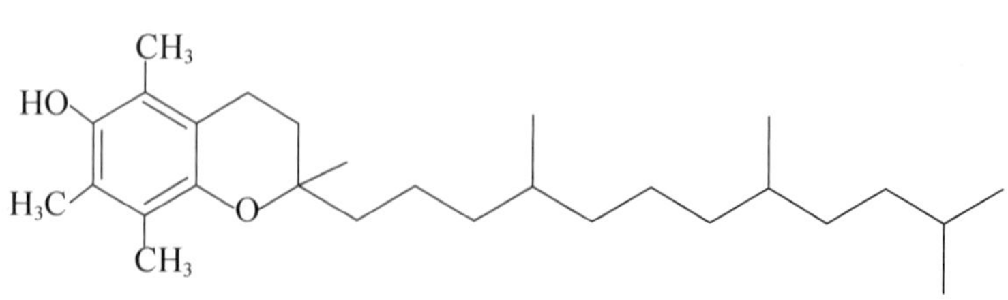

α-生育酚

一些植物中也含有具有强抗氧化性的多酚类物质，如存在于绿茶中的茶多酚，存在于红葡萄籽、花生皮中的葡萄多酚等。目前已证明，这些多酚类物质具有抗氧化、清除自由基、抑制肿瘤、抗诱变的能力。

第三节　醚

醇或酚羟基中的氢原子被烃基取代形成的化合物称为醚（ether）。醚的通式为 R—O—R（R′），醚键（C—O—C）是其特征化学键。

一、分类和命名

根据醚键上的氧原子连接的两个烃基是否相同，醚可分为单醚和混醚。两个烃基中有一个为芳基的称为芳香醚，烃基与氧原子形成环状称为环醚。

结构简单的醚常用普通命名法。单醚的两个烃基相同，通常将“二”字省略，在烃基名称后加“醚”字即可；混醚则按小烃基在前，大烃基在后的原则命名；芳香醚命名时一般将芳基放在烷基前面。

CH_3OCH_3

甲醚
dimethyl ether

$CH_3OCH_2CH_3$

甲乙醚
ethyl methyl ether

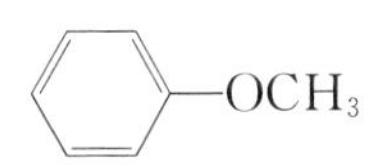

苯甲醚
methy phenyl ether

结构较复杂的醚则用系统命名法来命名。取碳链最长的烃基为母体，碳数少的烷氧基为取代基。

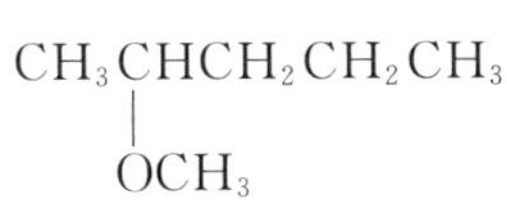

2-甲氧基戊烷
2-methoxypentane

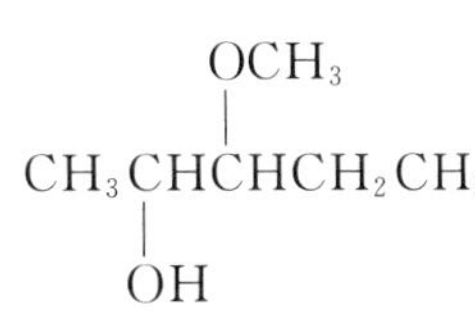

3-甲氧基-2-戊醇
3-methoxy-2-pentanol

环醚常称为“环氧某烷”，或按杂环化合物的名称命名。

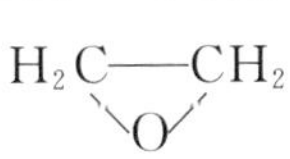

环氧乙烷
ethylene oxide

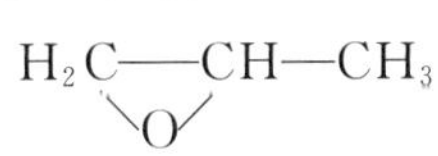

1,2-环氧丙烷
1,2-epoxypropane

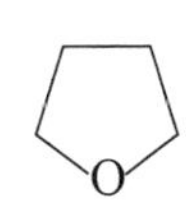

1,4-环氧丁烷（四氢呋喃）
tetrahydrofuran

二、物理性质

常温下，甲醚和甲乙醚是气体，其他多数醚为无色液体，有特殊气味。低级醚易挥发。由于醚分子间不能形成氢键，其沸点与异构体醇相比要低得多。醚与水分子间可以形成氢键，故低级醚在水中有一定的溶解度，高级醚一般难溶于水。

三、化学性质

除某些小环醚（如环氧乙烷）外，醚键本身较为稳定，不易与氧化剂、还原剂、稀酸、强碱等反应。

（一）鉮盐的形成

醚分子中氧原子上带有孤对电子，能与强酸中的质子结合，形成鉮盐，从而溶于强酸中。

此性质常用于鉴别醚和烷烃。

$$R-\ddot{\underset{..}{O}}-R'+HCl(浓)\longrightarrow\left[R-\overset{H}{\ddot{\underset{..}{O}}}-R'\right]^{+}Cl^{-}$$

（二）与氢卤酸反应

在加热条件下，醚可与氢卤酸反应，醚键断裂，生成醇和卤代烃；氢卤酸过量，生成的醇与过量的氢卤酸可进一步反应又生成卤代烃。

$$R-O-R'+HX\xrightarrow{\triangle}RX+ROH$$
$$ROH\xrightarrow{HX}RX+H_2O$$

该反应以氢碘酸活性较高。当混醚发生此反应时，一般是较小的烃基生成卤代烃，较大的烃基生成醇；若两个烃基中有一个是芳基，则一般生成卤代烃和酚。二苯基醚的醚键很稳定，通常不发生此反应。

$$CH_3OCH_2CH_3+HI\xrightarrow{\triangle}CH_3I+CH_3CH_2OH$$

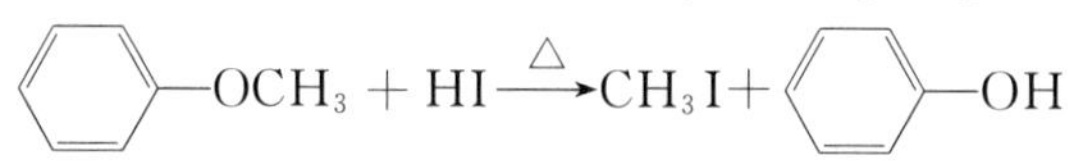

第四节　硫醇、硫酚和硫醚

一、命名

硫醇、硫酚和硫醚的命名分别与醇、酚、醚的命名类似，只是在母体名称前加“硫”字即可。例如：

CH_3SH	C_6H_5SH	$C_2H_5SC_2H_5$
甲硫醇	苯硫酚	乙硫醚
methanethiol	thiophenol	diethyl sulfide

二、化学性质

（一）硫醇和硫酚的酸性

硫醇的酸性比相应的醇强，能溶于氢氧化钠的乙醇溶液生成相应的硫醇盐。

$$RSH+NaOH\longrightarrow RSNa+H_2O$$

硫醇、硫酚与 Pb、Hg、Cu、Ag、Cd 等重金属的氧化物或盐反应生成不溶于水的盐。

$$2\ C_2H_5SH+HgO\longrightarrow(C_2H_5S)_2Hg(白)\downarrow+H_2O$$
$$2\ RSH+(CH_3COO)_2Pb\longrightarrow(RS)_2Pb(黄)\downarrow+2\ CH_3COOH$$

重金属盐进入人体后，也能与体内某些酶上的巯基发生上述反应，从而导致酶的变性而失活，这就是所谓的“重金属中毒”。

临床上则使用一些硫醇类化合物，如二巯基丙醇、二巯基丙磺酸钠、二巯基丁二酸钠等作为重金属中毒的解毒剂。它们与金属离子的亲和力较强，可以夺取已和酶结合的重金属离子，形成不易解离的配合物经尿液排出体外，从而使酶复活。

$HSCH_2CH(SH)CH_2OH$	$HSCH_2CH(SH)CH_2SO_3Na$	$NaOOCCH(SH)CH(SH)COONa$
二巯基丙醇	二巯基丙磺酸钠	二巯基丁二酸钠

（二）氧化反应

1. 硫醇或硫酚与二硫化物可通过氧化和还原反应相互转化。

$$2\ RSH \underset{\text{还原}}{\overset{\text{氧化}}{\rightleftharpoons}} R{-}S{-}S{-}R$$

这种相互转化在分子生物学上起着重要作用，因为二硫键存在于蛋白质和激素类物质中，对维系蛋白质分子的构型起着重要的作用。

2. 硫醚也易被氧化，其产物为亚砜或砜。

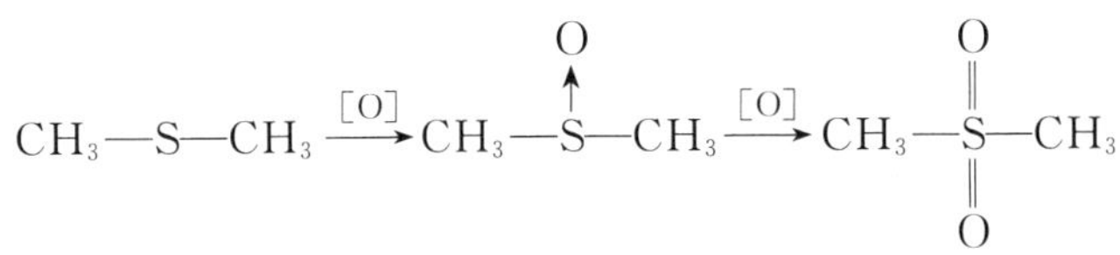

二甲基亚砜(DMSO)　　二甲砜

第五节　与医药学相关的化合物举例

一、甲醇

甲醇是结构最简单的一元醇，最初从木材干馏分离得到，又称“木醇”或“木精”。甲醇是无色、有酒精气味、易挥发的液体，沸点 64.7 ℃，能与水和大多数有机溶剂混溶，是实验室常用的溶剂，也是一种重要的化工原料。甲醇具有毒性，若长期接触甲醇蒸气，可使视力下降；若内服少量可致人失明，多量可致死。这是由于甲醇进入体内后，先被氧化成甲醛，甲醛能凝固蛋白质，从而损伤视网膜，导致失明。甲醛进一步被氧化的产物是甲酸，甲酸不能被机体很快代谢而存留于血液中，使血液 pH 下降，导致酸中毒。

二、乙醇

乙醇俗称酒精，在常温、常压下是一种易燃、易挥发的无色透明液体，具有特殊香味，沸点 78.3 ℃，能与水和大多数有机溶剂混溶，是常用的有机溶剂，也是一种重要的化工原料。乙醇能使细菌的蛋白质变性，临床上经常使用 75%（体积分数）的乙醇溶液作外用消毒剂。在人体内，乙醇首先在肝中经乙醇脱氢酶被氧化成乙醛，又进一步经乙醛脱氢酶被氧化成乙酸，而乙酸经过三羧酸循环最终代谢为二氧化碳和水。当长期过量摄入乙醇时，可对肝造成损伤，形成脂肪肝和肝硬化。

三、辅酶 Q_{10}

辅酶 Q_{10} 又称泛醌，为黄色或浅黄色结晶粉末，具有氧化型（泛醌）与还原型（泛酚）两种形式，在细胞内这两种形式可以相互转变，这是泛醌作为电子传递体的基础。泛醌是一种脂溶性抗氧化剂，尤其在线粒体内膜上含量高。在体内，辅酶 Q_{10} 主要有两个作用，一是对营养物质在线粒体内转化为能量的过程起重要作用，二是有明显的抗脂质过氧化作用。它是细胞线粒体中的能量转换剂，它通过转移和传递电子参与“三羧酸循环”产生 ATP（腺苷三磷酸），即能量因子供细胞代谢使用，具有提高人体免疫力、增强抗氧化、延缓衰老和增强人体活力等功能。

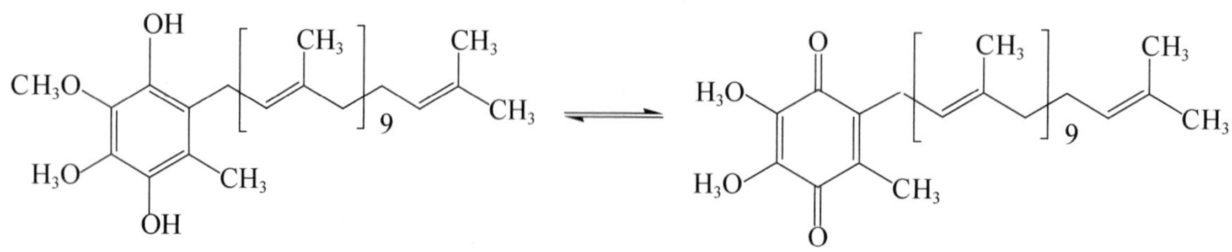

还原型辅酶Q_{10}　　　　氧化型辅酶Q_{10}

四、二甲基亚砜

二甲基亚砜（dimethyl sulfoxide，DMSO），是一种无色、黏稠液体。其分子的极性很大，毒性很低，可与水以任意比例互溶，另外两侧的甲基又使其具有良好的脂溶性。因此，DMSO既能溶解有机物，又能溶解无机物，是医学、药学等研究领域中常用的一种溶剂。它对皮肤的穿透能力很强，可促使溶解于其中的药物渗入皮肤，故可用作透皮吸收药物的促渗剂。

第十五章小结

习题十五

1. 用系统命名法命名下列化合物。

（1）$CH_3CHCH_2CH_2CH_2OH$
$\quad\quad |$
$\quad\quad CH_3$

（2）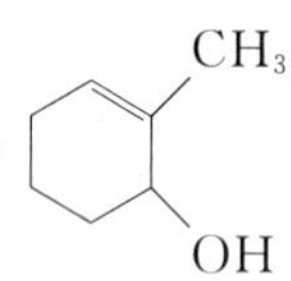

（3）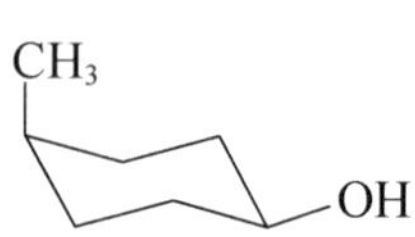

（4）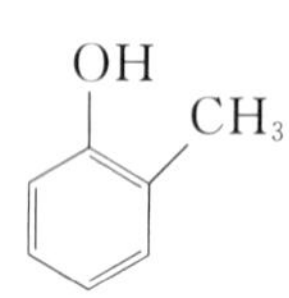

（5）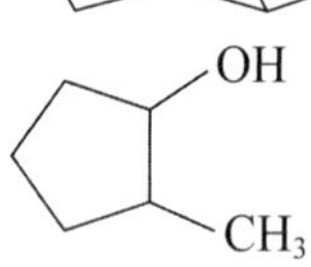

（6）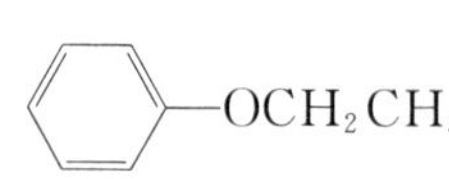

2. 写出下列化合物的结构式。
   （1）3-苯基-2-甲氧基-1-丙醇　　（2）对甲氧基苯酚
   （3）4-甲基-1,2-戊二醇　　（4）苯基异丙基醚
3. 请写出分子式为$C_4H_{10}O$的脂肪醇的所有异构体的结构（包括对映体），并用系统命名法命名。
4. 完成下列反应式。
   （1）$CH_3CH_2CH_2OH + HNO_3 \longrightarrow$
   （2）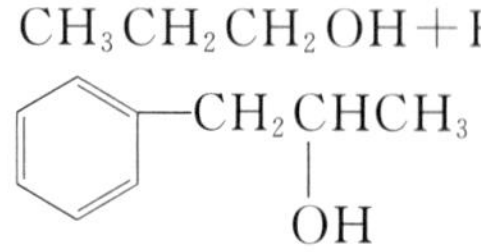 $\xrightarrow[\triangle]{\text{浓 } H_2SO_4}$
   （3）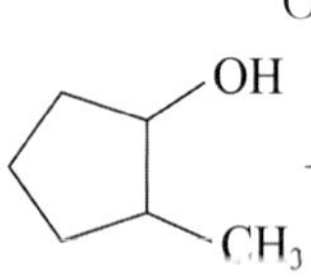 $\xrightarrow{KMnO_4, H^+}$
   （4）$CH_3CHCH_2CH_2CH_2OH \xrightarrow{KMnO_4, H^+}$
   $\quad\quad |$
   $\quad\quad CH_3$

(5) 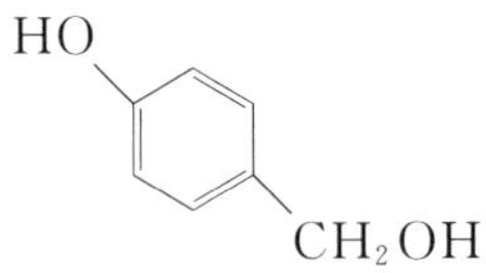 $+NaOH \longrightarrow$

(6) 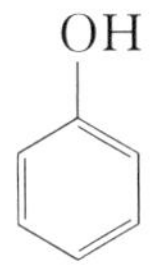 $+Br_2 \longrightarrow$

5. 用简单的化学方法鉴别下列各组化合物。

(1) 丙烷、丙烯、1-丙醇

(2) 1-丙醇、2-丙醇、2-甲基-2-丙醇

(3) 苯甲醇、苯酚、苯甲醚

(4) 环己烷、环己醇、苯酚

6. 不查物理常数，将下列化合物按沸点由高到低的顺序排列。

(1) 乙醇　　(2) 正丙醇　　(3) 甲醚　　(4) 丙三醇

7. 分子式为 $C_5H_{12}O$ 的化合物 A 能与金属钠反应放出氢气，与 Lucas 试剂作用时需加热几分钟后出现浑浊。A 与浓硫酸共热可得 B（C_5H_{10}），用酸性的高锰酸钾水溶液处理 B 可以得到产物乙酸和丙酮。试推测 A 的结构，并写出有关化学反应式。

习题十五参考答案

（李　蓉）

第16章 醛、酮

醛、酮属于羰基化合物。羰基化合物在有机合成中常用作溶剂，而且还是香料制作、药物制备的原材料。某些羰基化合物是生物代谢过程中重要的中间体，具有显著的生理活性。

第一节　分类和命名

碳原子与氧原子以双键相连的基团称为羰基（carbonyl group），羰基两端至少连接有一个氢的化合物称为醛（aldehyde），官能团—CHO 称为醛基；羰基与两个烃基相连的化合物称为酮（ketone），酮中的羰基又称为酮基。

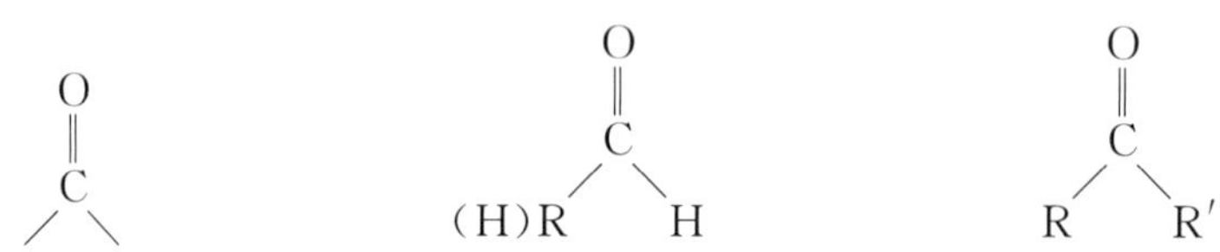

羰基　　醛　　酮

一、分类

根据烃基结构的不同，将醛、酮分为脂肪醛、酮和芳香醛、酮；根据羰基的数目分为一元醛、酮和多元醛、酮；还可根据醛、酮碳链中是否含有不饱和碳链分为饱和醛、酮和不饱和醛、酮。

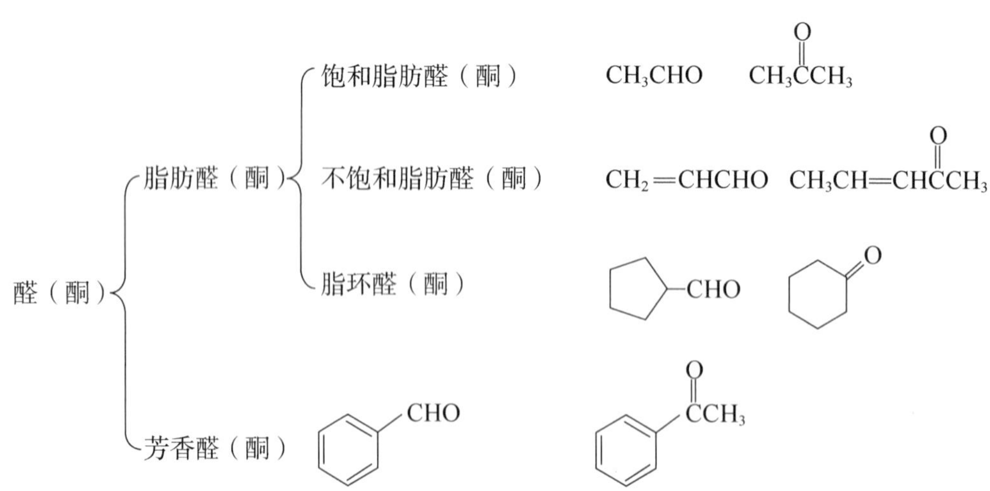

二、命名

脂肪醛、酮命名时，选择含有羰基的最长碳链作为主链，称为“某醛”或“某酮”。主链中碳原子的编号应从醛基一端或靠近酮基的一端开始。由于醛基始终在链端，故不必用数字标明位置，但酮基的位置必须标明，并在母体名称前标明取代基的位次和名称。

CH_3CH_2CHO

丙醛

propylaldehyde

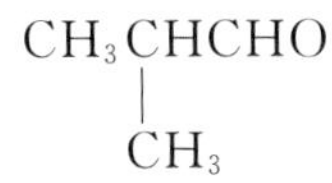

2-甲基丙醛

2-methyl propanal

$OHCCH_2CHO$

丙二醛

malonaldehyde

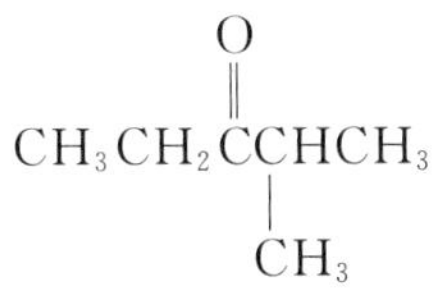

2-甲基-3-戊酮

2-methyl-3-pentone

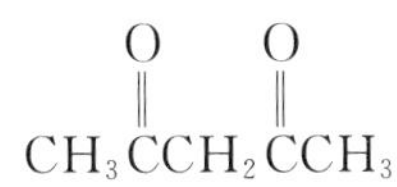

2,4-戊二酮

2,4-pentanedione

对于脂环醛、酮，若羰基碳参与成环，则根据成环总碳原子数称为环某酮；若羰基在环外，则将脂环当作取代基。芳香醛、酮命名时，把芳香烃基当作取代基。

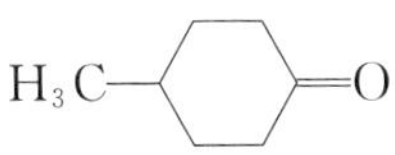

4-甲基环己酮

4-methylcyclohexanone

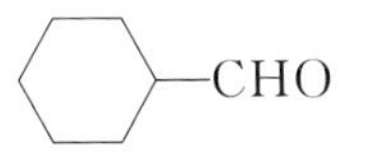

环己基甲醛

cyclohexyl methanal

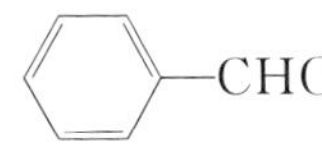

苯甲醛

benzaldehyde

不饱和醛、酮，应选择连有羰基和不饱和键在内的最长碳链作主链，并使羰基编号最小，称为“某烯醛（酮）”，并标出不饱和键和羰基的位次。

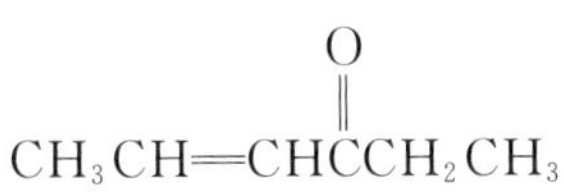

4-己烯-3-酮

4-hexen-3-one

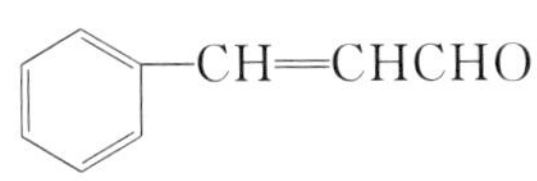

3-苯基-2-丙烯醛（肉桂醛）

3-phenyl-2-propenal (cinnamaldehyde)

第二节　结　构

醛、酮中羰基碳为 sp^2 杂化，3 个 sp^2 杂化轨道分别与氧、碳或氢原子形成 3 个 σ 键，呈平面构型，键角近似于 120°，碳原子上未参与杂化的 p 轨道与氧原子的 p 轨道形成 π 键，并垂直于 3 个 σ 键所在的平面（图 16-1）。

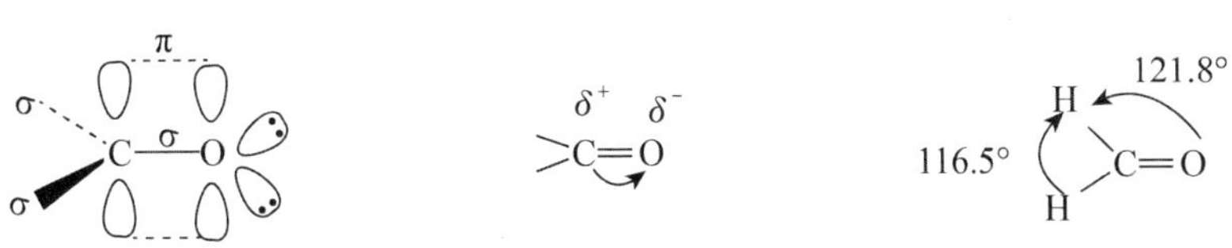

图 16-1　羰基的结构

由于氧原子电负性大于碳原子，成键电子云偏向于氧原子，使氧原子带部分负电荷（δ^-），碳原子带部分正电荷（δ^+），所以羰基是极性不饱和键，表现出较强的反应活性。

第三节 性 质

一、物理性质

在常温下，除甲醛为气体外，其他 12 个碳以下的低级脂肪醛、酮是液体，高级脂肪醛、酮和芳香酮是固体。低级醛带有刺鼻的气味，中级醛（C_8～C_{13}）则有果香味，常用于香料工业。

醛、酮不能形成分子间氢键，其沸点比相对分子质量相近的醇和羧酸低。但羰基的极性使分子间偶极-偶极的静电吸引作用增大，从而使醛、酮的沸点高于相对分子质量相近的烷烃和醚。

羰基上的氧原子可与水分子中的氢原子形成氢键，因而低级醛、酮可溶于水。随着相对分子质量增加，它们在水中的溶解度逐渐降低，高级醛、酮微溶或不溶于水，而溶于有机溶剂（表 16-1）。

表 16-1 常见醛、酮的物理常数

名称	熔点/℃	沸点/℃	密度/($g\cdot cm^{-3}$)	溶解度/[$g\cdot(100\ g$ 水$)^{-1}$]
甲醛	−92.0	−19.5	0.815	55
乙醛	−123.0	20.8	0.781	∞
丙醛	−81	49	0.81	20
戊醛	−91	103	0.82	不溶
丙烯醛	−87.7	53.0	0.841	30
苯甲醛	−26.0	179.0	1.046	0.33
丙酮	−95.0	56.0	0.792	∞
丁酮	−86	80	0.81	25.6
环己酮	−16.4	156.0	0.942	微溶
苯乙酮	21.0	202.0	1.027	0.55

二、化学性质

（一）亲核加成反应

一般认为，羰基的加成反应分两步进行：第一步，亲核试剂中负离子或偶极负端首先进攻羰基带部分正电荷的碳原子，生成氧负离子中间体；第二步，氧负离子与试剂中带正电荷的部分结合生成加成产物。这种由亲核试剂进攻所引起的加成反应称为亲核加成反应（nucleophilic addition reaction），反应机理如下：

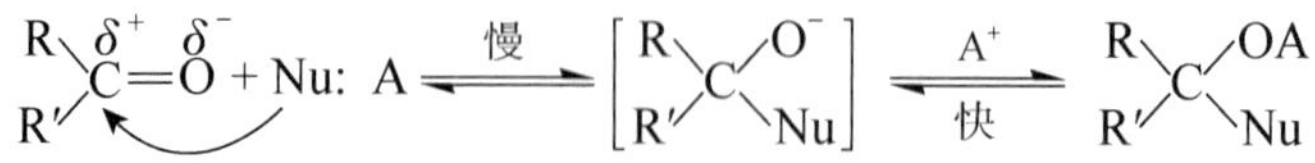

羰基亲核加成反应的活性大小，除了与亲核试剂的性质有关外，主要取决于羰基碳上连接的原子或原子团的电子效应和空间效应。羰基碳原了上的正电性越大，亲核反应越易进行；羰基所连的烃基多或体积大，空间位阻增大，反应不易进行。因此醛一般比酮活泼。一些常见醛、酮亲核加成的活性次序为：

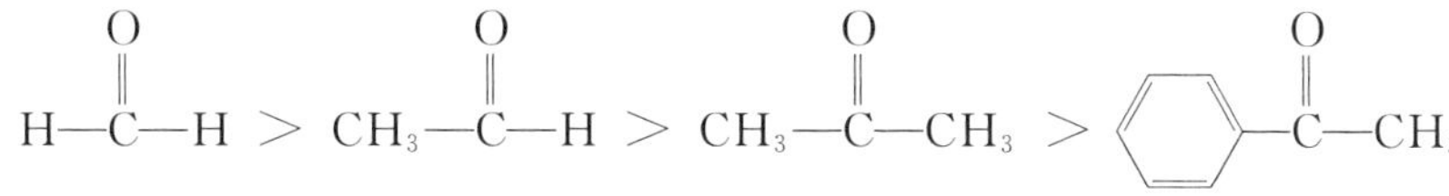

1. 与氢氰酸的加成

醛、脂肪族甲基酮和小于 8 个碳原子的环酮都能在碱性环境下与氢氰酸加成，生成 α-羟基腈（又称为 α-氰醇），α-羟基腈在酸性环境中进一步水解生成 α-羟基酸。芳香酮则难发生此反应。

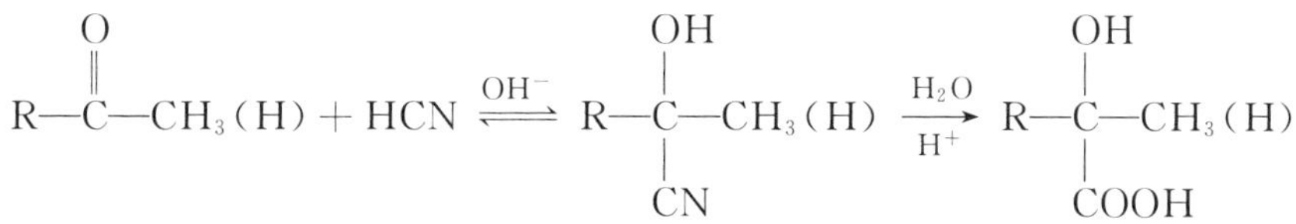

这个反应是有机合成中增长碳链的方法之一。

2. 与亚硫酸氢钠加成

醛、脂肪族甲基酮以及 8 个碳以下的环酮与亚硫酸氢钠饱和溶液作用，生成 α-羟基磺酸钠加成产物，该产物溶于水而不溶于亚硫酸氢钠饱和溶液，可很快析出白色晶体。

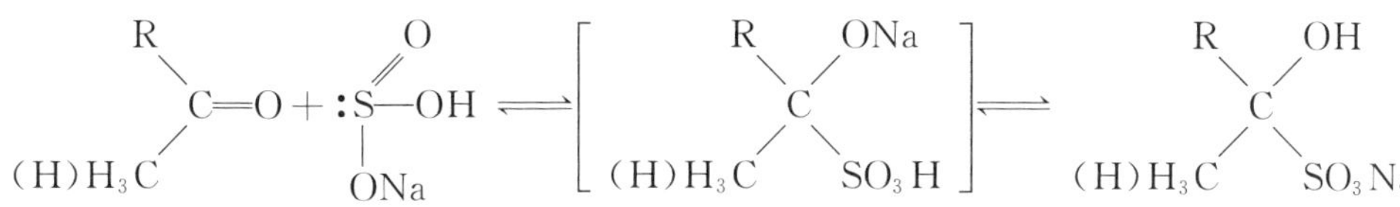

该加成产物用稀酸或稀碱处理可分解成原来的醛、酮，故可用于醛、酮的分离和纯化。

3. 与醇和水的加成

在干燥氯化氢催化下，醛和一分子醇加成生成半缩醛。半缩醛不稳定，继续与另一分子醇作用，脱去一分子水而生成缩醛。

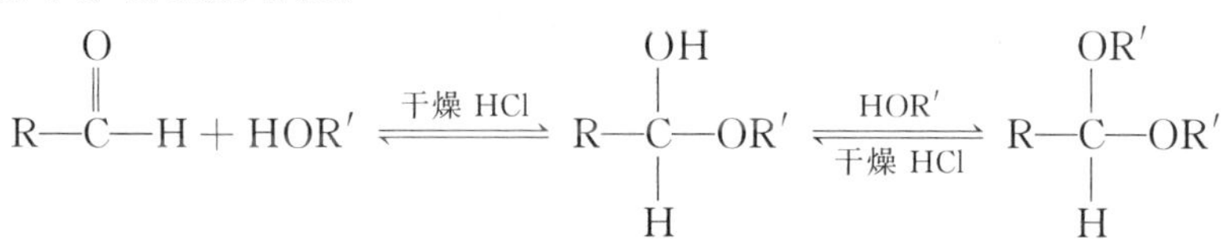

半缩醛　　　　缩醛

相同条件下，酮和醇生成半缩酮、缩酮的反应较难发生，平衡偏向于反应物一边。缩醛（酮）可看作是同碳二元醇的双醚（同碳二醚），性质与醚相似，它对碱性试剂及氧化剂稳定，但在稀酸溶液中可水解生成原来的醛（酮）和醇。

γ-或 δ-羟基醛（酮）易发生分子内的亲核加成，生成比较稳定的五、六元环状半缩醛（酮），单糖分子就是以这种环状半缩醛（酮）结构的形式存在于自然界的。

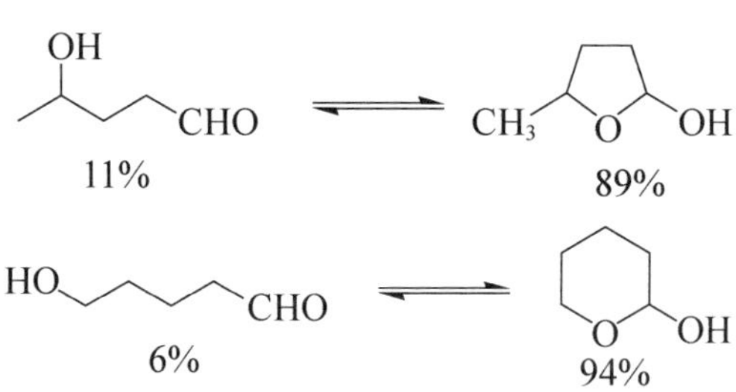

醛、酮也可以和水加成，生成的水合物称为偕二醇。一般情况下偕二醇不稳定，容易脱水生成原来的醛、酮，反应平衡主要偏向反应物一方。

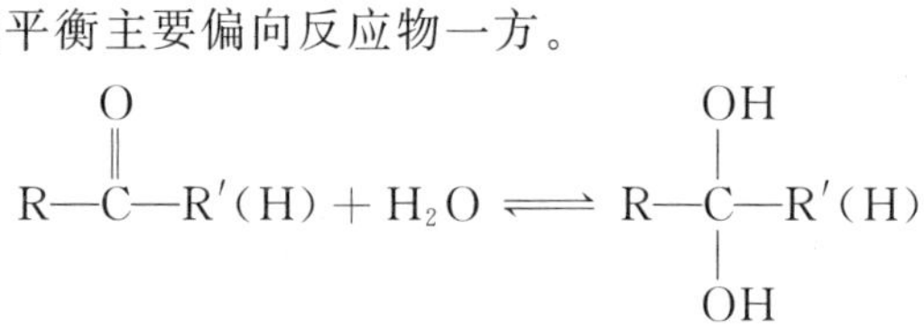

当羰基上连有强吸电子基团时，羰基碳原子的正电性增强，可以生成较稳定的水合物。如三氯乙醛的水合物称为水合氯醛，临床上曾用于镇静催眠和麻醉。茚三酮与水极易生成水合茚三酮，常用做 α-氨基酸和蛋白质的显色剂。

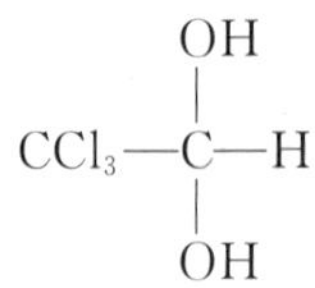
水合氯醛

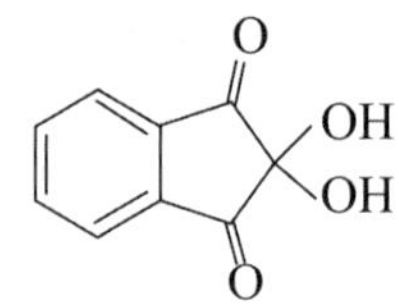
水合茚三酮

4. 与氨的衍生物加成

氨的衍生物，如羟胺、肼、苯肼、2,4-二硝基苯肼、氨基脲等（用 $H_2N—Y$ 表示），可作为亲核试剂与羰基加成，加成产物极不稳定，立即失去一分子水，生成稳定的含有碳氮双键的化合物（表 16-2）。此反应过程可表示如下：

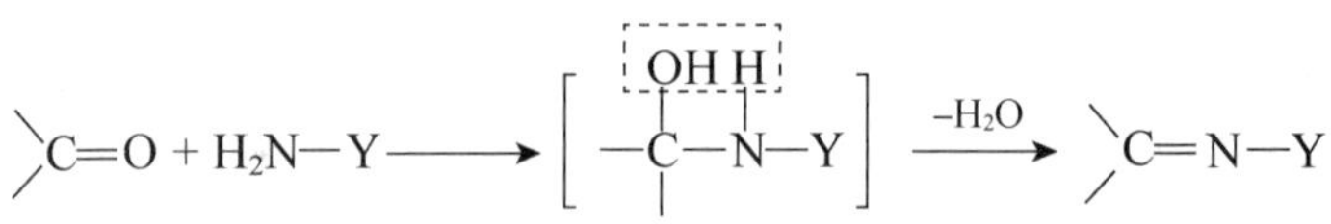

反应产物一般是晶体，且具有一定熔点，此反应可用来鉴别羰基，所以氨的衍生物又常称为羰基试剂。尤其是 2,4-二硝基苯肼，与醛、酮反应生成的 2,4-二硝基苯腙为黄色结晶，反应现象明显。

视觉化学

生物体内许多生化过程涉及羰基与氨基作用形成亚胺的反应。例如，视觉感光细胞中的感光色素——视紫红质，是由 11-顺视黄醛和视蛋白的氨基缩合而成的，视觉的形成与视紫红质的光化学异构化有关。

表 16-2 氨的衍生物与醛、酮反应的产物

氨的衍生物	氨衍生物结构式	反应产物结构式	反应产物的名称
伯胺	$H_2N—R''$	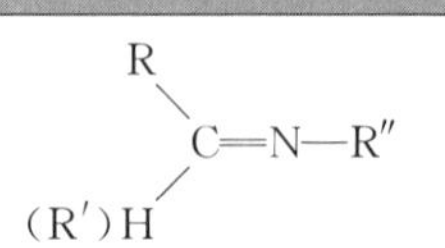	Schiff 碱
羟胺	$H_2N—OH$	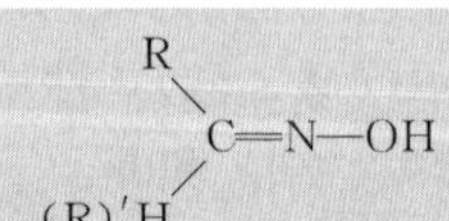	肟
肼	$H_2N—NH_2$	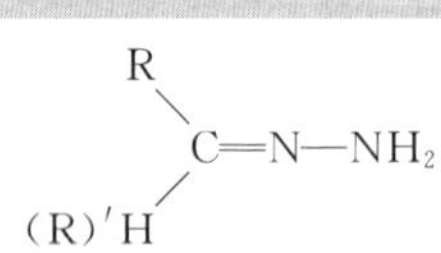	腙
苯肼	$H_2N—NH—C_6H_5$	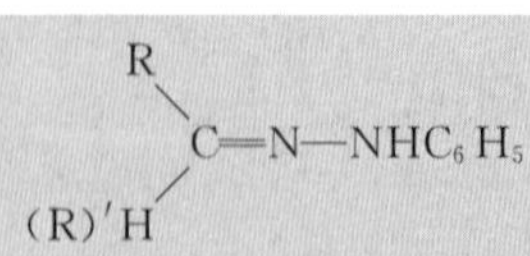	苯腙
2,4-二硝基苯肼	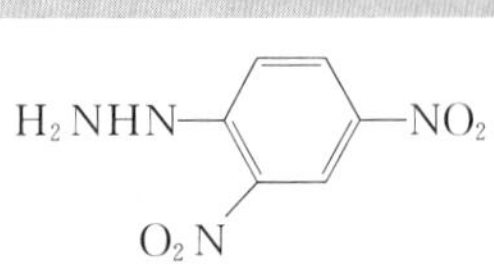	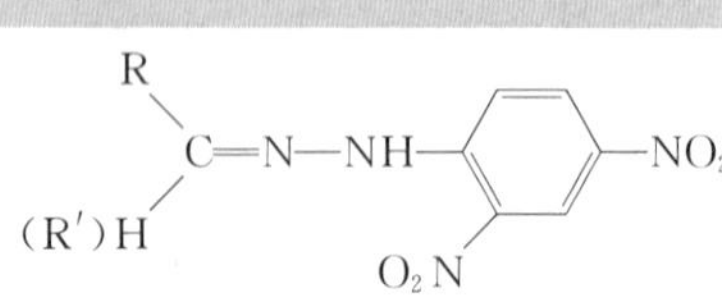	2,4-二硝基苯腙
氨基脲	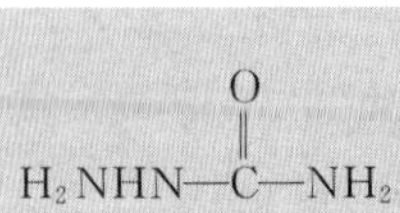	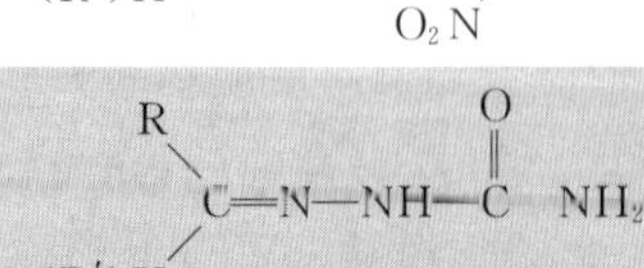	缩氨脲

（二）α-H 的反应

醛、酮分子中与羰基直接相连的碳原子称 α-碳（α-C），α-C 上的氢原子称为 α-H。由于受到羰基的影响，α-H 比较活泼，在碱催化下，α-H 易离解成质子而离去，从而表现出特殊的化学性质。

1. 羟醛缩合反应

在稀碱作用下，有 α-H 的醛可发生羟醛缩合反应（或醇醛缩合反应），生成 β-羟基醛，进一步加热脱水生成 α,β-不饱和醛。

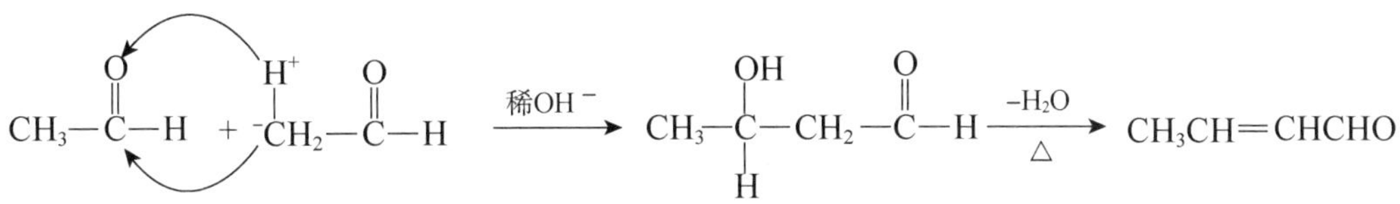

β-羟基丁醛　　　　2-丁烯醛

含有 α-H 的两种不同的醛发生羟醛缩合反应，可生成四种缩合产物的混合物，由于分离困难，实用意义不大。若用一种含 α-H 的醛作为亲核试剂，另一种不含 α-H 的醛作为羰基提供者，则可得到较单一的产物。

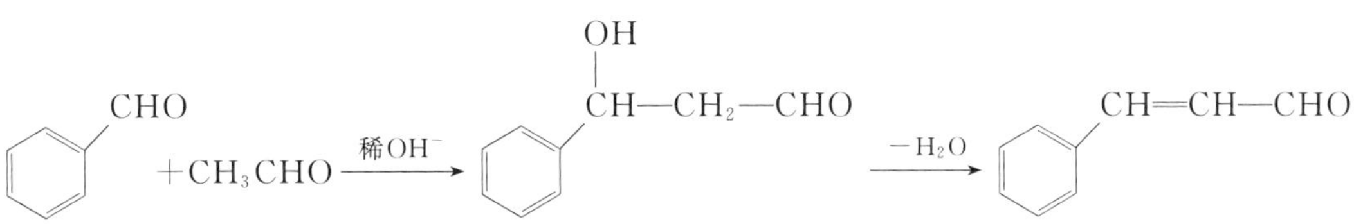

2. 卤仿反应

在碱性条件下，醛、酮的 α-H 可被卤素（Cl，Br 和 I）取代生成 α-卤代醛、酮。若醛、酮中有多个 α-H，此卤代反应很难停留在单一取代阶段，往往生成多卤代产物。因此，乙醛和甲基酮在碱性条件下与卤素反应，结构中的 3 个 α-H 可完全被取代，生成三卤代物。该三卤代物在碱性条件下极易发生碳碳键断裂，生成三卤甲烷（又称卤仿），此反应称为卤仿反应（haloform reaction）。

$$(H)R-\overset{O}{\overset{\|}{C}}-CH_3 \xrightarrow{NaOH+X_2} (H)R-\overset{O}{\overset{\|}{C}}-CX_3 \xrightarrow{NaOH} (H)R-\overset{O}{\overset{\|}{C}}-ONa + CHX_3$$

若用 I_2 的 NaOH 溶液与乙醛或甲基酮反应，则生成碘仿，该反应称为碘仿反应（iodoform reaction）。碘仿是难溶于水的淡黄色晶体，有特殊的气味，可利用此现象鉴别乙醛和甲基酮类化合物，此外具有 $\underset{OH}{\underset{|}{CH_3CH}}-R(H)$ 结构的醇也能用碘仿反应进行定性鉴别。

$$CH_3CH_2\underset{}{\overset{OH}{\overset{|}{C}}}HCH_3 \xrightarrow{NaOH+I_2} CH_3CH_2\overset{O}{\overset{\|}{C}}CH_3 \xrightarrow{NaOH+I_2} CH_3CH_2\overset{O}{\overset{\|}{C}}O^- + CHI_3\downarrow$$

（三）氧化还原反应

1. 氧化反应

醛基极易被氧化，一些弱氧化剂如 Tollens 试剂、Fehling 试剂和 Benedict 试剂就能将醛氧化成羧酸。

Tollens 试剂是硝酸银的氨溶液，与醛共热时，Ag^+ 被还原成金属银，附着在管壁上形成光亮的银镜，故此反应又称银镜反应。

$$RCHO + 2[Ag(NH_3)_2]^+ + 3OH^- \xrightarrow{\triangle} RCOO^- + 2Ag\downarrow + 2NH_3 + 2H_2O$$

Fehling 试剂是由硫酸铜和酒石酸钠的碱溶液混合而成，Cu^{2+} 被还原生成砖红色的氧化亚铜沉淀。Benedict 试剂是硫酸铜、枸橼酸钠和碳酸钠的混合溶液，反应机理和现象与 Fehling 试剂相似，但其稳定性好，便于长期储存。

$$RCHO + 2Cu(OH)_2 + NaOH \xrightarrow{\triangle} RCOONa + Cu_2O\downarrow + H_2O$$

上述弱氧化剂与醛反应现象明显，但不能和酮反应，也不能与羟基和碳碳双键反应，因此可用于醛类化合物的鉴别。另外，Fehling 试剂和 Benedict 试剂不能和芳香醛反应，可用于鉴别脂肪醛和芳香醛。

2. 还原反应

醛、酮都可以被还原，但所用还原剂不同，生成的产物也不同。

（1）催化加氢：在金属铂、镍和钯催化下，醛、酮与氢气作用，可以把羰基还原成醇羟基。醛加氢还原为伯醇，酮加氢还原成仲醇。若分子中有其他不饱和基团，将同时被还原。

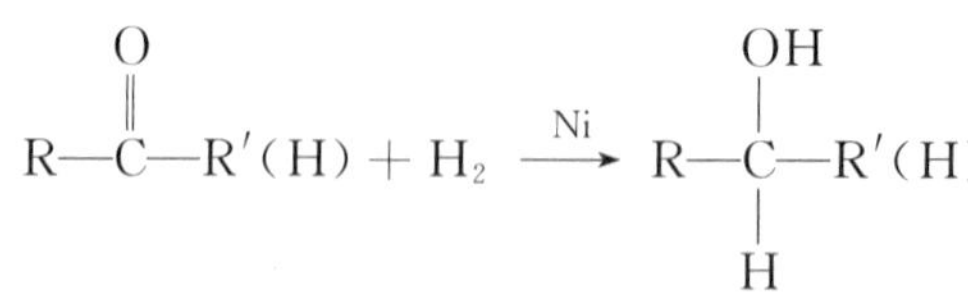

$$CH_3CH{=}CHCHO + H_2 \xrightarrow{Ni} CH_3CH_2CH_2CH_2OH$$

（2）金属氢化物还原：常用的金属氢化物有氢化铝锂（$LiAlH_4$）、硼氢化钠（$NaBH_4$）。它们是一类有选择性的还原剂，可将羰基还原成羟基，而不影响分子中的碳碳双键和叁键。氢化铝锂极易水解，反应要在绝对无水条件下进行。硼氢化钠不与水和醇作用，可在水和醇溶液中使用。

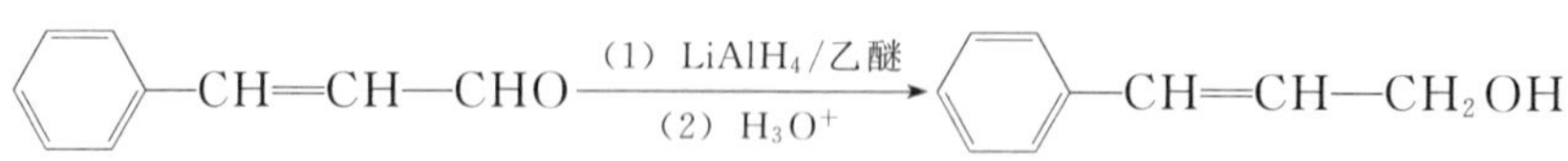

肉桂醛　　　　肉桂醇

（3）Clemmensen 还原：采用锌汞齐和浓盐酸与醛或酮一起回流，可将羰基还原成亚甲基，此法只适合对酸稳定的醛、酮。

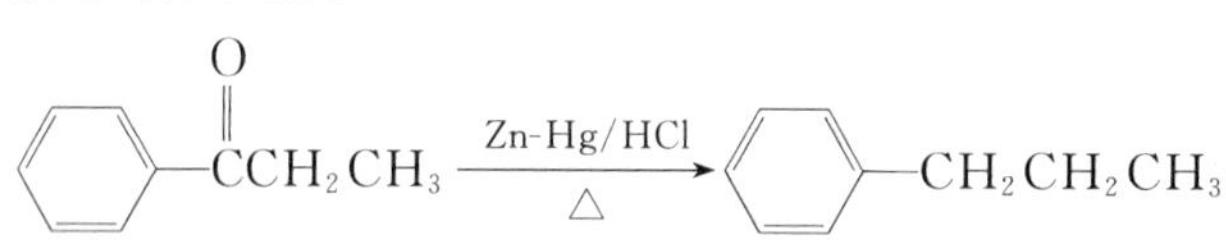

3. 歧化反应

在浓碱作用下，不含 α-H 的醛一分子被氧化成羧酸，另一分子被还原成伯醇，此反应称为 Cannizzaro 反应。该反应中醛同时发生氧化和还原反应，属于歧化反应（dismutation reaction）。酮无此反应。

$$2HCHO + NaOH \longrightarrow CH_3OH + HCOONa$$

甲醛与等量其他无 α-H 的醛混合后与氢氧化钠共热，则发生交叉 Cannizzaro 反应，甲醛总是被氧化成甲酸，而另一种醛被还原成醇。例如：

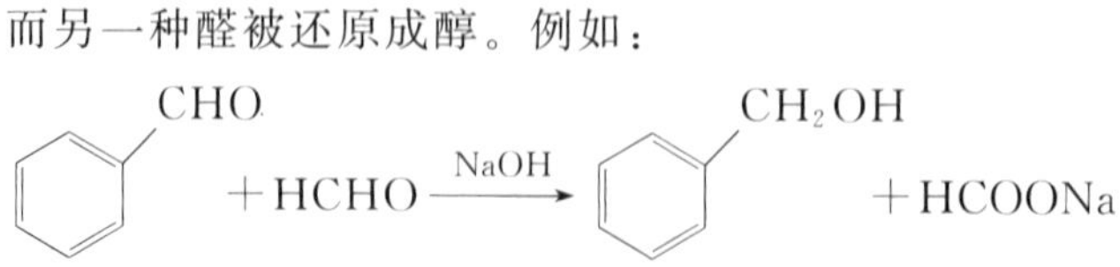

第四节 与医药学相关的化合物举例

一、甲醛

甲醛俗称蚁醛，常温下是一种无色气体，具有强烈刺激性气味，易溶于水。甲醛能与蛋白质的氨基结合，使蛋白质凝固，而有杀菌防腐作用。医学上可用作防腐剂和组织固定剂的福尔马林（formalin）就是35%～40%的甲醛水溶液。福尔马林对大部分微生物具有杀灭能力，也可作为消毒剂使用。近年来甲醛已成为主要的室内环境污染之一，劣质人造板材、油漆和涂料是室内甲醛的主要来源。

室内杀手 甲醛

二、丙酮

丙酮又名二甲基酮，是最简单的酮，为一种有特殊气味的无色、易挥发、可燃性液体。丙酮不仅极易溶于水，而且几乎能与所有有机溶剂混溶，故广泛用作溶剂。正常人血液中丙酮含量极低，糖尿病患者由于糖代谢紊乱，体内常有过量丙酮产生，从尿液排出或随呼吸呼出。丙酮的临床检验，可用碘仿反应，也可用亚硝酰铁氰化钠 $Na_2[Fe(CN)_5NO]$ 溶液和氨水来检查，若尿中有丙酮存在，则会呈现鲜红色。

三、樟脑

樟脑学名2-莰酮，是一类脂环状的酮类化合物，为无色半透明晶体，具有强烈的樟木气味和辛辣味道，有清凉感，熔点176～177 ℃，易升华，不溶于水，能溶于醇等。

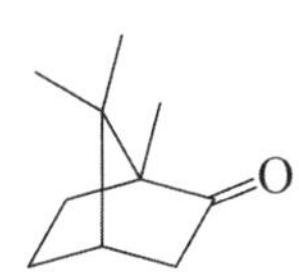

樟脑在医学上用途很广，如作呼吸循环兴奋药的樟脑油注射剂（10%樟脑的植物油溶液）和樟脑磺酸钠注射剂（10%樟脑磺酸钠的水溶液）；用作治疗冻疮、局部炎症的樟脑醑（10%樟脑乙醇溶液）；中成药清凉油、十滴水和消炎镇痛膏等均含有樟脑。樟脑也可用于驱虫防蛀。

四、麝香酮

麝香酮为油状液体，具有芳香开窍、通经活络、消肿止痛作用。沸点328 ℃，微溶于水，能与乙醇互溶。麝香酮结构中含一个由15个碳原子组成的大环，环上有一个甲基和一个羰基，属脂环酮。

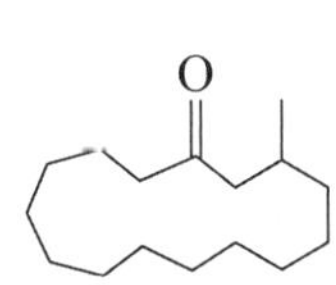

香料中加入极少量的麝香酮可增强香味，许多名贵香料常用它作为定香剂。人工合成的麝香广泛应用于制药工业。

第十六章小结

习题十六

1. 用系统命名法命名下列化合物。

(1) $CH_3CH(CH_2CH_3)CH_2CHO$　(2) $CH_3COCH_2COCH_2CH_3$　(3) $CH_3CH{=}CHCOCH_3$

(4) 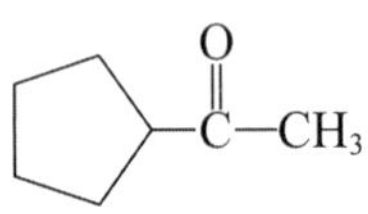　(5) 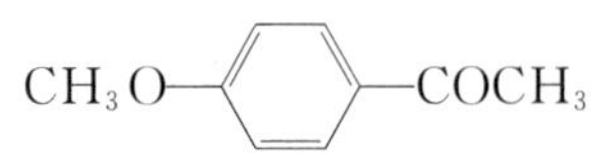　(6) 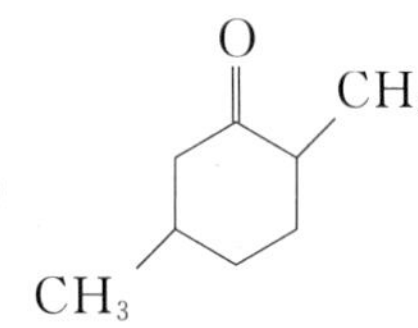

2. 写出下列化合物的结构式。

(1) 间羟基苯甲醛　(2) 3-己烯-2-酮　(3) 2-丁烯醛　(4) α-氯代丁醛

3. 写出下列反应的主要产物。

(1) $CH_3CH(CH_3)CHO \xrightarrow[\triangle]{\text{稀 NaOH}}$

(2) 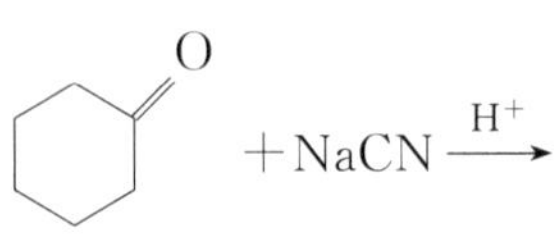

(3) 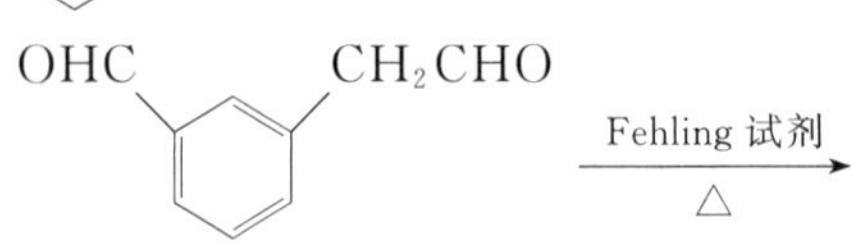

(4) $CH_3CH(OH)CH_2COCH_3 \xrightarrow{I_2/NaOH}$

(5) 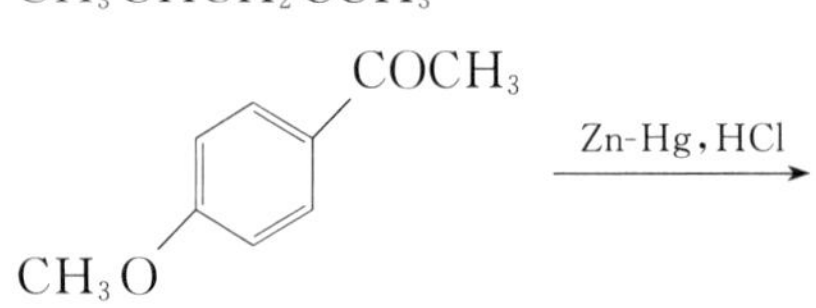

(6) $CH_3COCH_2CH_3 + H_2NNH_2 \longrightarrow$

4. 下列化合物中，哪些化合物可与饱和 $NaHSO_3$ 加成？哪些化合物能发生碘仿反应？哪些化合物两种反应均能发生？

(1) 乙醇　(2) 1-丙醇　(3) 异丙醇　(4) 丙醛　(5) 丙酮

(6) 丁酮　(7) 2-戊醇　(8) 3-戊醇　(9) 苯乙酮　(10) 苯乙醛

5. 用化学方法鉴别下列各组化合物。

(1) 甲醛、乙醛、丙酮、异丙醇

(2) 苯甲醛、环己酮、苯乙酮、苄醇

6. 某化合物 A 分子式为 $C_5H_{10}O$，能与羟胺反应，也能发生碘仿反应。A 催化氢化后得化合物 B ($C_5H_{12}O$)。B 与浓硫酸共热得主要产物 C (C_5H_{10})，化合物 C 无顺反异构体。试推测 A、B、C 的结构式。

7. 不含支链的四种化合物分子式均为 $C_6H_{12}O$。它们均不与溴的四氯化碳溶液作用；A、B 和 C 都可与 2,4-二硝基苯肼生成黄色沉淀；A 和 B 还可与饱和 $NaHSO_3$ 溶液反应生成白色沉淀。A 与 Tollens 试剂作用，有银镜生成；B 无此反应，但能发生碘仿反应。D 不与上述试剂反应，但与金属钠反应放出氢气。试写出 A、B、C 和 D 的结构式。

习题十六参考答案

（闫云辉）

第17章 羧酸及羧酸衍生物

青霉素的发现

羧酸是一类重要的有机化合物，也是制备羧酸衍生物的主要反应物。羧酸或羧酸衍生物在动植物中广泛存在，有些是动植物代谢的中间产物，参与动植物的生命过程，如人体胆汁中的胆酸，脂肪中的油酸和亚油酸；有些具有强烈的生物活性，能防病治病，如解热镇痛药物阿司匹林、抗菌药青霉素等。

第一节 羧 酸

分子中含有羧基的有机化合物称为羧酸（carboxylic acid）。一元羧酸的结构通式为：RCOOH，羧基（—COOH）是羧酸的官能团。

一、分类和命名

（一）分类

根据与羧基相连的烃基不同，羧酸分为脂肪酸和芳香酸；根据分子中羧基的数目，羧酸可分为一元酸、二元酸和多元酸；根据所连烃基饱和程度，羧酸分为饱和酸和不饱和酸。

$H_3C—COOH$	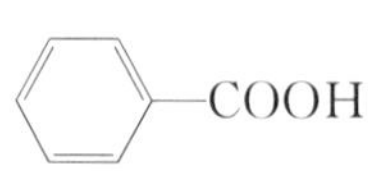	$HOOC—CH_2—COOH$	$CH_3CH═CH—COOH$
脂肪酸 一元酸	芳香酸 一元酸	脂肪酸 二元酸	不饱和脂肪酸 一元酸

（二）命名

羧酸常根据其来源命名，即“俗名”。如 1670 年从蚂蚁蒸馏液中分离得到的 HCOOH，称为蚁酸；1700 年从酿制食用醋中得到的 CH_3COOH，称为醋酸；1850 年从酸奶中获得的 2-羟基丙酸，称为乳酸。还有苹果酸、草酸、硬脂酸、软脂酸、油酸、枸橼酸、酒石酸等。

一元羧酸的系统命名，是选择含有羧基在内的最长碳链作为主链，按主链碳原子数称为“某酸”，用阿拉伯数字从羧基碳原子开始编号，标明主链碳原子的位次（简单的羧酸也可用 α，β，γ 等希腊字母编号），将取代基位次、数目及名称列于母体名称“某酸”之前。

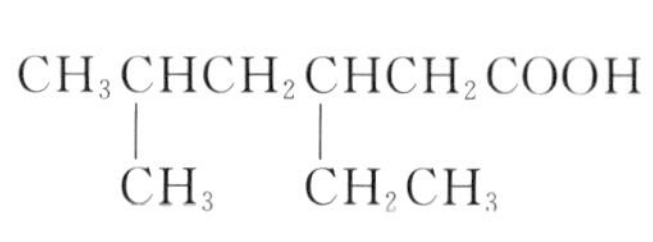

5-甲基-3-乙基己酸
3-ethyl-5-methyl hexanoic acid

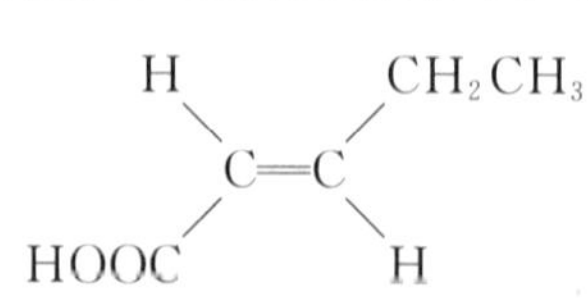

反-2-戊烯酸
trans-2-pentenoic acid

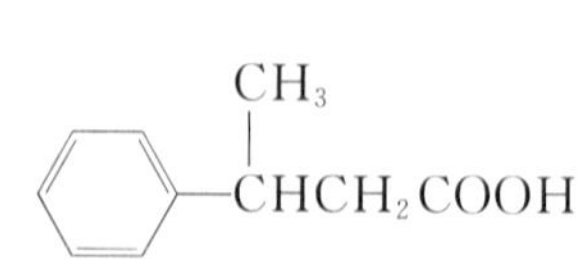

3-苯基丁酸
3-phenyl-butanoic acid

二元羧酸的命名，选择含有两个羧基在内的最长碳链做主链，按主链碳原子数称为“某二酸”。

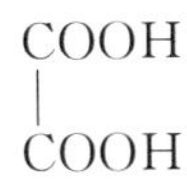

乙二酸

oxalic acid

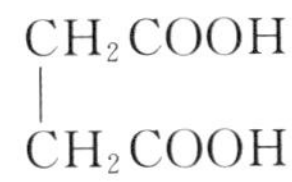

丁二酸

butanedioic acid

芳香酸的命名，以苯甲酸作为母体，其他基团为取代基。

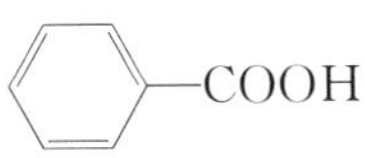

苯甲酸

benzoic acid

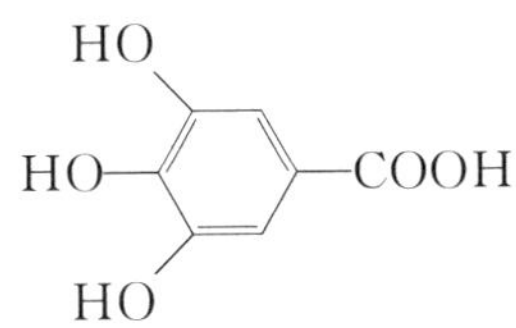

3,4,5-三羟基苯甲酸

3,4,5-trihydroxybenzoic acid

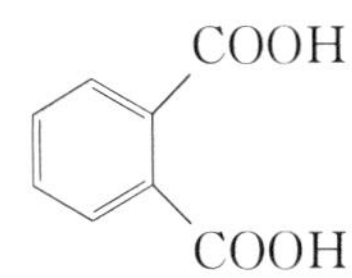

邻苯二甲酸

o-phthalic acid

二、结构

羧基中的碳原子为 sp^2 杂化，3 个 sp^2 杂化轨道分别与羰基氧、羟基氧和烃基碳（甲酸为氢原子）形成共平面的 3 个 σ 键，C—C—O 和 O—C—O 的键角约为 120°。羰基碳上未参与杂化的 p 轨道与羰基氧上的 p 轨道经侧面重叠形成 π 键。羟基氧上带孤对电子的 p 轨道再与 π 键形成 p-π 共轭体系（图 17-1）。

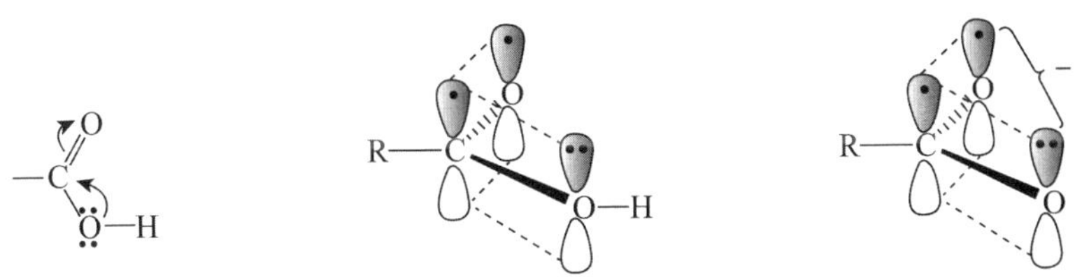

图 17-1　羧基的结构

p-π 共轭使得羧基中碳氧键的键长趋于平均化。X 线衍射实验证实，甲酸分子中 C═O 键的键长为 123 pm、C—O 键的键长为 136 pm，两个碳氧键键长还是有差异的。当甲酸中的羧基解离氢后，甲酸根中的两个 C—O 键的键长均为 127 pm，没有单键和双键的差别，键长完全平均化，负电荷完全离域。说明 H^+ 的解离，使 p-π 共轭效应增强，羧酸根稳定性增大。

三、物理性质

在常温下，低级脂肪羧酸为具有强烈刺激性气味或恶臭的液体，高级饱和脂肪酸为无味蜡状固体，芳香酸和二元酸均为固体。

一元脂肪酸的水溶性随碳原子数增加而降低。1～4 个碳的饱和羧酸可与水混溶，主要是由于羧基能与水分子形成氢键。从戊酸开始随疏水性的烃基增大，水溶性迅速减小，但可溶于乙醇、乙醚、氯仿等有机溶剂。多元羧酸的水溶性大于相同碳原子数的一元羧酸。芳香酸在水中的溶解度很小。

饱和一元羧酸的沸点随碳原子数的增加而升高，也比相对分子质量相近的醇的沸点要高，例如：乙酸的沸点（118 ℃）比丙醇的沸点（97.8 ℃）高；甲酸的沸点（100.5 ℃）比乙醇的沸点（78.3 ℃）高。在含相同碳原子的烃的含氧衍生物中，羧酸的沸点是最高的。实验证实，造成这种差异的主要原因是羧酸分子之间能通过氢键形成二聚体或多聚体，而且羧酸分子间的氢键又比醇分子间的氢键牢固所致。

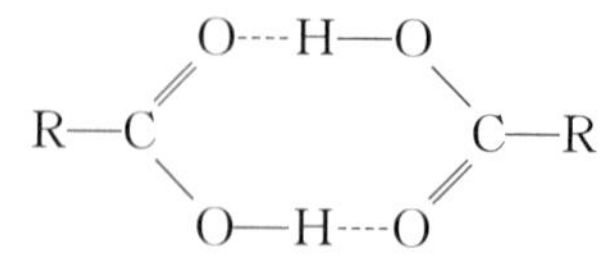

羧酸二聚体

饱和一元羧酸的熔点随碳原子数的增加呈锯齿状升高。含奇数碳原子羧酸的熔点比它前后相邻的两个含偶数碳原子羧酸低。这可能是由于偶数碳的羧酸分子的对称性比奇数碳的羧酸分子好，晶格排列比较紧密，因而熔点较高。一些常见羧酸的物理常数见表 17-1。

表 17-1 羧酸的物理常数

名称	沸点/℃	熔点/℃	溶解度/[g·(100 g 水)$^{-1}$]	pK_a（25 ℃）
甲酸（蚁酸）	100.5	8.4	∞	3.76
乙酸（醋酸）	118	16.6	∞	4.76
丙酸（初油酸）	141	−20.8	∞	4.87
丁酸（酪酸）	163.5	−4.7	∞	4.82
戊酸（缬草酸）	187	−34.5	~5	4.81
己酸（羊油酸）	205	−2	~0.96	4.85
乙二酸（草酸）	157（升华）	189.5	8.6	1.27*，4.27**
丙二酸（缩苹果酸）	140（分解）	136	73.5	2.85*，5.70**
丁二酸（琥珀酸）	235（失水）	185	5.8	4.21*，5.64**
苯甲酸（安息香酸）	249	122.4	0.34	4.17

注：* pK_{a1} ** pK_{a2}

四、化学性质

羧基中的 p-π 共轭效应一方面降低了羰基碳的正电性，不利于羰基发生亲核加成反应，同时也使 α-H 的活性降低；另一方面增大了 O—H 键的极性和羧酸根负离子的稳定性，有利于羟基氢的解离，从而表现出明显的酸性。因此，羧酸具有不同于醛、酮和醇的化学性质。

（一）酸性

羧酸在水溶液中能解离出氢离子，呈明显的酸性。

$$RCOOH + H_2O \rightleftharpoons RCOO^- + H_3O^+$$

常见的一元羧酸的酸性比碳酸（pK_a=6.5）强，pK_a 一般为 3～5，属于弱酸。

羧酸的酸性强弱取决于解离后所生成的羧酸根负离子的稳定性。当连有硝基、卤素、烯基、炔基等吸电子基团时，吸电子诱导效应使得羧酸根负离子的电子云密度降低，羧酸根负离子稳定性增加，酸性增强；当连有供电子基团时，其供电子诱导效应使得羧酸根负离子的电子云密度升高，羧酸根负离子稳定性减弱，酸性减弱。

	$ClCH_2—COOH$	$HCOOH$	$CH_3—COOH$
pK_a	2.87	3.77	4.76

一般情况，所连吸电子基团的吸电能力越强、数量越多、离羧基越近，羧酸的酸性越强。

	Cl_3CCOOH	> $Cl_2CHCOOH$	> $ClCH_2COOH$	> CH_3COOH
pK_a	0.66	1.25	2.87	4.76

$$\underset{\substack{| \\ \mathrm{Cl}}}{\mathrm{CH_3CH_2CHCOOH}} > \underset{\substack{| \\ \mathrm{Cl}}}{\mathrm{CH_3CHCH_2COOH}} > \underset{\substack{| \\ \mathrm{Cl}}}{\mathrm{CH_2CH_2CH_2COOH}} > \mathrm{CH_3CH_2CH_2COOH}$$

pK_a　2.84　4.06　4.52　4.82

苯甲酸由于苯环大 π 键与羧基形成共轭体系，电子云向羧基偏移，酸根负离子稳定性降低，不利于氢解离，因此苯甲酸的酸性比甲酸稍弱，但比其他脂肪族一元羧酸强。当苯环上连有其他取代基时，对其酸性也有影响。取代基为吸电子基团时，酸性比苯甲酸强；取代基为供电子基团时，酸性比苯甲酸弱。

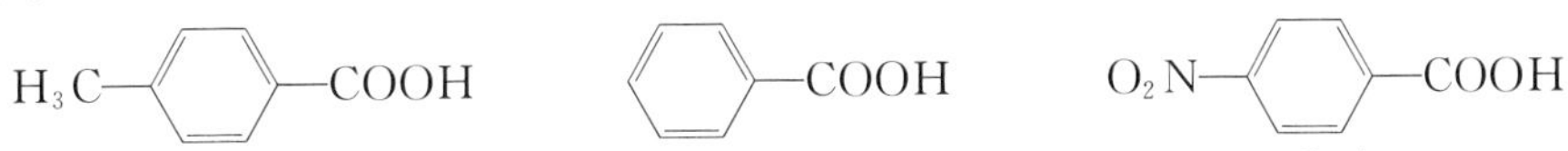

pK_a　4.57　4.2　3.4

羧酸能与氢氧化钠、碳酸钠和一些生物碱反应成盐。利用羧酸与碳酸氢钠反应放出二氧化碳的性质，可以鉴别、分离羧酸和苯酚。

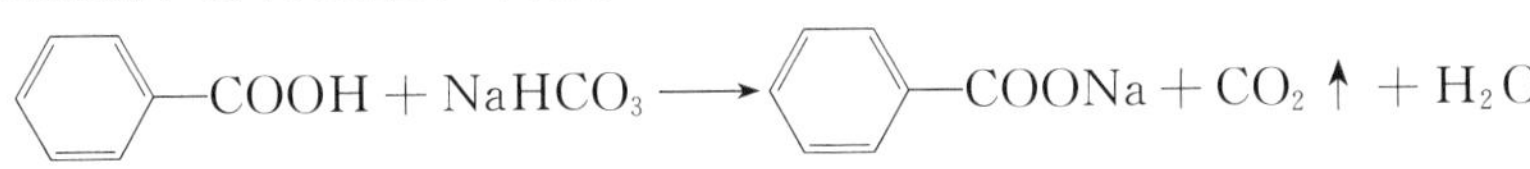

羧酸的钾、钠、铵盐易溶于水，故医药上常将水溶性差的含羧基的药物，比如青霉素类、氨苄青霉素等，转变成钠或钾盐，以增加其水溶性，便于临床使用。

（二）羧酸衍生物的生成

1. 酰卤的生成

羧基中的—OH 被卤素取代后的产物通称为酰卤。最常见的酰卤为酰氯。羧酸与 PCl_5、PCl_3 或 $SOCl_2$ 加热回流，产物即为酰氯。

$$\mathrm{R{-}\overset{\overset{\large O}{\|}}{C}{-}OH + PCl_5 \longrightarrow R{-}\overset{\overset{\large O}{\|}}{C}{-}Cl + POCl_3 + HCl}$$

$$\mathrm{R{-}\overset{\overset{\large O}{\|}}{C}{-}OH + PCl_3 \longrightarrow R{-}\overset{\overset{\large O}{\|}}{C}{-}Cl + H_3PO_3}$$

$$\mathrm{R{-}\overset{\overset{\large O}{\|}}{C}{-}OH + SOCl_2 \longrightarrow R{-}\overset{\overset{\large O}{\|}}{C}{-}Cl + SO_2\uparrow + HCl\uparrow}$$

2. 酸酐的生成

羧酸（甲酸除外）在脱水剂乙酸酐、P_2O_5 等的作用下加热，羧酸分子间脱水生成的产物即为酸酐。

$$\mathrm{R{-}\overset{\overset{\large O}{\|}}{C}{-}OH + HO{-}\overset{\overset{\large O}{\|}}{C}{-}R' \xrightarrow[\triangle]{P_2O_5} R{-}\overset{\overset{\large O}{\|}}{C}{-}O{-}\overset{\overset{\large O}{\|}}{C}{-}R' + H_2O}$$

五元环或六元环的酸酐，可由相应的二元酸加热经分子内脱水而得。例如：

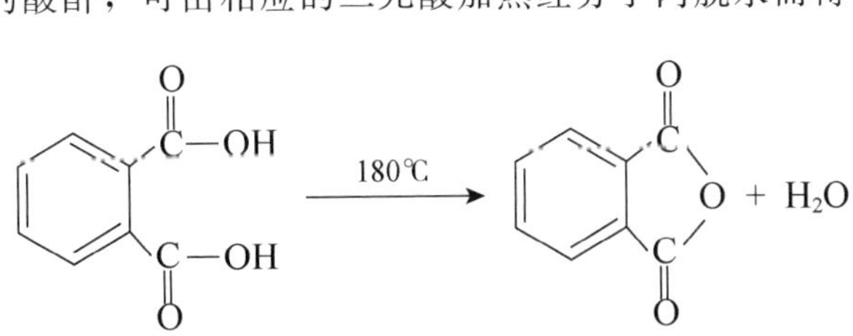

酸酐的官能团为酐键：$\mathrm{{-}\overset{\overset{\large O}{\|}}{C}{-}O{-}\overset{\overset{\large O}{\|}}{C}{-}}$

3. 酯的生成

羧酸与醇在无机强酸催化下生成酯和水的反应称为酯化反应（esterification）。酯化反应属于可逆反应，其反应速率非常慢，常需加热和在浓硫酸催化（促使脱水和提高羰基的反应活性）下进行。为提高产率，常加入过量廉价的羧酸或醇，促使平衡向酯化反应方向进行。

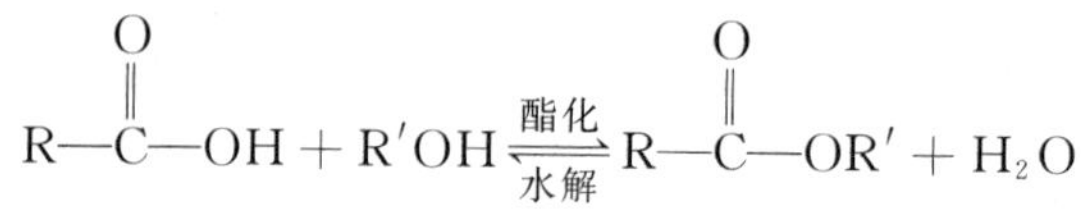

酯的官能团为酯键：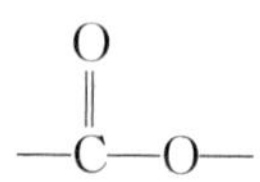

4. 酰胺的生成

羧酸和氨（或胺）反应生成羧酸铵盐，铵盐在加热条件下失水生成酰胺。

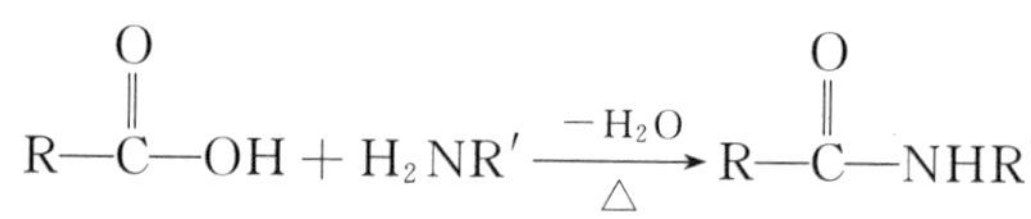

（三）二元酸的受热反应

二元羧酸对热敏感，在加热条件下，由于两个羧基间的距离不同而生成不同结构的产物。

1. 乙二酸、丙二酸受热时会放出 CO_2，脱去一个羧基，生成少一个碳原子的一元羧酸。羧酸放出 CO_2 失去羧基的反应叫做脱羧反应（decarboxylation）。例如：

$$HOOC—CH_2COOH \xrightarrow{\triangle} CH_3COOH + CO_2\uparrow$$

2. 丁二酸、戊二酸与脱水剂共热时易发生分子内脱水，生成环状酸酐。例如：

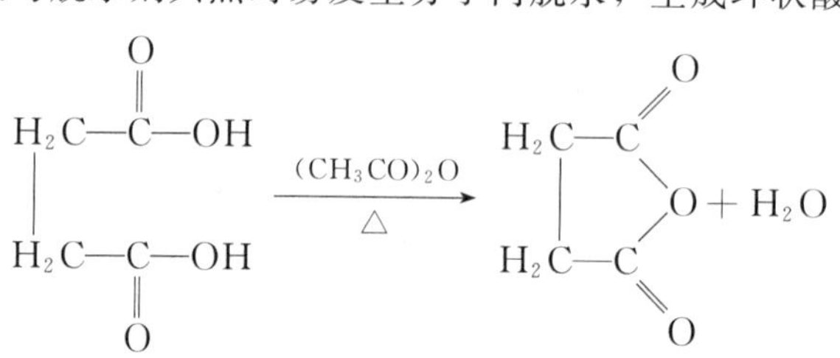

3. 己二酸、庚二酸与 $Ba(OH)_2$ 共热，同时发生脱羧和脱水反应，生成五元或六元环酮。例如：

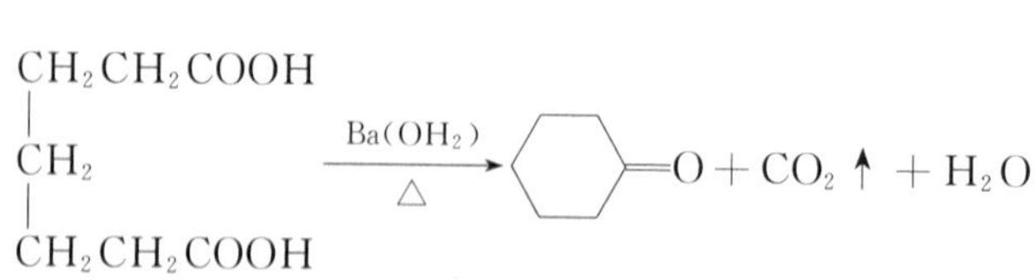

第二节 羧酸衍生物

羧酸分子中羧基上的羟基被—X、—OCOR、—OR、—NH_2（或—NHR、—NR_2）取代后所生成的化合物称为羧酸衍生物（derivatives of carboxylic acid），分别称为酰卤、酸酐、酯和酰胺。

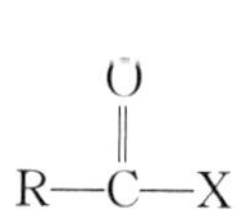
酰卤

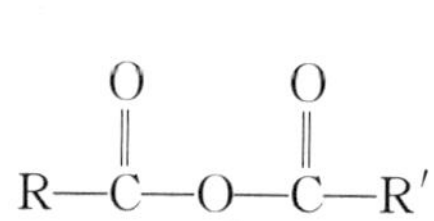
酸酐

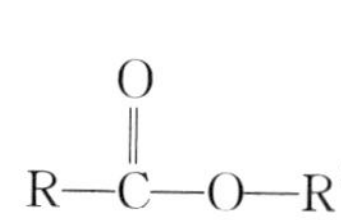
酯

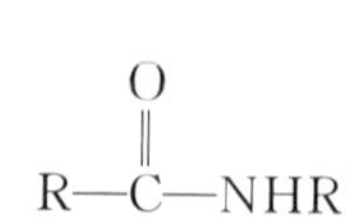
酰胺

一、命名

去掉羧酸分子中羧基上的羟基后，剩余部分称为酰基。酰基的命名就是将相应的羧酸名称中的“酸”字改成“酰基”即可。

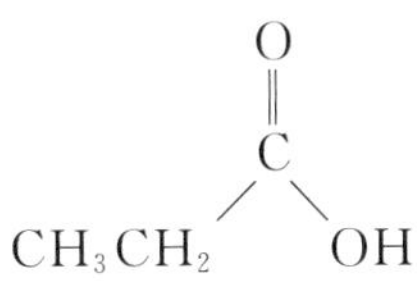

丙酸
propionic acid

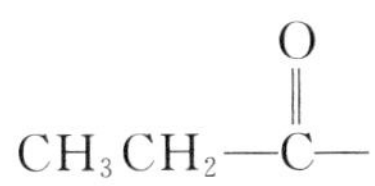

丙酰基
propionyl

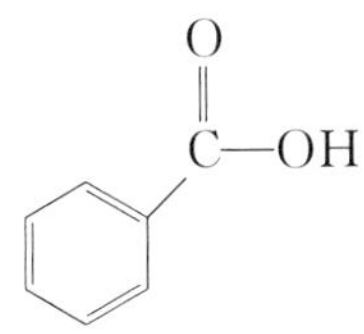

苯甲酸
benzoic acid

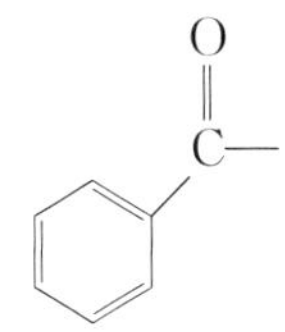

苯甲酰基
benzoyl

（一）酰卤的命名

在酰基名称后加上卤素原子的名称，称为“某酰卤”。

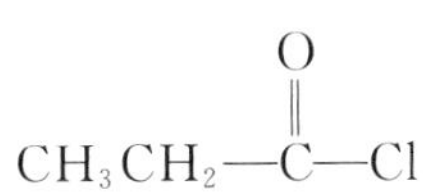

丙酰氯
propionylchoride

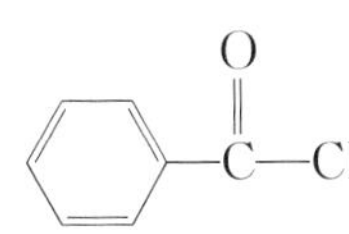

苯甲酰氯
benzoyl chloride

（二）酸酐的命名

由相同羧酸形成的酸酐命名时，只需在母体羧酸后加上“酐”字，称为“某酸酐”。不同羧酸组成的混合酸酐，命名时先写出简单羧酸的名称，再写出复杂羧酸的名称，最后加上“酐”字。

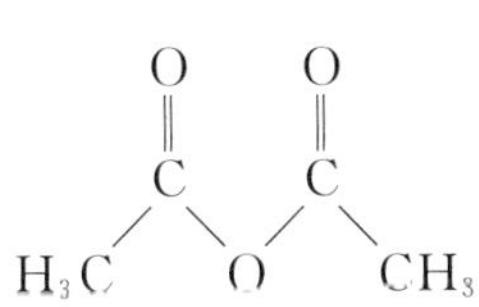

乙酸酐
acetic anhydride

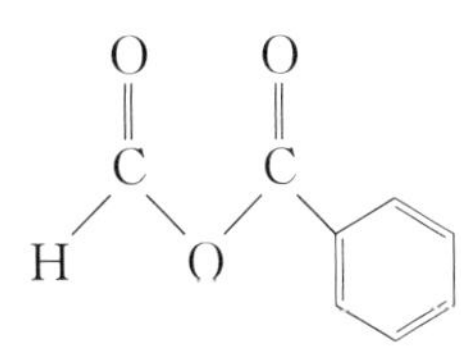

甲酸苯甲酸酐
acetic benzoic anhydride

（三）酯的命名

一元羧酸和一元醇脱水生成的酯命名为“某酸某醇酯”，通常去掉“醇”字，简称为“某酸某酯”。二元羧酸与一元醇生成的酯命名为“某二酸某酯”。

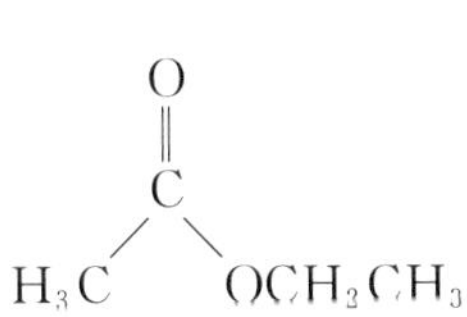

乙酸乙酯
ethyl acetate

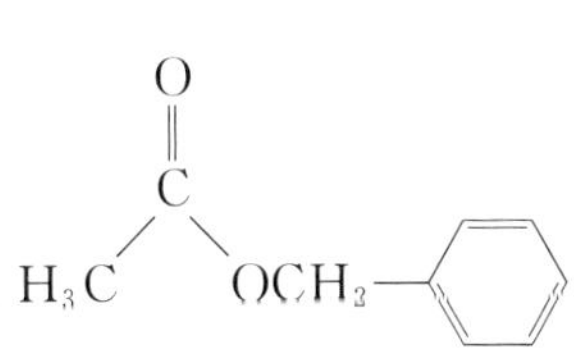

乙酸苄酯
benzyl acetate

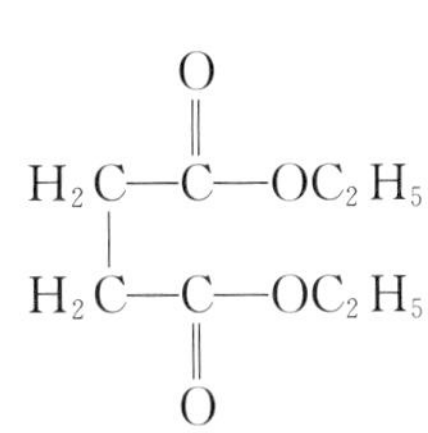

丁二酸二乙酯
diethyl succinate

（四）酰胺的命名

在酰基名称后加上胺的名称，称为“某酰胺”。

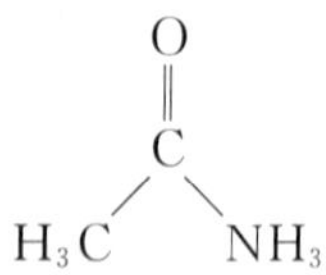

乙酰胺

acetamide

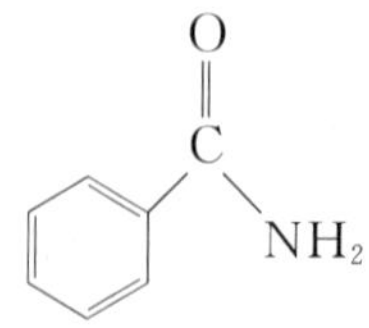

苯甲酰胺

benzamide

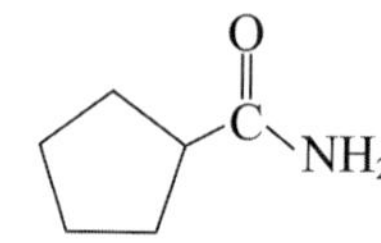

环戊基甲酰胺

cyclopentylformamide

若酰胺的 N 原子上连有其他烃基，可将烃基的名称写在酰基名称前，在烃基前面加上字母“*N*”，表示烃基连在 N 原子上。

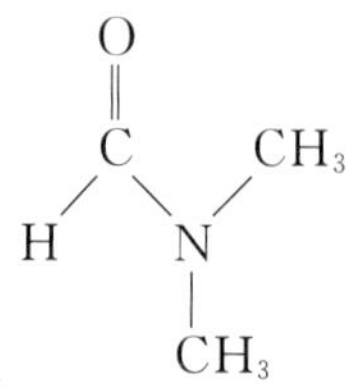

N,*N*-二甲基甲酰胺

N,*N*-dimethylformamide

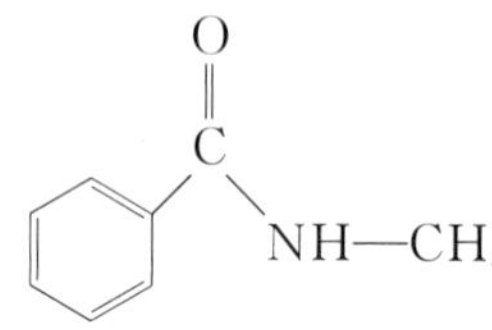

N-甲基苯甲酰胺

N-methylbenzamide

二、物理性质

低级酰卤和酸酐具有刺激性气味。挥发性的低级酯具有令人愉悦的香味，可用于制造香料。所有羧酸衍生物均能溶于乙醚、氯仿、丙酮和苯等有机溶剂。低级酰胺能与水混溶，如*N*,*N*-二甲基甲酰胺（dimethy formamide，DMF），是很好的非质子性溶剂。酰胺可形成分子间氢键，而酰卤、酸酐和酯类化合物因不能形成分子间氢键而难以缔合，因此，酰胺的熔点、沸点均比相应的羧酸高，酰卤和酯的沸点比相应的羧酸低，酸酐的沸点较相对分子质量相近的羧酸低。一些羧酸衍生物的物理常数见表 17-2。

表 17-2 几种羧酸衍生物的物理常数

名称	结构式	沸点/℃	密度/(g·cm^{-3})
乙酰氯	CH_3COCl	51	1.104
苯甲酰氯	C_6H_5COCl	197	1.212
乙酸酐	$(CH_3CO)_2O$	140	1.082
乙酸乙酯	$CH_3COOCH_2CH_3$	77	0.901
N，*N*-二甲基甲酰胺	HCON $(CH_3)_2$	152.8	0.9445

三、化学性质

羧酸衍生物都含有相同的官能团酰基，酰基中带部分正电荷的碳原子容易受亲核试剂进攻，发生水解、醇解和氨解等亲核取代反应。一般可用通式来表示：

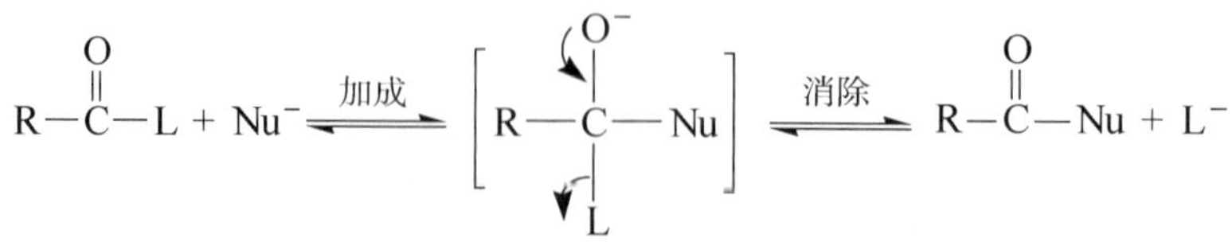

（一）亲核取代反应

1. 水解反应

羧酸衍生物与水作用生成相应羧酸的反应，称为羧酸衍生物的水解反应（hydrolysis）。在羧酸衍生物中，酰卤水解活性最高，低分子酰氯水解反应非常剧烈，遇空气中痕量的水分即可潮解，故存放时需注意防潮；酸酐水解活性比酰卤小，室温下水解很慢，加热、酸碱催化可加快水解速度；酯水解比酰氯、酸酐的反应活性低，需无机酸或碱催化并加热才能进行水解反应；酰胺比酯更稳定，需强酸或强碱催化且长时间加热回流，才能发生水解反应。

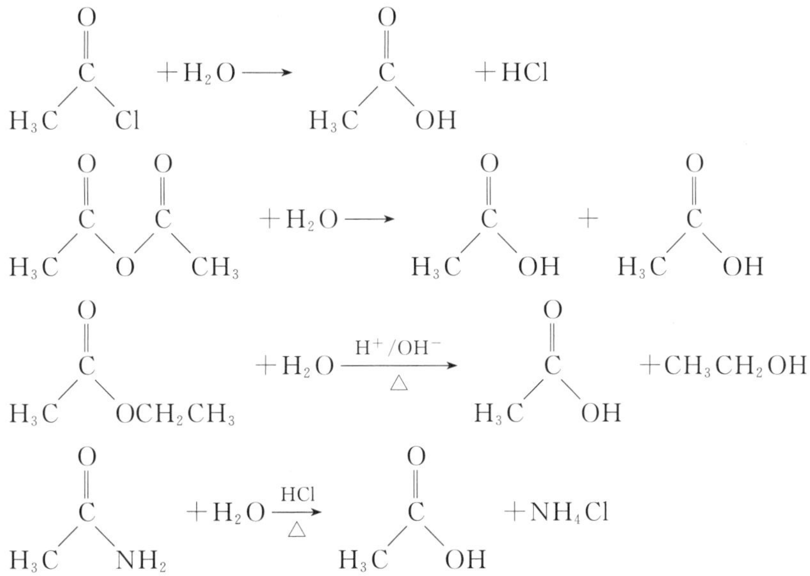

2. 醇解反应

羧酸衍生物与醇作用生成酯的反应，称为羧酸衍生物的醇解反应（alcoholysis）。酰卤和酸酐易与醇反应生成酯，是合成酯的常用方法。

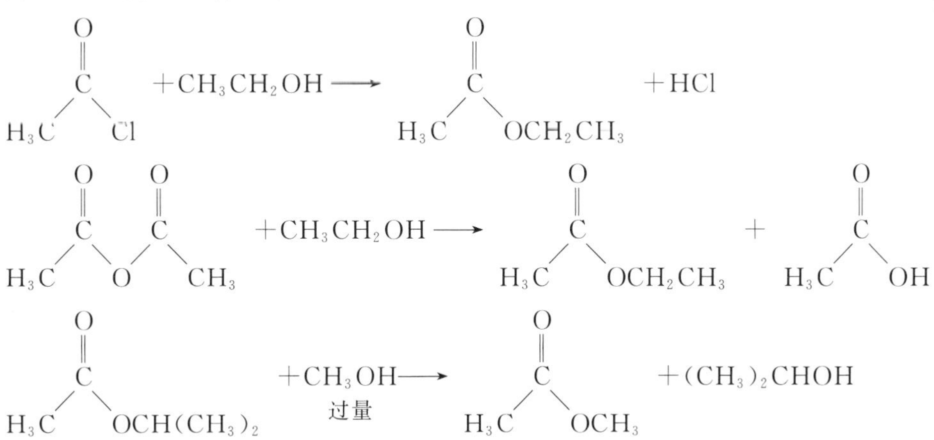

利用酰氯的醇解可以制备普通酯化反应难以制备的酯。

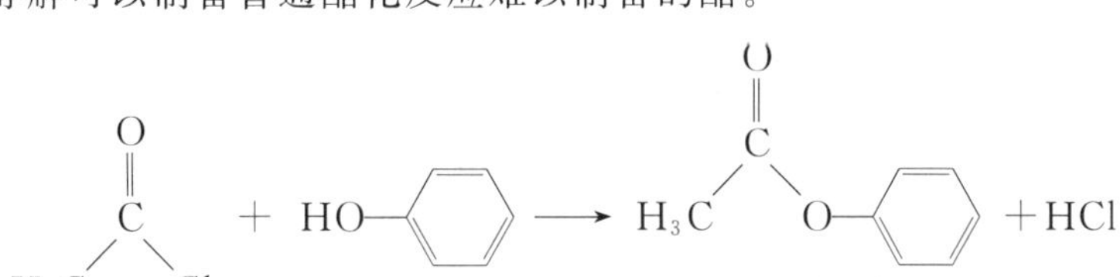

乙酸苯酚酯

3. 氨解反应

羧酸衍生物与氨或有机胺作用生成酰胺的反应，称为羧酸衍生物的氨解反应（ammonolysis)。由于氨或有机胺的亲核性比水、醇强，故羧酸衍生物的氨解反应比水解、醇解活性高。因此酰卤或酸酐在较低温度下能缓慢氨解生成酰胺；酯的氨解比水解反应容易进行，一般只需加热而不用酸或碱催化就能生成酰胺。

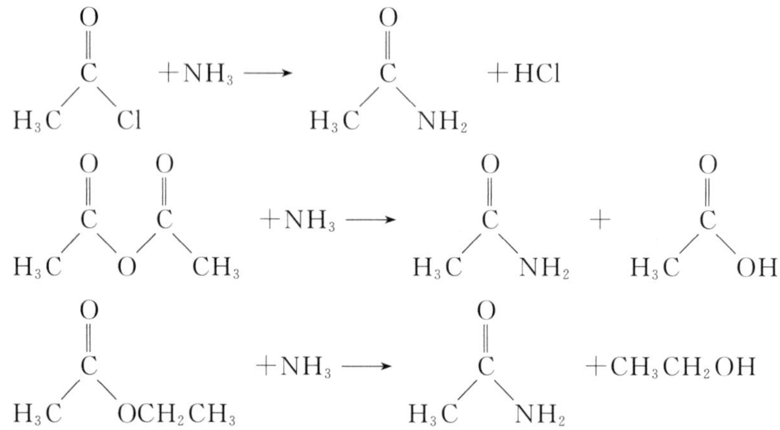

羧酸衍生物的水解、醇解和氨解反应既是酰基上的亲核取代反应，也可以看作是在水、醇和氨（胺）分子中引入酰基的反应，又称酰化反应（acylating reaction）。能够提供酰基的化合物称为酰化剂（acylating reagent），羧酸衍生物都是酰化剂，最常用的酰化试剂是酰卤和酸酐，酰卤具有高度反应活性，广泛用于化工产品、药物的合成。

（二）酯缩合反应

在醇钠作用下，一分子酯的 α-H 被另一分子酯的酰基取代生成 β-酮酸酯的反应，称为酯缩合反应或 Claisen 缩合反应。该反应类似醇醛缩合的反应。例如，在乙醇钠作用下，两分子乙酸乙酯缩合生成乙酰乙酸乙酯（β-丁酮酸乙酯）。

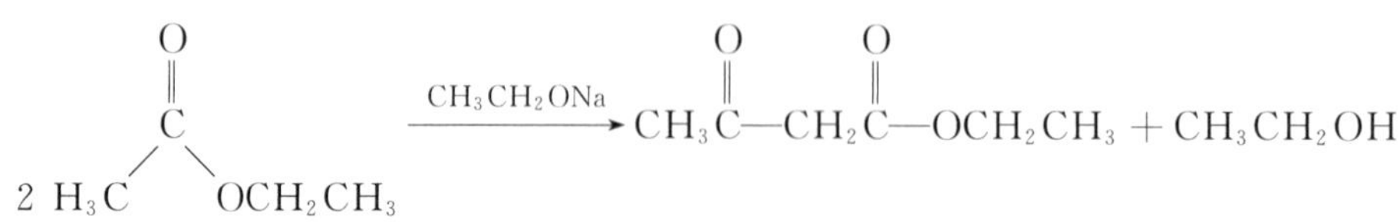

不含 α-H 的酯可以提供酰基，与具有 α-H 的酯发生缩合反应，称为交叉 Claisen 酯缩合反应。如：

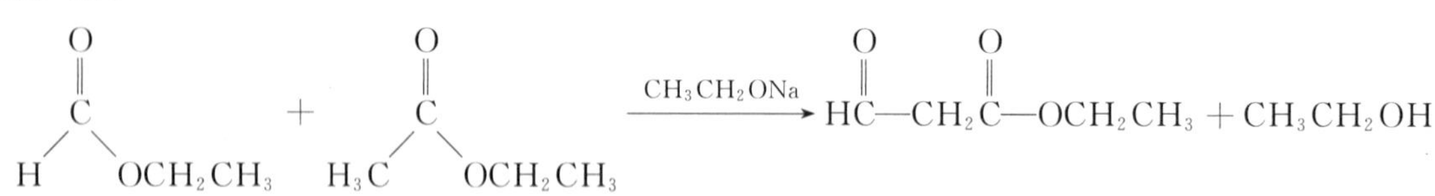

酯缩合反应在有机和药物合成方面具有重要的价值，同时也是生物体内的重要生化反应。

四、酮式-烯醇式互变异构现象

常温下，乙酰乙酸乙酯为无色具有香味的液体，实验表明其具有双重反应活性。一方面，乙酰乙酸乙酯能与羟胺、苯肼、HCN、$NaHSO_3$ 等反应，表明其具有典型的甲基酮结构。另一方面，乙酰乙酸乙酯能与 $FeCl_3$ 呈颜色反应、使溴水褪色、与金属钠反应放出氢气，表明其又具有典型的烯醇式结构。经物理方法证实，常温下乙酰乙酸乙酯是酮型和烯醇型两种异构体处于动态平衡、且可以互相转变的混合物。这是由于乙酰乙酸乙酯分子中的 α-H 受羰基和酯键的双重影响，导致 α-H 的活性较高，可以重排形成烯醇型。形成烯醇后，通过分子内氢键形成一个较为稳定的六元环，使烯醇型稳定性增加；同时，烯醇式羟基氧原子上的孤对电子能与碳碳双键、碳氧双键形成共轭体系，电子离域，分子热力学能明显降低，故乙酰乙酸乙酯的烯醇式结构具有较大的稳定性。酮式和烯醇式平衡关系如下图：

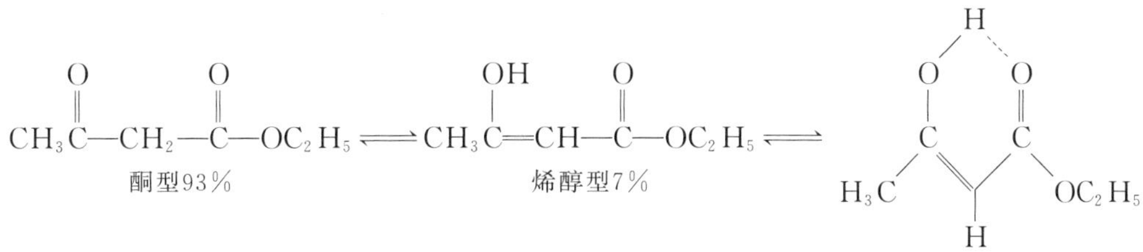

酮型93%　　烯醇型7%

这种由于同分异构体之间的相互转变，并以一定比例呈动态平衡存在的现象，叫互变异构现象（tautomerism），各异构体称为互变异构体。

互变异构现象不仅限于含氧化合物，在酰亚胺类的羧酸衍生物中也普遍存在。

第三节　与医药学相关的化合物举例

一、前列腺素

1930 年瑞典 von Euler 等发现在人的精液中存在一种能引起妇女子宫收缩和松弛双重性能的物质，即前列腺素（prostaglandin，PG），当时认为其由前列腺释放，因而定名。目前已证明前列腺素来源广泛，种类繁多，都为 20 碳多不饱和脂肪酸，在体内由花生四烯酸合成，基本骨架为前列腺酸，具有一个五碳环和两条侧链 R_1 和 R_2。根据五碳环上取代基团和双键位置不同，PG 分为 A、B、C、D、E、F、G、H、I 等 9 种类型，分别称为 PGA、PGB、PGC、PGD、PGE、PGF、PGG、PGH 和 PGI，体内 PGA、PGE 和 PGF 较多。PGG_2 和 PGH_2 是 PG 合成过程中的中间体，在 C_9 和 C_{11}之间由过氧键相连。PGI_2 是带双环的 PG。

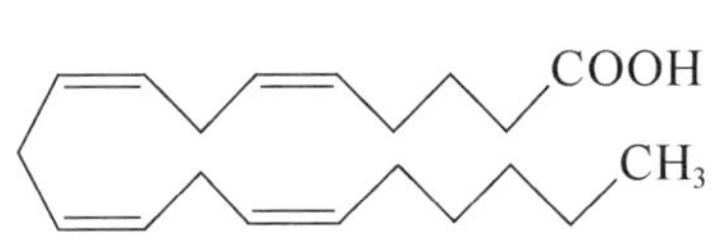

花生四烯酸

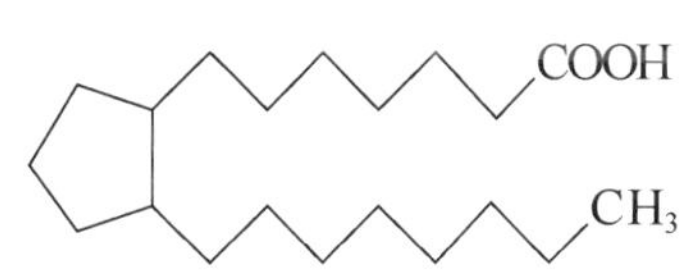

前列腺酸

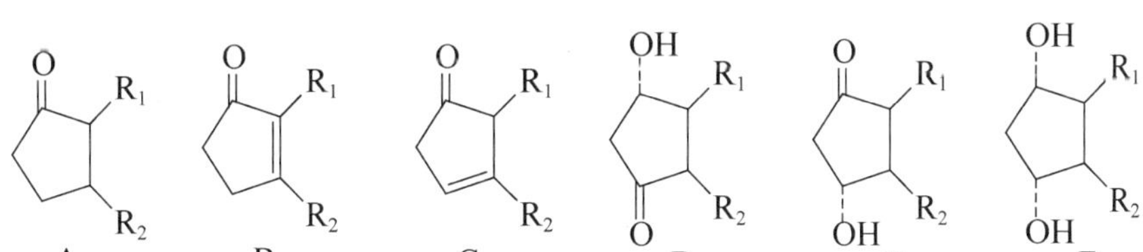

A　B　C　D　E　F

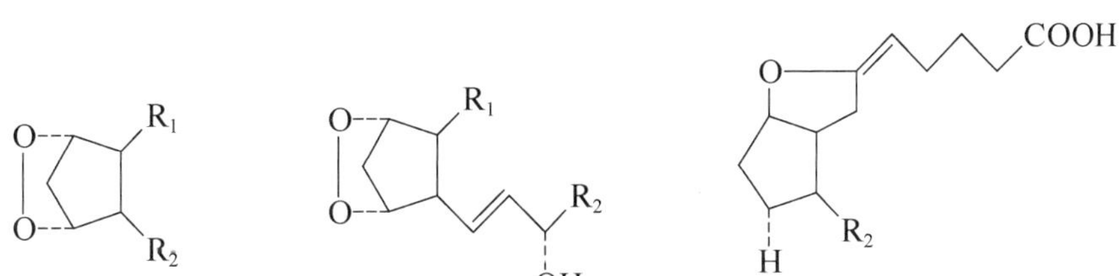

G　H　I

不同类型的前列腺素具有不同的生理活性，对内分泌、生殖、消化、血液呼吸、心血管、泌尿及神经系统均有作用，如：PGA_2、PGE_2 能使动脉血管平滑肌舒张，有降压作用；PGE_2 能诱发炎症，促进局部血管扩张，毛细血管通透性增加，引起红、肿、痛、热等症状；PGE_2 和 PGI_2 能抑制胃酸分泌，促进胃肠平滑肌蠕动；$PGF_{2\alpha}$可使卵巢平滑肌收缩，引起排卵；分娩时子宫内膜释放出的 $PGF_{2\alpha}$能引起子宫收缩加强，促进分娩。

二、叶酸

叶酸又称蝶酰谷氨酸，属于水溶性维生素 B 混合体。在水果、蔬菜、酵母和肝中含量丰富，肠道菌也能合成叶酸。植物中的叶酸多含 7 个谷氨酸残基，谷氨酸直接通过 γ-肽键相连。蛋黄和牛奶中含蝶酰单谷氨酸。食物中的蝶酰多谷氨酸在小肠水解，生成蝶酰单谷氨酸，经小肠上段吸收。再在小肠黏膜上皮细胞二氢叶酸还原酶作用下，生成活性型——5,6,7,8-四氢叶酸。四氢叶酸是体内一碳单位转移酶的辅酶，参与嘌呤、胸腺嘧啶核苷酸等多种物质的合成，对正常血细胞的生成具有促进作用。

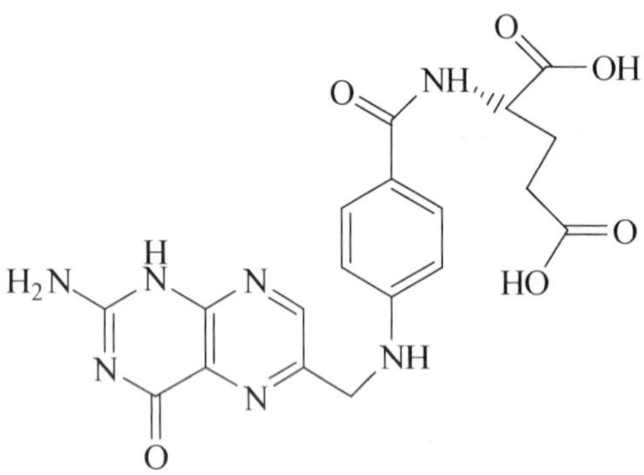

叶酸

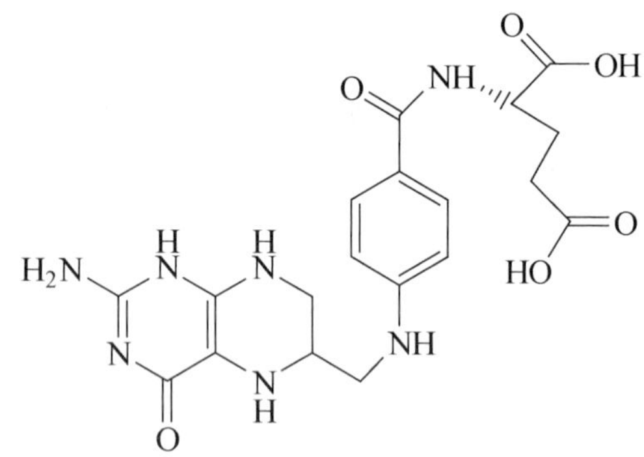

四氢叶酸

当叶酸缺乏时，DNA 合成受阻，骨髓幼红细胞 DNA 合成减少，细胞分裂速度降低、体积变大，造成巨幼红细胞性贫血。孕妇适量补充叶酸，可降低胎儿脊柱裂和神经管缺乏的危险性。叶酸缺乏可引起高同型半胱氨酸血症，增加动脉粥样硬化、高血压和血栓生成风险。每日服用 0.5 mg 叶酸能有效预防冠心病的发生。叶酸缺乏也可引起 DNA 甲基化程度低，增加结直肠癌的风险。食用富含叶酸的蔬菜、水果可降低直肠癌的危险性。

甲氨蝶呤的结构与叶酸相似，能抑制二氢叶酸还原酶的活性，导致四氢叶酸合成减少，进而抑制 DNA 的合成，起到抗癌作用。

第十七章小结

习题十七

1. 命名下列化合物。

(1) $CH_3\underset{\displaystyle CH_3}{\underset{|}{C}}{=}CHCOOH$

(2) 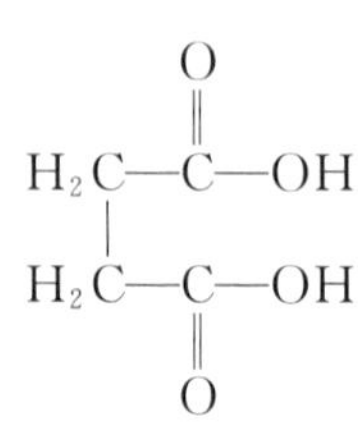

(3) 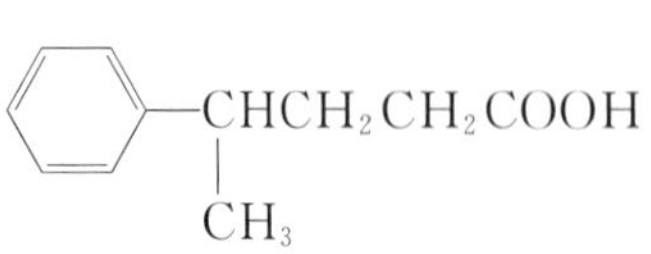

(4) 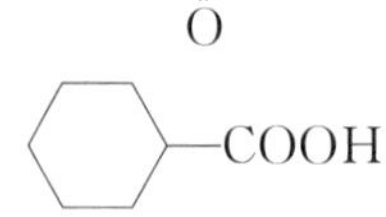

(5) $CH_3-\underset{\displaystyle CH_3}{\underset{|}{CH}}COBr$

(6) 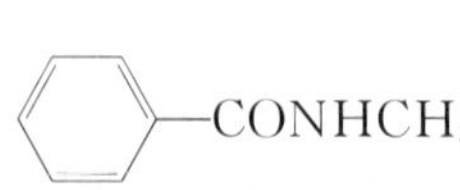

(7) $CH_3CH_2COOCH_2CH_3$

(8) 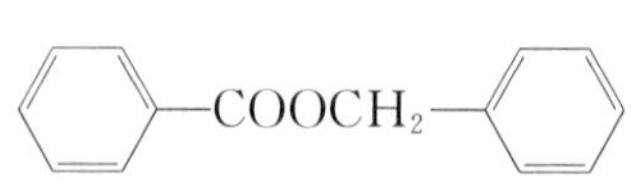

2. 写出下列化合物的结构式。

（1）草酸　　（2）苹果酸　　（3）水杨酸

（4）甲基丙烯酸　　（5）*N*-甲基-*N*-乙基苯甲酰胺　　（6）邻苯二甲酰亚胺

3. 完成下列反应式。

（1）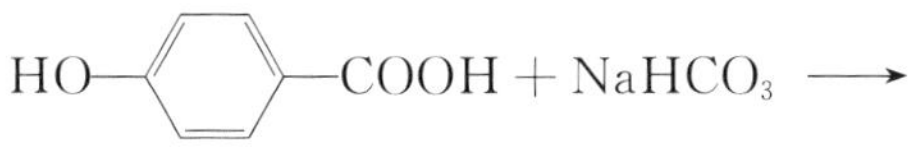

（2）$CH_3CH_2COOH + PCl_3 \longrightarrow$

（3）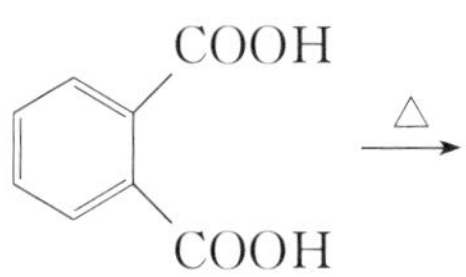

（4）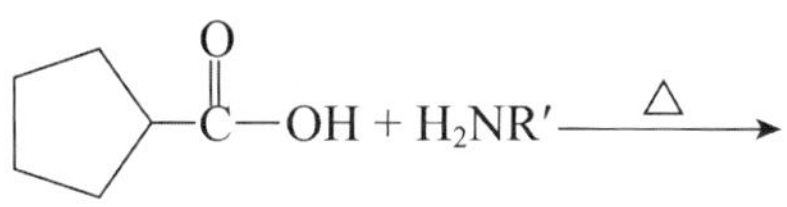

（5）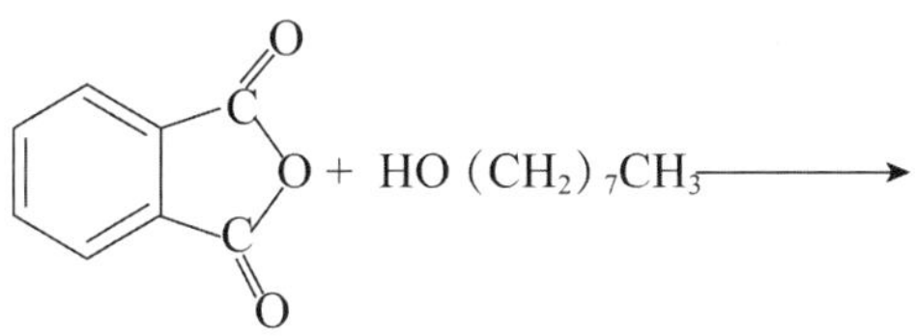

（6）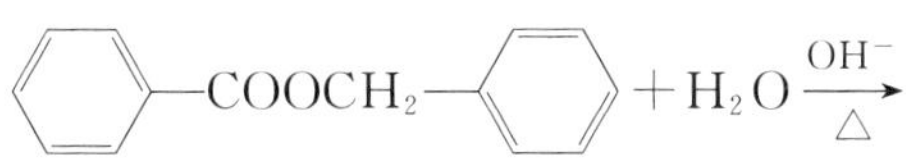

（7）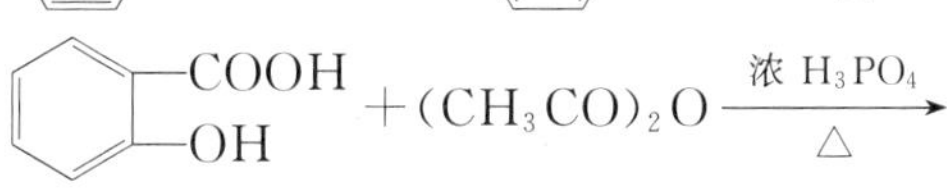

（8）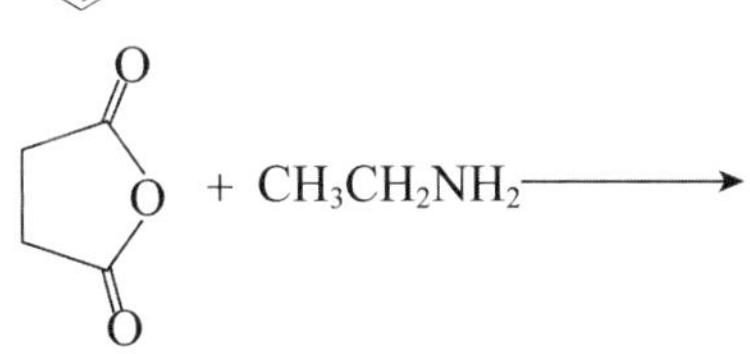

（9）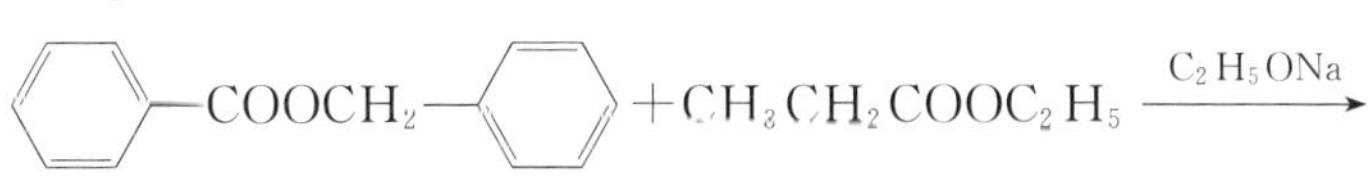

4. 用化学方法鉴别下列各组化合物。

（1）苯酚、苯甲酸、苄醇

（2）甲酸、乙酸、丙醛

5. 化合物 A、B、C 和 D 的分子式均为 $C_4H_8O_2$。A 和 B 可使 $NaHCO_3$ 放出 CO_2，C 和 D 不能，但在 NaOH 水溶液中加热水解后，C 的水解液蒸馏出的低沸点化合物能发生碘仿反应，D 的水解液经酸中和至中性，能与 Tollens 试剂反应（加热）产生银镜，试推测 A、B、C 和 D 的结构式。

6. 化合物 A 在酸性水溶液中加热，生成化合物 B（$C_5H_{10}O_3$），B 与 $NaHCO_3$ 作用放出无色气体，与 CrO_3 作用生成 C（$C_5H_8O_4$），B 在室温条件下不稳定，易失水又生成 A。试写出 A、B、C 可能的结构式。

习题十七参考答案

（李　伟）

第18章 胺和酰胺

磺胺类药物

胺和酰胺均属于含氮的有机化合物，在自然界中广泛存在，与人体的生命活动密切相关，在生物代谢过程中占有重要位置，如体内的含氮激素、神经递质等。许多人工合成药物以及天然药物也是含氮化合物。

第一节 胺

一、分类

胺（amine）是氨分子中一个或几个氢原子被烃基取代的衍生物。根据氨分子中的氢原子被烃基取代的数目，胺可以分为伯胺（1°胺）、仲胺（2°胺）、叔胺（3°胺）。

RNH_2	R_2NH	R_3N
伯胺（1°胺）	仲胺（2°胺）	叔胺（3°胺）

氢氧化铵和铵盐中铵根离子（NH_4^+）的4个氢原子全部被烃基取代的化合物分别称为季铵碱和季铵盐。

$(C_4H_9)_4N^+X^-$	$(C_4H_9)_4N^+OH^-$
季铵盐	季铵碱

根据胺分子中氮原子连接的烃基种类，可分为脂肪胺和芳香胺。

$CH_3CH_2NH_2$

脂肪胺

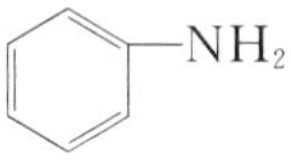

芳香胺

根据胺分子中氨基的数目，可分为一元胺、二元胺和多元胺。

$CH_3CH_2CH_2NH_2$	$NH_2CH_2CH_2CH_2CH_2CH_2NH_2$	$NH_2CH_2CH_2NHCH_2CH_2NH_2$
一元胺	二元胺	多元胺

二、命名

（1）简单胺的命名：以胺为母体，称为“某胺”。如果氮原子上连接2个或3个相同烃基时，称为“二某胺”或“三某胺”。当氮原子上连接多个不同烃基时，则按次序规则排列。

CH_3NH_2

甲胺

methylamine

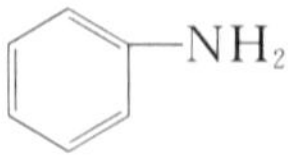

苯胺

aniline

$(CH_3)_2NH$

二甲胺

dimethylamine

$(CH_3CH_2)_3N$

三乙胺

triethylamine

$H_3C—N—CH_2CH_3$（N 上连 $CH(CH_3)_2$）

甲乙异丙胺

ethylisopropylmethylamine

氮原子上既连有芳香烃基又连有脂肪烃基时，以芳香胺为母体，脂肪烃基为取代基，在脂肪烃基名称前加上“*N*-”或“*N*,*N*-”，以表示烃基连接在氮原子上，而不是连接在芳环上。

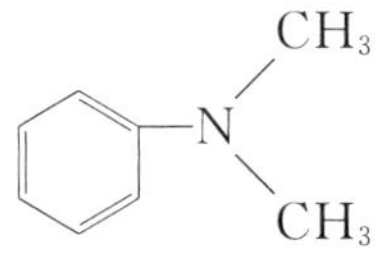

N,*N*-二甲基苯胺

N,*N*-dimethyl aniline

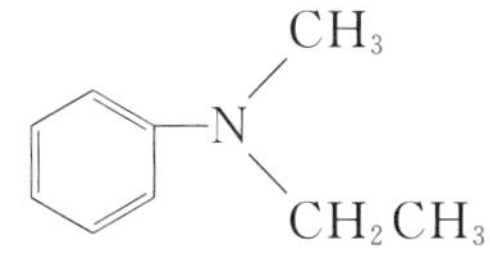

N-甲基-*N*-乙基苯胺

N-ethyl-*N*-methyl aniline

（2）结构复杂的胺命名时，以烃或其他官能团所在的碳链为母体，氨基或烃氨基（—NHR、—NR_2）为取代基来命名。

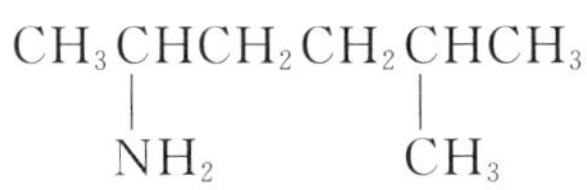

2-甲基-5-氨基己烷

2-amino-5-methyl hexane

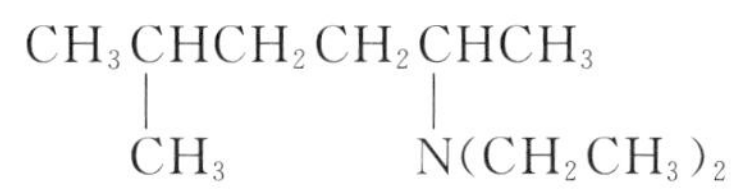

2-甲基-5-二乙氨基己烷

2-diethylamino-5-methyl hexane

（3）季铵类化合物的命名与氢氧化铵和无机铵盐类似。

$(CH_3CH_2)_4N^+OH^-$

氢氧化四乙铵

tetraethylammonium hydroxide

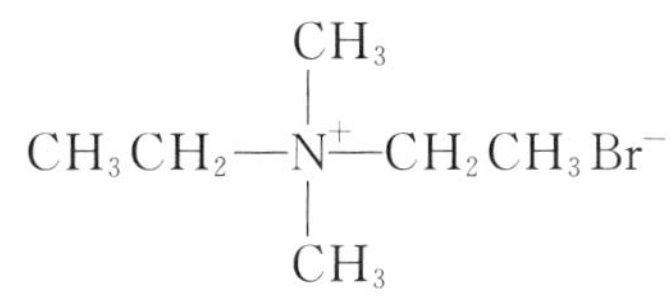

溴化二甲二乙铵

diethyl dimethyl ammonium bromide

三、结构

胺分子的结构与氨相似，氮原子为不等性 sp^3 杂化，其中 3 个杂化轨道上各有 1 个电子、1 个杂化轨道被 1 对孤对电子占据。有单电子的杂化轨道分别与氢原子或碳原子形成 3 个 σ 键，整个分子呈三角锥形结构（图 18-1）。

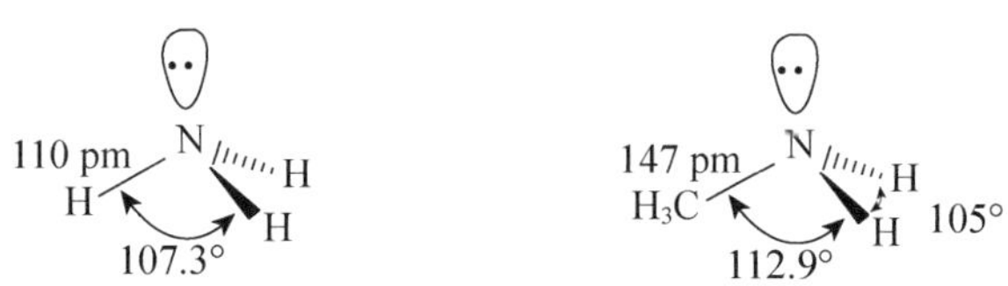

图 18-1　氨和甲胺的结构

苯胺分子中的氮原子也为不等性 sp^3 杂化，氮原子的孤对电子占据的 sp^3 杂化轨道，虽然与苯环上的 p 轨道不平行，但可以共平面，仍能与苯环的大 π 键重叠形成共轭体系（图 18-2）。由于氮原子的孤对电子离域到苯环，芳胺与脂肪胺在性质上有较大差异。

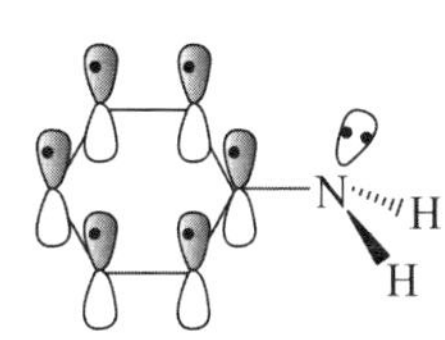

图 18-2　苯胺的结构

当胺分子中氮原子连有 3 个不同的原子或基团时，氮原子就成为手性中心，有对映异构现象，目前这两种异构体还不能拆分。例如：

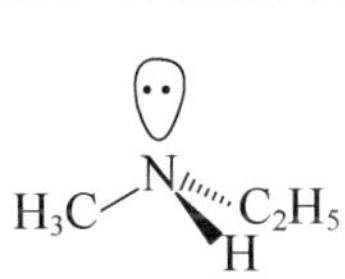

R-构型

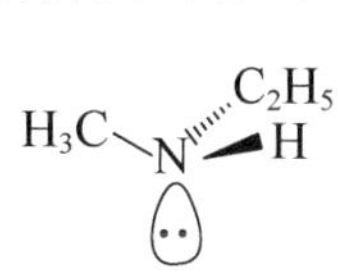

S-构型

氮原子上连接 4 个不同基团的铵离子也是手性化合物，存在对映异构现象。例如：

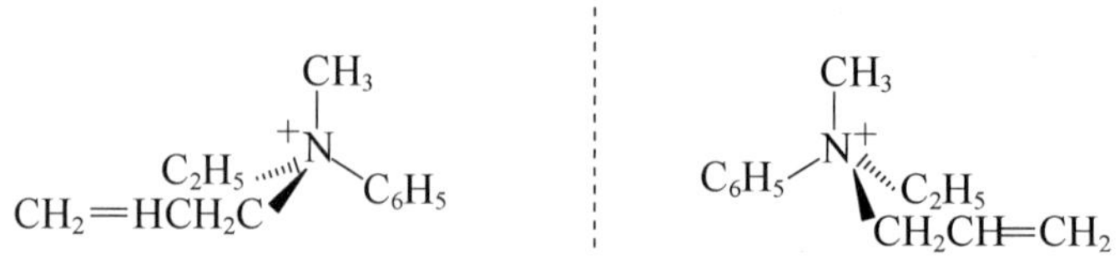

四、物理性质

在常温下，甲胺、二甲胺、三甲胺和乙胺为无色气体，丙胺至十一胺是液体，十一胺以上为固体。胺具有令人不愉快的气味或很难闻的臭味，特别是低级脂肪胺，常有臭鱼的气味。芳香胺也有特殊的臭味，吸入蒸气或皮肤接触都可能引起中毒，某些芳香胺还有强致癌作用。

伯胺和仲胺分子中的氮原子都连接氢原子，可以形成分子间氢键，因此它们的沸点比相对分子质量相近的烃高。但氮原子形成氢键的能力比氧原子弱，因此胺分子之间的氢键比醇分子之间的氢键弱，胺的沸点也低于相对分子质量相近的醇。

低级胺能与水形成分子间氢键，易溶于水，但高级胺难溶于或不溶于水。一些胺的物理性质见表 18-1。

表 18-1 一些胺的物理常数

名称	结构式	熔点/℃	沸点/℃	溶解度/[g·(100 g 水)$^{-1}$]	pK_b (25 ℃)
甲胺	CH_3NH_2	−93.5	−6.3	易溶	3.34
二甲胺	$(CH_3)_2NH$	−93	7.4	易溶	3.27
三甲胺	$(CH_3)_3N$	−117	3.0	91	4.19
乙胺	$C_2H_5NH_2$	−81	16.6	易溶	3.36
二乙胺	$(C_2H_5)_2NH$	−48	56.3	易溶	3.05
三乙胺	$(C_2H_5)_3N$	−115	89.3	14	3.25
乙二胺	$H_2NCH_2CH_2NH_2$	8.5	117	易溶	4.0 (pK_{b1})
苯胺	$C_6H_5NH_2$	−6.3	184	3.7	9.28
对甲苯胺	p-$CH_3C_6H_4NH_2$	44	200	0.7	8.92
对硝基苯胺	p-$NO_2C_6H_4NH_2$	147.5	331.7	0.05	13.00

注：pK_b 为胺的解离常数。

五、化学性质

（一）碱性

1. 成盐反应

与氨一样，胺的水溶液呈弱碱性，并且可以与强酸成盐。一些常见胺的 pK_b 值见表 18-1。

$$R{-}NH_2 + H_2O \rightleftharpoons R{-}NH_3^+ + OH^-$$

$$(CH_3)_2NH + HCl \longrightarrow \underset{\text{氯化二甲铵}}{(CH_3)_2NH_2^+Cl^-} \quad \text{或} \quad \underset{\text{盐酸二甲胺}}{(CH_3)_2NH \cdot HCl}$$

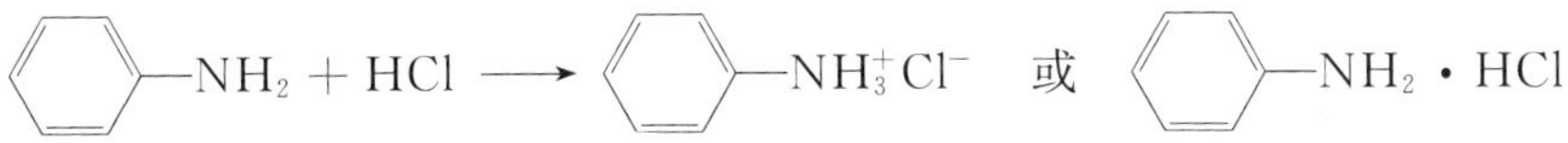

氯化苯铵　　盐酸苯胺

胺的盐一般为固体，易溶于水。制药工业上常利用胺的盐溶解性较好、性质稳定、没有胺的难闻气味等特点，将难溶于水的胺类药物制成相应的盐来增加其水溶性。如局部麻醉药盐酸普鲁卡因的水溶液可用于肌内注射。

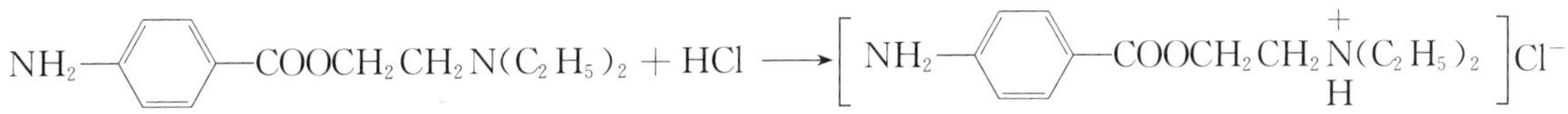

普鲁卡因　　盐酸普鲁卡因

2. 影响碱性强弱的因素

由表 18-1 中一些胺的 pK_b 对比可知：脂肪胺的碱性强于氨，芳香胺的碱性弱于氨。

以脂肪胺为例，对碱性影响较大的因素有：

（1）电子效应：饱和脂肪胺中烷基的+I 效应使氮原子上的电子云密度增大，接受质子的能力增强，故脂肪胺的碱性强于氨。氮上所连烷基越多，胺的碱性也就应该越强，即叔胺＞仲胺＞伯胺。

（2）溶剂化效应：胺接受质子形成铵离子，在水溶液中与水发生溶剂化作用。铵离子上的氢原子数目越多，溶剂化能力越强，铵离子的电荷越分散，其稳定性越高，胺的碱性也就越强。铵离子的稳定性顺序为：

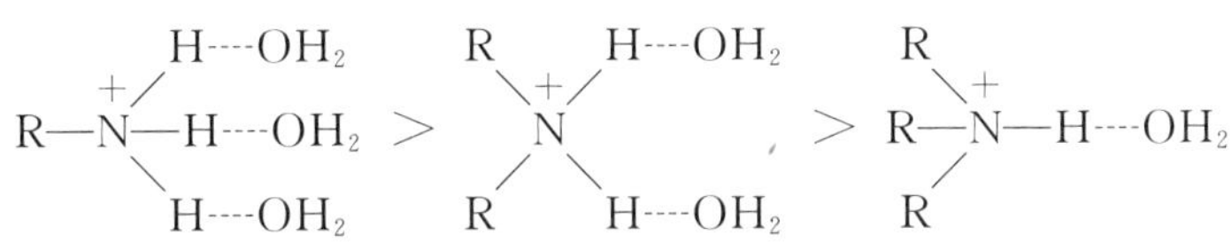

则水溶液中胺的碱性顺序应为：伯胺＞仲胺＞叔胺。

（3）空间效应：氮原子上所连的烃基数目越多或烃基体积增大，对氮上孤对电子的屏蔽作用也增大，使其接受质子的能力减弱，胺的碱性也就减弱，即碱性强弱的顺序为：伯胺＞仲胺＞叔胺。

在芳香胺分子中，氮原子的孤对电子与苯环形成了大 π 键，较难结合质子，因此芳香胺的碱性比氨弱得多。

综上所述，胺的碱性是电子效应、溶剂化效应、空间效应等因素综合影响的结果。季铵碱是一种强碱，碱性与氢氧化钠或氢氧化钾相当，故胺的碱性强弱顺序大致为：季铵碱＞脂肪胺＞氨＞芳香胺。

此外，实验表明脂肪仲胺的碱性强于脂肪伯胺和脂肪叔胺。例如，在水溶液中 3 种甲胺的碱性强弱顺序为：

$$(CH_3)_2NH > CH_3NH_2 > (CH_3)_3N > NH_3$$

脂肪伯胺和脂肪叔胺的碱性强弱常因烷基的不同而有差异，但无明显规律。

（二）酰化反应

伯胺、仲胺易与酰化试剂（酰卤、酸酐）反应生成相应的 *N*-取代酰胺和 *N*,*N*-二取代酰胺。叔胺氮原子上没有氢原子，不能反应。

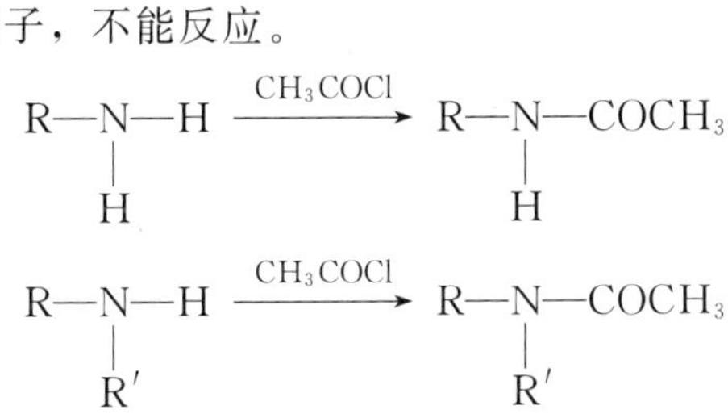

芳香胺分子中引入酰基后可降低毒性，增加脂溶性，有利于吸收，并提高或延长药效。例如：对氨基苯酚有解热镇痛作用，但不良反应较大，不宜用于临床，若经乙酰化后生成对-乙酰氨基酚（扑热息痛），则疗效增加，不良反应降低。

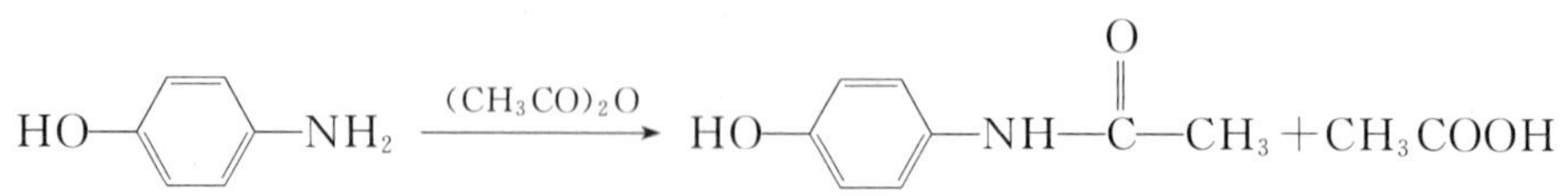

对-乙酰氨基酚(扑热息痛)

（三）与亚硝酸的反应

不同的胺与亚硝酸的反应，反应方式不同，产物和现象也不同。由于亚硝酸不稳定，通常采用亚硝酸钠与盐酸或硫酸反应而得。

（1）脂肪伯胺与亚硝酸反应定量放出氮气，同时生成醇和烯烃等混合物。

$$CH_3CH_2NH_2 \xrightarrow[HCl]{NaNO_2} CH_2CH_2OH + CH_2{=\!=}CH_2 + CH_3CH_3Cl + N_2\uparrow$$

此反应可用于伯胺的定性和定量分析。

芳香伯胺与亚硝酸在低温（<5 ℃）和强酸性溶液中反应生成芳香重氮盐（aromatic diazonium salt）。

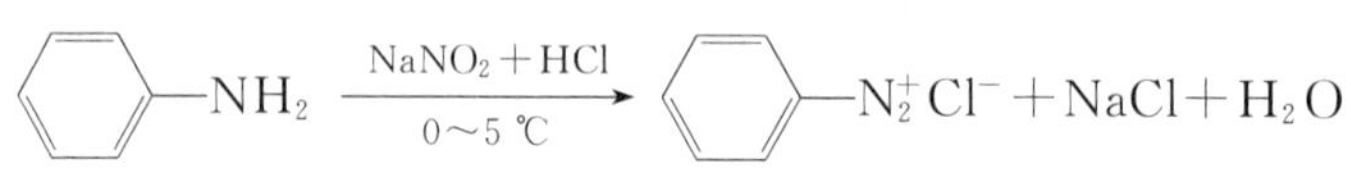

氯化重氮苯

芳香重氮盐是一种离子型化合物，化学性质活泼，在低温和强酸性溶液中可以短暂保存，加热立即分解放出氮气，并产生酚类化合物。

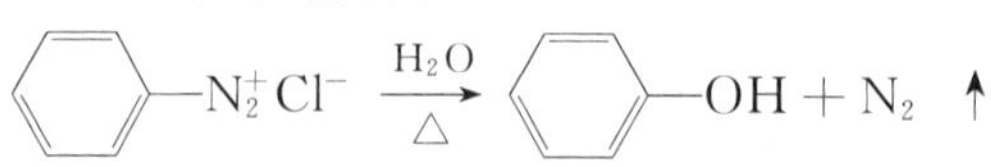

重氮盐在一定的酸度条件下，能与酚或芳胺等发生亲电取代反应，形成有鲜艳颜色的化合物，称之为偶氮化合物，此类反应称为偶联反应（coupling reaction）。重氮盐的偶联反应是制备偶氮染料的重要化学反应。

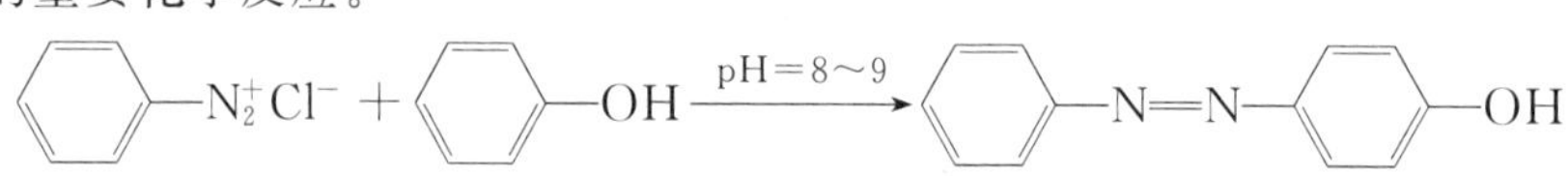

4-羟基偶氮苯(橘黄色)

（2）脂肪仲胺和芳香仲胺与亚硝酸反应，都生成难溶于水的黄色油状物 *N*-亚硝基胺类化合物。

$$(CH_3CH_2)_2NH \xrightarrow[HCl]{NaNO_2} (CH_3CH_2)_2N{-}N{=\!=}O + NaCl + H_2O$$

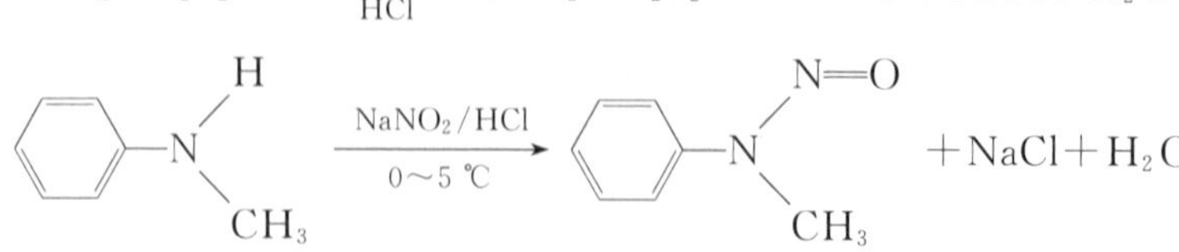

N-亚硝基胺通常为难溶于水的黄色油状液体或固体。有研究报道，*N*-亚硝基胺类化合物易引起动物多种组织、器官的肿瘤，如诱发肝癌、鼻咽癌、消化道癌等。

（3）脂肪叔胺与亚硝酸反应形成不稳定的亚硝酸盐。该盐以强碱处理可重新析出叔胺。

$$(CH_3CH_2)_3N \xrightarrow[0\sim5\ ℃]{NaNO_2/HCl} (CH_3CH_2)_3N \cdot HNO_2$$

$$(CH_3CH_2)_3N \cdot HNO_2 \xrightarrow{NaOH} (CH_3CH_2)_3N + NaNO_2 + H_2O$$

芳香叔胺与亚硝酸发生芳环上的亲电取代，生成对亚硝基芳香叔胺。若对位被占据，亚硝基则进入邻位。例如：

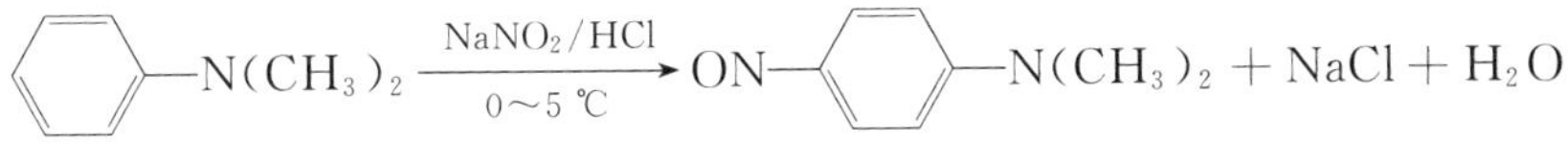

对亚硝基芳香叔胺在酸性条件下呈橘黄色，碱性环境中为翠绿色。

根据胺类化合物与 HNO_2 反应生成的产物特征，可鉴别伯、仲、叔胺。

第二节 酰 胺

一、结构

酰胺（amide）从结构上可看作是羧酸中的羟基被氨基取代或烃氨基取代后的化合物，或认为是氨或胺分子中氮原子上的氢原子被酰基取代后的产物。

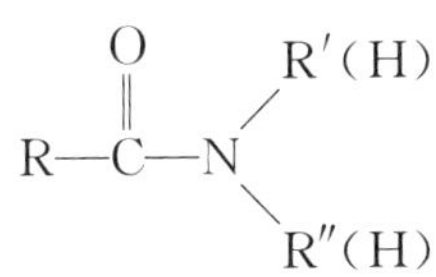

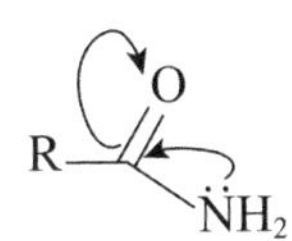

酰胺分子中由于氨基直接与羰基相连，氮原子上的孤对电子与羰基的 π 电子形成 p-π 共轭体系，电子云向羰基氧原子方向偏移，降低了氮原子上的电子云密度，氮原子接受质子的能力降低，所以一般情况下酰胺是中性化合物，其水溶液不显碱性，也不能使石蕊试纸变色。

二、化学性质

（一）酸碱性

酰亚胺分子中两个酰基同时与一个氨基相连，氮原子与两个羰基共轭，氮原子上的电子云密度大大降低而不显碱性；同时氮氢键的极性增强，氮上的氢更容易以质子的形式离去，而表现出弱酸性。如丁二酰亚胺、邻苯二甲酰亚胺的 pK_a 分别为 9.6 和 8.3，可以与碱反应生成盐。

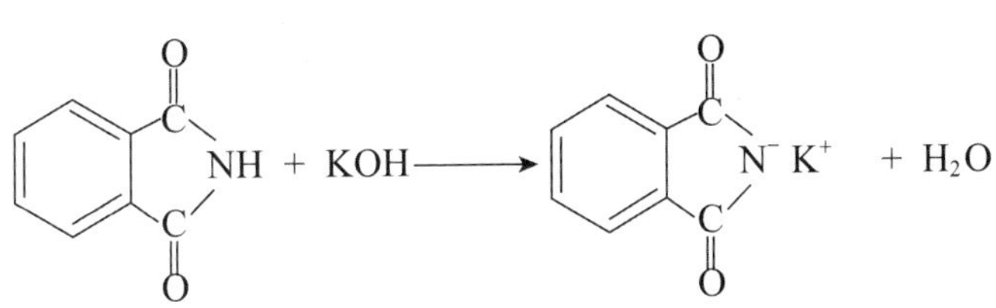

（二）水解反应

酰胺的水解较酰卤、酸酐、酯要慢，一般需要在酸、碱或酶的催化下进行。

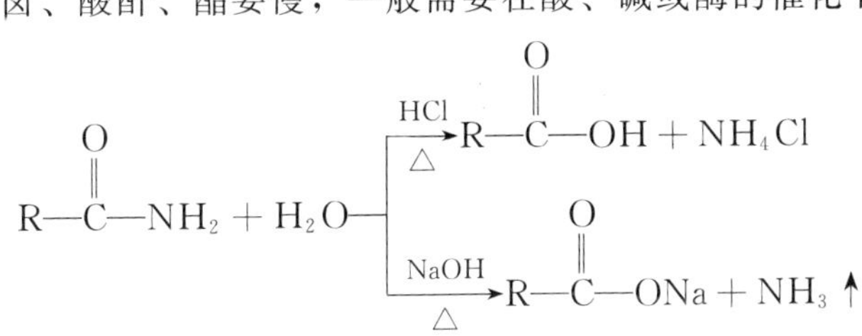

（三）与亚硝酸反应

酰胺中氨基具有伯胺的结构，遇亚硝酸则形成相应的羧酸，并放出氮气。

$$R-\overset{\overset{O}{\|}}{C}-NH_2 + HNO_2 \longrightarrow R-\overset{\overset{O}{\|}}{C}-OH + N_2\uparrow + H_2O$$

三、尿素和丙二酰脲

（一）尿素

尿素又称为脲（urea），是碳酸的两个羟基均被氨基取代的二元酰胺。

$$\underset{\text{碳酸}}{HO-\overset{\overset{O}{\|}}{C}-OH} \qquad\qquad \underset{\text{尿素}}{H_2N-\overset{\overset{O}{\|}}{C}-NH_2}$$

尿素是哺乳动物体内蛋白质代谢的最终产物，成人每天由小便排泄尿素 25～30 g。纯净的尿素为无色晶体，熔点 133 ℃，易溶于水和乙醇，难溶于乙醚。尿素在农业上用作高效固体氮肥，是有机合成的重要原料，用于合成药物、塑料等。尿素本身也是药物，对降低脑颅内压和眼内压有显著疗效。

尿素具有酰胺的结构，有酰胺的一般化学性质。但因两个氨基连在一个羰基上，所以它又表现出某些特殊的性质。

1. 弱碱性

尿素呈弱碱性，不能使石蕊试纸变色，只能与强酸成盐。尿素的硝酸盐、草酸盐均难溶于水而易结晶，利用这种性质，可从尿液中提取尿素。

$$H_2N-\overset{\overset{O}{\|}}{C}-NH_2 + HNO_3 \longrightarrow H_2N-\overset{\overset{O}{\|}}{C}-NH_2\cdot HNO_3$$

2. 水解反应

尿素在酸、碱或尿素酶的作用下容易水解。

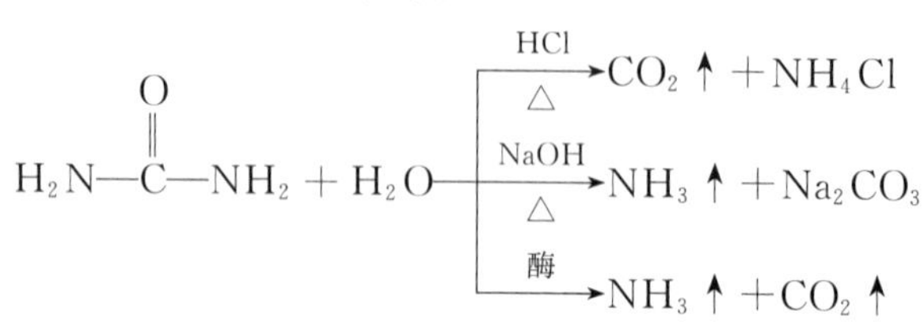

3. 与亚硝酸反应

尿素与伯胺相似，与亚硝酸作用放出氮气。通过测定放出氮气的量，可以进行尿素的定量分析。

$$H_2N-\overset{\overset{O}{\|}}{C}-NH_2 + 2HNO_2 \longrightarrow 2N_2\uparrow + CO_2\uparrow + H_2O$$

4. 缩二脲的生成及缩二脲反应

尿素加热到熔点以上达到 150～160 ℃时，两分子尿素间脱去一分子氨，生成缩二脲。

$$H_2N-\overset{\overset{O}{\|}}{C}-NH_2 + H_2N-\overset{\overset{O}{\|}}{C}-NH_2 \xrightarrow{150\sim160\ ℃} \underset{\text{缩二脲}}{H_2N-\overset{\overset{O}{\|}}{C}-\overset{\overset{H}{|}}{N}-\overset{\overset{O}{\|}}{C}-NH_2} + NH_3\uparrow$$

缩二脲为白色固体，难溶于水，但可溶于碱。在缩二脲的碱性溶液中加入适量硫酸铜溶液，即呈紫红色或紫色，这个反应称为缩二脲反应（biuret reaction）。凡分子中含两个或两个以上酰胺键的化合物（如蛋白质、多肽），均能发生缩二脲反应。

（二）丙二酰脲

丙二酰脲可由丙二酸二乙酯与尿素在乙醇钠作用下发生缩合而得。

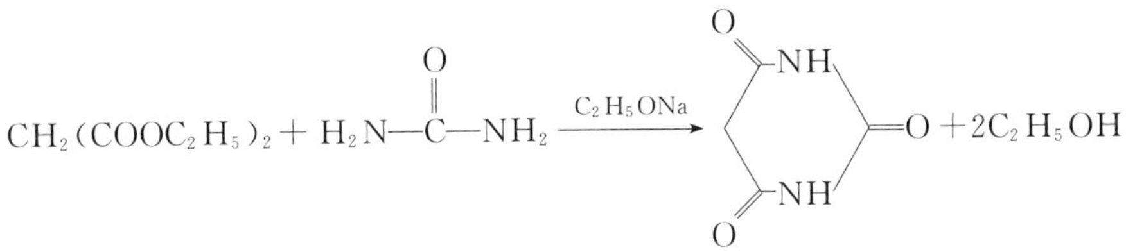

丙二酰脲

丙二酰脲分子中含有一个活泼亚甲基及两个二酰亚胺基的结构，可发生酮式-烯醇式互变异构。

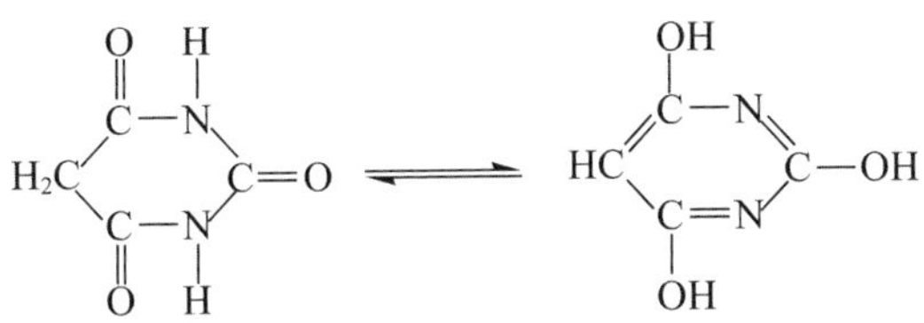

因为丙二酰脲的烯醇式呈酸性（pK_a = 3.98），所以丙二酰脲又称巴比妥酸（barbituric acid）。巴比妥酸本身没有药理作用，但亚甲基上的两个氢原子被烃基取代后的衍生物，却是一类重要的镇静、催眠和麻醉药物，这些药物总称为巴比妥类药物。其通式为：

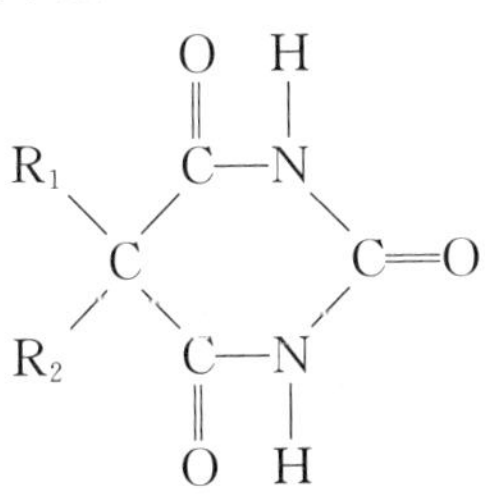

$R_1 = R_2 = C_2H_5$		巴比妥
$R_1 = C_2H_5$	$R_2 = C_6H_5$	苯巴比妥
$R_1 = C_2H_5$	$R_2 = C_5H_{11}$	戊巴比妥
$R_1 = C_2H_5$	$R_2 = C_2H_4CH(CH_3)_2$	异戊巴比妥

巴比妥类药物有成瘾性，用量过大会危及生命。

第三节　与医药学相关的化合物举例

一、生源胺

生源胺（biogenic amine）是生物体内释放出的担负神经冲动传导作用的化学介质，由于都是胺类物质，故称为生源胺。

肾上腺素（adrenaline，AD）和去甲肾上腺素（noradrenaline，NE）都具有邻苯二酚（儿茶酚）和β-苯乙胺的结构，故又称为儿茶酚胺。儿茶酚胺是手性分子，有对映体。它易被氧化而失效，故临床上常用其盐酸盐。左旋肾上腺素有收缩血管、兴奋心脏、舒张支气管的作用。临床上主要用于治疗支气管哮喘、过敏性休克、心搏骤停后重新起搏的急救等。左旋去甲肾上腺素为白色粉末，也有收缩血管、升高血压的作用。临床上用于外周血液循环功能衰退而引起的低血压急救药。

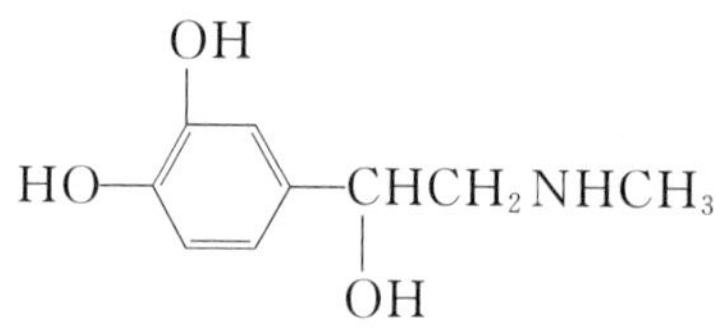

肾上腺素

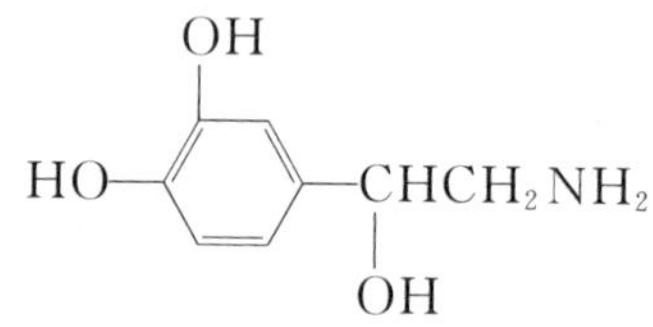

去甲肾上腺素

多巴胺（dopamine）结构与肾上腺素和去甲肾上腺素相似，只是侧链上少一个醇羟基。它存在于肾上腺髓质和中枢神经系统中，是合成去甲肾上腺素的前体，也是中枢神经系统传导的递质。体内的酪氨酸在酶催化下经羟基化、脱羧而得到。

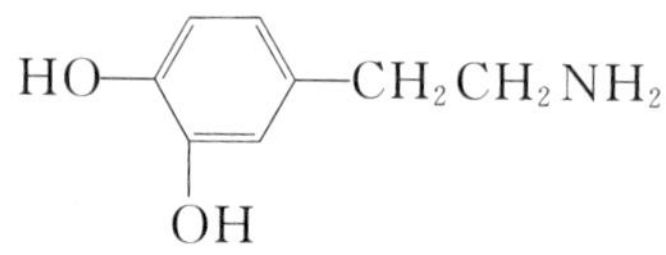

多巴胺

药用多巴胺是人工合成品，常用于治疗失血性、心源性及感染性休克、帕金森病、急性肾衰竭等。

5-羟色胺（5-hydroxytryptamine，serotonin，5-HT）又称为吲哚胺。主要产生于消化道黏膜和血液中，在体内担负脑中枢的神经传导介质。血液凝固时，血小板游离出的5-HT，可引起血压降低、平滑肌收缩加速，血液发生凝固，缩短出血时间。

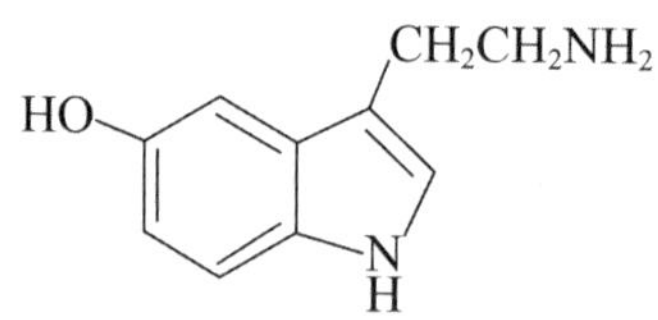

5-羟色胺

二、胆碱

胆碱（choline）是存在于生物体内的一种季铵碱，因最初在胆汁中发现，呈碱性物质而得名。胆碱为白色结晶，吸湿性强，易溶于水和乙醇，不溶于乙醚、氯仿。在生物体内参与脂肪代谢，有抗脂肪肝的作用。氯化胆碱用于治疗脂肪肝和肝硬化。

$[HOCH_2CH_2N^+(CH_3)_3]OH^-$

胆碱

（氢氧化三甲基-β-羟乙基铵）

$[CH_3COOCH_2CH_2N^+(CH_3)_3]OH^-$

乙酰胆碱

胆碱在胆碱酯酶作用下与乙酸生成乙酰胆碱。乙酰胆碱是体内重要的神经介质，当其在体内的合成与分解遭到破坏时，会引起神经系统紊乱。

三、苯扎溴铵（新洁尔灭）

苯扎溴铵（bromo-geramine）的化学名称是溴化二甲基十二烷基苄铵，简称溴化苄烷铵，属于季铵盐类，其结构式为：

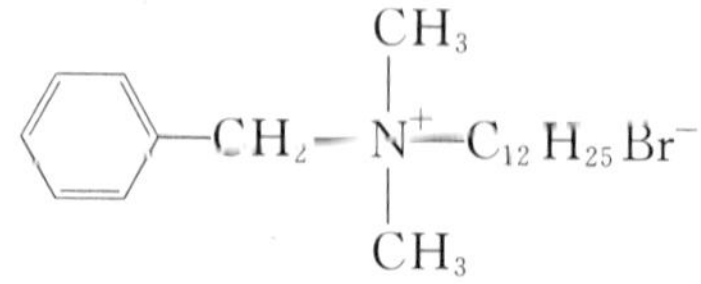

苯扎溴铵为白色或黄白色无定型粉末或胶片状物质，常温下为微黄色黏稠状液体，有芳香气味，味极苦，吸湿性强。易溶于水、乙醇、丙酮，不溶于乙醚，水溶液呈碱性。其分子内既

含有疏水的长链烃基，又有亲水的铵离子，是一种正离子型的表面活性剂，在水溶液中可以降低溶液的表面张力，能乳化脂肪，起到去污保洁的作用，又能渗入细菌内部引起细胞破裂，从而有杀菌消毒的能力。临床上常将其稀溶液，一般 1∶1000～1∶2000 的稀释液用于皮肤、创面、黏膜、术前及手术器械等的消毒。

四、苯丙胺类化合物

苯异丙胺，其音译名为安非他明（amphetamine），是一种中枢神经兴奋剂，1887 年首次合成，是第一个合成的兴奋剂。苯异丙胺的作用类似于麻黄碱，可用于治疗精神抑制症、发作性睡病和麻醉等。苯异丙胺类药物对身体危害严重，长期使用会引起慢性中毒，大剂量使用可导致心肌功能异常和心血管系统紊乱。由于其成瘾性强，是属于严格管制的精神类药物。

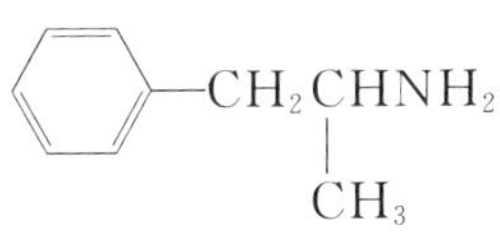

苯异丙胺

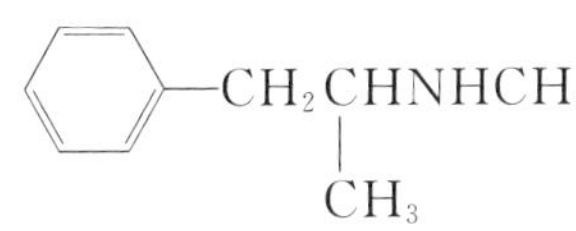

N-甲基苯异丙胺

N-甲基苯异丙胺（methamphetamine），又称甲基苯异丙胺或甲基安非他明，是一种无味或微有苦味的透明结晶体，形似冰，由于其毒性剧烈，故俗称“冰毒”。甲基苯异丙胺对中枢的兴奋作用较强，具有强的精神依赖性，可一次成瘾，小剂量时有短暂的兴奋抗疲劳作用，高剂量或重复使用可产生中毒性精神病，表现有被害妄想、幻觉，也可能出现听幻觉和触幻觉，现代医学称之为苯丙胺精神病。同时损害内脏器官和脑组织，严重的会导致肾衰竭及精神失常，甚至造成死亡。

毒品是人类社会的公害，防毒反毒，人人有责。珍爱生命，拒绝毒品！

第十八章小结

习题十八

1. 写出分子式为 $C_4H_{11}N$ 的所有胺的结构式。
2. 写出下列化合物的名称或结构式。
   (1) $(CH_3)_2NC_2H_5$　　(2) $CH_3NHCH(CH_3)_2$
   (3) 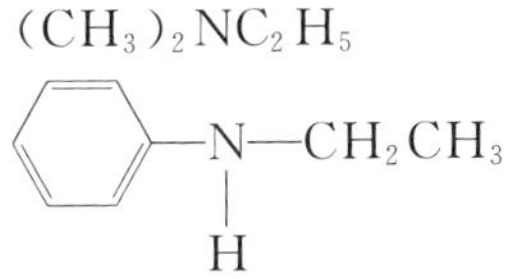　　(4) 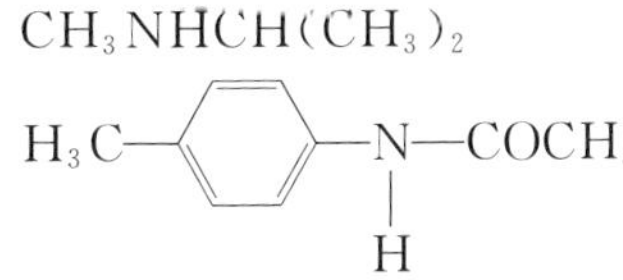
   (5) $[(C_2H_5)_2N(CH_3)_2]^+I^-$　　(6) $(CH_3)_3C—C(C_2H_5)_2NH_2$
   (7) 反-1,4-环己二胺　　(8) 氢氧化四甲铵
   (9) *N*-甲基丙酰胺　　(10) *N*-甲基-对甲氧基苯胺
3. 比较下列物质碱性相对强弱。
   (1) 甲胺、苯胺、乙酰胺、氨、二甲胺、三甲胺、氢氧化四甲铵
   (2) 氨、*N*-甲基苯胺、乙胺
   (3) 氨、苯胺、甲胺、环己胺
   (4) 乙胺、二乙胺、乙酰胺、尿素
4. 完成下列化学反应。
   (1) 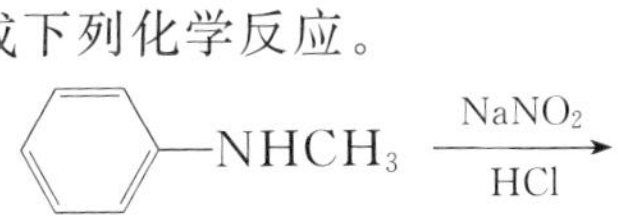
   (2) 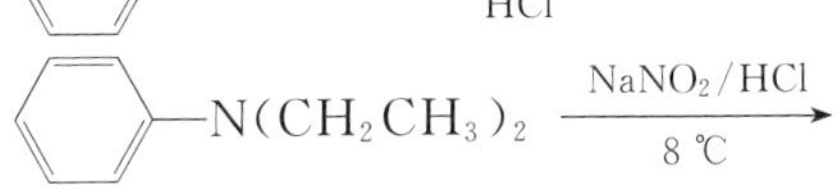

(3) $CH_3NH_2 +$ 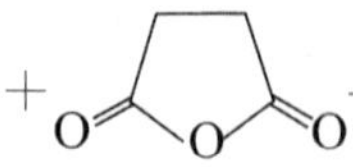 $\longrightarrow$

(4) 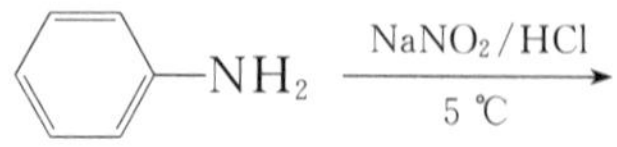

(5) $CH_3CH_2\overset{\overset{\large O}{\|}}{C}—NH_2 + H_2O \xrightarrow{H^+}$

(6) $H_2N—\overset{\overset{\large O}{\|}}{C}—NH_3 + HNO_2 \longrightarrow$

5. 用化学方法鉴别下列各组化合物。

(1) 苯胺、*N*-甲基苯胺、*N*,*N*-二乙基苯胺

(2) 苯酚、苯胺、苄胺

(3) 甲胺、二甲胺、三甲胺

(4) 苯胺、苯酚、苯甲酸、甲苯

6. 指出下面化合物中碱性最强的氮原子。

(1) 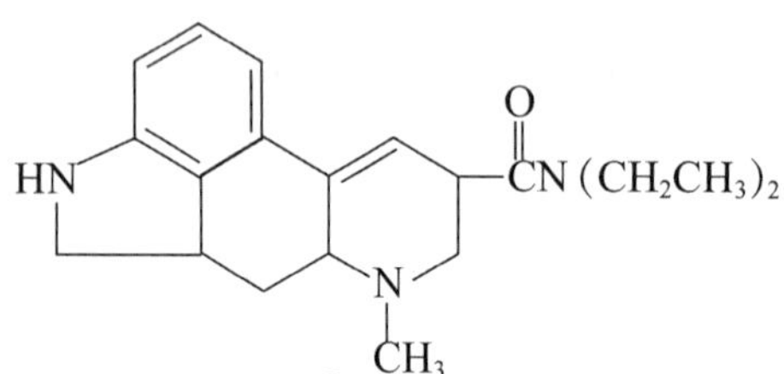

(2) 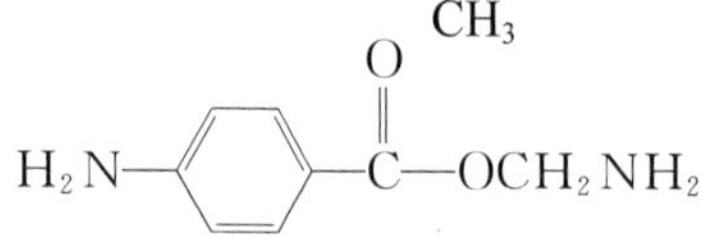

习题十八参考答案

7. 3 个化合物 A、B、C，分子式均为 $C_4H_{11}N$。A 与亚硝酸结合成盐，而 B 和 C 分别与亚硝酸作用时除了有气体放出外，在生成的其他产物中还含有 4 个碳原子的醇；氧化 B 所得的醇生成异丁酸，氧化 C 所得的醇则生成一个酮。推断 A、B、C 的结构式，并写出反应式。

（郭建敏）

第19章 取代羧酸

羧酸分子中烃基上的氢原子被其他原子或基团取代所生成的化合物称为取代羧酸（substituted acid）。常见的取代羧酸有卤代酸、羟基酸、羰基酸和氨基酸等。本章主要介绍羟基酸、酮酸和氨基酸，它们在有机合成和生命代谢中是十分重要的化合物。

第一节 羟基酸

羟基酸（hydroxy acid）分子中含羧基和羟基两种官能团，根据羟基连接的烃基不同可分为醇酸（alcoholic acid）和酚酸（phenolic acid）。

一、命名

醇酸的系统命名法是以羧酸为母体，羟基为取代基，用阿拉伯数字或希腊字母表示羟基的位置，称为羟基某酸。自然界存在的醇酸，常采用俗名。

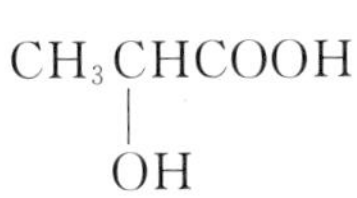

2-羟基丙酸或α-羟基丙酸（乳酸）

lactic acid

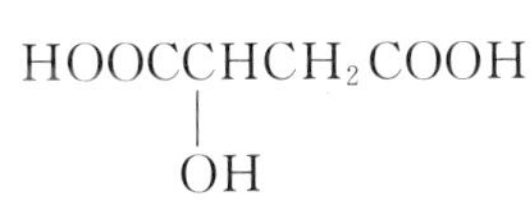

羟基丁二酸（苹果酸）

malic acid

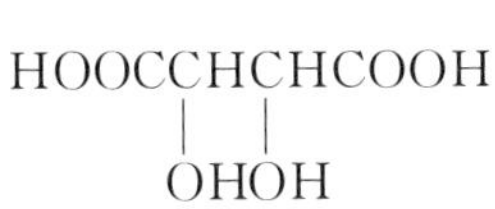

2,3-二羟基丁二酸（酒石酸）

tartaric acid

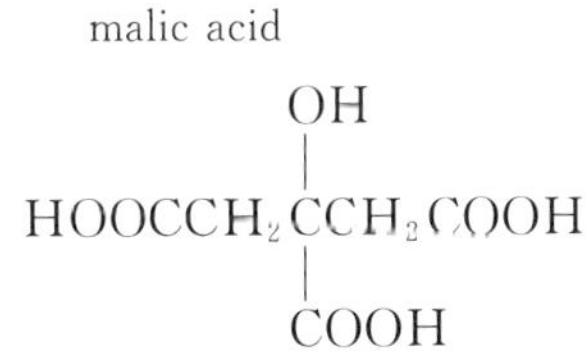

3-羧基-3-羟基戊二酸（枸橼酸）

citric acid

酚酸的命名是以羧酸为母体，羟基作取代基，并用阿拉伯数字或邻、对、间表明羟基在芳环上的位置。

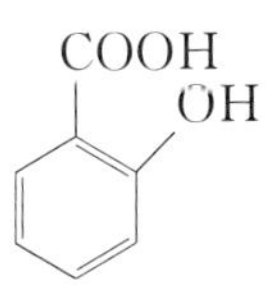

邻羟基苯甲酸（水杨酸）

o-hydroxybenzoic acid

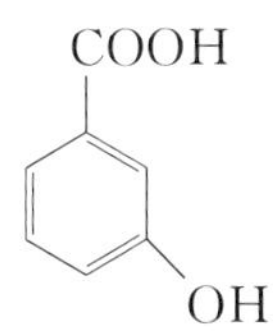

间羟基苯甲酸

m-hydroxybenzoic acid

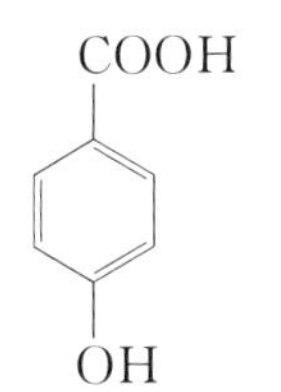

对羟基苯甲酸

p-hydroxybenzoic acid

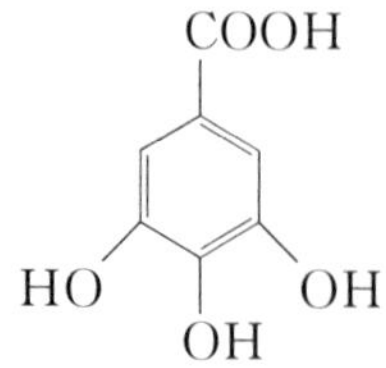

3,4,5-三羟基苯甲酸（没食子酸）
gallic acid

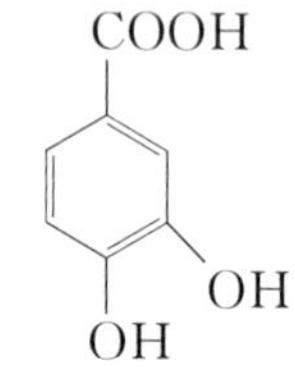

3,4-二羟基苯甲酸（原儿茶酸）
protocatechuic acid

二、物理性质

醇酸一般为结晶或黏稠液体，大都具有旋光性；在水中的溶解度比相应的羧酸大，低级醇酸可与水混溶；熔点也比相应的羧酸高。酚酸为晶体，分子中的羧基和羟基能与水分子形成氢键，水溶性比相应的醇、酚和羧酸大，熔点和沸点也比相应的醇、酚和羧酸要高。

三、化学性质

（一）酸性

因为羟基的吸电子诱导作用，醇酸的酸性比相应的羧酸强，而且根据诱导效应随碳链增长而减弱的特点，醇酸的酸性随分子中羟基与羧基的距离增大而减弱。

	CH_3CH_2COOH	$CH_3CH(OH)COOH$	$CH_2(OH)CH_2COOH$
pK_a	4.88	3.87	4.51

邻羟基苯甲酸的酸性较其间位或对位异构体显著增强，这是由于酚羟基的氢能与羧基中羰基氧形成环状的分子内氢键，从而增强了羧基中 O—H 键的极性，使氢更易解离。

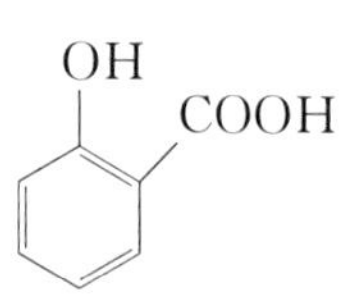

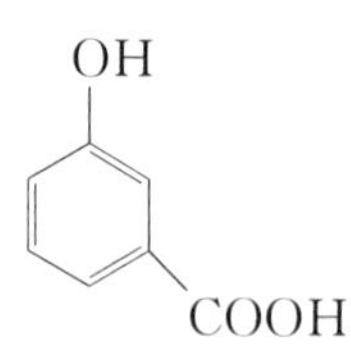

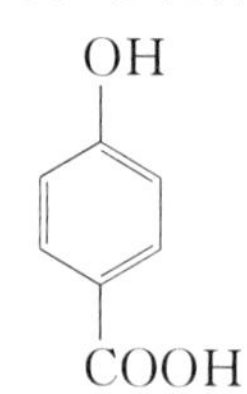

	邻羟基苯甲酸	间羟基苯甲酸	对羟基苯甲酸
pK_a	2.98	4.12	4.54

（二）醇酸的脱水反应

醇酸对热较敏感，加热或与脱水剂共热即发生脱水反应。脱水方式随分子中羟基和羧基的相对位置不同而不同。

α-醇酸受热发生两分子间交叉脱水，生成六元环交酯。交酯多为结晶物质，它和其他酯类一样，与酸或碱共热时，容易发生水解而生成原来的醇酸。

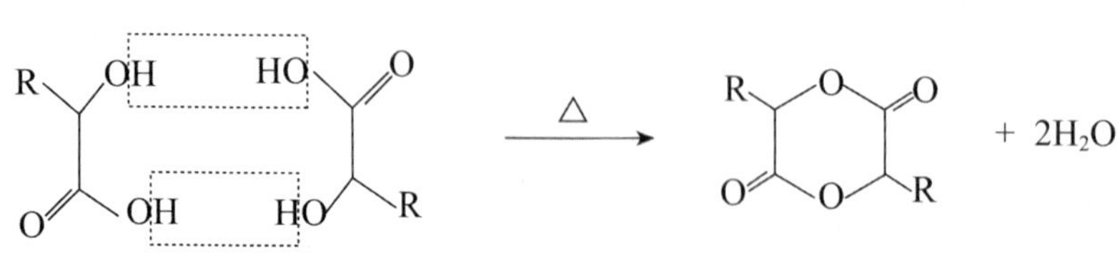

β-醇酸受热时，发生分子内脱水，生成 *α*,*β*-不饱和酸。

$$CH_3CH_2-\underset{OH}{CH}-\underset{H}{CH}-COOH \xrightarrow{\triangle} CH_3CH_2CH=CHCOOH + H_2O$$

γ-醇酸极易失水，在室温时就能自动在分子内脱水生成五元环的内酯，因此游离的γ-醇酸不易得到。

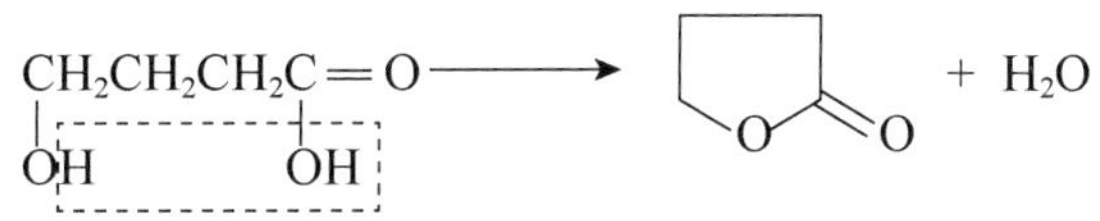

δ-醇酸脱水生成六元环的δ-内酯，但反应较γ-醇酸难，需要加热才能进行。

（三）醇酸的氧化反应

醇酸中的羟基比醇中的羟基易被氧化，如 Tollens 试剂不能氧化醇，但能把α-醇酸氧化为α-酮酸。

$$CH_3\underset{OH}{CH}COOH \xrightarrow[\triangle]{\text{Tollens 试剂}} CH_3\underset{O}{\overset{\|}{C}}COONH_4 + Ag\downarrow + NH_3\uparrow$$

生物体内在酶的催化下，醇酸也能发生脱氢氧化反应。

$$CH_3\underset{OH}{CH}CH_2COOH \underset{+2H}{\overset{-2H}{\rightleftharpoons}} CH_3\underset{O}{\overset{\|}{C}}CH_2COOH$$

（四）酚酸的脱羧反应

羟基位于羧基的邻位或对位的酚酸加热至熔点以上时，易分解脱羧生成相应的酚。

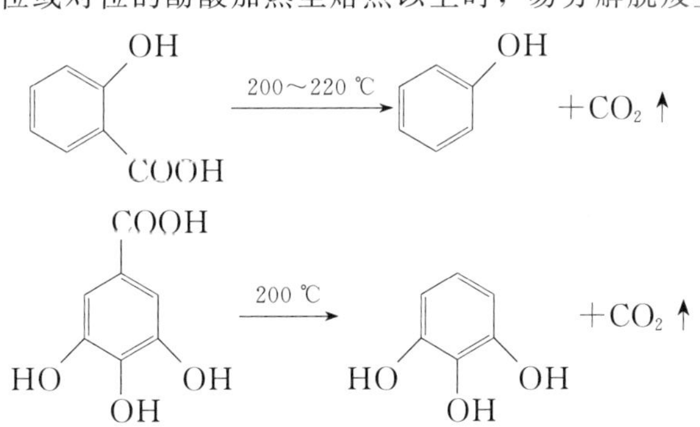

四、重要的酚酸——水杨酸及其衍生物

水杨酸又名柳酸，因存在于柳树或水杨树皮中而得名，化学名称邻羟基苯甲酸。它是无色针状结晶，熔点 159 ℃，在 79 ℃时升华。微溶于水，易溶于乙醇、乙醚、氯仿和沸水中。水杨酸本身具有杀菌、防腐作用，外用可作杀菌剂和防腐剂。水杨酸具有解热镇痛作用，能抑制体内某些前列腺素的合成。由于水杨酸对胃刺激性强，不宜内服，故多用其衍生物，其主要衍生物有乙酰水杨酸、水杨酸甲酯和对氨基水杨酸等。

乙酰水杨酸的商品名称为阿司匹林，为白色针状结晶，熔点 143 ℃，微溶于水，常用作解热镇痛药。

阿司匹林的发明人究竟是谁

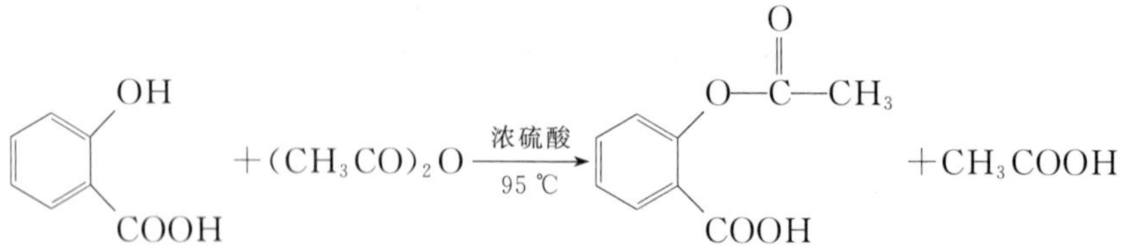

乙酰水杨酸

近年报道，成人每日服用低剂量的肠溶性阿司匹林，可降低因急性心肌梗死、冠状动脉血栓患者的死亡率。

水杨酸甲酯俗称冬青油。它是由冬青树叶中提取而得，为无色液体，沸点 190 ℃，具有特殊香味。可用作扭伤的外用药，也可用作配制牙膏、糖果等的香精。

对氨基水杨酸，简称为“PAS”，化学名称为 4-氨基-2-羟基苯甲酸。它为白色粉末，微溶于水，常与链霉素、异烟肼等抗结核药共用，可增强疗效。

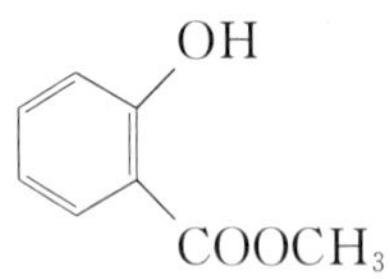

水杨酸甲酯

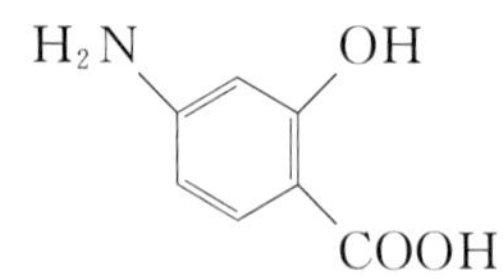

对氨基水杨酸

第二节　酮　酸

一、分类和命名

羰基酸（carbonyl acid）分子中具有羰基和羧基两种官能团。羰基酸可分为醛酸和酮酸。羰基在碳链中间的为酮酸（keto acid）。根据酮基和羧基相对位置的不同，可分为 α、β、γ、δ……酮酸。脂类、糖类和蛋白质在体内代谢主要产生 α-酮酸和 β-酮酸。

酮酸的命名是以羧酸为母体，酮基为取代基，称为某酮酸。酮基的位置用希腊字母或阿拉伯数字标出。

$H_3C-\overset{\overset{O}{\parallel}}{C}-COOH$	$H_3C-\overset{\overset{O}{\parallel}}{C}-CH_2COOH$	$HOOC-\overset{\overset{O}{\parallel}}{C}-CH_2COOH$
丙酮酸	β-丁酮酸（乙酰乙酸）	丁酮二酸（草酰乙酸）
pyruvic acid	β-butanone acid（acetoacetic acid）	butanone diacid（oxaloacetic acid）

二、化学性质

（一）酸性

由于酮基的吸电子诱导效应强于羟基，因此酮酸的酸性比相应的醇酸和羧酸强。酮基离羧基越近，羧基的酸性越强。

$$\underset{\underset{O}{\parallel}}{CH_3C}COOH > \underset{\underset{O}{\parallel}}{CH_3C}CH_2COOH > \underset{\underset{OH}{|}}{CH_3CH}COOH > HOCH_2CH_2COOH$$

pK_a　　2.49　　　3.51　　　3.86　　　4.51

（二）α-酮酸的分解反应

在稀硫酸作用下受热，α-酮酸发生脱羧反应生成少一个碳原子的醛。

$$CH_3CH_2\overset{O}{\overset{\|}{C}}COOH \xrightarrow[150\ ^\circ C]{稀\ H_2SO_4} CH_3CH_2CHO + CO_2\uparrow$$

在浓硫酸作用下受热，α-酮酸脱去羰基生成少一个碳原子的羧酸。

$$CH_3CH_2\overset{O}{\overset{\|}{C}}COOH \xrightarrow[\triangle]{浓\ H_2SO_4} CH_3CH_2COOH + CO\uparrow$$

（三）α-酮酸的氧化反应

α-酮酸极易被氧化，弱氧化剂如 Tollens 试剂就能将其氧化，而在相同条件下，酮和羧酸都很难被氧化。

$$CH_3CH_2\overset{O}{\overset{\|}{C}}COOH \xrightarrow[\triangle]{Tollens\ 试剂} CH_3CH_2COONH_4 + CO_2\uparrow + Ag\downarrow + NH_3\uparrow$$

（四）α-酮酸的氨基化反应

α-酮酸与氨在催化剂（如生物体内的酶）作用下可转变为氨基酸，称为 α-酮酸的氨基化反应。

$$CH_3-\overset{O}{\overset{\|}{C}}-COOH \xrightarrow[酶]{NH_3} \left[CH_3-\overset{NH}{\overset{\|}{C}}-COOH \right] \xrightarrow{2[H]} CH_3-\overset{NH_3^+}{\overset{|}{C}H}-COO^-$$

生物体内的 α-酮酸与 α-氨基酸在各种转氨酶的作用下可以相互转换，产生新的 α-酮酸和 α-氨基酸。

$$\underset{谷氨酸}{^-OOCCH_2CH_2\overset{NH_3^+}{\overset{|}{C}H}COO^-} + \underset{丙酮酸}{CH_3\overset{O}{\overset{\|}{C}}COOH} \xrightarrow{GPT} \underset{戊酮酸}{HOOCCH_2CH_2\overset{O}{\overset{\|}{C}}COOH} + \underset{丙氨酸}{CH_3\overset{NH_3^+}{\overset{|}{C}H}COO^-}$$

（五）β-酮酸的分解反应

β-酮酸比 α-酮酸更易发生脱羧反应，生成酮并放出 CO_2，这一反应称为 β-酮酸的酮式分解（ketonic cleavage）。

$$CH_3\overset{O}{\overset{\|}{C}}CH_2COOH \xrightarrow{微热} CH_3\overset{O}{\overset{\|}{C}}CH_3 + CO_2\uparrow$$

β-酮酸与浓碱液共热时，羰基碳原子和 α-碳原子之间的 σ 键断裂，生成两分子羧酸盐，这一反应称为 β-酮酸的酸式分解（acid cleavage）。

$$CH_3CH_2-\overset{O}{\overset{\|}{C}}\ \vdots\ CH_2COOH \xrightarrow[\triangle]{浓\ NaOH} CH_3CH_2COONa + CH_3COONa$$

三、酮体

在肝中，脂肪酸氧化分解的中间产物 β-羟基丁酸、β-丁酮酸和丙酮，在医学上合称为酮体

(ketone body)。正常人的血液中酮体的含量低于 10 mg·L^{-1}，而糖尿病患者因糖代谢不正常，靠消耗脂肪供给能量，其血液中酮体的含量为 3～4 g·L^{-1}。由于 β-羟基丁酸和 β-丁酮酸均具有较强的酸性，所以晚期糖尿病患者在酮体含量过高时，易发生酮症酸中毒。

第三节 氨基酸

氨基酸 (amino acid) 是一类含有羧基和氨基两种官能团的化合物。氨基酸是蛋白质的基本单位，有的氨基酸可直接作为药物使用。

一、结构与构型

天然氨基酸有 300 多种，但组成生物体内蛋白质的氨基酸只有 20 种。它们的结构通式如下：

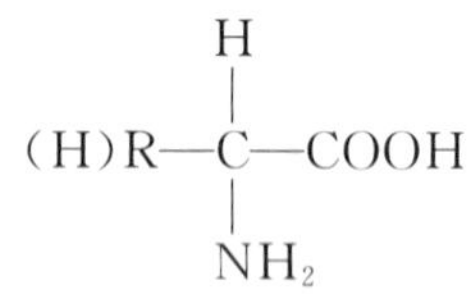

表 19-1 中的 20 种氨基酸，除脯氨酸（为 α-亚氨基酸）外均为 α-氨基酸。除甘氨酸外，其他 19 种氨基酸都是手性分子，都具有旋光性。

氨基酸的构型通常采用 *D*/*L* 构型标记法，生物体内具有旋光性的氨基酸均为 *L* 构型。若采用 *R*/*S* 构型标记法，除半胱氨酸为 *R* 构型外，其余均为 *S* 构型。

表 19-1 组成蛋白质的 20 种氨基酸

名称	缩写	结构式	等电点
中性氨基酸			
甘氨酸 (glycine) (氨基乙酸)	甘 Gly	H_2NCH_2COOH	5.97
丙氨酸 (alanine) (α-氨基丙酸)	丙 Ala	$CH_3CHCOOH$ | NH_2	6.02
丝氨酸 (serine) (α-氨基-β-羟基丙酸)	丝 Ser	$HOCH_2CHCOOH$ | NH_2	5.68
半胱氨酸 (cysteine) (α-氨基-β-巯基丙酸)	半胱 Cys	$HSCH_2CHCOOH$ | NH_2	5.07
谷氨酰胺 (glutamine) (α-氨基戊酰胺酸)	谷酰 Gln	$H_2NCCH_2CH_2CHCOOH$ ‖ | O NH_2	5.65
苏氨酸 (threonine)* (α-氨基-β-羟基丁酸)	苏 Thr	$CH_3CHCHCOOH$ | | OHNH_2	6.16
蛋氨酸 (methionine)* (α-氨基-γ-甲巯基丁酸)	蛋 Met	$CH_3SCH_2CH_2CHCOOH$ | NH_2	5.74
缬氨酸 (valine)* (β-甲基-α-氨基丁酸)	缬 Val	CH_3 | $CH_3CHCHCOOH$ | NH_2	5.96

续表

名称	缩写	结构式	等电点
亮氨酸（leucine）* （γ-甲基-α-氨基戊酸）	亮 Leu	$CH_3CHCH_2CHCOOH$ CH_3　NH_2	5.98
异亮氨酸（isoleucine）* （β-甲基-α-氨基戊酸）	异亮 Ile	CH_3 $CH_3CH_2CHCHCOOH$ NH_2	6.02
苯丙氨酸（phenylalanine）* （β-苯基-α-氨基丙酸）	苯丙 Phe	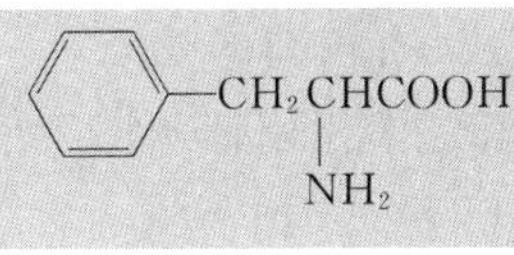	5.48
酪氨酸（tyrosine） （α-氨基-β-对羟苯基丙酸）	酪 Tyr	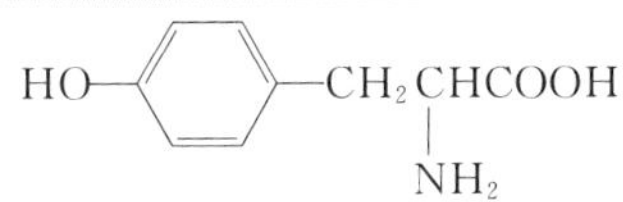	5.66
脯氨酸（proline） （α-羧基四氢吡咯）	脯 Pro	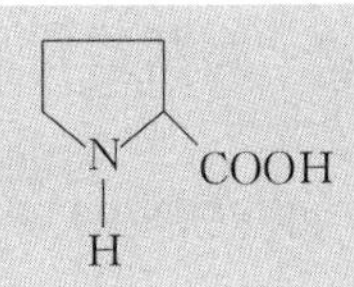	6.30
色氨酸（tryptophane）* [α-氨基-β-（3-吲哚基）丙酸]	色 Try	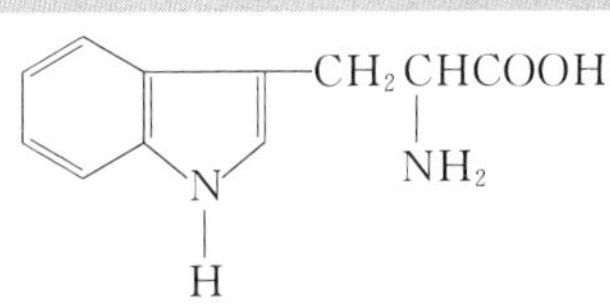	5.89
天冬酰胺（asparagine） （α-氨基丁酰胺酸）	天酰 Asn	O　NH_2 $H_2NCCH_2CHCOOH$	5.41
酸性氨基酸			
天门冬氨酸（aspartic acid） （α-氨基丁二酸）	天门冬 Asp	$HOOCCH_2CHCOOH$ NH_2	2.77
谷氨酸（glutamic acid） （α-氨基戊二酸）	谷 Glu	$HOOCCH_2CH_2CHCOOH$ NH_2	3.22
碱性氨基酸			
精氨酸（arginine） （α-氨基-δ-胍基戊酸）	精 Arg	$H_2NCNHCH_2CH_2CH_2CHCOOH$ NH　NH_2	10.76
赖氨酸（lysine）* （α,ε-二氨基己酸）	赖 Lys	$H_2NCH_2CH_2CH_2CH_2CHCOOH$ NH_2	9.74
组氨酸（histidine） [α-氨基-β-（4-咪唑）丙酸]	组 His	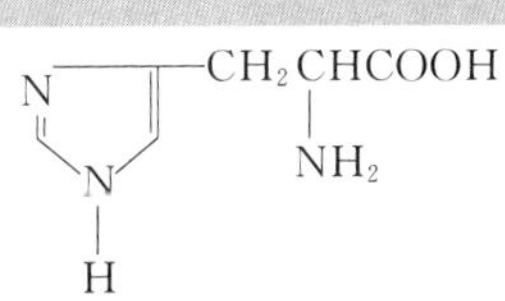	7.59

注：标*者为必需氨基酸。

二、分类与命名

根据氨基和羧基相对位置，氨基酸可分为α、β、γ……氨基酸；根据氨基酸中所含氨基和羧基的数目分为中性氨基酸（氨基与羧基数目相等）、酸性氨基酸（羧基数目多于氨基数目）和碱性氨基酸（氨基数目多于羧基）；根据分子中烃基的类型，则可分为脂肪族、芳香族和杂环氨基酸三大类。

氨基酸的命名可用系统命名法，但习惯根据其来源或某些特性而使用俗名，如丝氨酸因最初来源于蚕丝而得名，天冬氨酸来源于天冬植物。

三、物理性质

α-氨基酸为无色结晶，具有较高的熔点，一般在 200～300 ℃，在加热至熔点时便分解放出二氧化碳。通常，它们都能溶于水而不溶于乙醇、乙醚、苯等有机溶剂。

四、两性解离与等电点

氨基酸分子中既有酸性的羧基，又有碱性的氨基，与强碱或强酸都能反应生成盐，因此氨基酸是一种酸碱两性化合物。此外，氨基酸分子中的酸性基团和碱性基团可以相互作用生成内盐。

$$R-\underset{\underset{\displaystyle NH_2}{|}}{CH}-COOH \rightleftharpoons R-\underset{\underset{\displaystyle NH_3^+}{|}}{CH}-COO^-$$

内盐分子中既有正离子部分又有负离子部分，因此称为两性离子（zwitterion）或偶极离子（dipolarion）。氨基酸在晶体状态时主要是以偶极离子形式存在。氨基酸这种内盐结构使它具有类似离子化合物的性质，如高熔点，易溶于水和难溶于有机溶剂等。

在水溶液中，氨基酸的两性离子既可与 H^+ 结合成正离子，也可失去 H^+ 成为负离子，这三种离子在水溶液中通过得失 H^+ 而建立下述平衡：

$$\underset{\underset{\displaystyle NH_3^+}{|}}{RCHCOOH} \underset{H^+}{\overset{OH^-}{\rightleftharpoons}} \underset{\underset{\displaystyle NH_3^+}{|}}{RCHCOO^-} \underset{H^+}{\overset{OH^-}{\rightleftharpoons}} \underset{\underset{\displaystyle NH_2}{|}}{RCHCOO^-}$$

正离子	偶极离子	负离子
pH＜pI	pH＝pI	pH＞pI

在不同 pH 水溶液中氨基酸的带电情况不同，从而在电场中的行为也不同。通常，氨基酸在酸性溶液中，以正离子的形式存在，在电场中则泳向负极；而在碱性溶液中，以负离子的形式存在，在电场中则泳向正极。但是，当溶液调至某一特定的 pH 时，氨基酸刚好以偶极离子形式存在，净电荷为零，呈电中性，在电场中既不泳向负极，也不泳向正极。此时溶液的 pH 称为该氨基酸的等电点（isoelectric point），用 pI 表示。20 种氨基酸的等电点见表 19-1。

由于氨基和羧基的解离能力不同（羧基的解离程度大于氨基），所以中性氨基酸的等电点一般为 5.0～6.3，酸性氨基酸的等电点为 2.8～3.2，碱性氨基酸的等电点为 7.6～10.8。

等电点是每一种氨基酸的特有常数（氨基酸的 pI 值主要取决于羧基和氨基的解离常数）。在等电点时，氨基酸的溶解度最小，容易从溶液中析出。利用这一性质，可对氨基酸进行分离与提纯。

五、化学性质

氨基酸分子中因同时含有氨基和羧基，所以具有氨基和羧基的典型性质，也具有两种基团在分子内相互作用、相互影响的一些特殊性质。

（一）与亚硝酸反应

除亚氨基酸（脯氨酸、羟脯氨酸）外，α-氨基酸中的氨基都能与亚硝酸作用，定量放出氮气，并生成α-羟基酸。

$$\underset{\displaystyle NH_2}{CH_3\underset{|}{C}HCOOH} + HNO_2 \longrightarrow \underset{\displaystyle OH}{CH_3\underset{|}{C}HCOOH} + N_2\uparrow + H_2O$$

测定反应所放出的氮气的量，即可计算出氨基酸、蛋白质分子中氨基的含量。

（二）显色反应

α-氨基酸与茚三酮的水合物共热，经一系列反应，最终生成一种紫色化合物，叫罗曼氏紫，并定量放出二氧化碳。

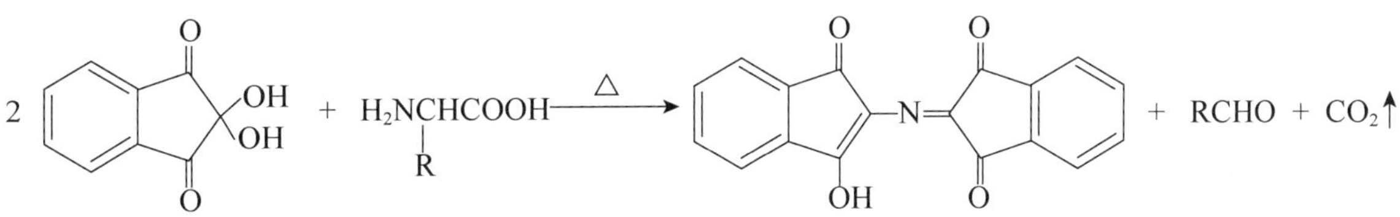

水合茚三酮　　罗曼氏紫

此反应可作为α-氨基酸定性、定量分析的依据。

（三）成肽反应

两分子α-氨基酸在适当条件下（如浓 HCl）加热，脱水生成二肽。

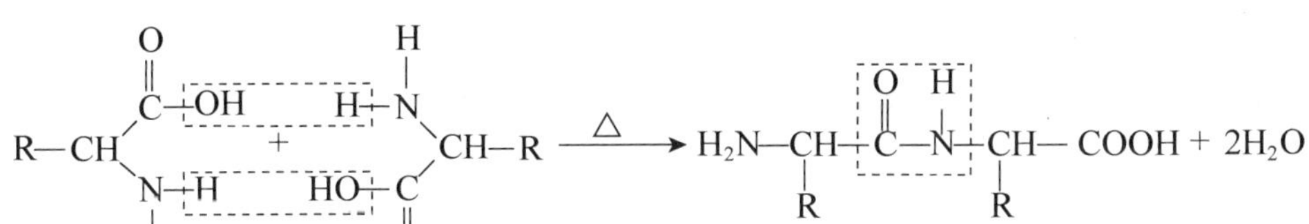

酰胺键

二肽分子中的酰胺键称为肽键（peptide bond），蛋白质分子中各氨基酸之间就是通过肽键相连的。

第十九章小结

习题十九

1. 写出下列化合物的结构式。

（1）乳酸　（2）β-丁酮酸　（3）乙酰水杨酸　（4）甘氨酸　（5）草酰乙酸

2. 用系统命名法命名下列化合物。

（1）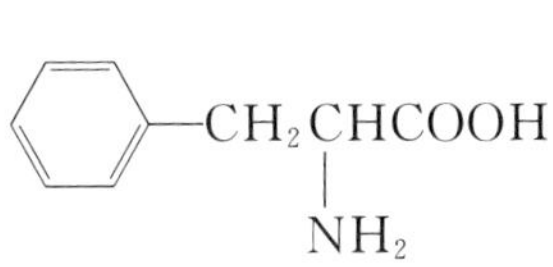

（2）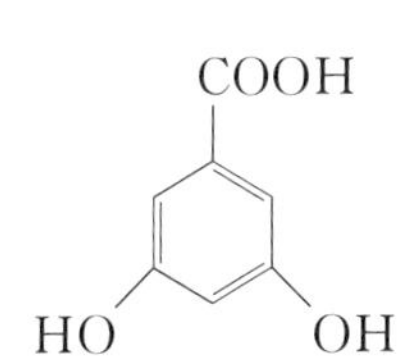

（3）$CH_3CH_2\overset{\displaystyle O}{\overset{\|}{C}}\underset{\displaystyle CH_3}{\underset{|}{C}H}COOH$

（4）$HOOC\underset{\displaystyle OH}{\underset{|}{C}H}CH_2COOH$

(5) 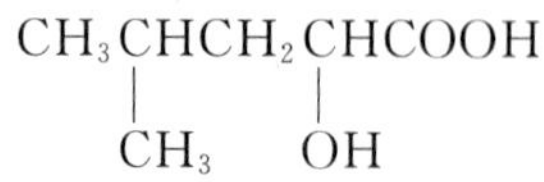

3. 完成反应方程式。

(1) 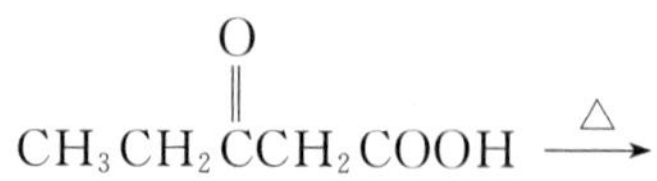

(2) 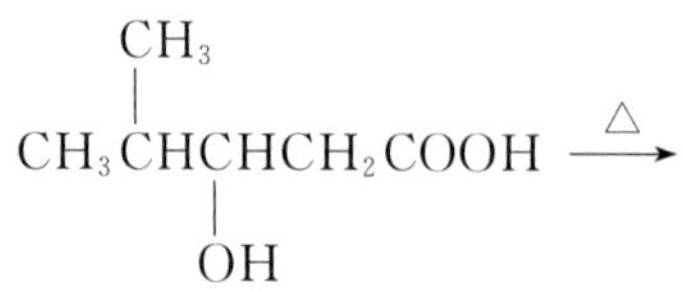

(3) 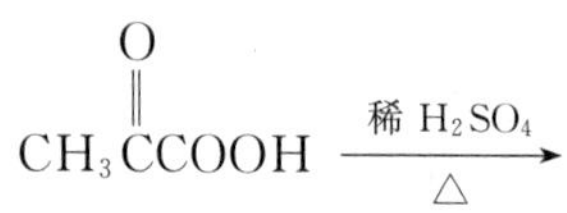

(4) 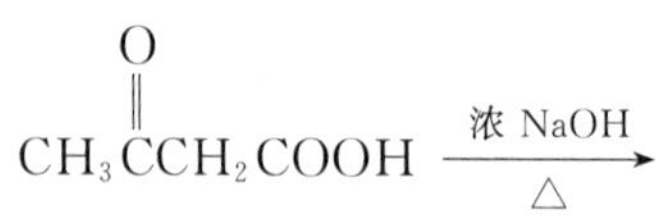

(5) 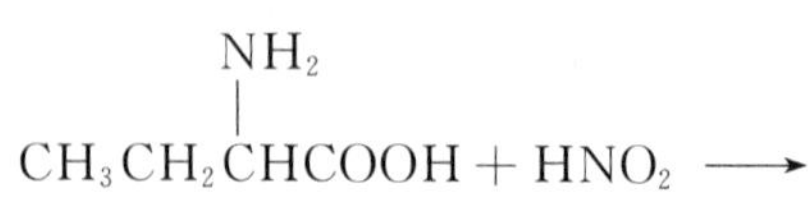

4. 试用简单的化学方法鉴别下列化合物。

(1) 乳酸、乙酸、丙酮酸

(2) 乙酰水杨酸、水杨酸甲酯、水杨酸

5. 简答题。

将缬氨酸（pI=5.97）、天冬氨酸（pI=2.97）、赖氨酸（pI=9.74）分别溶于水中。

(1) 水溶液呈酸性或碱性？

(2) 氨基酸质点带何种电荷？

(3) 欲调节溶液 pH 至等电点，需要加酸或加碱？

6. 推导结构。

(1) 某化合物分子式为 $C_4H_8O_3$，能与 $NaHCO_3$ 反应放出 CO_2，受热时易失去一分子水，若与碘的氢氧化钠溶液作用则有黄色沉淀生成。试写出此化合物的结构式和相关反应式。

(2) 某化合物分子式为 $C_3H_7O_3$，有旋光活性，可与 NaOH 及 HCl 作用生成盐，可与醇成酯，当与 HNO_2 作用时放出 N_2，试写出该化合物的结构式。

（李红梅）

习题十九参考答案

第20章 杂环化合物和生物碱

杂环化合物广泛分布于自然界，数目庞大，种类繁多，约占已知有机化合物的三分之一，大都具有明显的生理活性。如叶绿素、血红素、核酸的碱基、酶及辅酶都含有杂环结构。在临床使用的药物中，杂环化合物占有相当大的比重，比如青霉素、头孢菌素、喹喏酮类以及很多中草药的有效成分（如治疗肿瘤的喜树碱、紫杉醇等）都是含有杂环的化合物。

第一节　杂环化合物

杂环化合物（heterocyclic compounds）是指构成环系的原子除碳原子外还有其他原子的化合物。环中的非碳原子称为杂原子（heteroatom），常见的杂原子是 N、O、S。符合 Hückel 规则，具有芳香性，环系比较稳定的杂环化合物，称为芳杂环（aromatic heterocycles）。由于杂环化合物数目庞大，在此仅讨论芳杂环的分类和命名，以及个别重要芳杂环化合物的结构和主要性质。

一、杂环化合物的分类和命名

（一）分类

杂环化合物根据环数的多少分为单杂环和稠杂环，单杂环又分为五元杂环和六元杂环等。常见杂环化合物的结构和名称见表 20-1。

表 20-1　常见杂环化合物的结构和名称

类别	杂环母体					
五元杂环	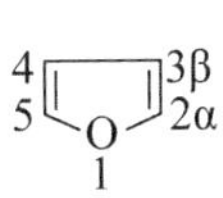 呋喃 furan	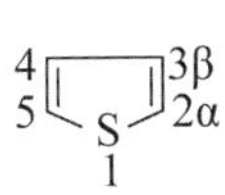 噻吩 hiophene	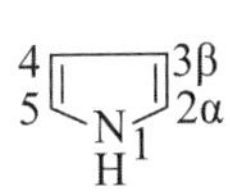 吡咯 pyrrole	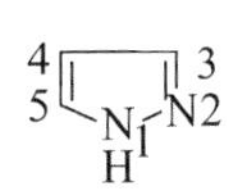 吡唑 pyrazole	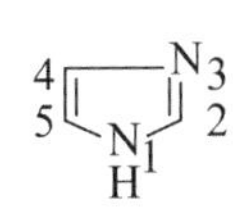 咪唑 thiazole	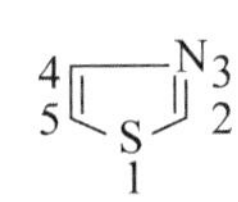 噻唑 thiazole
六元杂环	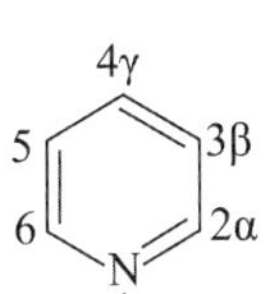 吡啶 pyridine	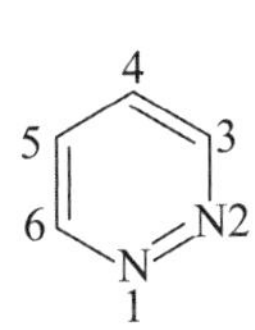 哒嗪 pyridazine	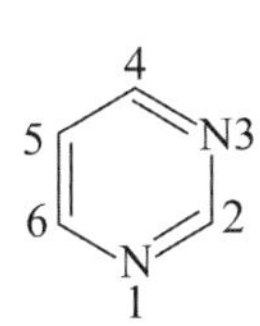 嘧啶 pyrimidine	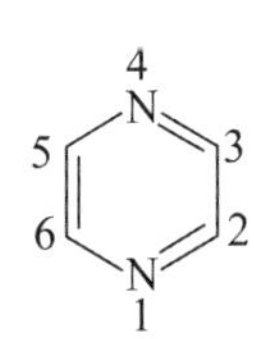 吡嗪 pyrazine	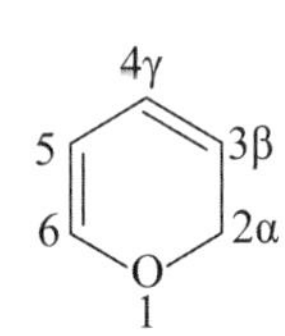 吡喃 pyrane	

续表

类别	杂环母体			
稠杂环	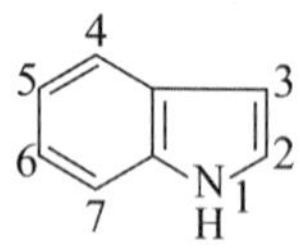 吲哚 indole	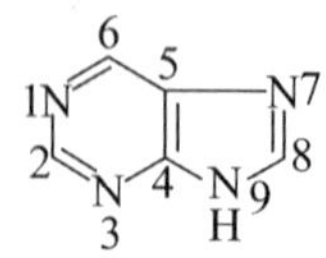 嘌呤 purine	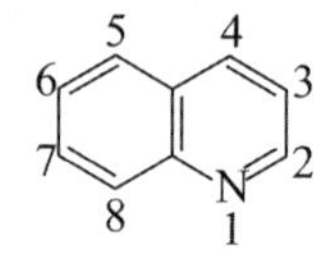 喹啉 quinoline	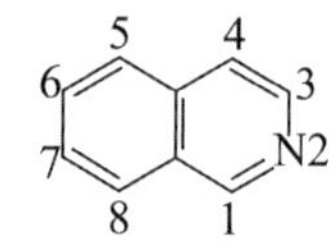 异喹啉 isoquinoline
	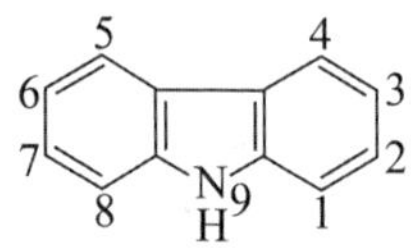 咔唑 carbazole	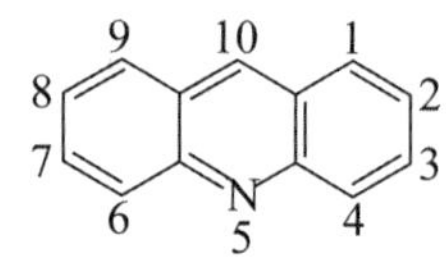 吖啶 acridine	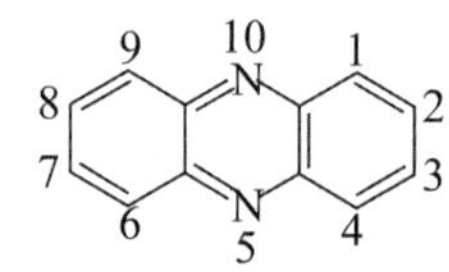 吩嗪 phenazine	

（二）命名

我国目前主要采用音译法命名，即将特定的 45 个杂环化合物的英文名称译成同音汉字，加上“口”字旁作为杂环的名称。当杂环上有取代基时，以杂环为母体，对环上的碳原子进行编号。编号的规则有：

（1）当环上只有一个杂原子时，从杂原子开始，依次用 1，2，3……；或从靠近杂原子的碳原子开始，标以希腊字母 α，β，γ……

（2）当环上有几个不同的杂原子时，则按 O、S、NH、N 的先后顺序编号，并使杂原子的编号尽可能小。

（3）稠杂环的编号有几种情况。有的按其相应的稠环芳烃的母环编号，从一端开始，共用碳原子一般不编号，编号时使杂原子的编号尽可能小，并遵守杂原子的优先顺序。有的稠杂环母环（如吲哚、嘌呤等）有特定的编号原则。

例如：

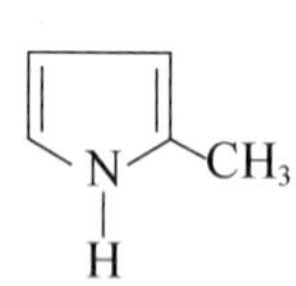

2-甲基吡咯（α-甲基吡咯）

2-methylpyrrole

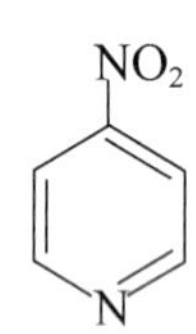

4-硝基吡啶（γ-硝基吡啶）

4-nitropyridine

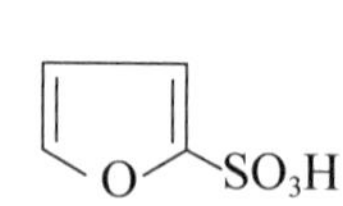

2-呋喃磺酸（α-呋喃磺酸）

2-furansulfonic acid

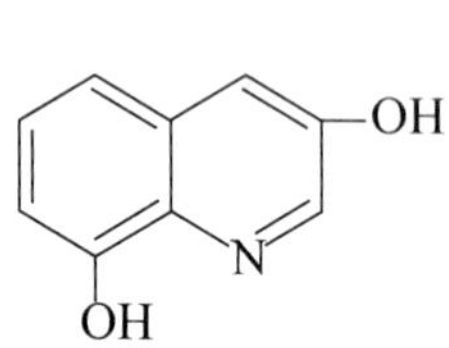

3,8-二羟基喹啉

3,8-dihydroxyquinoline

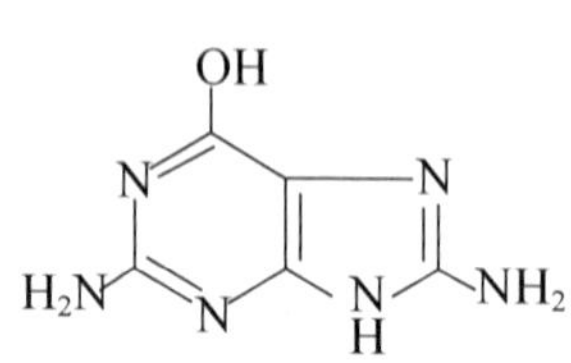

2,8-二氨基-6-羟基嘌呤

2,8-diamino-6-hydroxypurine

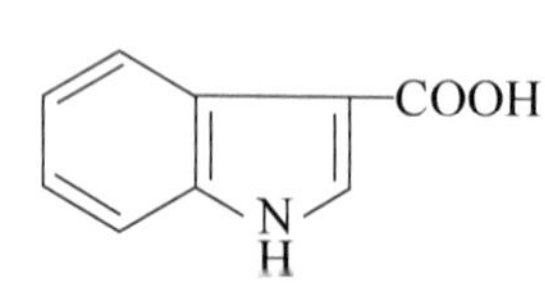

3-吲哚甲酸

3-indolecarboxylic acid

当杂环中有饱和的碳原子或氮原子时，用其编号加大写斜体 *H* 表示。含活泼氢的杂环化合物及其衍生物，可能存在着互变异构体，命名时需按上述方式标氢。例如：

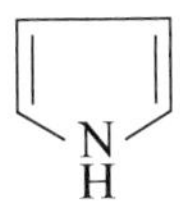
1*H*-吡咯 1*H*-pyrrole

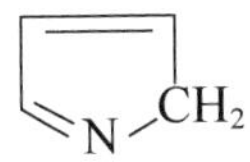
2*H*-吡咯 2*H*-pyrrole

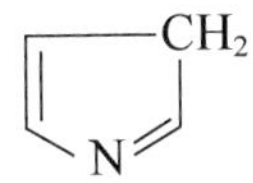
3*H*-吡咯 3*H*-pyrrole

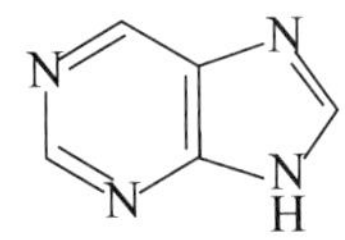
9*H*-嘌呤 9*H*- purine

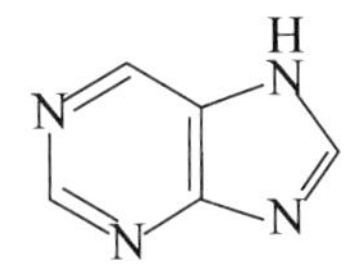
7*H*-嘌呤 7*H*- purine

二、吡啶及其衍生物

（一）吡啶的结构

吡啶的结构与苯非常相似，环上的 6 个原子均以 sp^2 杂化轨道相互重叠形成 σ 键，构成平面六元环结构。每个原子未杂化的 p 轨道（各有 1 个电子）垂直于环平面，侧面重叠形成有 6 个 π 电子的闭合共轭体系，故吡啶具有一定的芳香性。氮原子上还有 1 个 sp^2 杂化轨道没有参与成键，被 1 对未共用电子对所占据（图 20-1）。

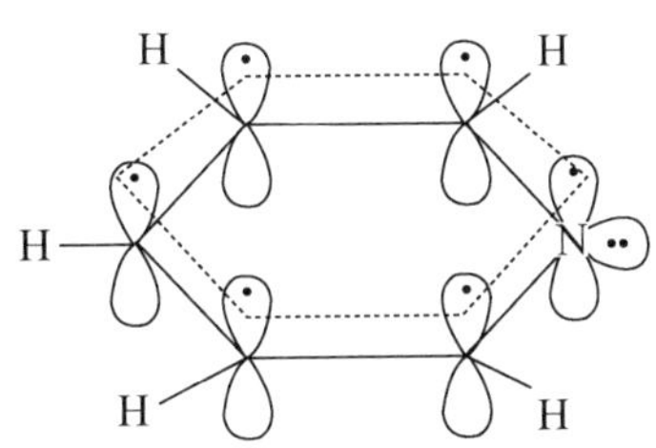

图 20-1　吡啶的分子结构

由于氮原子电负性较大，使 π 电子云向氮原子偏移，环上碳原子的电子云密度远远小于苯，因此吡啶发生亲电取代反应比苯难。

（二）吡啶的性质

吡啶存在于煤焦油和骨焦油中，为无色或淡黄色的液体，有特殊气味，沸点 115.5 ℃，密度 0.982 g・ml^{-1}。吡啶与水能以任何比例互溶，同时又能溶解大多数极性及非极性的有机化合物，甚至可以溶解某些无机盐类，是一个有广泛应用价值的溶剂。

1. 碱性

吡啶氮原子上的未共用电子对可接受质子而显碱性。吡啶的碱性（$pK_a=5.19$）比氨（$pK_a=9.24$）和脂肪胺（$pK_a=10\sim11$）弱，比芳胺（如苯胺，$pK_a=4.60$）强，能与强酸反应生成盐。

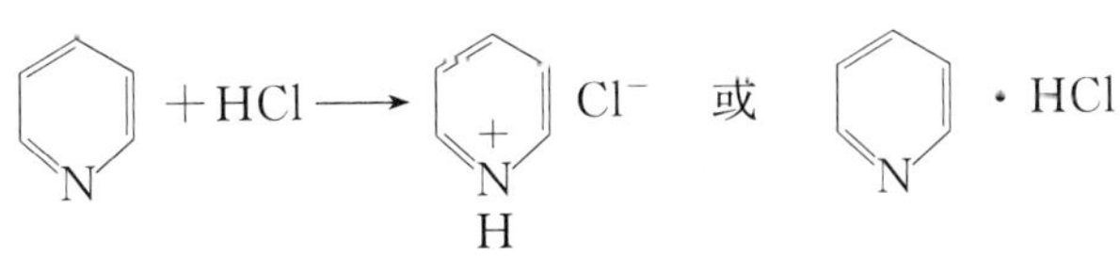

2. 亲电取代反应

取代基主要进入电子云密度较高的 β 位。

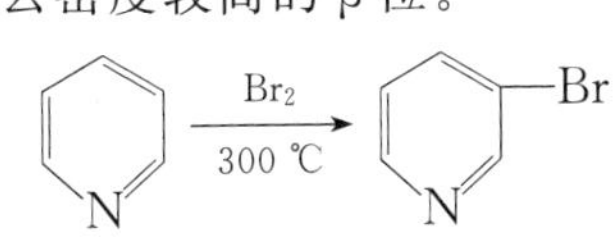

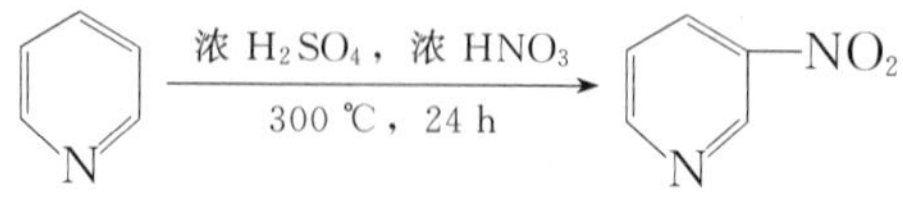

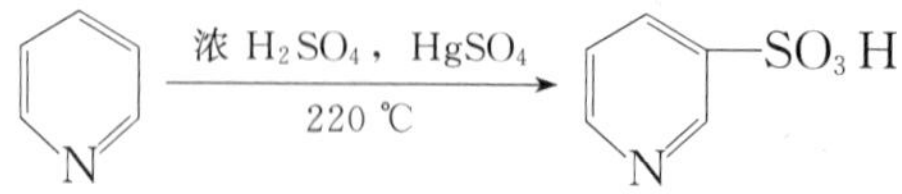

3. 氧化还原反应

吡啶一般不易被氧化，但当环上带有 α-H 侧链时，则发生侧链的氧化反应。

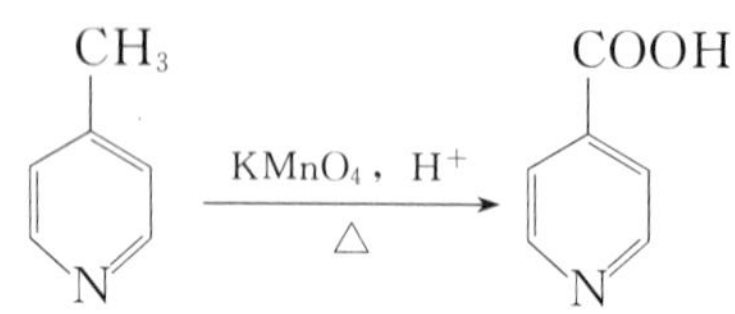

吡啶比苯容易发生还原反应，在常温下就可被催化氢化为六氢吡啶。

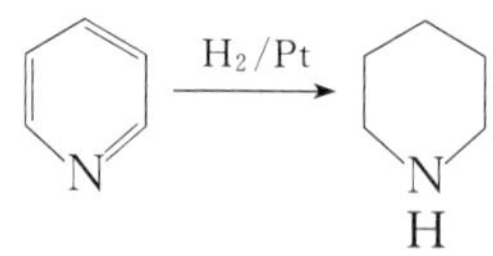

六氢吡啶又名哌啶，具有仲胺的性质，碱性（$pK_a=11.20$）比吡啶强。

（三）重要的吡啶衍生物

1. 烟酸（nicotinic acid）和烟酰胺（nicotinamide）

烟酸是维生素 B 族的一种，具有血管扩张的作用，能促进细胞的新陈代谢。烟酰胺是辅酶Ⅰ的组成成分。两者都是白色晶体，合称维生素 PP，是人体不可缺少的维生素，存在于肉类、肝、花生、酵母、米糠中，临床上用来防治癞皮病及类似的维生素缺乏症。

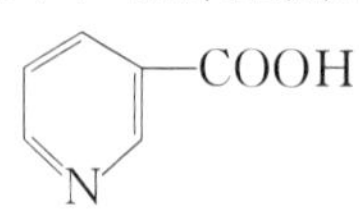

烟酸

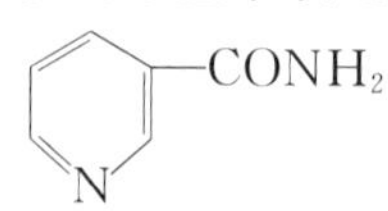

烟酰胺

2. 异烟肼（isoniazid）

异烟肼又名雷米封（rimifon），为白色针状结晶，熔点 170～173 ℃，易溶于水和乙醇，是常用的抗结核药物。

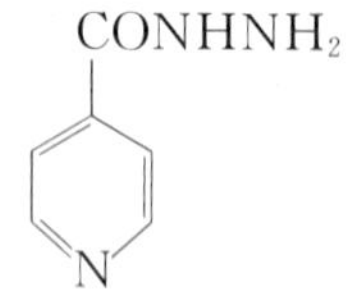

异烟肼

3. 维生素 B_6（vitamin B_6）

包括吡哆醇、吡哆醛和吡哆胺 3 种化合物，它们存在于蔬菜、谷物、肉、蛋类中，是维持蛋白质正常代谢的维生素，可用于治疗放射性呕吐、妊娠呕吐和白细胞减少症。

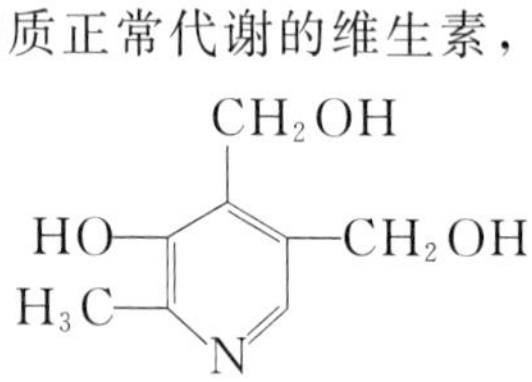

吡哆醇

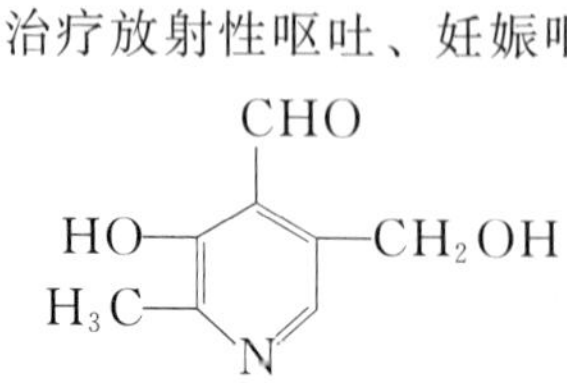

吡哆醛

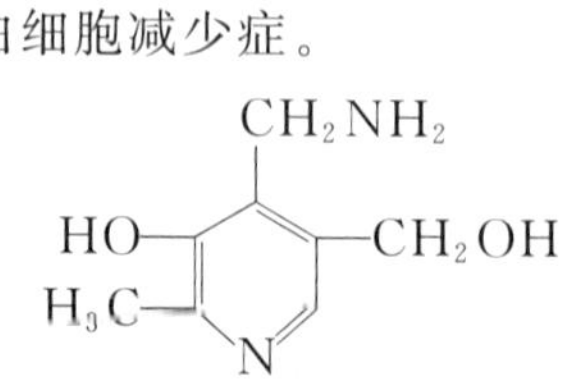

吡哆胺

三、吡咯及其衍生物

（一）吡咯的结构

近代物理方法测知，吡咯是平面型分子。碳原子与杂原子均以 sp^2 杂化轨道与相邻原子彼此以 σ 键构成五元环，每个原子都有一个未参与杂化的 p 轨道与环平面垂直，碳原子的 p 轨道中有一个电子，而杂原子的 p 轨道中有两个电子，这些 p 轨道相互侧面重叠形成具有 6 个 π 电子的闭合共轭体系，吡咯具有芳香性（图 20-2）。

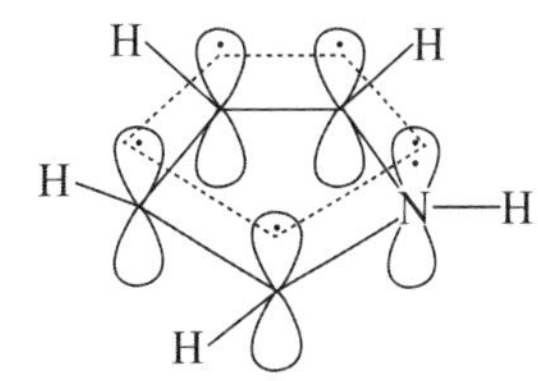

图 20-2 吡咯的分子结构

因为 5 个 p 轨道中分布着 6 个电子，杂环上碳原子的电子云密度比苯环上碳原子的电子云密度高，所以吡咯发生亲电取代反应比苯容易。

（二）吡咯的性质

吡咯存在于煤焦油和骨焦油中，为无色液体，难溶于水，沸点 131 ℃，有苯胺样气味。其蒸气遇盐酸浸过的松木片呈红色。

1. 弱酸性

吡咯分子中虽有仲胺结构，但碱性很弱（$pK_a=0.4$），其原因是氮原子上的一对电子已参与形成大 π 键，不再具有给出电子对的能力，与质子难以结合。相反，氮上的氢原子却显示出弱酸性，吡咯能与干燥的氢氧化钾共热成盐。

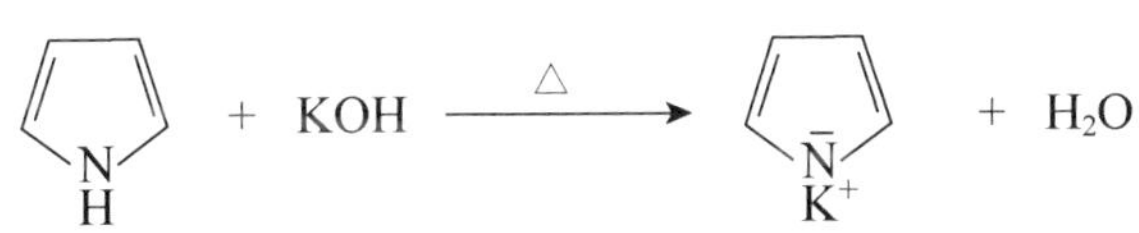

2. 亲电取代反应

取代基主要进入 α-位。

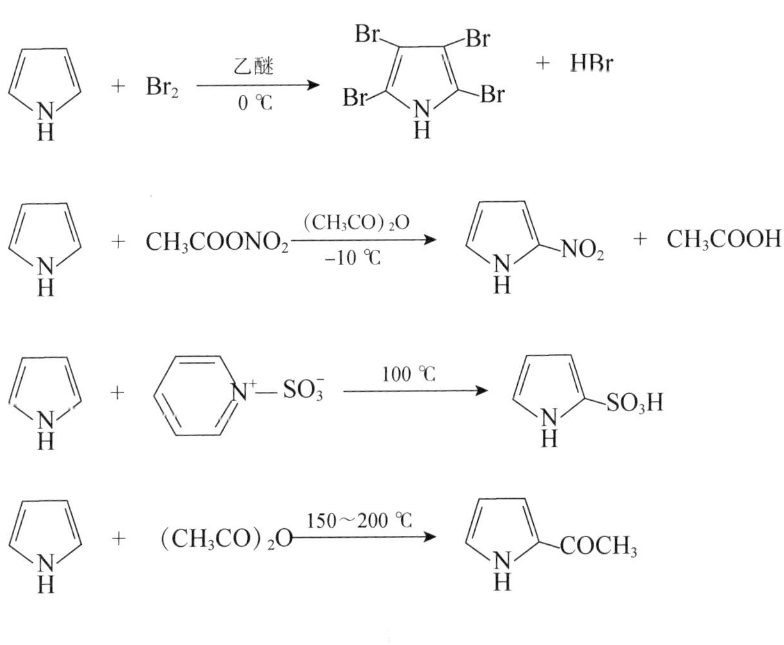

卟啉

（三）重要的吡咯衍生物

（1）吡咯衍生物在自然界分布很广，血红素（hemachrome）和叶绿素（chlorophyll）都是吡咯的衍生物，它们在动植物生理上都起着重要作用。

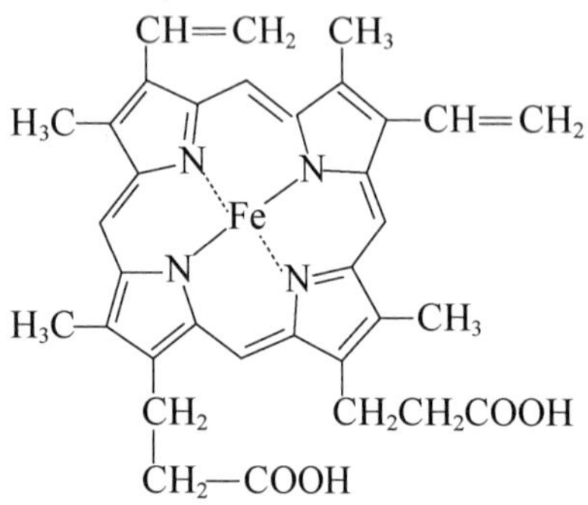

血红素

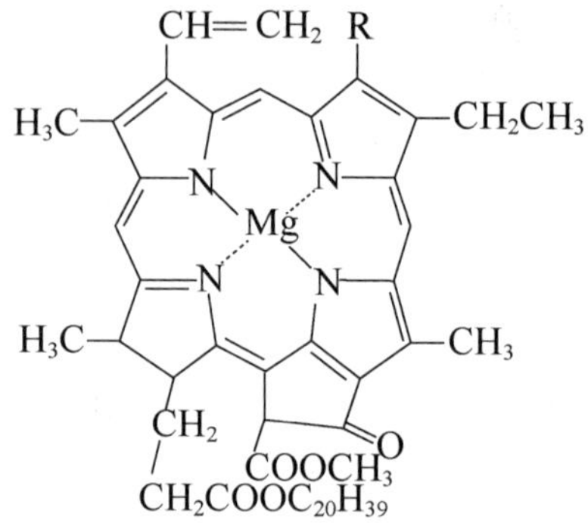

叶绿素a R = $-CH_3$
叶绿素b R = $-CHO$

叶绿素

（2）药物中的吡咯衍生物有海人草酸（kainic acid）、林可霉素（lincomycin）、维生素 B_{12}（vitamin B_{12}）等。海人草酸是一种驱蛔虫药；林可霉素是一种较新的抗菌素，对革兰氏阳性和阴性球菌均有较强的抑菌作用。

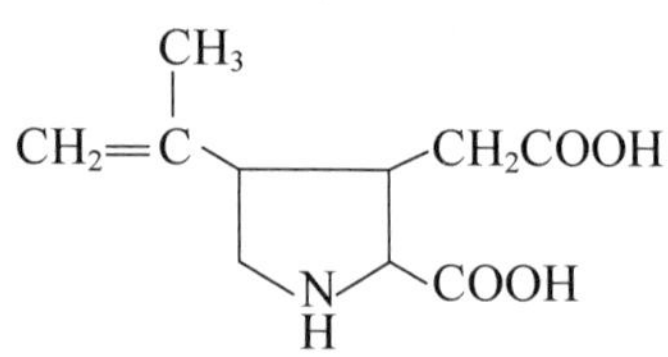

海人草酸

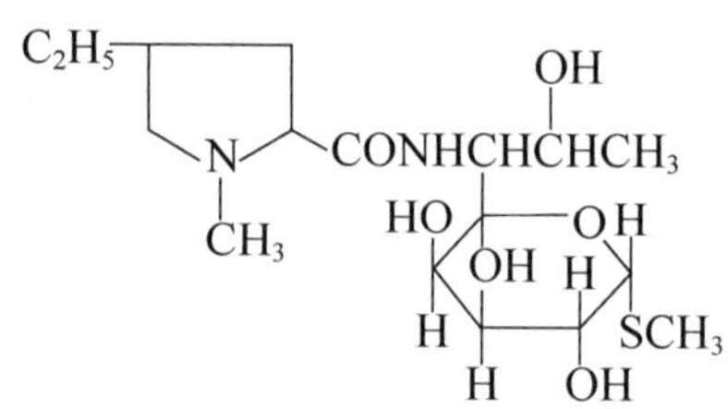

林可霉素

四、其他重要的杂环及其衍生物

（一）嘧啶及其衍生物

自然界中没有游离的嘧啶，但它的衍生物却广泛存在，且与遗传现象和生命现象密切相关，某些维生素、磺胺类及巴比妥类药物也都含有嘧啶环。重要的嘧啶衍生物主要有：

1. 尿嘧啶（uracil）、胞嘧啶（cytosine）和胸腺嘧啶（thymine）

这 3 种物质是组成核酸分子的重要成分。

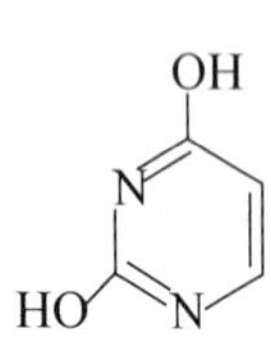

尿嘧啶

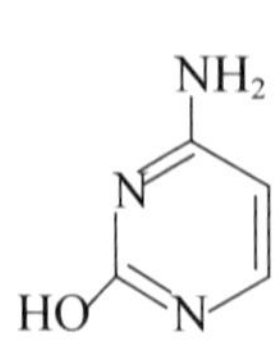

胞嘧啶

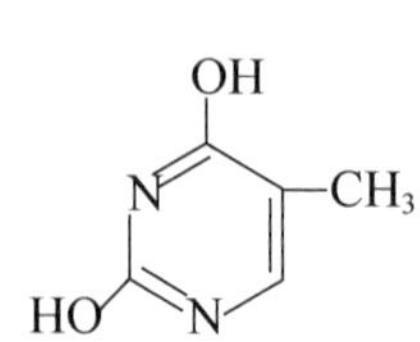

胸腺嘧啶

2. 维生素 B_1（vitamin B_1）

医药上常用其盐酸盐，又称硫胺素。维生素 B_1 是维持糖代谢、消化和神经传导功能正常的必需物质，可用于治疗多发性神经炎、脚气病、食欲缺乏和胃肠道疾病等。

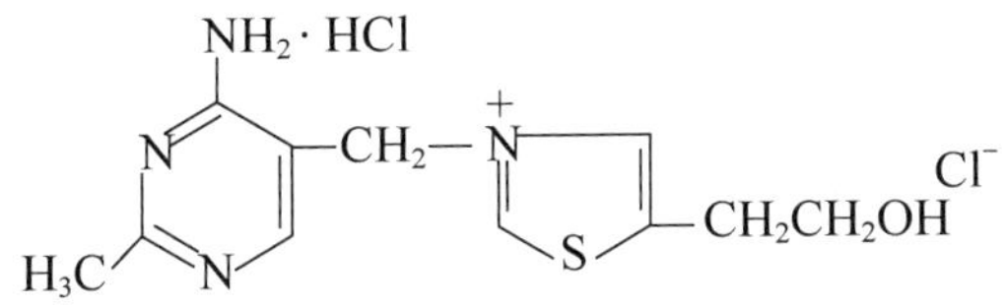

维生素B_1

3. 磺胺嘧啶（sulfadiazine）

可用于治疗溶血性链球菌、肺炎球菌及脑膜炎双球菌的感染。

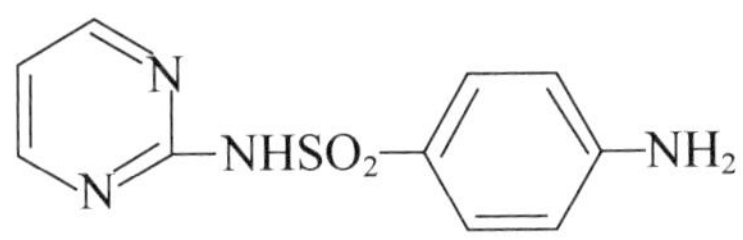

磺胺嘧啶

4. 氟尿嘧啶（fluorouracil）

可用于治疗结肠癌、直肠癌、乳腺癌、卵巢癌及胃癌等，但毒性很大，它与脱氧核糖核酸缩合成氟尿嘧啶脱氧核苷，可使毒性降低。

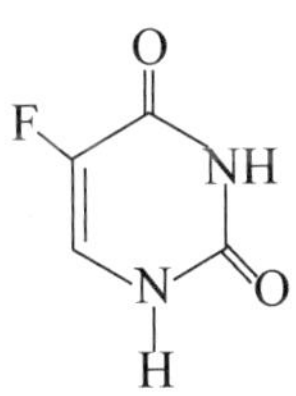

氟尿嘧啶

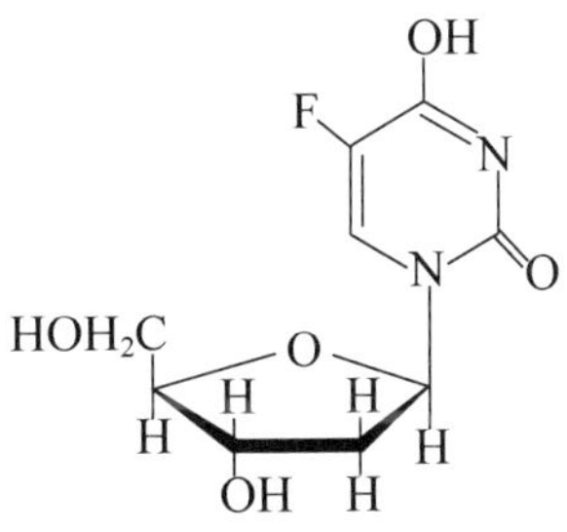

氟尿嘧啶脱氧核苷

（二）嘌呤及其衍生物

嘌呤由嘧啶环和咪唑环稠合而成，是无色针状晶体，熔点为216～217 ℃，易溶于水，也可溶于醇，但不溶于非极性的有机溶剂。下面介绍几种重要的嘌呤衍生物。

1. 鸟嘌呤（guanine）和腺嘌呤（adenine）

均是构成核酸的重要成分。

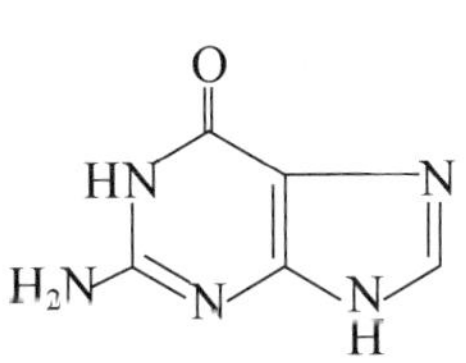

鸟嘌呤

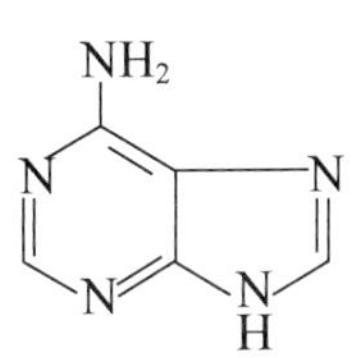

腺嘌呤

腺嘌呤的盐酸盐为维生素 B_4，是白色针状结晶或结晶性粉末，具有刺激白细胞增生的作用，可用于治疗白细胞减少症。

2. 黄嘌呤（xanthine）

即2,6-二羟基嘌呤，它有两种互变异构体，其衍生物常以酮的形式存在。

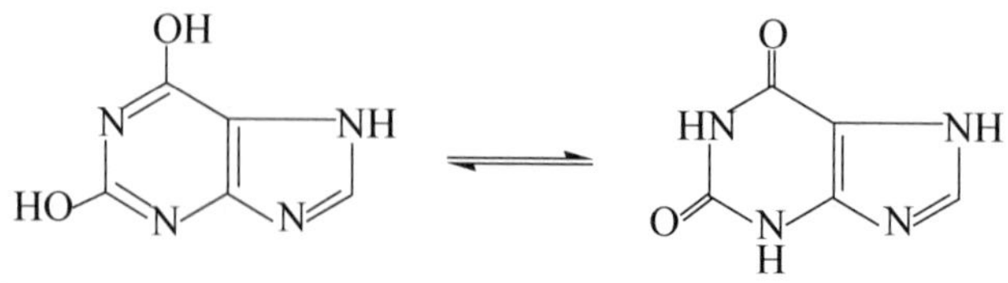

2,6-二羟基嘌呤（黄嘌呤）

黄嘌呤的甲基衍生物在自然界存在广泛，如咖啡因、茶碱和可可碱存在于茶叶或可可豆中，具有利尿和兴奋中枢神经的作用，在医药上用作中枢兴奋剂、强心剂和利尿药物。

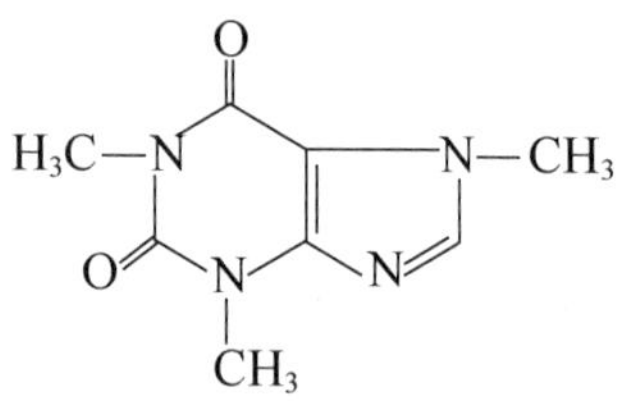

咖啡因

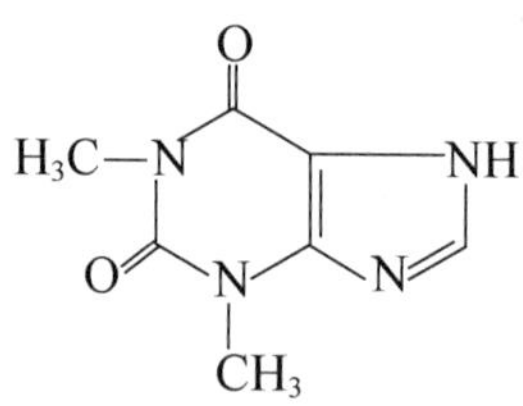

茶碱

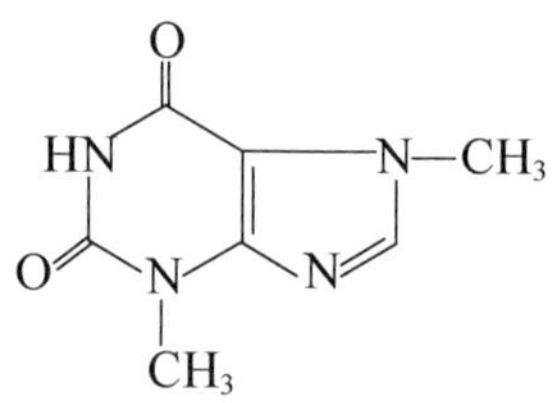

可可碱

3. 尿酸（uric acid）

存在于哺乳动物的血和尿中，是核蛋白代谢的最终产物。正常人的血液和尿中只有少量存在。尿酸有酮式和烯醇式两种异构体，其中酮式占优势。

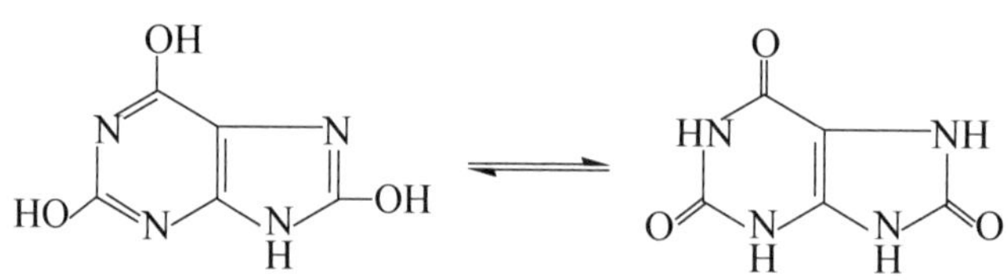

尿酸

尿酸为白色结晶，难溶于水，具有弱酸性，在体内以盐的形式存在。当代谢发生紊乱时，体内尿酸含量增加，就以盐的形式发生沉积，可形成尿结石、痛风石及肾结石等。

第二节 生物碱

一、生物碱概述

生物碱（alkaloid）是存在于生物体内，具有明显生理活性的碱性含氮有机化合物，由于这类物质主要存在于植物体内，故又称为植物碱。生物碱常与酸（草酸、枸橼酸、苹果酸、磷酸等）结合成盐，少数以糖苷、有机酸酯和酰胺的形式存在于植物体中。

二、生物碱的一般性质

生物碱种类繁多，结构复杂。绝大多数生物碱是无色或白色的结晶固体，少数是液体或有颜色（如烟碱为液体，麻黄碱是黄色），味苦，大多具有旋光性，多数难溶或不溶于水，能溶于乙醇、氯仿、丙酮等有机溶剂。

1. 碱性

生物碱大多具有弱碱性，能够与酸作用生成生物碱盐。它们的盐类一般易溶于水，而难溶于有机溶剂。临床上常利用此性质来改善生物碱类药物的水溶性，如盐酸阿托品、磷酸可待因、盐酸吗啡等。

生物碱盐与碱作用时可以转化为不溶于水的游离体。因此使用生物碱药物时，应注意不要与碱性药物并用，否则会影响治疗效果。如在硫酸奎宁的水溶液中，加入少量苯巴比妥钠（碱性），立即析出白色沉淀而失效。

2. 沉淀反应

大多数生物碱或其盐的水溶液可以与一些试剂作用，生成难溶于水的盐或配合物而沉淀。这类能与生物碱发生沉淀反应的试剂称为生物碱沉淀剂。常用的生物碱沉淀剂是一些酸和重金属盐类，如鞣酸、苦味酸、氯化金（$AuCl_3 \cdot HCl$）、碘化铋钾（$KBiI_4$）、碘化汞钾（K_2HgI_4）、磷钼酸（$H_3PO_4 \cdot 12MoO_3$）、磷钨酸（$H_3PO_4 \cdot 12WO_3$）等。可根据产生沉淀的颜色、形状来鉴别生物碱，并进行精制和分离。

3. 显色反应

大多数生物碱能和一些试剂反应呈现出不同的颜色，这些能使生物碱发生颜色反应的试剂称为生物碱显色剂。常用的生物碱显色剂有钼酸钠、甲醛、硝酸、钒酸铵、高锰酸钾等的浓硫酸溶液。各种生物碱因其结构不同而显示不同的颜色，因此利用此反应可检查和鉴别生物碱。如甲醛-浓硫酸溶液遇吗啡显紫红色，可待因显蓝色；1%的钒酸铵的浓硫酸溶液遇马钱子碱显血红色，遇吗啡显棕色，遇奎宁显浅橙色。

三、常见的生物碱

1. 烟碱

存在于烟叶中，又名尼古丁（nicotine），属吡啶类生物碱。烟碱是烟叶中含有的十多种生物碱中最主要的一种，占 2%～8%。

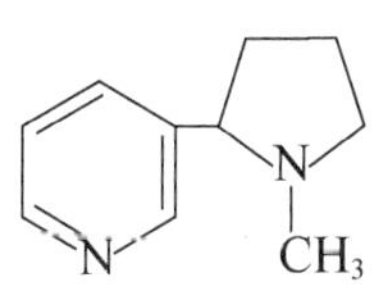

烟碱

烟碱为无色油状液体，沸点 246 ℃，能溶于水和乙醇、氯仿等有机溶剂，有旋光性，天然存在的为左旋体。烟碱有毒，少量对中枢神经系统有兴奋作用，使血压升高，呼吸增强；量大时则会抑制中枢神经，使呼吸停止，心脏麻痹，出现恶心、头痛、呕吐等症状。严重时可使心脏停搏以致死亡。因此，长期吸烟能引起慢性中毒。在农业上，烟碱可作杀虫剂。

2. 阿托品（atropine）

存在于颠茄、莨菪、曼陀罗、洋金花等茄科植物中，是一种酯，水解得莨菪醇及莨菪酸。

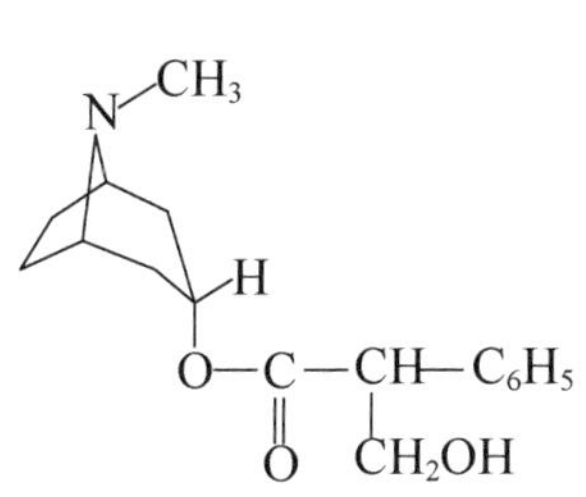

阿托品

阿托品呈柱状晶体，熔点 118 ℃，难溶于水，易溶于乙醇、氯仿等有机溶剂。阿托品具有解除平滑肌痉挛，抑制腺体分泌及扩大瞳孔的作用。它的盐酸盐用于治疗胃病、肠绞痛、解痉挛、扩大瞳孔等，也可以用作有机膦、锑中毒的解毒剂。过去是从植物中提取，现在可以进行人工合成。

3. 麻黄碱（ephedrine）

麻黄碱又称麻黄素，存在于中药麻黄中，占麻黄总碱量的60%以上。

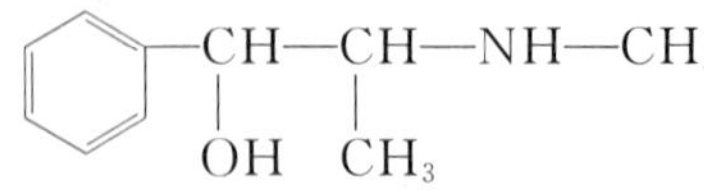

麻黄碱

游离的麻黄碱为无色蜡状晶体或固体颗粒结晶，常带结晶水，熔点40 ℃，无臭，味苦，易溶于水和乙醇、氯仿等有机溶剂。其水溶液具有碱性，能与无机酸或强有机酸结合成盐。

麻黄碱属芳胺类，是少数不含杂环的生物碱，与一般生物碱的性质不同。游离的麻黄碱有挥发性，不易与多种生物碱沉淀试剂作用产生沉淀。

麻黄碱具有类似肾上腺素的生理作用，能兴奋交感神经，扩张支气管，升高血压，临床上常用其盐酸盐治疗支气管哮喘、鼻黏膜肿胀、发汗、过敏性反应和低血压等症状。

4. 小檗碱（berberine）

小檗碱又称黄连素，存在于黄连、黄柏、三棵针等中草药中。游离的小檗碱主要以季铵碱的形式存在，为黄色针状晶体，味极苦，易溶于热水，难溶于有机溶剂。在植物中常以盐酸盐的形式存在，其盐酸盐微溶于水，硝酸盐和氢碘酸盐极难溶于水。小檗碱抗菌作用显著，对痢疾杆菌、链球菌及葡萄球菌等均有较强的抑制作用，临床上常用其盐酸盐治疗肠炎和细菌性痢疾等。

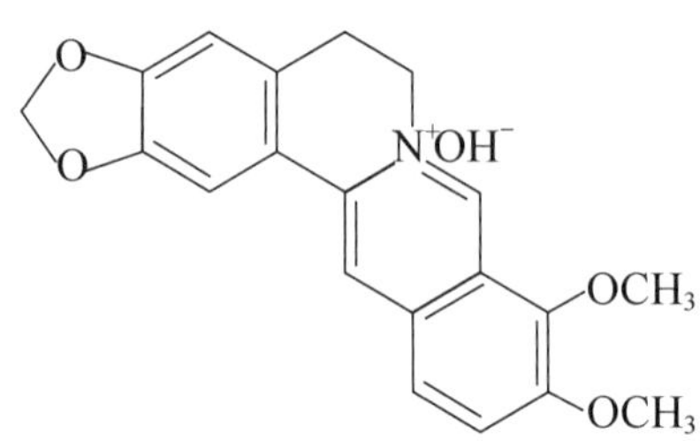

小檗碱

5. 吗啡（morphine）、可待因（codeine）和海洛因（heroeine）

将罂粟果的浆液晾干后得到一种棕黑色黏性块状物，这就是中药阿片（opium），旧称鸦片。阿片中含有20多种生物碱，其中最重要的是吗啡和可待因。

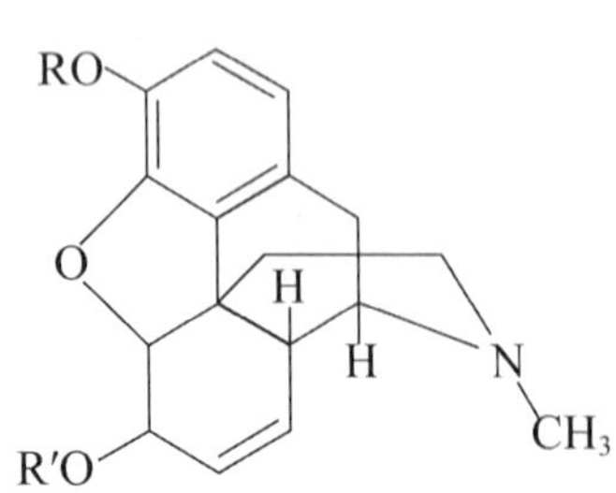

吗啡：$R = R' = H$
可待因：$R = CH_3$，$R' = H$
海洛因：$R = R' = CH_3CO$

吗啡是从阿片中分离出的第一个纯生物碱，为白色晶体，熔点254～256 ℃，微溶于水，可溶于氯仿，味苦，暴露在空气中颜色逐渐变暗。吗啡对中枢神经有麻醉作用，镇痛效果极快，是人类使用最早的一种镇痛剂，长期连续使用易成瘾，故不宜滥用。临床上使用的是盐酸吗啡。

可待因是吗啡的甲基醚，为白色晶体，难溶于水。可待因镇咳效果较好，镇痛效果比吗啡弱，成瘾性也比吗啡弱。临床上常用磷酸可待因作为镇咳和镇痛药。

海洛因并非天然存在，是通过将吗啡二乙酰化合成的，麻醉作用和毒性比吗啡要强得多。海洛因是对人类危害最大的毒品之一，一旦吸服，极易成瘾。

第二十章小结

习题二十

1. 命名下列化合物。

(1) 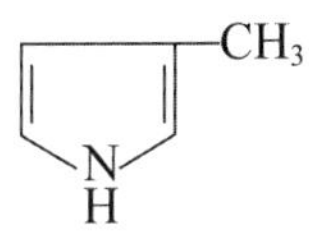

(2) 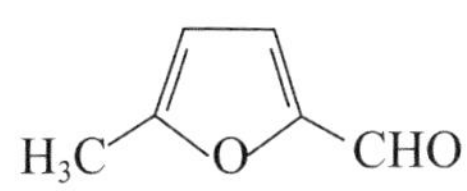

(3) 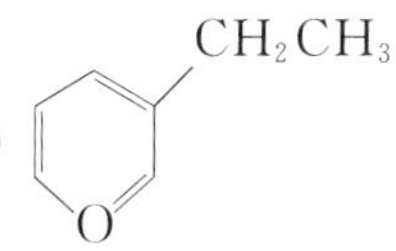

(4) 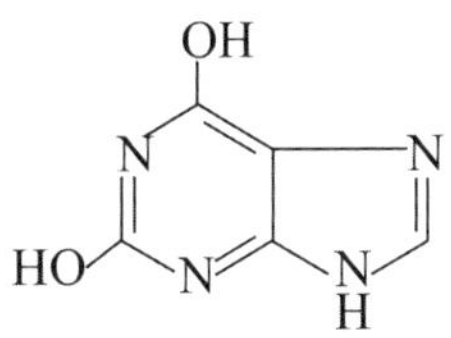

(5) 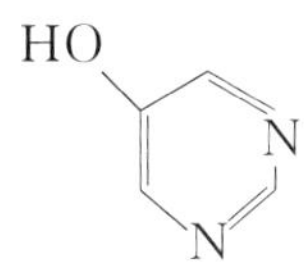

(6) 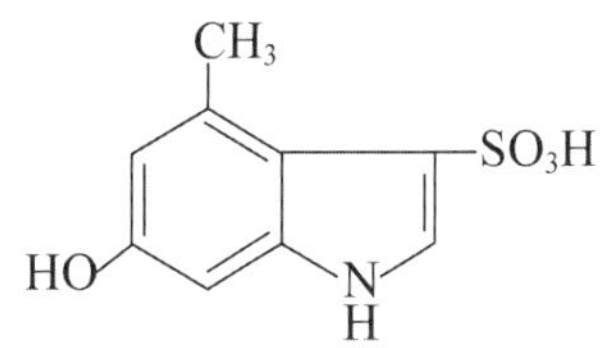

2. 写出下列化合物的结构式。

(1) 四氢呋喃（THF）　(2) 3-吡啶甲酸　(3) 2-氨基-6-羟基嘌呤

(4) 2-吡咯甲醛　(5) 7-甲基-1-异喹啉乙酸　(6) 尿嘧啶

3. 完成下列反应式。

(1) 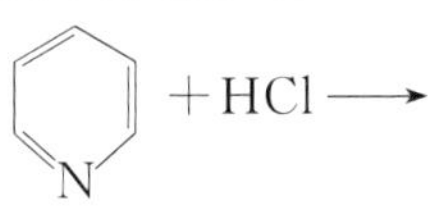

(2) 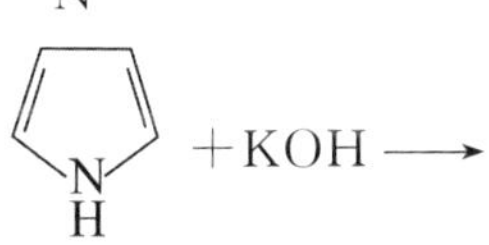

(3) 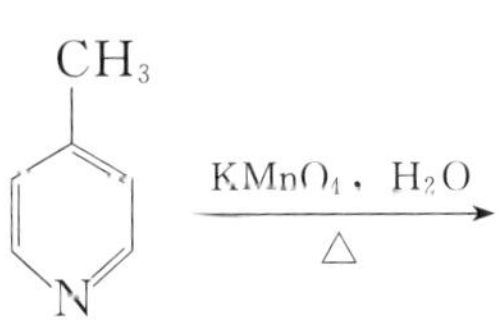

(4) 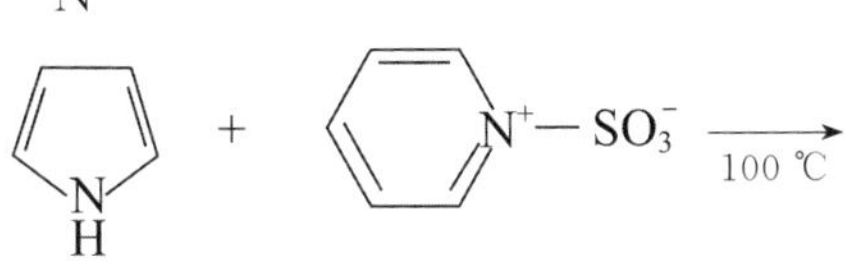

4. 比较苯胺、氨、吡啶、吡咯、六氢吡啶的碱性强弱。

5. 比较组织胺分子中 3 个氮原子的碱性强弱。

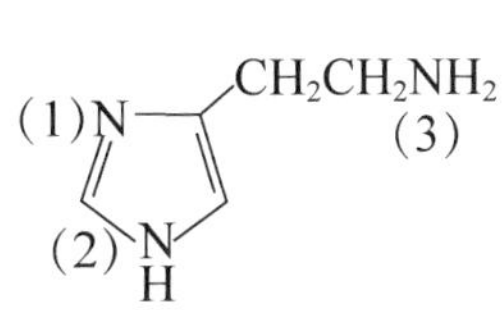

6. 什么是生物碱？简述生物碱的一般性质。

习题二十参考答案

（侯小娟）

第21章 脂　类

脂类（lipids）也称为脂质，包括油脂和类脂，广泛存在于生物体内。油脂是油和脂肪的总称；类脂是指结构或理化性质与油脂类似的物质，包括磷脂、甾族化合物等。它们都不溶于水而易溶于有机溶剂，具有重要的生理功能，是维持生命活动不可缺少的重要物质。

第一节　油　脂

一、组成、结构和命名

在常温下，呈液态的油脂称为油（oil），而呈固态或半固态的油脂称为脂肪（fat）。油脂是由一分子甘油和三分子高级脂肪酸组成的酯，称为三酰甘油（triacylglycerol）或甘油三酯（triglyceride）。其结构如下：

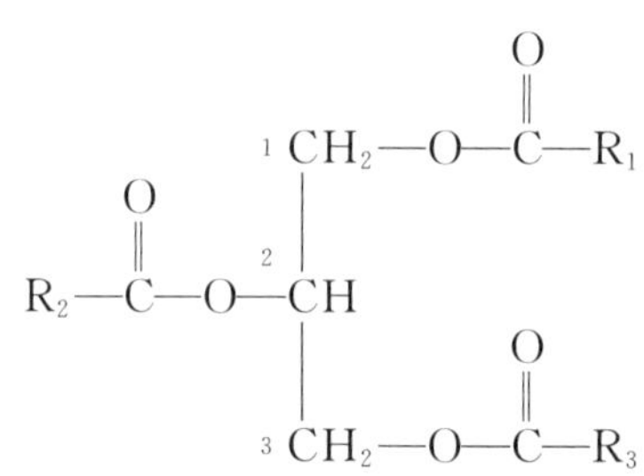

若三个脂肪酸相同称为单三酰甘油，否则称为混三酰甘油。天然油脂中多为混甘油酯，分子具有手性，都是L-构型，即手性碳 C_2 上的酰氧基在甘油碳链的左侧。人体血液中甘油三酯含量正常值为 0.11～1.69 mmol·L^{-1}。

单三酰甘油命名时称为"三某酰甘油"或"甘油某酸酯"。混三酰甘油用1、2、3或α、β和α′标明脂肪酸的位次。

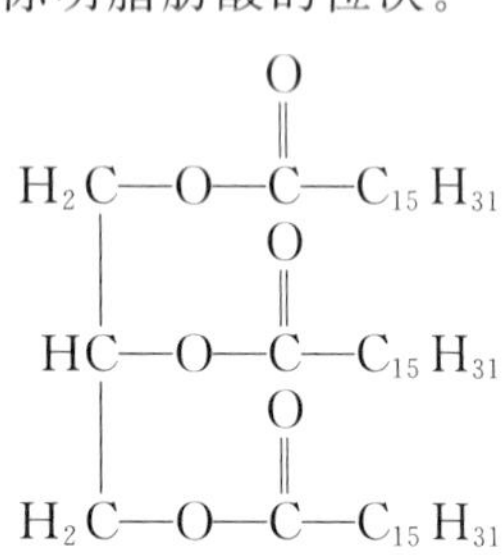

甘油三软脂酸酯

（三软脂酰甘油）

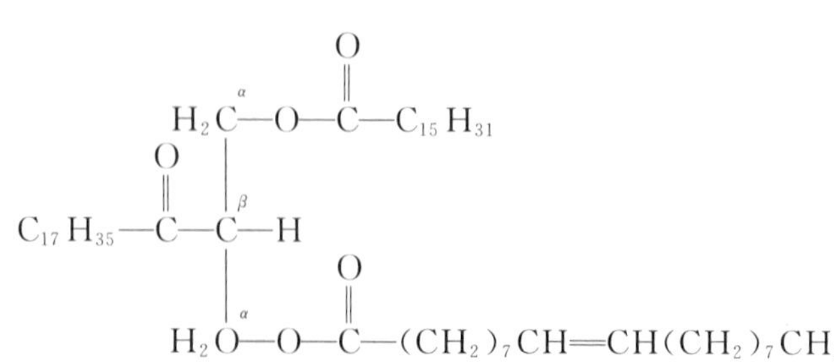

α-软脂酸-β-硬脂酸-α′-油酸酯

（α-软脂酰-β-硬脂酰-α′油酰甘油）

组成油脂的脂肪酸种类很多，天然油脂中脂肪酸有近百种，大多数是偶数碳原子的直链脂肪酸，以碳原子数为16和18最常见；绝大多数天然不饱和脂肪酸中的双键为顺式构型，一般不构成共轭体系。油脂中常见脂肪酸见表21-1。

表 21-1 油脂中常见脂肪酸

类别	俗名和化学名称	结构简式	熔点/℃
饱和脂肪酸	月桂酸（lauric acid）（十二碳酸）	$CH_3(CH_2)_{10}COOH$	43.6
	豆蔻酸（myristic acid）（十四碳酸）	$CH_3(CH_2)_{12}COOH$	54.0
	软脂酸（棕榈酸）（palmitic acid）（十六碳酸）	$CH_3(CH_2)_{14}COOH$	62.9
	硬脂酸（stearic acid）（十八碳酸）	$CH_3(CH_2)_{16}COOH$	69.9
不饱和脂肪酸	油酸（oleic acid）（Δ^{9}-十八碳烯酸）	$CH_3(CH_2)_7CH{=}CH(CH_2)_7COOH$	16.3
	亚油酸（linoleic acid）（$\Delta^{9,12}$-十八碳二烯酸）	$CH_3(CH_2)_4(CH{=}CHCH_2)_2(CH_2)_6COOH$	−5.0
	亚麻酸（linolenic acid）（$\Delta^{9,12,15}$-十八碳三烯酸）	$CH_3(CH_2CH{=}CH)_3(CH_2)_7COOH$	−11.3
	花生四烯酸（arachidonic acid）（$\Delta^{5,8,11,14}$-二十碳四烯酸）	$CH_3(CH_2)_4(CH{=}CHCH_2)_4(CH_2)_2COOH$	−49.3

注："Δ"表示双键，其右上角上的数字表示双键所在位置。

人体内可合成大多数脂肪酸，而亚油酸和亚麻酸在体内不能合成，花生四烯酸合成的数量少，不能满足机体的生理需要。这些人体不能合成或合成量不足，必须从食物中摄取的不饱和脂肪酸称为必需脂肪酸（essential fatty acid）。在体内它们转变为多烯脂肪酸的衍生物（前列腺素 PG、血栓素 TX 和白三烯 LT）等具有很强生物活性的重要物质，几乎参与所有细胞代谢活动，且与炎症、凝血、免疫、过敏及心血管疾病等过程有关；缺少必需脂肪酸将导致细胞膜和线粒体结构异常改变，甚至引起癌变。

二、物理性质

纯净的油脂是无色无味的中性化合物。天然油脂因含色素而带有颜色。油脂的密度小于1，不溶于水，易溶于乙醚、氯仿等有机溶剂。

常温下，植物油中含大量的不饱和脂肪酸而呈液态，动物脂肪中含较多饱和脂肪酸而呈固态。油脂是混合物，没有固定的熔点和沸点。

三、化学性质

油脂的化学性质主要表现在酯键和双键结构上。

（一）水解

油脂在酸、碱或酶的作用下，水解生成一分子甘油和三分子脂肪酸。油脂在碱性条件下水解，得到高级脂肪酸钠盐或钾盐，即肥皂，故油脂在碱性溶液中的水解称为皂化反应（saponification）。

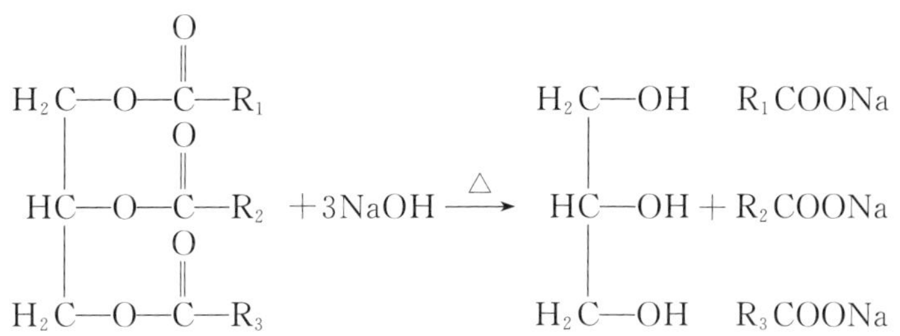

1 g 油脂完全皂化所需 KOH 的毫克数称为皂化值（saponification number）。根据皂化值的大小，可判断油脂的平均相对分子质量。皂化值越大，表示含相对分子质量较低的脂肪酸

越多。

人体摄入的油脂主要在小肠内由酶催化水解，消化吸收后，再合成脂肪。

（二）加成

1. 加氢

液态油脂通过催化加氢制得氢化油（hydrogenation oil），转变为固态或半固态的脂肪，所以油脂的氢化也称为油脂的硬化，硬化油不易变质，便于贮存和运输，可用于制作肥皂、人造奶油、人造黄油等。

反式脂肪酸的危害

油脂氢化过程中产生的反式脂肪酸（trans fatty acids），可能会引起心血管疾病，诱发肿瘤、糖尿病等多种疾病，危害健康。

2. 加碘

100 g 油脂所吸收碘的克数称为碘值（iodine number）。碘值越大，说明油脂的不饱和程度越高。长期食用低碘值油脂，可能会引起动脉血管硬化。

（三）酸败

油脂久置后产生异味的现象称为酸败（rancidity）。酸败是由于受空气中的氧或微生物的作用，油脂水解、不饱和键被氧化而形成气味难闻的低分子醛、酮和游离脂肪酸等所致。光、热、潮气或霉菌可加速油脂的酸败。

油脂酸败的程度常用酸值来表示。中和 1 g 油脂中的游离脂肪酸所需 KOH 的毫克数称为油脂的酸值（acid number）。酸值越大说明油脂酸败程度越严重，一般酸值大于 6.0 的油脂不能食用。油脂应储存在阴凉避光的密闭容器中。

皂化值、碘值和酸值是油脂品质的三个重要理化指标，符合国家规定标准的油脂才可供药用和食用。常见油脂指标正常值见表 21-2。

表 21-2 一些常见油脂的皂化值、碘值和酸值

油脂名称	皂化值/mg	碘值/g	酸值/mg
猪油	195～208	46～66	1.56
牛油	190～200	31～47	
蓖麻油	176～187	81～90	0.12～0.8
棉子油	191～196	102～115	0.6～0.9
大豆油	189～194	120～136	
亚麻油	189～196	170～204	1～3.5
桐油	190～197	160～180	
花生油	185～195	93～198	
橄榄油	185～196	75～88	
茶油	170～180	92～109	2.4

第二节 磷 脂

磷脂（phospholipid）是含磷酸酯结构的类脂，广泛存在于动物的脑、神经组织、肝以及植物的种子中。磷脂分为甘油磷脂和鞘磷脂。

一、甘油磷脂

甘油磷脂（phosphoglyceride）又称为磷酸甘油酯，可看作磷脂酸（phosphatidic acid）的衍生物。它是油脂分子中一个酰基被磷酸基取代后生成的二酰甘油磷酸。其母体磷脂酸结构如下：

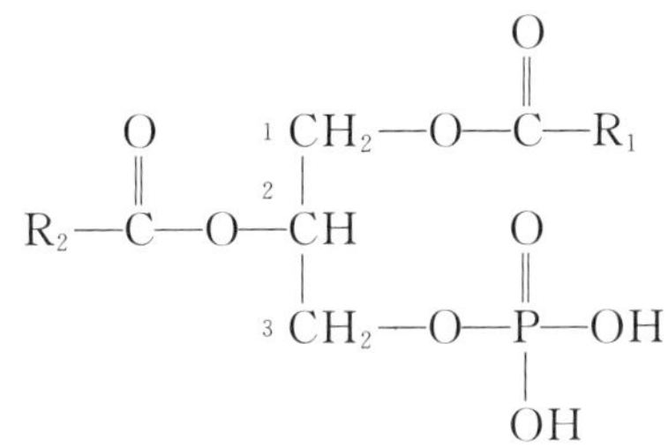

通常 R_1 是饱和脂肪烃基，R_2 是不饱和脂肪烃基。C_2 是手性碳原子，磷脂酸有一对对映体。磷脂酸分子中常见的脂肪酸有软脂酸、硬脂酸、油酸、亚油酸、亚麻酸及花生四烯酸等。天然磷脂酸都属于 L-型，多以甘油磷脂形式存在。分子中磷酸基部分的羟基再与胆碱、胆胺、肌醇等结合时，得到各种甘油磷脂，常见的有卵磷脂和脑磷脂。

1. 卵磷脂（lecithin）

卵磷脂又称磷脂酰胆碱（胆碱磷酸甘油酯），它由磷脂酸分子中的磷酸基与胆碱通过酯键结合而成。其结构式如下：

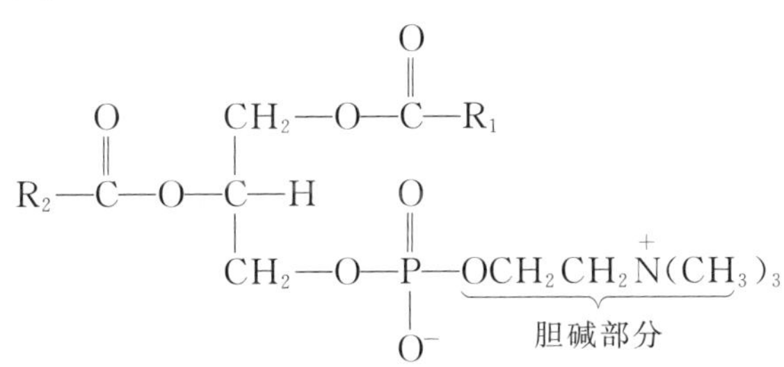

卵磷脂是白色蜡状固体，不溶于水和丙酮，易溶于乙醚、乙醇、氯仿。卵磷脂不稳定，吸水性很强，在空气中易被氧化变为黄色或棕色。卵磷脂完全水解可得到甘油、脂肪酸、磷酸和胆碱。

卵磷脂存在于脑、肝、肾上腺、红细胞中，尤其蛋黄中含量较丰富。卵磷脂及其合成原料能促进三酰甘油向肝外组织转运，常用作抗脂肪肝的药物。

脂肪肝及肝硬化

2. 脑磷脂（cephalin）

脑磷脂又称磷脂酰乙醇胺（磷脂酰胆胺，或乙醇胺磷酸甘油酯），因在脑组织中含量最多而得名。它是磷脂酸与胆胺的羟基通过酯键结合而成的化合物。其结构如下：

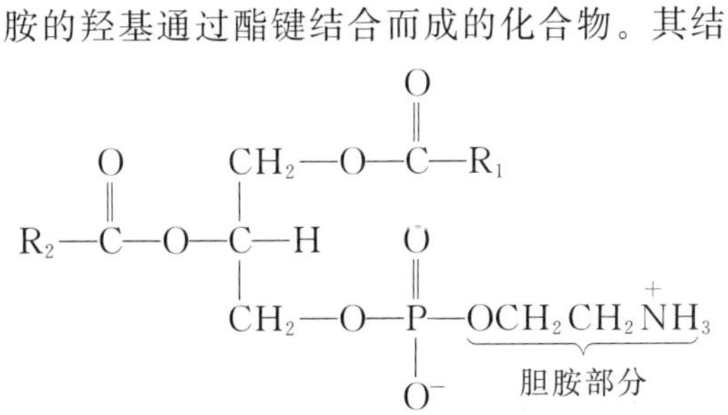

脑磷脂的结构和理化性质与卵磷脂相似，在空气中放置也易被氧化变成棕黄色，脑磷脂能溶于乙醚，不溶于丙酮和冷乙醇，利用此性质可分离脑磷脂与卵磷脂。脑磷脂完全水解可得到甘油、脂肪酸、磷酸和胆胺。

脑磷脂与卵磷脂共存于脑、神经组织和许多组织器官中。脑磷脂与血液的凝固有关，血小板内能促使血液凝固的凝血激酶就是由脑磷脂和蛋白质组成的。

在生物体内，甘油磷脂是两性物质，其磷酸残基为亲水基团，而两个脂肪酸的烃基则为疏水基团，所以磷脂类化合物是具有生理活性的表面活性剂和良好的乳化剂；甘油磷脂既能促进脂类物质的消化和吸收，又是生物膜的组分，还参与脂蛋白的组成与转运，具有重要的生理作用。

二、鞘磷脂

鞘磷脂（sphingomyelin）又称神经磷脂，是鞘脂类的典型代表。鞘磷脂不是磷脂酸的衍生物，分子中不含甘油，而是一个长链的不饱和氨基醇，即鞘氨醇（sphingosine）。鞘磷脂由鞘氨醇、高级脂肪酸、磷酸和胆碱组成，分子中有一个酰胺键和两个磷酸酯键。它们的结构式如下：

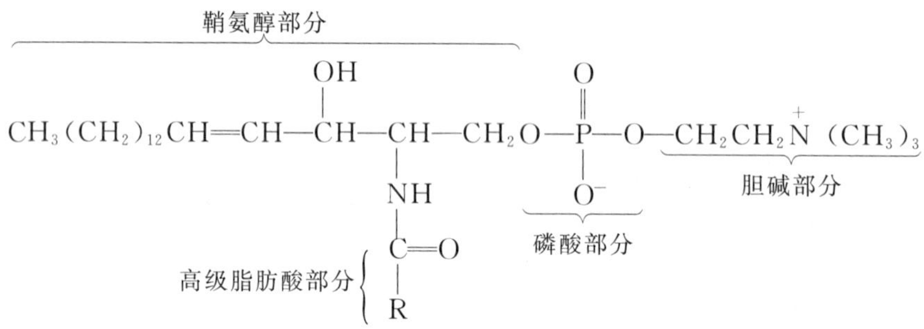

鞘磷脂是白色结晶，在光和空气中比较稳定。它不溶于丙酮及乙醚，而溶于热乙醇。

鞘磷脂结构上与甘油磷脂类似，也具有乳化性质，是良好的乳化剂。它大量存在于脑和神经组织中，是细胞膜的重要成分，与蛋白质及多糖构成神经纤维的保护层，有利于神经传导；其代谢产物是具有生物活性的信息分子，参与调控细胞的生命活动。

三、磷脂与细胞膜

脂类和蛋白质是构成细胞膜的主要成分，其中的脂类又以磷脂最为丰富。磷脂存在于一切生物膜中，是生物体的基本结构要素，其功能与磷脂的结构密切相关。磷脂分子中既有亲水性头又有疏水性尾，在水溶液中，亲水性头朝向水，疏水性尾则相互紧密相聚，形成热力学上稳定的磷脂双分子层结构（图 21-1），为细胞膜的基本构架，是细胞膜结构的基本特征之一，在细胞的物质代谢、能量与信息的传递过程中起着重要的作用。

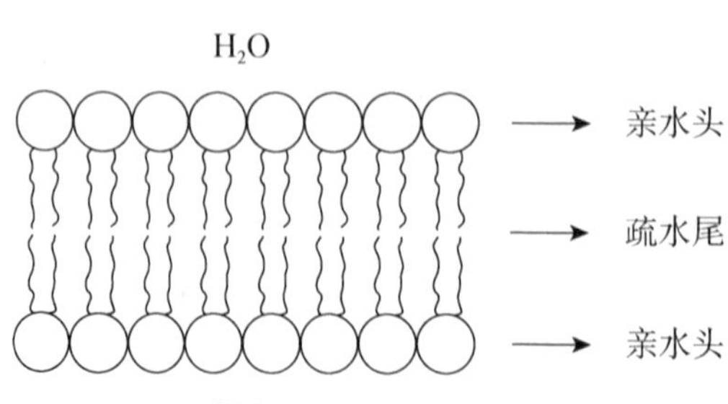

图 21-1 磷脂双分子层

第三节 甾族化合物

甾族化合物（steroids）又称类固醇化合物，广泛存在于动、植物体内，含量虽少，却具有特殊生理功能，与医学有着极为密切的联系。

一、甾族化合物的结构

甾族化合物是由环戊烷并氢化菲（甾环或甾烷）母核（又称甾核）和 3 个侧链组成，其基本骨架如下：

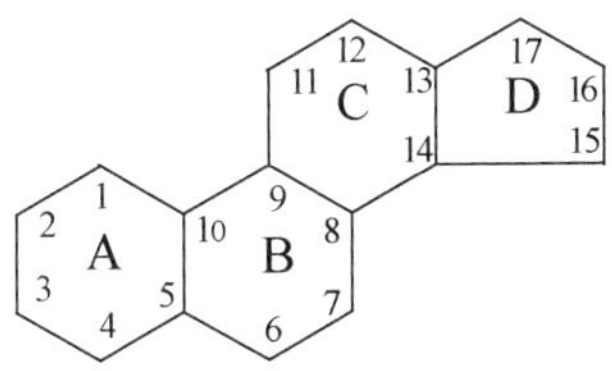

环戊烷并氢化菲

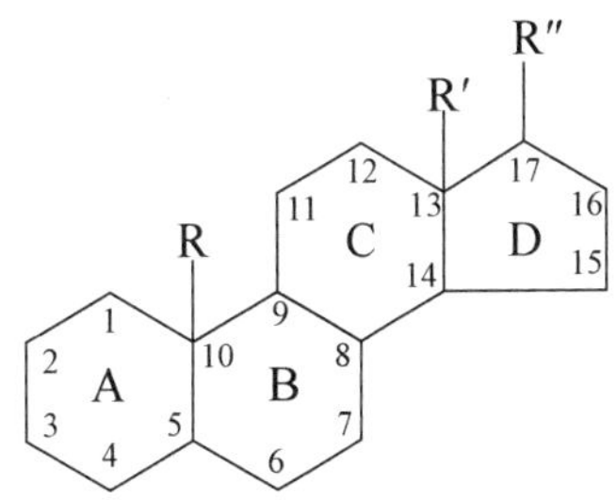

甾族化合物基本骨架

4 个环分别用字母 A、B、C 和 D 标示，碳原子按上述顺序编号，一般在 C_{10} 和 C_{13} 上各连 1 个甲基，称为角甲基，在 C_{17} 上连有 1 个不同长度的碳链。“甾”字形象地表达了这种结构特征：“田”表示 4 个稠合环，“巛”表示环上 3 个侧链。

绝大多数甾族化合物，其母核的 B 环和 C 环、C 环和 D 环之间总是反式稠合，只有 A 环和 B 环间既有顺式稠合，也有反式稠合。根据 C_5—H 构型不同，甾族化合物可分为正系（5β 型）和别系（5α 型）两大类：①A/B 顺式，C_5—H 和 C_{10}—CH_3 处于环同侧，称为正系（5β 型），C_5—H 用实线表示。②A/B 反式，C_5—H 和 C_{10}—CH_3 处于环异侧，称为别系（5α 型），C_5—H 用虚线表示。

若 C_5 与 C_4、C_6 间形成双键，则 A/B 环稠合的构型无差别，无正、别系之分。

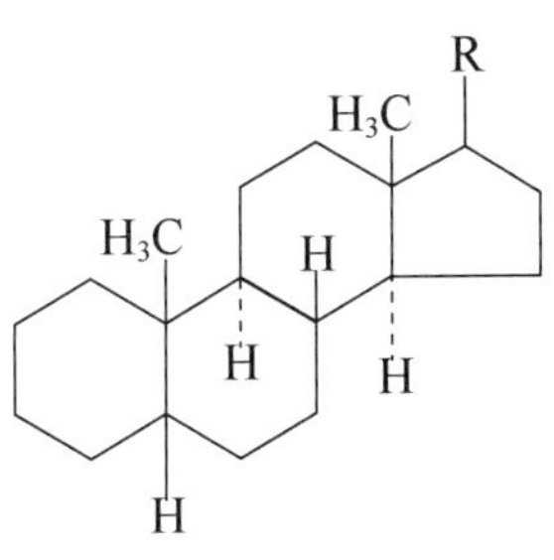

正系：A/B(顺)，B/C(反)，C/D(反)

β-构型或5β-系甾族化合物

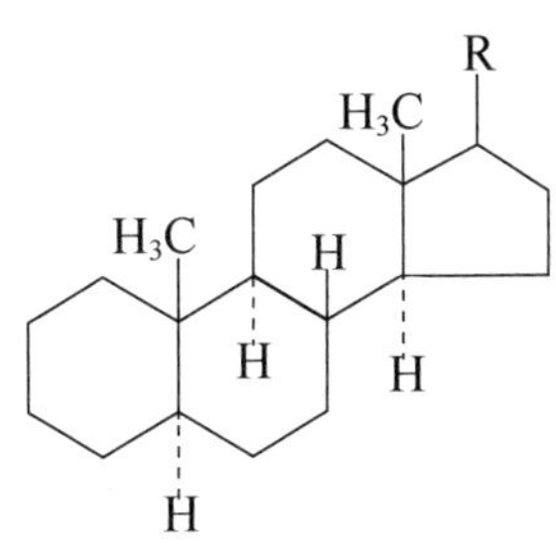

别系：A/B(反)，B/C(反)，C/D(反)

α-构型或5α-系甾族化合物

当环上连有取代基时，凡取代基与角甲基在环平面同侧的称为 β-构型，用实线表示；取代基与角甲基在环平面异侧的称为 α-构型，用虚线表示。

二、重要的甾族化合物

（一）甾醇类

甾醇（sterol）又称为固醇，基本结构是胆甾烷，广泛存在于动植物体内，根据来源分为动物甾醇和植物甾醇，分别以酯和苷的形式存在。

1. 胆固醇（cholesterol）

又称胆甾醇，是一种重要的动物甾醇，因最初从胆石中发现而得名。胆固醇的 C_3 上的羟基为 3β-构型，C_5～C_6 间有一个双键，C_{17} 上有一个 8 个碳原子的烷基侧链。其结构式如下：

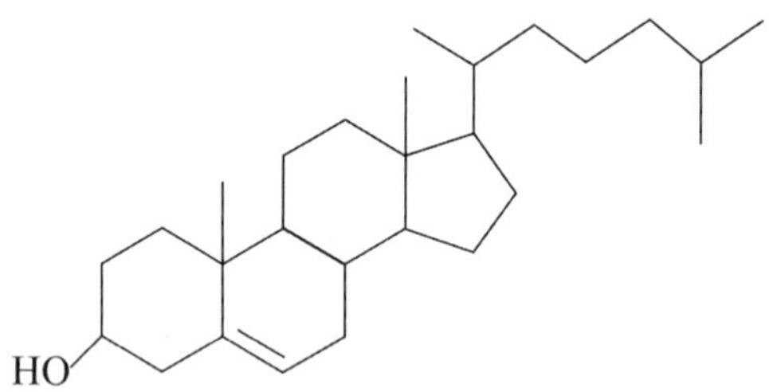

胆固醇为白色或略带黄色的晶体，熔点 148.5 ℃，比旋光度 $[\alpha]_D^{20}=-39.5°$（氯仿）；不溶于水，易溶于热乙醇、乙醚、氯仿等有机溶剂。在体内它常与脂肪酸结合成胆固醇酯，人体血液中总胆固醇含量正常值为 2.59～6.47 $mmol \cdot L^{-1}$。胆固醇广泛存在于人和动物各组织中，尤其在血液、脊髓和脑中，是细胞膜的重要组分，也是合成胆甾酸和甾体激素等的前体。胆固醇摄入过多或体内代谢发生障碍时血液中胆固醇含量升高，可引起结石、冠心病和动脉粥样硬化等症；体内长期胆固醇偏低也可能诱发癌症。

胆固醇与动脉粥样硬化

将少量胆固醇溶于醋酐中，再滴加少量浓硫酸，即呈现红→紫→褐→绿的颜色反应，称为 Liebermann-Burchard 反应，常用于定性检查甾族化合物。

2. 7-脱氢胆固醇、麦角固醇

（1）7-脱氢胆固醇（7-dehydrocholesterol）：与胆固醇的差别在于 B 环有共轭双键。机体中的胆固醇可转变成 7-脱氢胆固醇，由血液输送到皮肤组织，经紫外线照射，B 环打开转变为维生素 D_3（vitamin D_3）。适当的日光浴，有助于机体获得维生素 D_3。

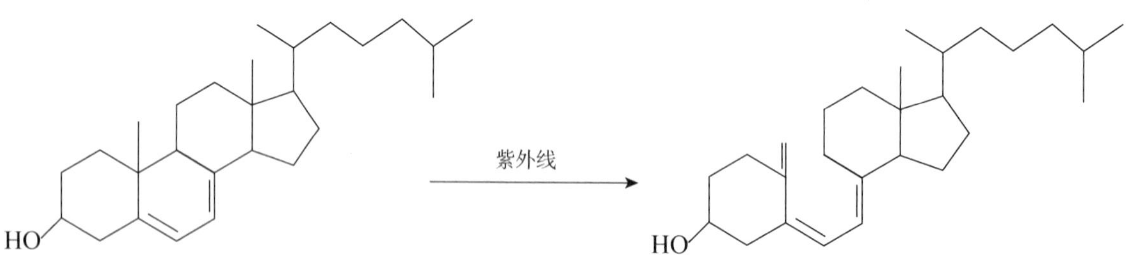

7-去氢胆固醇　　　　维生素D_3

（2）麦角固醇（ergosterol）：是一种植物甾醇，存在于酵母和某些植物中。其结构与 7-脱氢胆固醇的区别在于 C_{17} 的侧链上多了一个甲基和双键。麦角固醇经紫外线照射，B 环打开，生成维生素 D_2（vitamin D_2）。

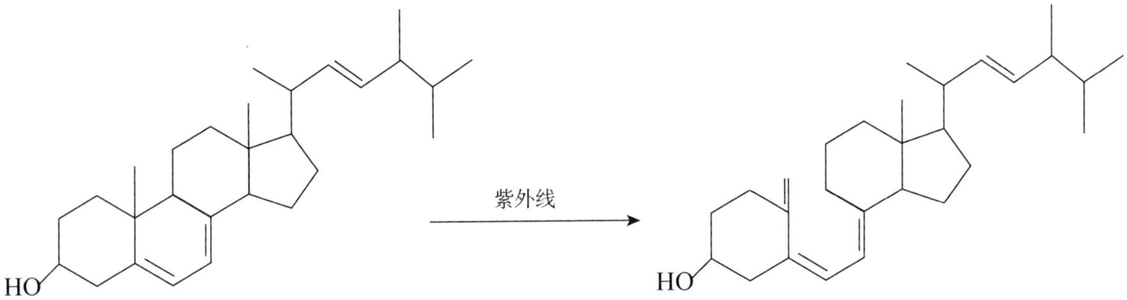

麦角固醇　　　　维生素D_2

维生素 D 是抗佝偻病维生素的总称，其活性形式是 1,25-$(OH)_2$-D_3。维生素 D_2、D_3 为脂溶性维生素，广泛存于动物体内，在鱼肝、牛奶和蛋黄中含量丰富。其生理功能是调节钙、磷代谢，促进骨骼正常发育，临床上用于预防和治疗软骨症及佝偻病等。

（二）胆甾酸

胆甾酸（cholic acid）包括胆酸、脱氧胆酸、鹅胆酸和石胆酸等，在体内以胆固醇为原料直接合成。它们都属于 5β 系甾族化合物，C_{17}上连有 5 个碳原子的羧酸，母核无双键，C_3、C_7、C_{12}上连有 α-羟基。胆甾酸存在于动物胆汁中，最重要的是胆酸和脱氧胆酸，不同之处在于 C_7 上有无羟基。其结构式如下：

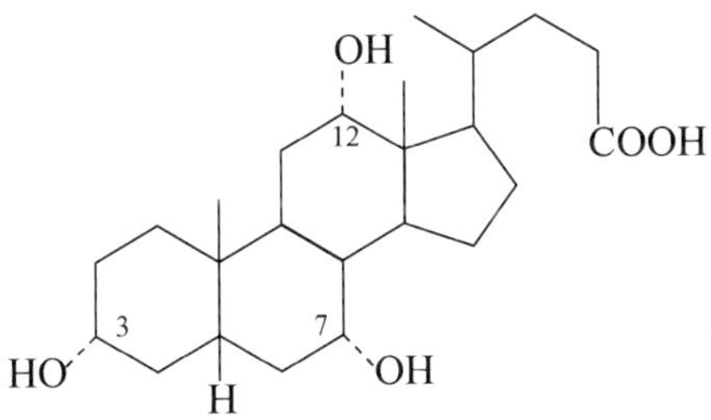

胆酸

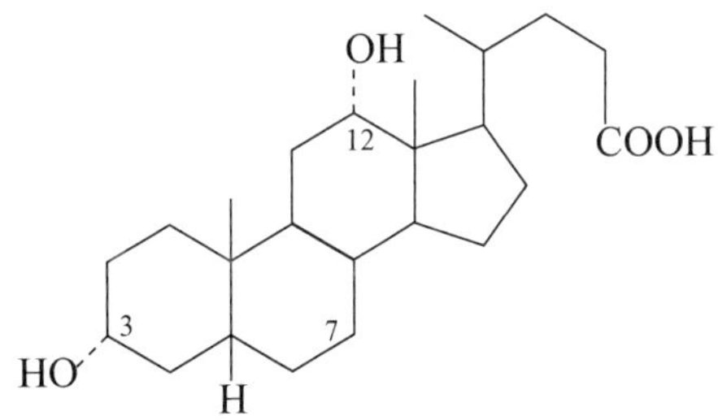

7-脱氧胆酸

胆汁中的胆甾酸分别与甘氨酸或牛磺酸通过酰胺键结合形成各种结合胆甾酸，统称为胆汁酸（bile acid）。其结构式如下：

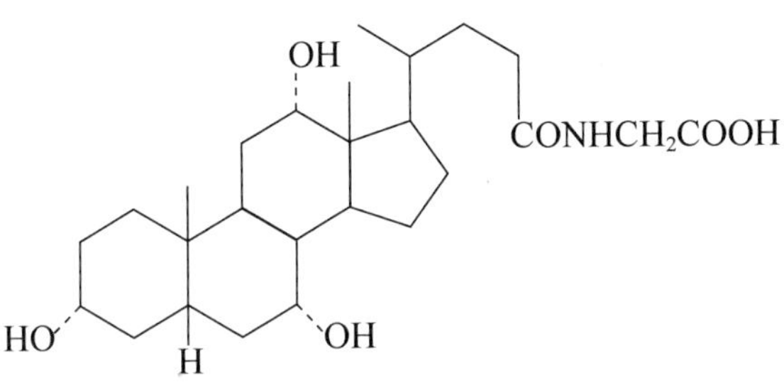

甘氨胆酸

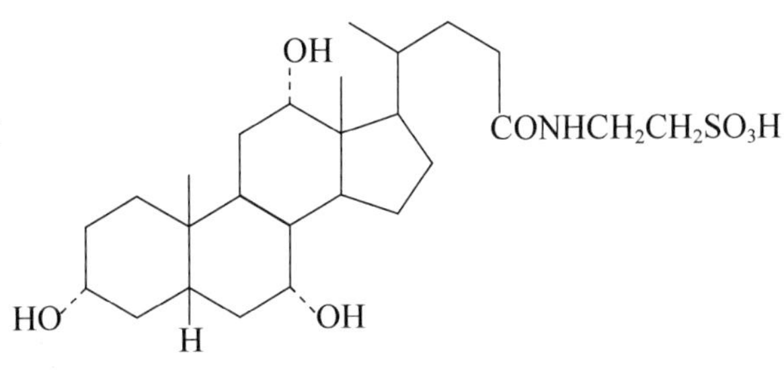

牛磺胆酸

胆汁酸多以钠盐或钾盐形式存在，称为胆汁酸盐（bile salt），是油脂的乳化剂，其主要生理功能是使脂类乳化成细小微团，增加与消化酶的接触面积，促进机体对脂类物质的消化与吸收。临床上用的利胆药——胆酸钠，就是甘氨胆酸钠和牛磺胆酸钠的混合物。

（三）甾体激素

激素（hormone）是由内分泌腺等所产生的，具有调节物质代谢功能的微量化学信息分子。数量虽少，但具有重要生理作用。按化学结构分为含氮激素（如胰岛素、催产素等）和甾体激素两大类，而甾体激素根据来源和生理功能可分为性激素和肾上腺皮质激素。

1. 性激素

性激素（sex hormones）是由性腺（睾丸、卵巢、黄体）所分泌的甾体激素，具有促进性器官形成、第二性征（如声音等）发育等生理作用。性激素分为雌性和雄性激素两类。

（1）雌性激素（female hormone）：主要由卵巢分泌，可分为两类。一类由成熟卵泡产生，称为雌激素（estrogen），如雌二醇，它是自然界中活性最强的雌激素，其 A 环为苯环，C_3 上连有羟基，C_{10}上无角甲基，C_{17}上连有羟基。临床上主要用于治疗绝经症、骨质疏松和生育控制。人工合成的炔雌醇活性比 β-雌二醇高 7～8 倍，可作口服避孕药。另一类是由卵泡排卵后形成的黄体所分泌的孕激素（pregnant hormone），如天然孕激素黄体酮，其结构特征是 C_3 为酮基，C_4～C_5 之间为双键，C_{17}上连有 β-乙酰基或其他基团。其主要生理作用是保证受精卵着床，维持妊娠。临床上用于治疗痛经、子宫出血和闭经。在黄体酮分子中的 C_{17} α-位引入羟基和炔烃基，形成性能优良的女用口服避孕药——炔诺酮，它可抑制未孕妇女排卵。

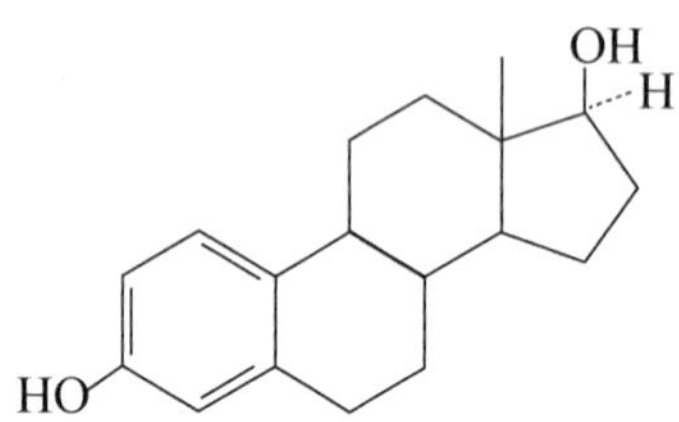

β-雌二醇

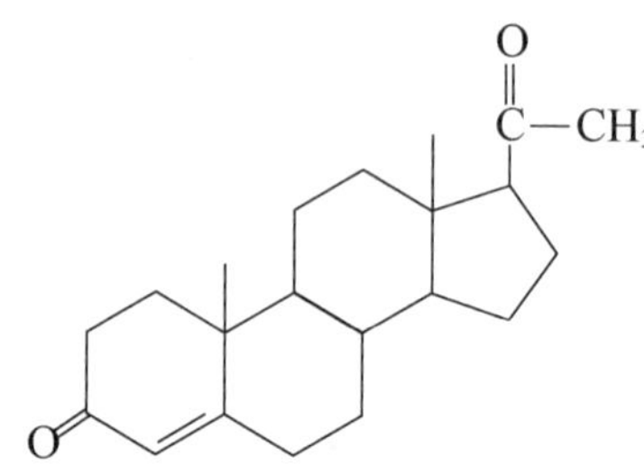

黄体酮

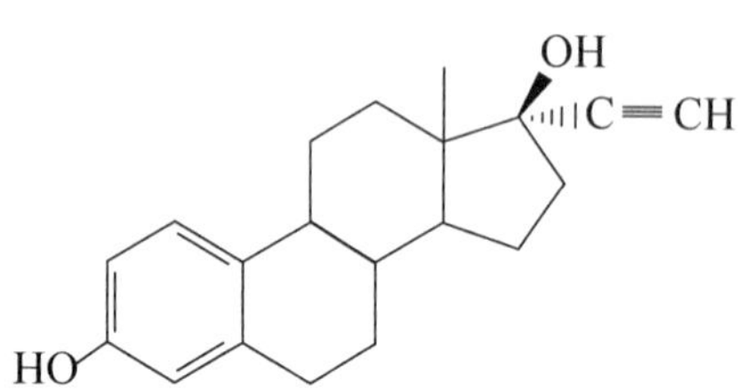

炔雌醇

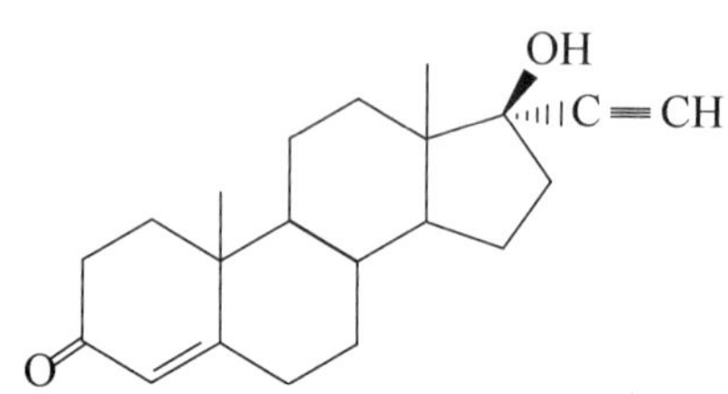

炔诺酮

（2）雄性激素（male hormone）：由性腺睾丸分泌的一类激素，肾上腺皮质也分泌少量，主要有睾酮、雄烯二酮、脱氢表雄酮等，其中以睾酮的活性最高，其结构特征是 C_3 为酮基，C_4～C_5 之间为双键，C_{17}上连有羟基或酮基。睾酮除有雄激素活性外，还有促进蛋白质合成、抑制蛋白质代谢的作用，能促进机体组织与肌肉的增长。

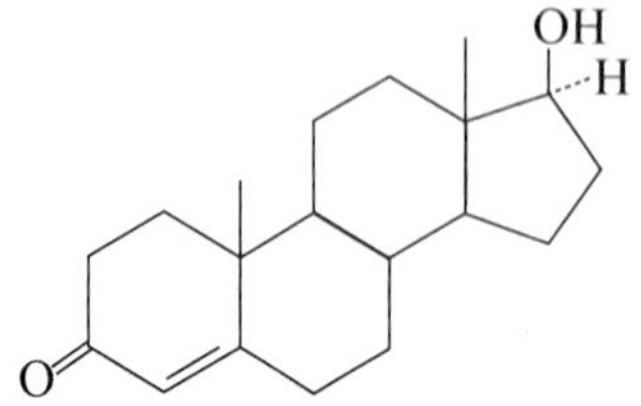

睾酮

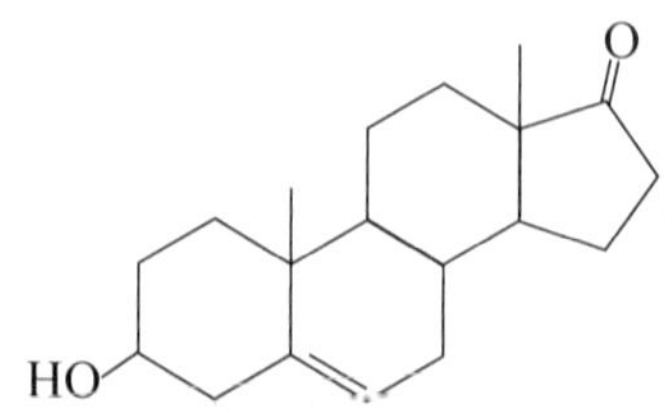

脱氢表雄酮

2. 肾上腺皮质激素

肾上腺皮质激素（adrenal corticoid）是哺乳动物肾上腺分泌的激素。根据其生理功能可分为两类：一类是主要影响糖、蛋白质与脂质代谢的糖代谢皮质激素，并具有抗炎症、抗过敏和抗休克等药理作用，如可的松、氢化可的松等，临床上对风湿性关节炎、风湿热等具有一定的疗效。另一类是主要影响组织中电解质的转运和水的分布的盐代谢皮质激素，如皮质酮、醛固酮等，临床上主要用于治疗钾、钠失调的病症，恢复电解质和水的平衡。

肾上腺皮质激素都有相同的骨架，在甾环 C_3 上有酮基，C_4～C_5 之间为双键，C_{17}上连有 1 个 2-羟基乙酰基。活性的皮质激素都具有 4-烯酮的结构，常见皮质激素结构式如下：

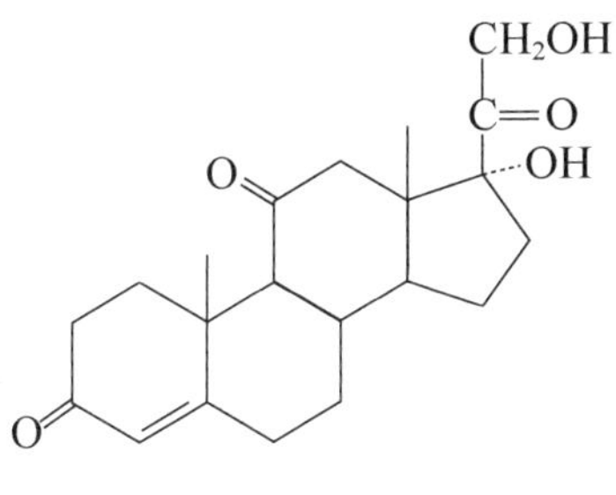

可的松

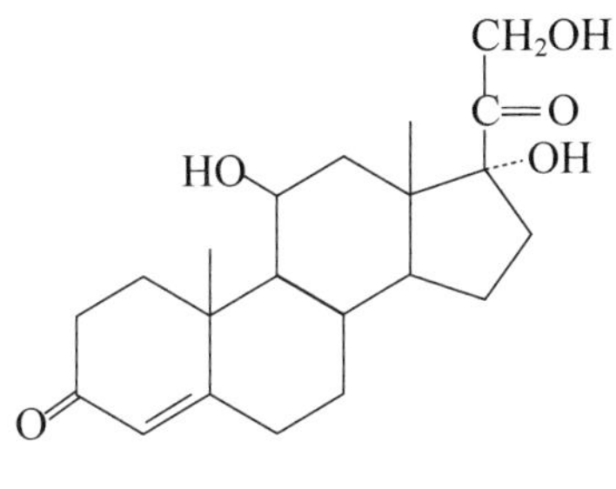

氢化可的松

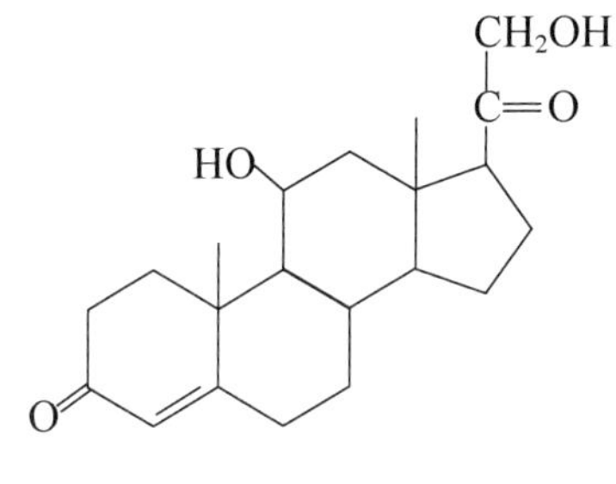

皮质酮

第二十一章小结

对可的松的结构进行改造可获得多种新型药物，如地塞米松，其对类风湿性关节炎的疗效迅速且显著，其抗炎作用比氢化可的松强 20 倍，对电解质无明显影响。

习题二十一

1. 命名或写结构式。

(1) 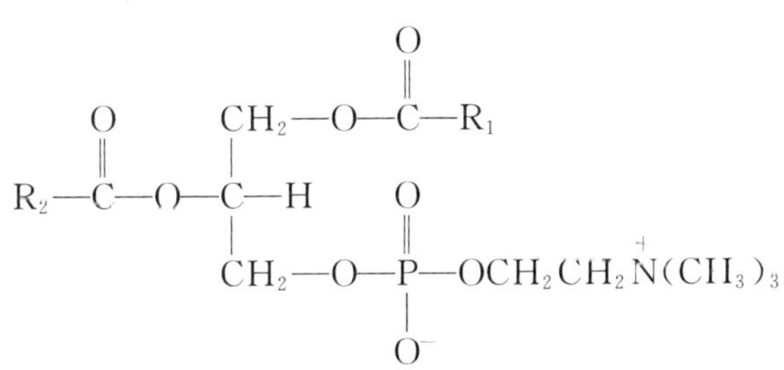

(2) 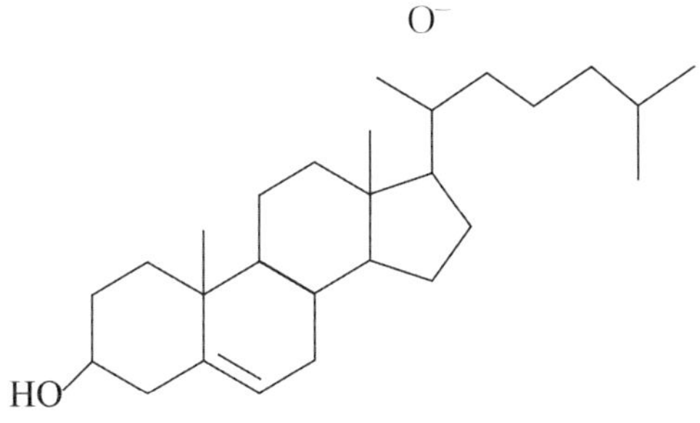

(3) 脑磷脂

(4) 胆酸

2. 写出下列各反应式的主要产物。

(1) 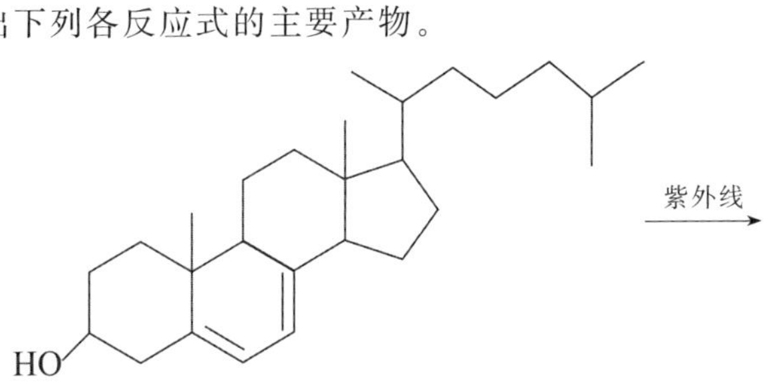

(2) 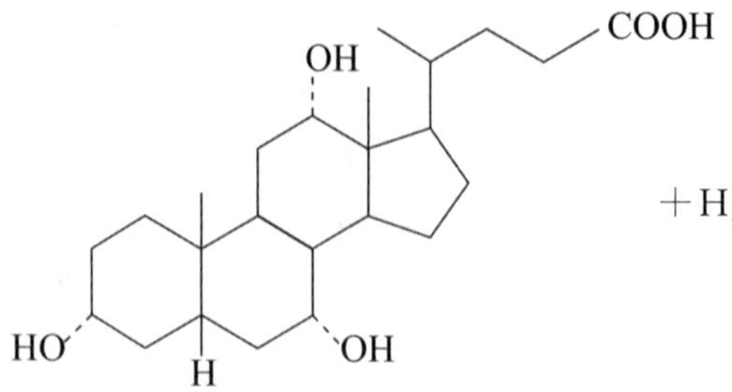 $+H_2NCH_2COOH \xrightarrow[-H_2O]{\text{酶}}$

3. 天然油脂所含的脂肪酸的结构特点？最常见的有哪几种？
4. 什么是油脂的碘值、皂化值、酸值？其数值的大小说明什么问题？
5. 试从结构上比较卵磷脂和脑磷脂的异同点，如何将两者分离，写出磷脂酰胆碱完全水解的反应式。
6. 牛磺胆酸分子中，所含碳骨架（母核）名称叫什么？其 A/B 环按什么方式稠合？属于什么系？C_3、C_7、C_{12}上连有的羟基各为哪种构型？
7. 什么是必需脂肪酸？常见有哪些？简述必需脂肪酸的功能。
8. 胆甾酸与胆汁酸有何不同？为什么胆汁酸盐能促进脂类物质的消化和吸收？

习题二十一参考答案

（秦子平）

第22章 糖 类

糖类又称碳水化合物，这是因为早期发现的一些糖类分子的化学式为 $C_n(H_2O)_m$，其中氢和氧的比例与水分子相同。后来的研究发现，有些糖类分子并不符合此经验化学式，而另一些化合物分子式虽然符合上面的通式，但其结构和性质特征却不属于糖类。习惯原因，碳水化合物一直沿用至今。

从结构上看，糖类（saccharide）是多羟基醛或多羟基酮以及多羟基醛、酮的脱水缩合物。

糖类根据其能否水解及水解情况分为单糖、低聚糖、多糖。

第一节 单 糖

单糖（monosaccharide）是不能水解的糖类。单糖有醛糖（aldose）和酮糖（ketose）之分，根据分子中的碳原子数又分为丙糖、丁糖、戊糖、己糖等。

一、结构

（一）开链结构

除丙酮糖外，单糖都含有手性碳原子，存在对映异构现象。例如，丙醛糖有 1 个手性碳，存在 1 对对映异构体；己醛糖有 4 个手性碳，存在 8 对对映异构体。碳原子数相同的醛糖和酮糖互为同分异构体，但酮糖比醛糖少一个手性碳原子，所以对映异构体的数目比相应的醛糖少。

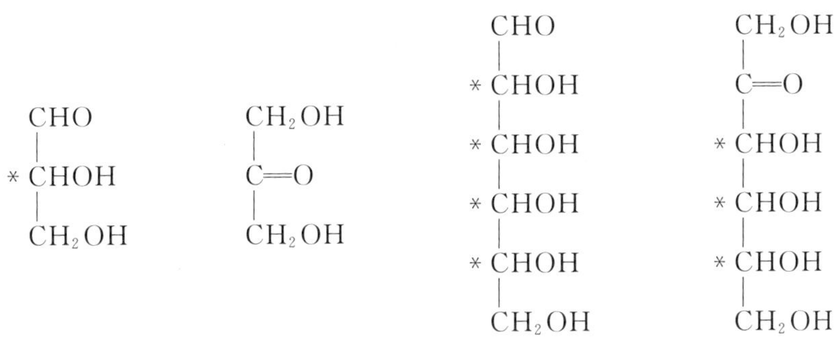

丙醛糖　　丙酮糖　　己醛糖　　己酮糖

单糖的名称采用俗名。单糖的构型目前人们仍习惯用 *D*/*L* 构型命名法，以甘油醛作为标准，用 Fischer 投影式表示，具体步骤：以竖线表示碳链，羰基具有最小编号，位于投影式的上端；编号最大的手性碳（即离羰基最远的手性碳）的构型与 *D*-甘油醛相同的糖，属于 *D*-构型，反之属于 *L*-构型。

为了书写方便，常将手性碳上的氢省去，用简写式。

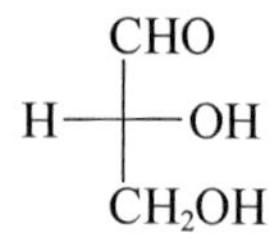

D-甘油醛

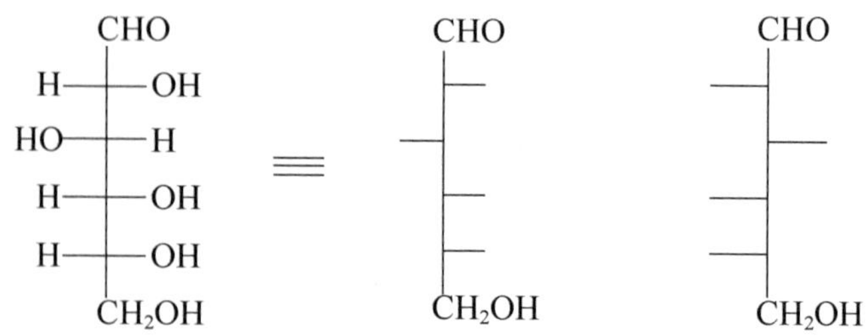

D-葡萄糖　　*L*-葡萄糖

自然界存在的单糖绝大多数为 *D* 型糖。8 个 *D* 型己醛糖的开链结构和名称表示如下：

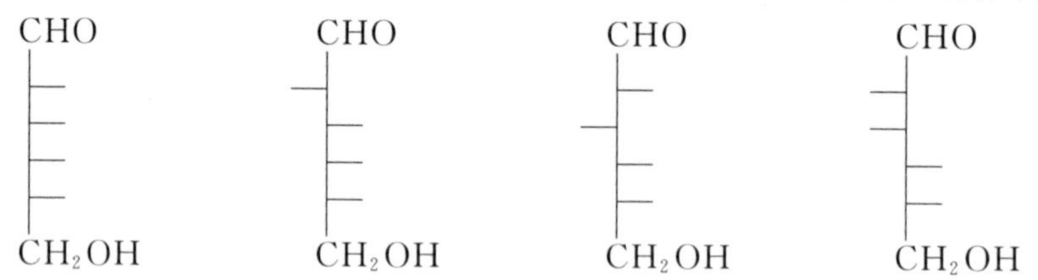

D-(＋)-阿洛糖	*D*-(＋)-阿卓糖	*D*-(＋)-葡萄糖	*D*-(＋)-甘露糖
D-allose	*D*-altrose	*D*-glucose	*D*-mannose

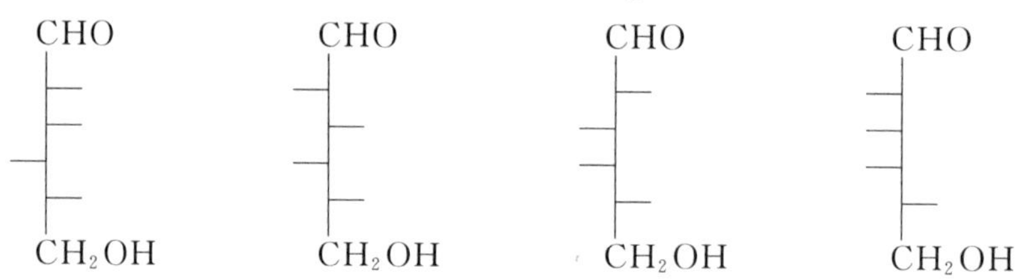

D-(－)-古罗糖	*D*-(－)-艾杜糖	*D*-(＋)-半乳糖	*D*-(＋)-塔罗糖
D-gulose	*D*-idose	*D*-galactose	*D*-talose

其中 *D*-葡萄糖（*D*-glucose）最重要，在自然界中最为常见。

（二）环状结构

研究发现，单糖的有些性质不能用开链结构来说明。以葡萄糖为例，①通常一分子醛在干燥 HCl 催化下与两分子甲醇生成缩醛，而一分子葡萄糖只需与一分子甲醇即能形成缩醛。②*D*-葡萄糖在不同条件下可得两种结晶，从冷乙醇中可得到熔点为 146 ℃、比旋光度为＋112°的晶体；从热吡啶中可得到熔点为 150 ℃、比旋光度为＋18.7°的晶体。③上述两种晶体的水溶液，经放置后，比旋光度都会发生变化，并都在达到＋52.7°后恒定不变。这种糖在水溶液中放置后，自行改变比旋光度的现象称为变旋光现象（mutarotation）。④*D*-葡萄糖晶体在红外光谱中不显示羰基的伸缩振动峰。

为了解释上述实验现象，人们从醛与醇能相互作用生成半缩醛的反应得到启示：葡萄糖分子内同时存在醛基和羟基，它们有可能发生分子内反应，生成五元环或六元环状半缩醛结构。现已证实单糖主要以环状结构存在。

D-葡萄糖由开链结构转变成环状半缩醛结构时，新形成的羟基称为半缩醛羟基，原来醛基碳原子变成了手性碳原子，因此有两种不同异构体，两者的区别在于半缩醛羟基的方向不同。半缩醛羟基在 Fischer 投影式左边的为 *β*-异构体，称为 *β*-*D*-(＋)-葡萄糖，半缩醛羟基在 Fischer 投影式右边的为 *α*-异构体，称为 *α*-*D*-(＋)-葡萄糖。这两种异构体除半缩醛羟基构型不同外，其余手性碳原子的构型都相同，互称为端基异构体。

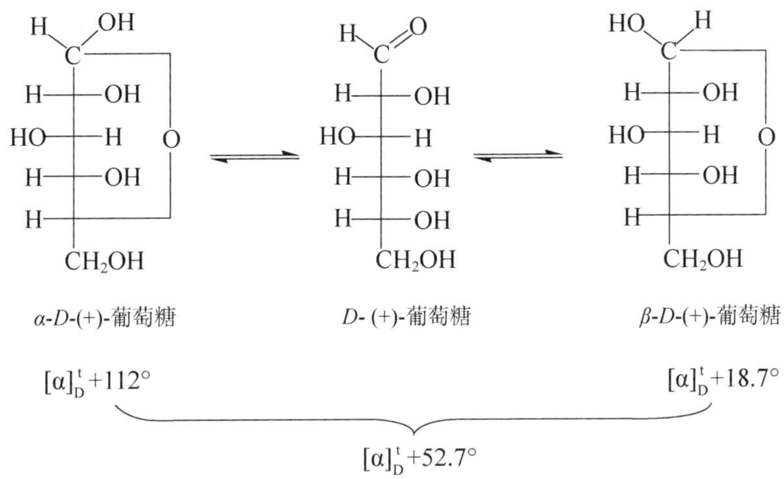

D-葡萄糖发生变旋光现象的内在原因是由于这两种异构体在水溶液中，环状结构与开链结构之间处于动态平衡。平衡混合物中，*β*-异构体占 64%，*α*-异构体占 36%，开链结构占 0.02%，混合物的比旋光度为+52.7°。

由于晶体葡萄糖以环状结构存在，所以在干燥 HCl 存在下只与一分子甲醇作用生成缩醛；动态平衡体系中，开链结构含量极低，因此 IR 光谱中无羰基的特征吸收峰。

为了更合理地反映单糖的环状结构，常采用 Haworth 透视式（简称 Haworth 式）表示。在 Haworth 式中，为了说明单糖环的形状，把含氧的六元环单糖看成杂环吡喃的衍生物，称为吡喃糖（pyranose）；含氧的五元环单糖看成杂环呋喃的衍生物，称为呋喃糖（furanose）。*D*-葡萄糖通常以吡喃糖的形式存在。

下面以 *D*-葡萄糖为例，图示将直链的 Fischer 投影式改写成 Haworth 透视式的过程：

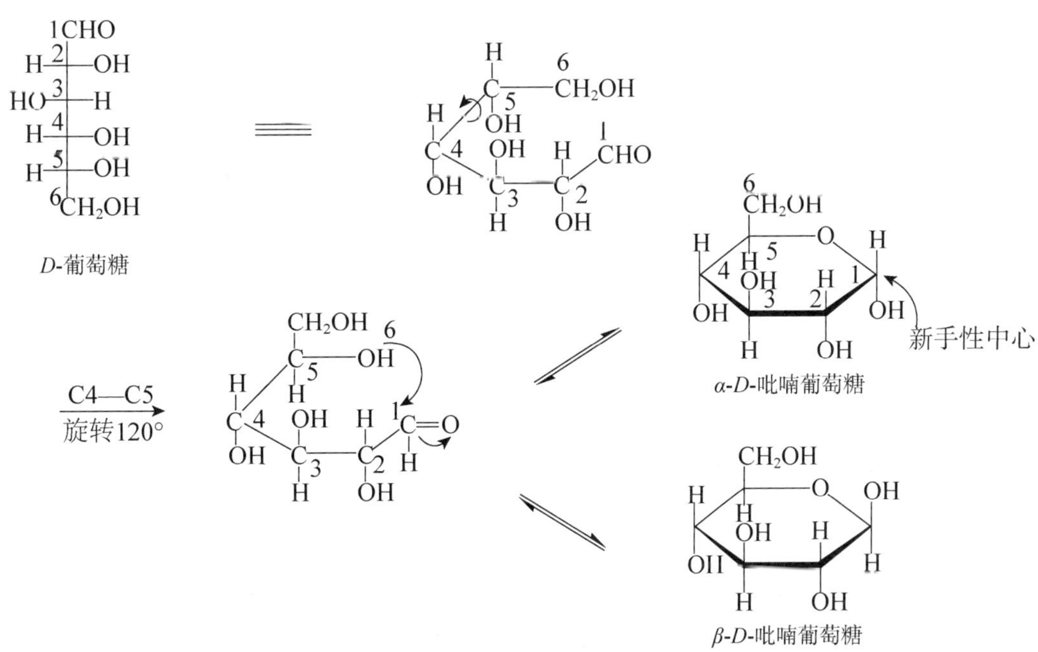

在 Haworth 式中，成环的 6 个原子在同一平面上写成平面六边形，环上的氧原子置于平面的后右上方；环上的碳原子从最右边开始按顺时针方向编号；Fischer 投影式中处于左边的羟基写在环平面的上方，右边羟基写在环平面的下方（即左上右下），故 *D*-型糖的 *α*-半缩醛羟基应位于环下方，*β*-半缩醛羟基应位于环上方；*D*-型糖的末端羟甲基（—CH_2OH）始终处于

环平面上方。

为书写方便，Haworth 式中环碳原子上的—H 常省略；当不必强调半缩醛羟基的构型时，可用“∿∿”与半缩醛羟基连接。

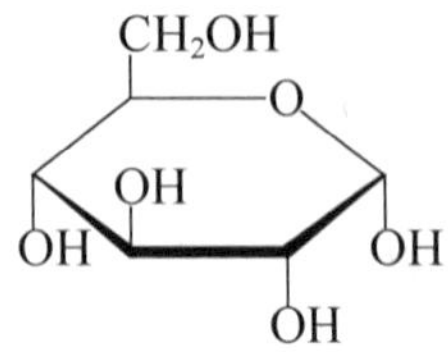

α-D-（+）-吡喃葡萄糖

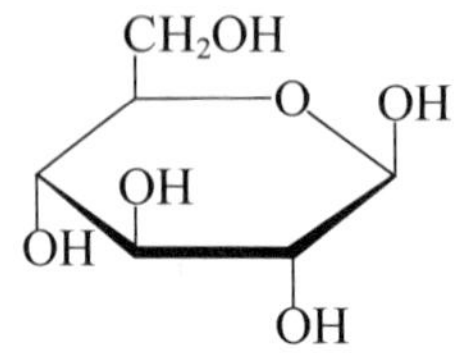

β-D-（+）-吡喃葡萄糖

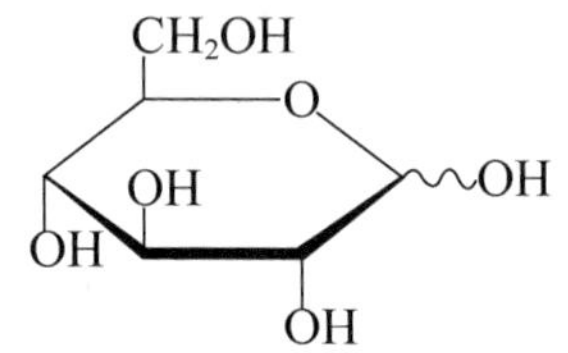

D-（+）-吡喃葡萄糖

X 线分析已证明吡喃糖中的六元环以椅式构象存在，常用其构象式表示。α-D-(+)-吡喃葡萄糖和 β-D-(+)-吡喃葡萄糖的优势构象式如下：

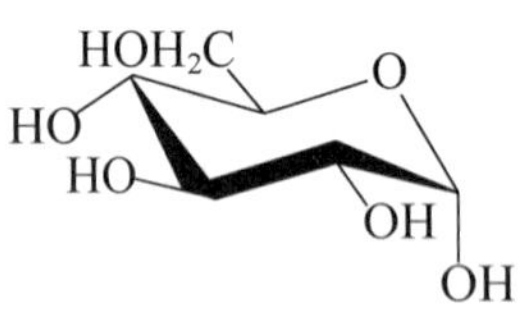

α-D-（+）-吡喃葡萄糖

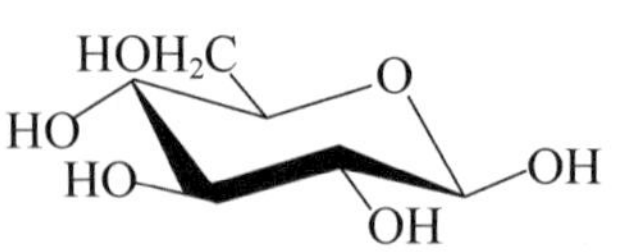

β-D-（+）-吡喃葡萄糖

可以看出，α-D-(+)-吡喃葡萄糖中，半缩醛羟基在 a 键上，其余较大基团在 e 键上，而 β-D-(+)-吡喃葡萄糖中，所有较大的基团都在 e 键上，相互距离较远，斥力较小；因此 β-型比 α-型内能更低，更稳定，这也是在互变异构平衡中 β-D-(+)-吡喃葡萄糖的含量较高的原因。可见用构象式表示糖的结构，能更清楚了解结构和性质间的关系。

不仅葡萄糖，其他单糖在溶液中也主要以氧环结构存在，都有变旋光现象。葡萄糖的氧环式结构主要是六元环（吡喃糖），但有些单糖在溶液中的氧环式主要是以五元环（呋喃糖）结构存在的。

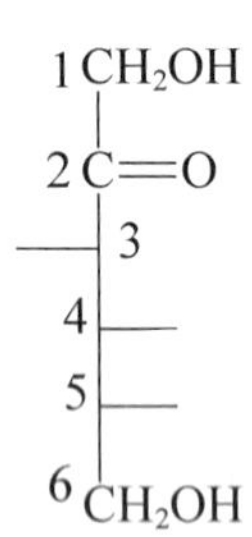

D-果糖

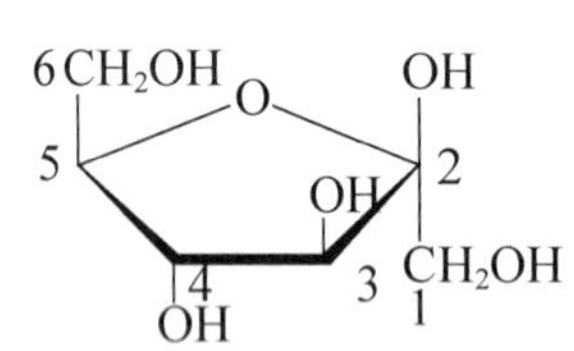

β-D-呋喃果糖

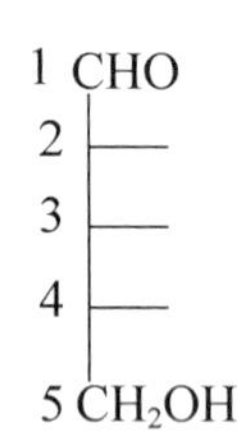

D-核糖

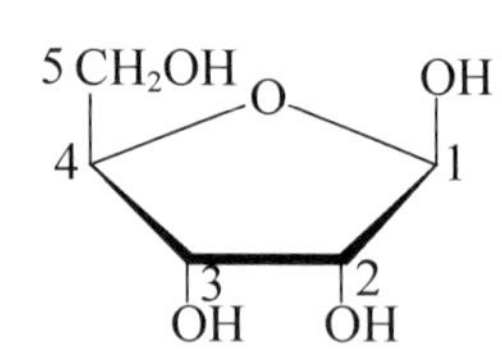

β-D-呋喃核糖

二、物理性质

单糖是具有甜味的结晶性物质，由于具有多个羟基，易溶于水，难溶于有机溶剂，易形成过饱和溶液，即糖浆。单糖大多具有旋光性，旋光性是鉴定糖的一个重要指标。表 21-1 列出了一些单糖的物理性质。

表 22-1 常见单糖的物理常数

名称	熔点/℃	平衡混合物比旋光度
D-葡萄糖	146	+52.7°
D-果糖	104	−92.4°
D-核糖	87	−23.7°
D-2-去氧核糖	90	−59°
D-半乳糖	167	+80.2°
D-甘露糖	132	+14.6°

三、化学性质

单糖的开链结构中含有羰基和羟基，具有一般醇和醛酮的性质，如能发生酯化、成醚、氧化、脱水等反应，单糖的环状结构中含有半缩醛羟基，又具有一些特殊的化学性质。

(一) 成苷反应

单糖的半缩醛（酮）羟基可与含羟基或活泼氢（如氨基、巯基）的化合物作用，脱去一分子水，生成的化合物称为糖苷（glycoside）。此反应称为成苷反应。生成的糖苷与缩醛（酮）相似，对碱稳定，但容易发生酸水解。

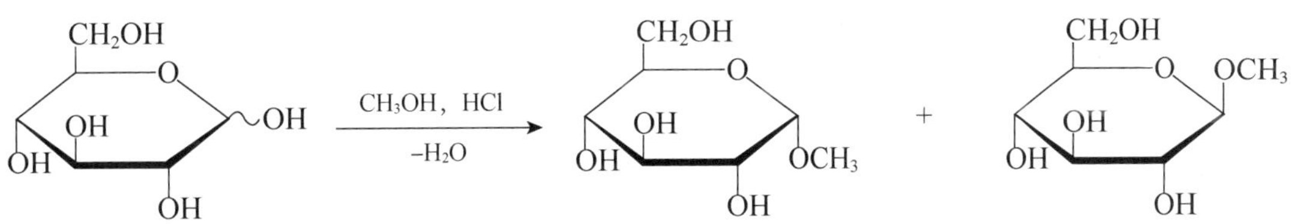

α-D-甲基吡喃葡萄糖苷　　β-D-甲基吡喃葡萄糖苷

糖苷由糖和非糖部分组成，二者之间连接的键称为糖苷键。按形成苷键的原子种类，可分为氧苷键、氮苷键、硫苷键和碳苷键等。α-葡萄糖苷和β-葡萄糖苷的分子中没有半缩醛（酮）羟基，它们在水溶液中不能转变为开链结构，所以糖苷没有变旋光现象。糖苷在自然界中分布很广，由*D*-核糖和*D*-2-脱氧核糖与嘧啶和嘌呤碱基形成的N-核苷，是核酸的结构单元。很多糖苷也是中草药的重要成分之一，如有止痛作用的水杨苷，有强心作用的毛地黄毒苷等。酶对糖苷水解有一定专一性，例如杏仁酶专一性地水解β-糖苷，而麦芽糖酶只水解α-糖苷。

糖苷键是我们学习理解低聚糖、多糖以及核酸结构的重要基础，后续章节还将有所涉及。

(二) 差向异构化

单糖在稀碱溶液中，醛糖或酮糖分子中α-碳上的氢易转移到羰基上，形成烯二醇中间体，然后转变为异构体。例如，*D*-葡萄糖溶于冷的稀 NaOH 溶液后，将转变为*D*-葡萄糖、*D*-甘露糖和*D*-果糖的混合物。如果以*D*-甘露糖或*D*-果糖代替*D*-葡萄糖，也可得到相同的结果。

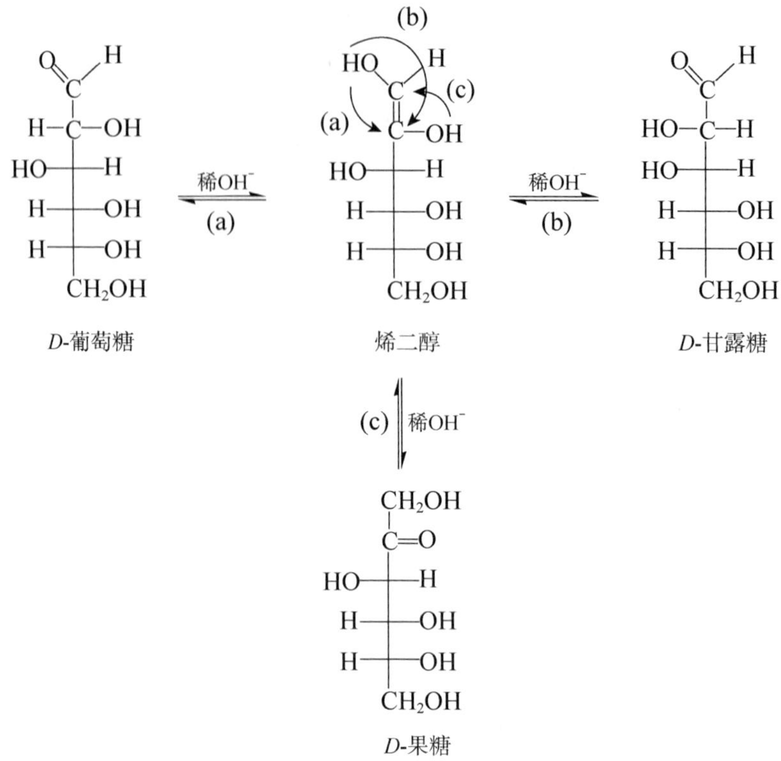

D-葡萄糖和 D-甘露糖在开链结构中只有一个手性碳的构型相反，其余手性碳的构型完全相同，两者互称差向异构体（epimer）。差向异构体的转化过程又称差向异构化（epimerization）。在生物体内，酶也能催化类似的转化。

（三）氧化反应

1. 碱性条件下的氧化反应

Tollens 试剂、Benedict 试剂和 Fehling 试剂等碱性弱氧化剂能把醛糖中的醛基氧化成羧基，并分别出现银镜、砖红色沉淀等反应现象。例如：

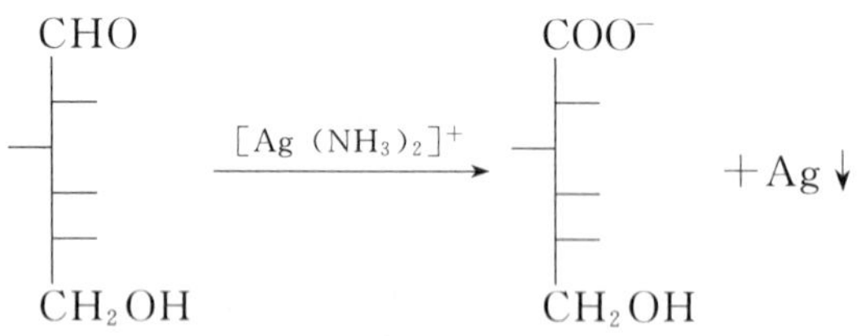

酮糖的 α-碳原子连有羟基时，在碱性条件下发生差向异构化，转化为醛糖，同样可被氧化，有相同的反应现象。

通常将能与碱性弱氧化剂发生氧化还原反应的糖称还原糖（reducing sugar）。单糖都是还原糖。

2. 酸性条件下的氧化反应

D-葡萄糖在 pH=6 的溴水中可被氧化成 D-葡萄糖酸，酮糖在酸性条件下不被溴水氧化。利用与溴水作用后是否褪色，可区别醛糖和酮糖。

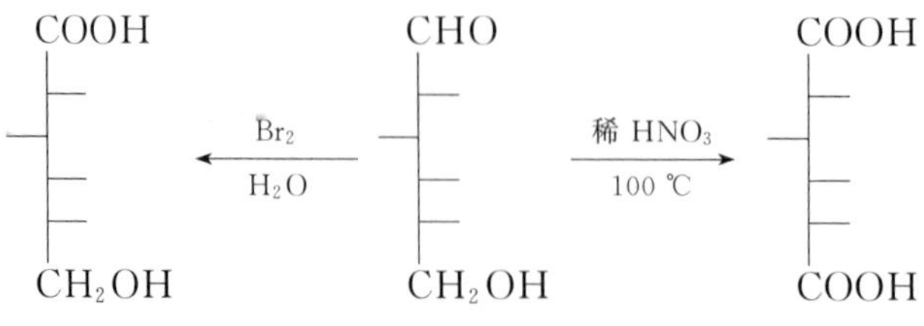

D-葡萄糖酸　　　　D-葡萄糖二酸

当用较强的氧化剂（如硝酸）氧化醛糖时，不仅醛基，碳链另一端的伯醇基也可被氧化，生成糖二酸。

生物体内在酶的催化下，*D*-葡萄糖可转化成 *D*-葡萄糖醛酸，它在肝中可与某些醇、酚等有毒物质结合，结合产物易溶于水，有利于将其排出体外，从而起到解毒的作用。

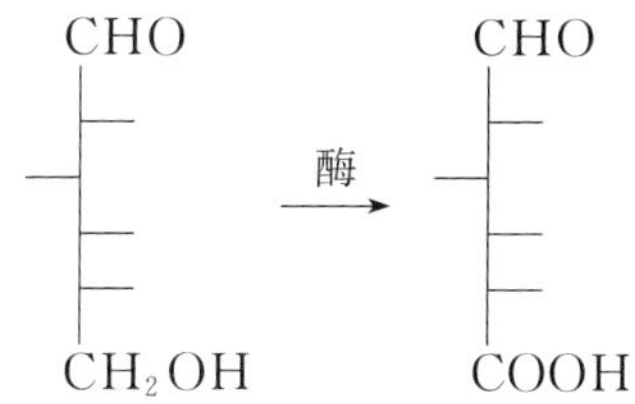

D-葡萄糖醛酸

（四）成脎反应

单糖的羰基与苯肼作用生成苯腙，在过量苯肼的存在下，与羰基相邻的 α-羟基可被苯肼氧化成羰基，然后再与苯肼反应生成二苯腙，称为糖脎（osazone）。不同的糖生成糖脎所需的时间不同，糖脎是难溶于水的结晶，有一定的熔点，而且不同的糖脎晶形各异。成脎反应只发生在单糖的 C_1 和 C_2 上，其他碳原子上的基团不参与反应，*D*-葡萄糖、*D*-果糖和 *D*-甘露糖能形成同一种糖脎，故成脎反应对单糖的构型鉴定有一定的作用。

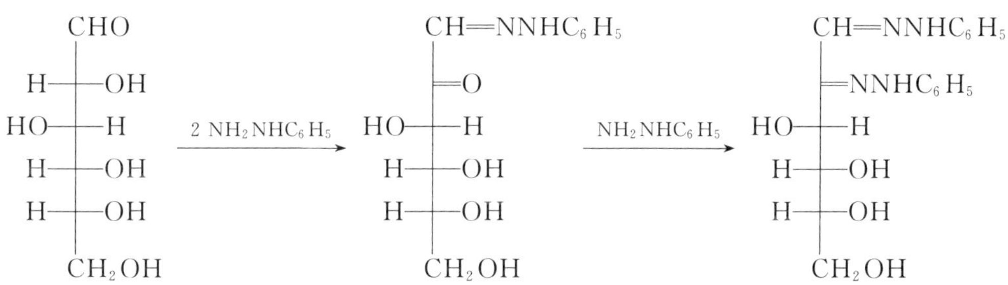

D-葡萄糖脎

（五）糖的鉴定反应

单糖在浓酸中发生分子内脱水，生成 α-呋喃甲醛（糠醛）及其衍生物。糠醛及其衍生物可与某些酚类缩合生成有色化合物，经常用于鉴定糖类。例如在糖类的水溶液中加入 α-萘酚的乙醇溶液，然后沿管壁慢慢加入浓硫酸，不振摇，密度较大的浓硫酸沉到管底，在液体界面处很快产生紫色环，称 Molish 反应，所有的糖都有此颜色反应。若在糖的水溶液中加入间苯二酚及浓盐酸，加热后酮糖很快出现红色，醛糖反应很慢，据此可区别醛糖和酮糖，该反应称为 Seliwanoff 反应。

四、重要的单糖

（一）*D*-核糖和 *D*-2-脱氧核糖

D-核糖（*D*-ribose）和 *D*-2-脱氧核糖（*D*-2-deoxyribose）是核酸的组分，它们常以结合状态存在于核酸中，在细胞核中起遗传作用，有着重要的生理学和医学意义。生物体内它们以 *β*-呋喃环状结构形式存在。

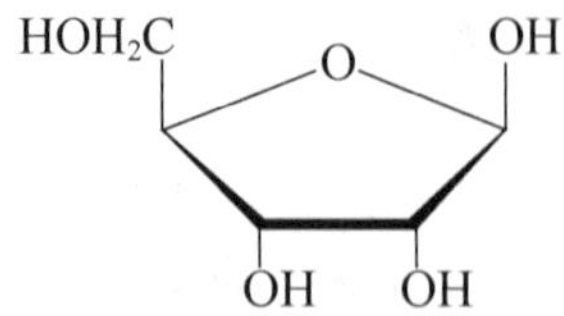

β-D-（-）-核糖

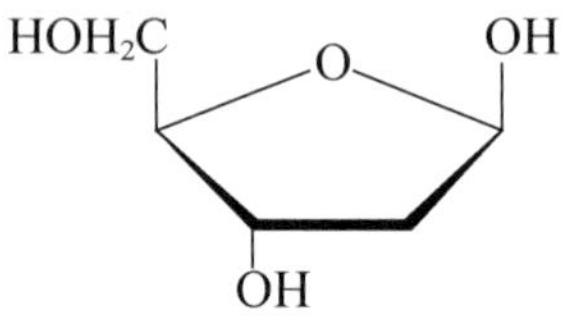

β-D-（-）-2-脱氧核糖

（二）*D*-葡萄糖

D-葡萄糖在自然界中分布很广，因葡萄中含量丰富而得名。正常人血液中含 3.9～5.6 mmol·L^{-1} 葡萄糖。葡萄糖是人体所需能量的重要来源。人体内的葡萄糖是以磷酸酯的形式存在，逐步分解释放能量。葡萄糖在体内磷酸激酶催化下与三磷酸腺苷（ATP）作用生成葡萄糖磷酸酯（葡萄糖-1-磷酸酯和葡萄糖-6-磷酸酯）。在磷酸变位酶存在下，这两种磷酸酯可以相互转变。

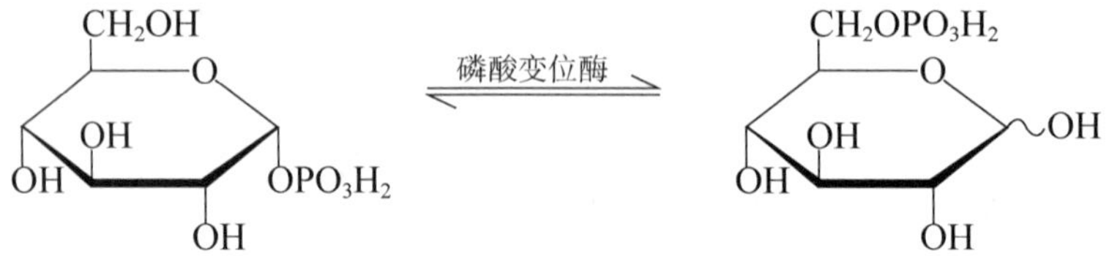

α-D-吡喃葡萄糖-1-磷酸酯　　*D*-吡喃葡萄糖-6-磷酸酯

（三）果糖

D-果糖（*D*-fructose）以游离状态存在于水果和蜂蜜中，是最甜的单糖。动物的前列腺素和精液中也含有相当量的果糖。天然果糖是左旋的，人体内的果糖也形成磷酸酯，例如：

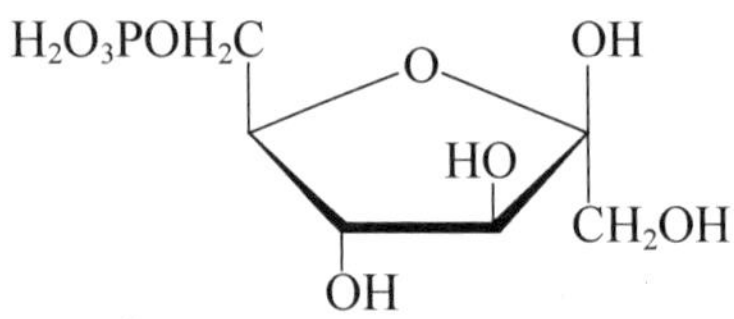

β-D-呋喃果糖-6-磷酸酯

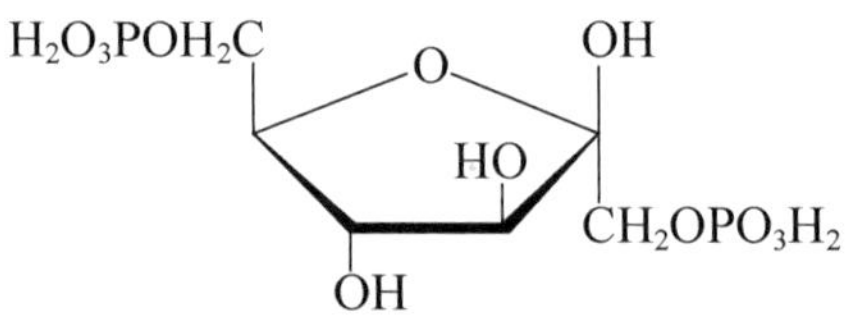

β-D-呋喃果糖-1,6-二磷酸酯

（四）半乳糖

D-半乳糖（galactose）与葡萄糖结合成乳糖存在于哺乳动物的乳汁中，脑组织中有些结构复杂的脑磷脂也含有半乳糖。人体内的半乳糖是食物中乳糖的水解产物，在酶的催化下，*D*-半乳糖可经 C_4 差向异构化转变成 *D*-葡萄糖。*D*-半乳糖的两种环状结构如下：

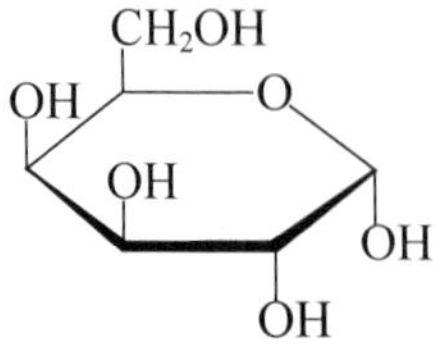

α-D-吡喃半乳糖

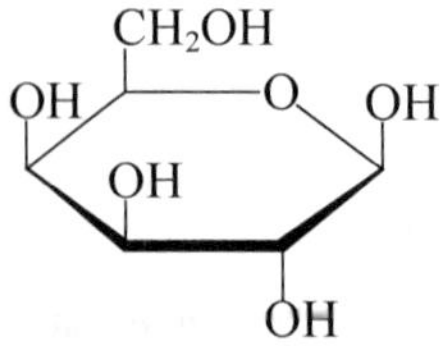

β-D-吡喃半乳糖

第二节 双 糖

水解后产生两个到十个单糖分子的糖类称为低聚糖（oligosaccharide）。根据水解产生单糖的数目，可以再分成双糖、三糖、四糖等，其中最重要的是双糖。双糖可看成由一个单糖分子的半缩醛羟基与另一个单糖分子的醇羟基或半缩醛羟基之间脱水缩合而形成。根据双糖分子中是否保留有半缩醛羟基，可分为还原性双糖和非还原性双糖。

一、还原性双糖

（一）麦芽糖

麦芽糖（maltose）存在于麦芽中，是淀粉在淀粉糖化酶的催化下部分水解的产物。麦芽糖为无色针状结晶，易溶于水，水溶液的比旋光度为+136°，甜度次于蔗糖。

麦芽糖是由 *D*-葡萄糖的半缩醛羟基和另一个 *D*-葡萄糖中的 C_4 醇羟基脱去一分子水，通过 α-1,4-苷键相连形成的双糖。

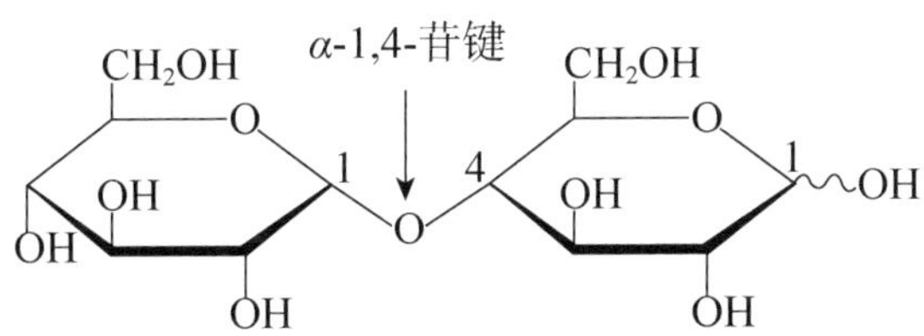

（+）-麦芽糖

结晶状的麦芽糖中，半缩醛羟基是 β-构型的。但在水溶液中，麦芽糖可经开链结构而成为 α-麦芽糖和 β-麦芽糖的互变平衡混合物，故其构型可不标明。麦芽糖具还原性和变旋光现象。

（二）纤维二糖

纤维二糖（cellobiose）是纤维素经部分水解所生成的产物，化学性质与麦芽糖相似，具还原性和变旋光现象，水解后也生成两分子 *D*-(+)-葡萄糖。由于纤维二糖是以 β-1,4-苷键相连的双糖，故不能被 α-葡萄糖苷酶水解，只能被 β-葡萄糖苷酶水解。

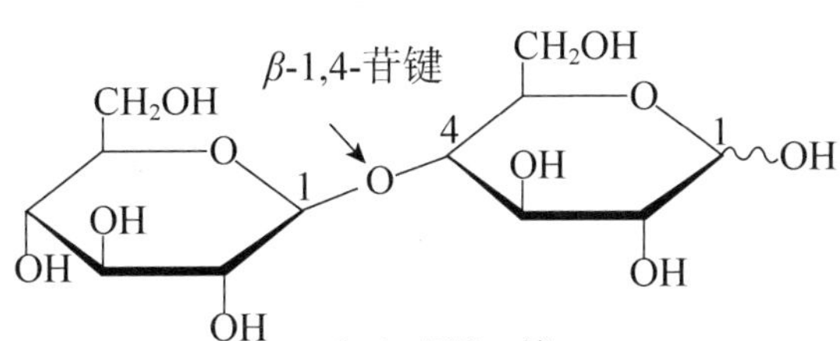

（+）-纤维二糖

纤维二糖与麦芽糖虽只是苷键的构型不同，但在生理作用上却差别很大。麦芽糖有甜度，可在人体内分解消化，但纤维二糖既无甜味，也不能被人体消化吸收。

（三）乳糖

乳糖（lactose）因存在于哺乳动物乳汁中而得名。人乳含乳糖7%～8%，牛乳含乳糖4%～5%。

乳糖水解后，可得等量的 *D*-葡萄糖和 *D*-半乳糖。乳糖是 β-*D*-(+)-半乳糖和 *D*-(+)-葡萄糖以 β-1,4-苷键相连形成的双糖，其分子中葡萄糖的半缩醛羟基仍保留，有还原性。乳糖为白色结晶粉末，甜味不及蔗糖，难溶于水，水溶液的比旋光度为+53.5°。

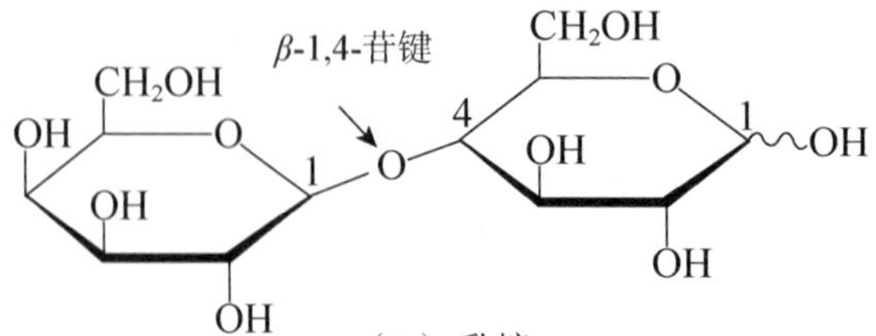

(+)-乳糖

二、非还原性双糖

蔗糖（sucrose）是自然界分布最广的双糖，存在于所有具光合作用的植物中，甘蔗和甜菜中含量高。

蔗糖可看作一个 *α-D*-吡喃葡萄糖分子的 C_1 半缩醛羟基和一个 *β-D*-呋喃果糖分子的 C_2 半缩酮羟基脱水而成的产物，故蔗糖既是 *α-D*-葡萄糖苷，也是 *β-D*-果糖苷。因蔗糖结构中无半缩醛（酮）羟基，因而无还原性，无变旋光现象。

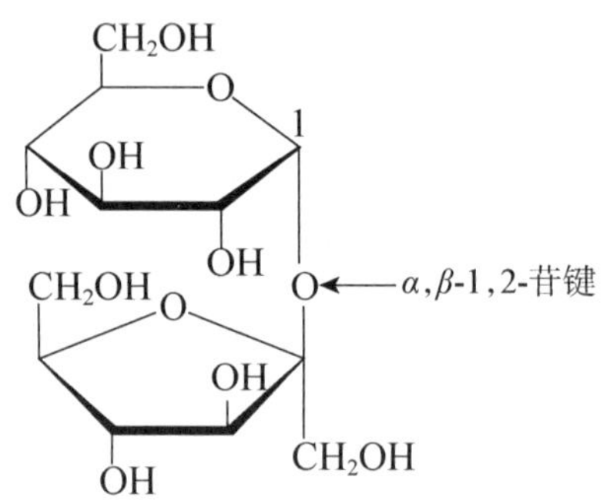

(+)-蔗糖

蔗糖是右旋糖，比旋光度为+66.7°，水解后生成等量 *D*-葡萄糖和 *D*-果糖的混合物，其比旋光度为−19.7°，与水解前的旋光方向相反，故把蔗糖的水解反应称为转化反应，水解后的单糖混合物称为转化糖（invert sugar），催化蔗糖水解的酶称为转化酶（invertase）。

第三节 多 糖

多糖（polysaccharide）是由许多单糖分子通过苷键结合而成的高分子化合物，如淀粉、纤维素和糖原。多糖与低聚糖或单糖的性质不同，大多数多糖为无定形粉末，无一定的熔点，一般不溶于水，没有甜味。多糖分子仅在分子长链的末端含半缩醛羟基，但因分子量很大，所以无变旋光现象，也无还原性。

一、淀粉

淀粉（starch）主要存在于植物的种子、果实和根块中，在稻米、小麦、玉米及薯类中含量丰富，是人类获取糖类的主要来源。淀粉是白色的无定形粉末，其颗粒的形状和大小因来源不同而异。

淀粉是由直链淀粉（amylose）和支链淀粉（amylopectin）所组成的混合物。直链淀粉的含量为20%～25%，它不易溶于冷水，在热水中有一定溶解度；支链淀粉的含量为75%～80%，它在热水中也不溶，但可膨胀成糊状。两者水解的最终产物都是 *D*-葡萄糖。

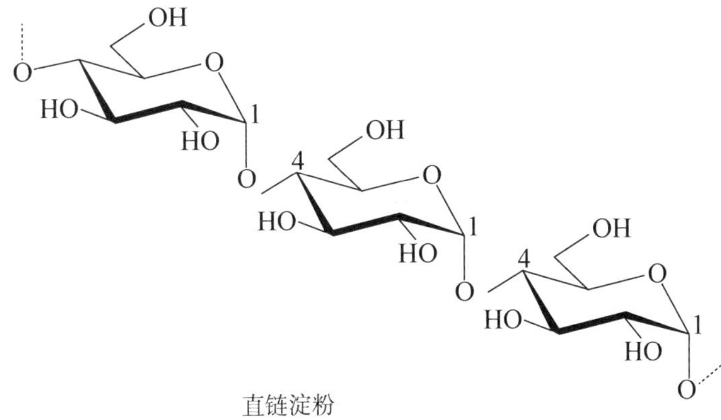

直链淀粉

直链淀粉并不是一根直线型的，是由 250～300 个 *D*-葡萄糖通过 *α*-1,4-苷键连接而成。由于 *α*-1,4-苷键的氧原子有一定键角，且单键可自由转动，分子内的羟基间可形成氢键，因此直链淀粉具有规则的螺旋状空间排列，每一圈螺旋有 6 个 *D*-葡萄糖结构单位（图 22-1）。

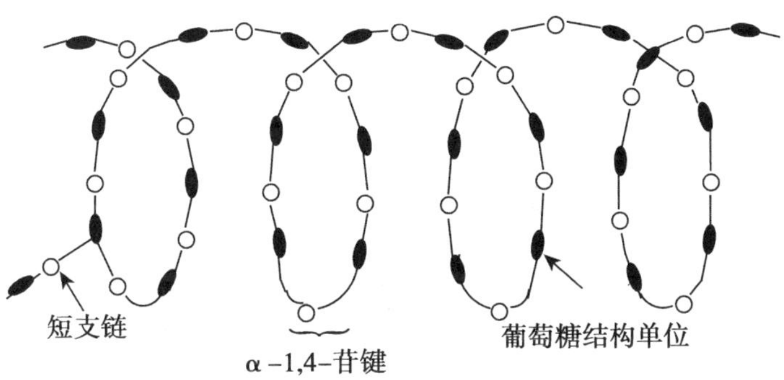

图 22-1　直链淀粉的形状示意图

淀粉溶液遇碘显蓝色，可作为淀粉的定性鉴别反应。目前认为碘分子嵌入直链淀粉的螺旋空隙中，依靠分子间作用力与淀粉形成了蓝色的配合物。

支链淀粉一般含有 6000～40 000 个 *D*-葡萄糖，主链由 *α*-1,4-苷键连接而成，由 20～25 个 *α*-*D*-葡萄糖单元组成，而分支处为 *α*-1,6-苷键连接，它们纵横交错，形成树枝状复杂大分子（图 22-2），其分子量比直链淀粉更大。支链淀粉可与碘生成紫红色的配合物。

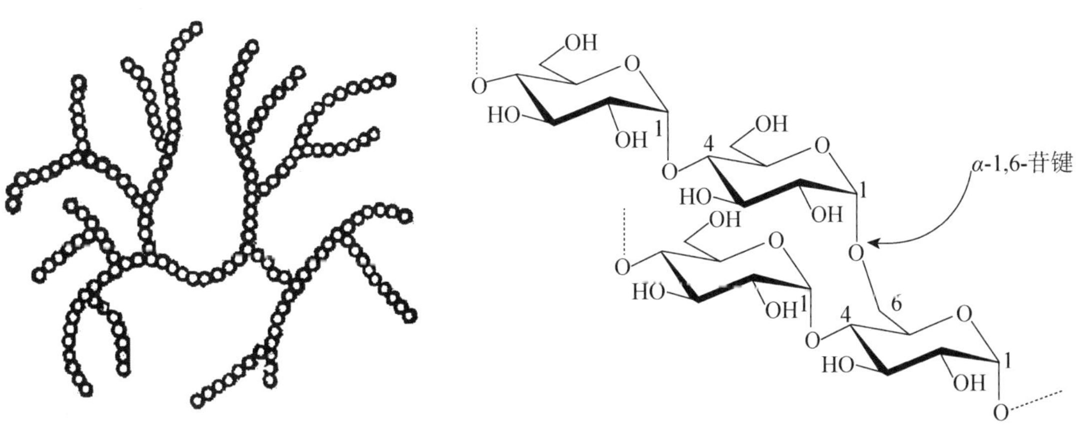

图 22-2　支链淀粉结构示意图（每一圆圈代表一个葡萄糖单位）

二、糖原

糖原（glycogen）主要储存于动物的肝和肌肉中，其功能与植物淀粉相似，是葡萄糖的贮存形式，故又称动物淀粉。肝中的糖原含量达10%～20%，肌肉中的含量约4%，分别称为肝糖原和肌糖原。当由食物消化所得的葡萄糖在人体血液中含量较高时，可转变成糖原。当血液中葡萄糖含量降低时，糖原可经一系列酶的催化而分解成葡萄糖，保持血糖水平的稳定，为各种组织提供能量。

糖原也是由 α-*D*-葡萄糖为单位组成的，结构与支链淀粉相似，只是分支程度更高，每隔8～10个葡萄糖单位便有一个以 α-1,6-苷键连接的分支（图22-3）。

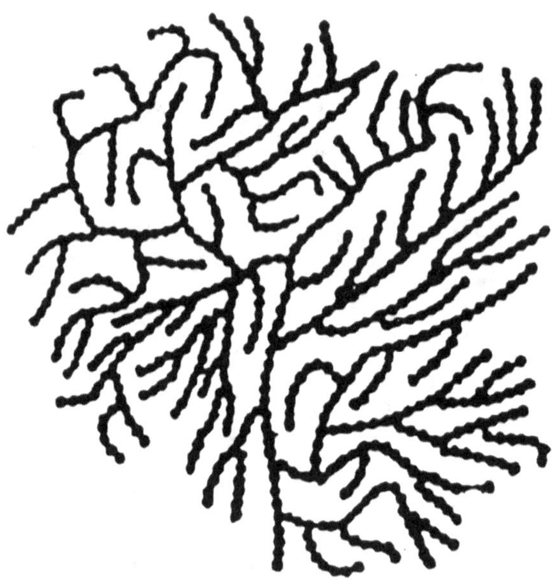

图 22-3 糖原的结构示意图

糖原为无定形粉末，其水溶液遇碘显红色。

三、纤维素

纤维素（cellulose）是自然界分布最广、存量最多的多糖。它是植物骨架和细胞的主要成分，木材含纤维素约50%，棉花含纤维素可达98%。

在植物中存在的天然纤维素分子含有1000～15 000个葡萄糖单位，水解生成 *D*-葡萄糖，但部分水解可生成纤维二糖。纤维素是由葡萄糖通过 β-1,4-苷键相连而成的长链大分子。长链纤维素分子彼此平行排列，通过链间大量氢键的作用，相互绞合成绳索状（图22-4），故韧性较强。木材的强度取决于相邻的纤维素分子长链间羟基形成氢键的数目。

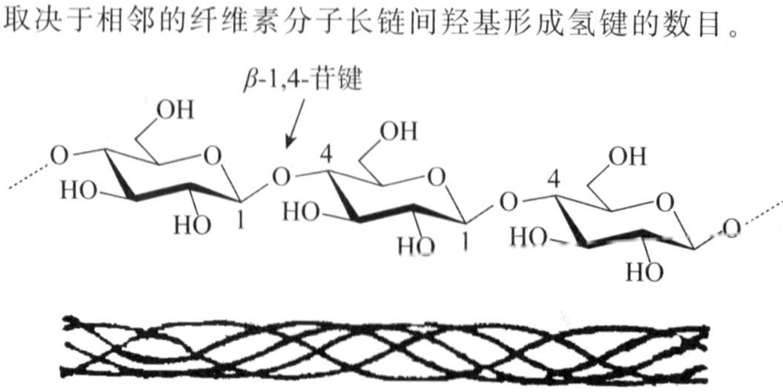

图 22-4 纤维素结构示意图

纯粹的纤维素是白色固体，不溶于水、稀酸和稀碱，也不溶于一般的有机溶剂。遇碘不变色，在酸作用下的水解较淀粉难。

在人体内只有能水解 α-苷键的淀粉酶，而没有能水解 β-苷键的酶，所以人类只能消化淀粉而不能消化纤维素，因此纤维素无法作为人类的营养物质。但纤维素可增强肠的蠕动，因此适当摄入富含纤维素的食品有利于健康。食草动物依靠消化道内微生物所分泌的酶，能把纤维素水解成葡萄糖而吸收利用。纤维素用途很广，可用来制造纸张、人造丝、人造棉、玻璃纸、电影胶片等。

来自纤维素的燃料乙醇

第二十二章小结

习题二十二

1. 解释下列名词。
   (1) 差向异构体　(2) 变旋光现象　(3) 还原糖和非还原糖　(4) 苷键　(5) 端基异构体
2. 写出下列各糖的稳定构象。
   (1) β-D-吡喃葡萄糖　(2) α-D-吡喃甘露糖　(3) β-D-吡喃半乳糖
3. 用化学方法区别下列各组化合物。
   (1) 葡萄糖和果糖　(2) 麦芽糖和蔗糖　(3) 甲基-D-吡喃半乳糖苷和半乳糖　(4) 淀粉和纤维素
4. 指出下列哪些是还原糖。
   (1) 麦芽糖　(2) D-半乳糖　(3) 淀粉　(4) 纤维二糖　(5) 蔗糖　(6) 乙基-α-D-甘露糖苷
5. 写出 D-甘露糖与下列试剂的反应产物。
   (1) Br，H_2O　(2) HNO_3　(3) $CH_3OH+HCl$（干）　(4) $PhNHNH_2$
6. 指出下列糖类化合物的构型（D/L），哪些互为对映异构体，哪些互为差向异构体。

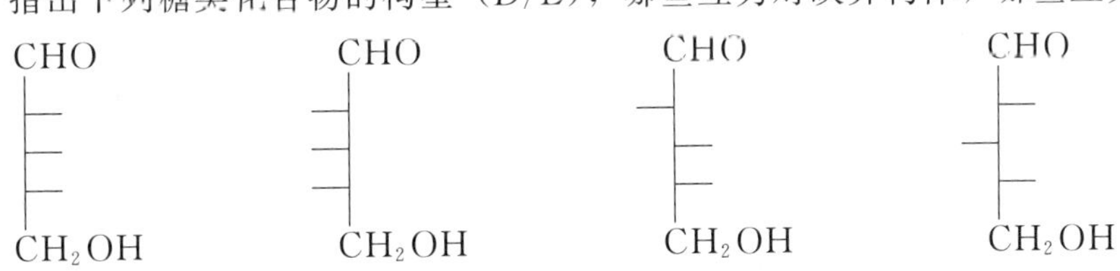

A　B　C　D

习题二十二参考答案

（郭今心）

第23章 肽、蛋白质和核酸

蛋白质是由氨基酸组成的、分子量很大的肽，它是生物体内组织的基本成分，与糖类、脂肪并称为人类营养的三要素。核酸是一种携带遗传信息和指导蛋白质合成的大分子化合物。一切生物甚至无细胞结构的病毒都含有核酸，因此有生命存在就有核酸。

第一节 肽

由氨基酸之间通过肽键相互连接而形成的化合物称为肽（peptide），2 个氨基酸脱水形成的肽称为二肽，10 个以下氨基酸形成的肽称为寡肽，10 个以上氨基酸形成的肽称为多肽（polypeptide）。

一、肽的结构和命名

最简单的肽是一分子氨基酸中羧基和另一分子氨基酸中的氨基脱水形成的二肽。

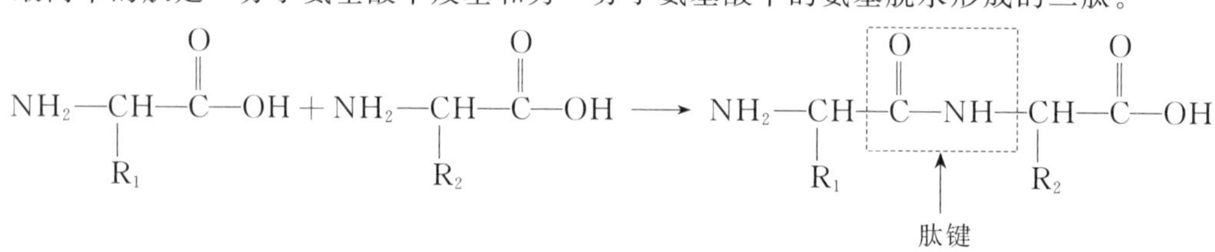

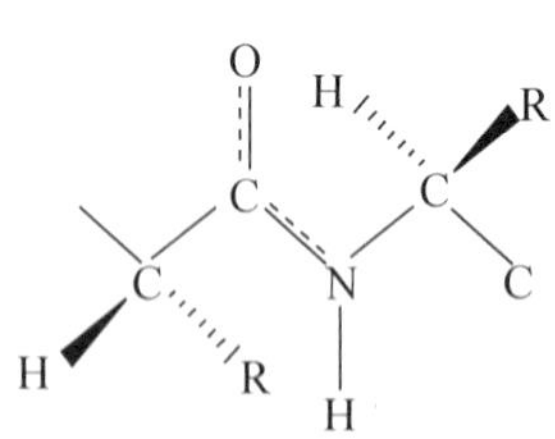

图 23-1 肽键的反式构型

连接氨基酸的酰胺键称为肽键。由于肽键中的氮原子与羰基之间存在 p-π 共轭，因而肽键中的 C—N 键具有部分双键特性，不能自由旋转。肽键平面上 C—N 键相连的两个原子或基团处于反式位置，因此稳定存在的结构为平面反式构型（图 23-1）。

肽键与两个相邻 α-碳原子组成的 6 个原子的基团结构片段（—Cα—CO—NH—Cα—）称为肽单元，肽单元的 6 个原子共处一个平面，称为肽键平面（图 23-2）。

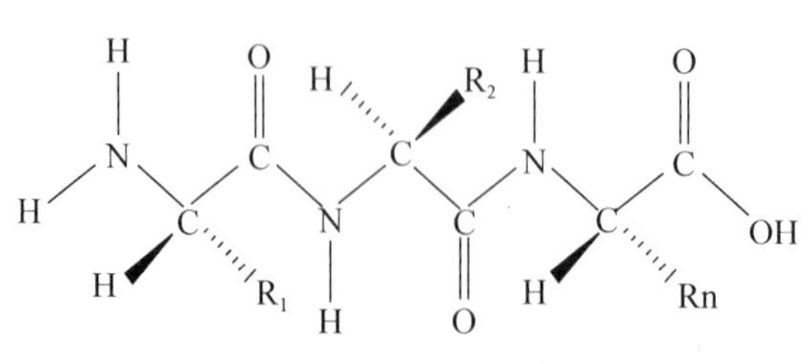

图 23-2 肽键平面

由于肽分子已无完整的氨基酸分子，故称为氨基酸残基（amino acid residue），含氨基的一端称为 N 端或氨基末端，含羧基的一端称为 C 端或羧基末端。通常把 N 端写在左边，把 C

端写在右边。

肽的命名通常以C端作为母体称为某氨基酸，其他氨基酸残基从N端开始依次称为某氨酰，合并后称为某氨酰某氨基酸。也可用氨基酸英文缩写表示，缩写之间用“－”连接。

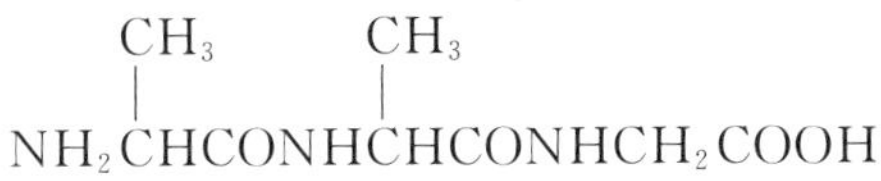

丙氨酰丙氨酰甘氨酸　Ala-Ala-Gly或A-A-G

二、肽链结构的测定

确定肽链结构，首先要测定组成肽链氨基酸的种类和数目，然后再测定肽链中氨基酸的排列顺序。

测定氨基酸种类数目，一般是在酸性条件下，通过完全水解肽链生成氨基酸混合液，之后通过层析或氨基酸分析仪确定氨基酸种类和相对含量，再用物理化学方法测定氨基酸的相对分子质量，最后计算确定出各氨基酸的分子数目。

测定氨基酸排列顺序，目前通常采用端基分析法和部分水解法。

（一）端基分析法

1. N端基分析

常采用2,4-二硝基氟苯与肽分子中的N端氨基发生反应，生成黄色的*N*-(2,4-二硝基苯基)肽，经水解后，肽链中的肽键均断裂，只有*N*-(2,4-二硝基苯基)氨基酸未水解，用层析法或氨基酸分析仪测定该黄色取代氨基酸，可确定出肽分子N端氨基酸。

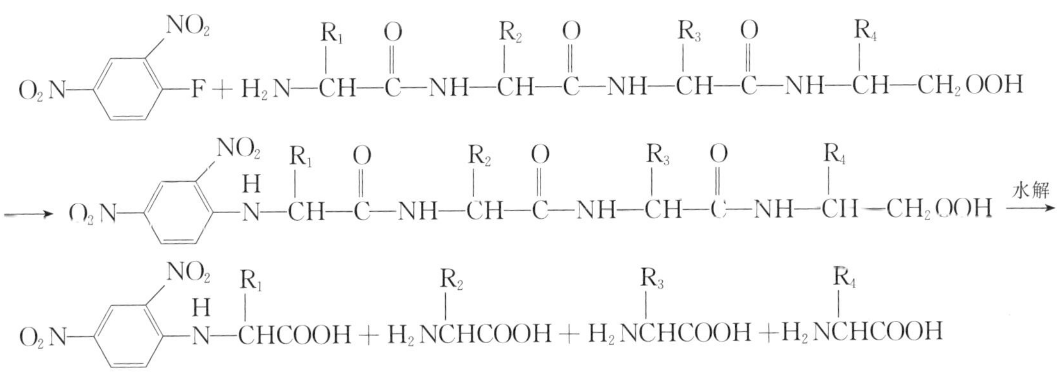

2. C端基分析

C端分析常采用羧肽酶，这是一种只催化C端氨基酸水解的特异性酶，并可以重复操作，依次确定肽分子C端每一个氨基酸。

（二）部分水解法

将肽链用蛋白酶选择性催化水解，生成多个小分子肽，通过端基分析法确定各片段肽分子中氨基酸残基的排列顺序，再进行组合、排列对比，找出关键性重叠部分，最终确定整个肽链中氨基酸残基的排列顺序。

第二节　蛋白质

蛋白质（protein）是氨基酸残基组成的高分子化合物，与多肽没有严格的区别，通常将相对分子质量超过10 000的多肽称为蛋白质。但从结构上看，蛋白质结构更为复杂，其空间结

蛋白质药物展望

构还可能影响生物学功能。

一、组成与分类

组成蛋白质的主要元素有 C、H、O、N、S 等，此外还有 P、Mg、I、Cu、Zn 等。多数蛋白质的含氮量接近 16%，即每克氮相当于 6.25 g 蛋白质。因此可以通过测定生物样品中氮的质量获得蛋白质的大致含量。

蛋白质结构复杂，种类繁多，常根据蛋白质的组成、分子形状和功能进行分类：①蛋白质按化学组成可分为单纯蛋白质和结合蛋白质。仅由 α-氨基酸组成的蛋白质称为单纯蛋白质。结合蛋白质除含单纯蛋白质外，还含有其他非蛋白成分，非蛋白部分也称为辅基。②蛋白质按分子形状可分为球状蛋白质和纤维蛋白质。③蛋白质按功能可分为活性蛋白质和非活性蛋白质。

二、结构

蛋白质水解主要得到 20 种 α-氨基酸，这 20 种 α-氨基酸以不同数目和不同顺序组成种类繁多的多肽链，蛋白质结构十分复杂，在其多肽链结构中除了各种氨基酸的排列顺序，还涉及肽链的空间排布、构象、肽链间的相互作用等。常将蛋白质的结构分为一级结构、二级结构、三级结构和四级结构。

（一）一级结构

蛋白质分子的基本结构是多肽链。多肽链中氨基酸残基的排列顺序以及二硫键的位置称为蛋白质的一级结构。在一级结构中，主要的化学键是肽键，称为主键。蛋白质分子可以由一条多肽链组成，也可以由两条或多条多肽链组成。在两条多肽链之间或一条多肽链的特定部位之间还存在其他类型的化学键，如二硫键等。图 23-3 为牛胰岛素分子的一级结构。

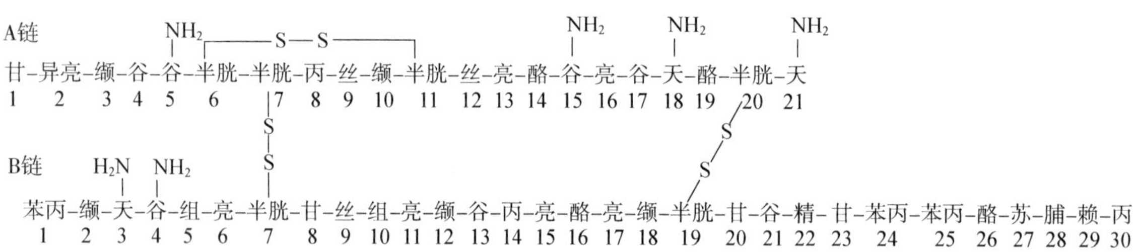

图 23-3 牛胰岛素的一级结构

牛胰岛素分子有 A、B 两条多肽链，A 链由 21 个氨基酸残基组成，B 链由 30 个氨基酸残基组成。A、B 两条多肽链还有 2 个二硫键把它们连接在一起。不同的蛋白质有不同的一级结构，蛋白质的功能与一级结构有密切关系，如果蛋白质分子中起关键作用的氨基酸残基缺损或被替代，则会影响其空间构象和生理功能。

（二）二级结构

蛋白质的二级结构是指多肽链中原子的空间排布。主要有：α-螺旋、β-折叠、β-转角和无规卷曲等。

在 α-螺旋结构中，一条多肽链的主链围绕中心轴螺旋上升，每隔 3.6 个氨基酸残基螺旋上升一圈，螺距 540 pm。螺旋之间通过第一个肽键平面中羰基上的氧与第四个肽键平面亚氨基上的氢形成氢键。维系和固定 α-螺旋的作用力主要是氢键（图 23-4）。

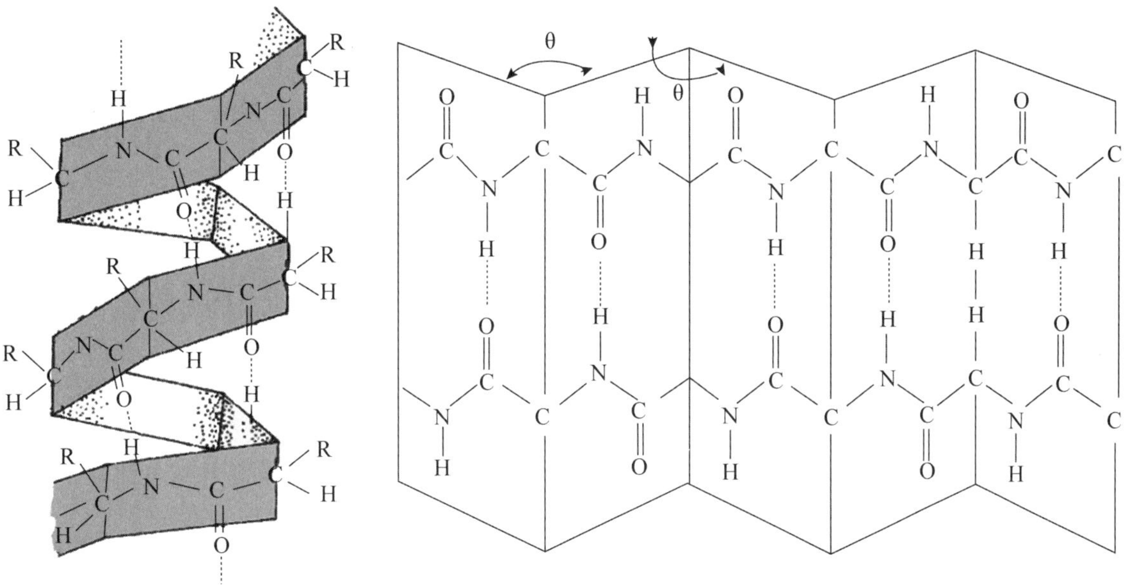

图 23-4 蛋白质的二级结构（α-螺旋结构，β-折叠结构）

β-折叠指多肽链呈一种铺开的折扇形状，由链间的氢键将肽键结合在一起，连接各氨基酸残基的肽键所构成的平面有规则地折叠而形成。若干条多肽链或一条多肽链的若干片段平行排列（图 23-4）。

β-转角是指在蛋白质多肽链中出现的 180°的回折。β-转角结构上的特点是第一个氨基酸残基中羰基上的氧原子与第四个氨基酸残基肽键氮上的氢原子之间形成氢键。

无规卷曲指的是多肽链除上述几种有规律的构象之外，还会存在无确定规律的构象。

（三）三级结构

蛋白质的三级结构是指上述蛋白质的 α-螺旋、β-折叠等二级结构受侧链和各主链构象单元间的相互作用，从而进一步卷曲、折叠，形成具有一定规律性的三度空间构象。维系三级结构的作用力包括：氢键、二硫键、酯键、盐键、疏水键、van der Waals 力等，称为蛋白质的副键。

（四）四级结构

蛋白质的四级结构是由两条或两条以上具有独立三级结构的多肽链构成的，其中每一条多肽链又称为亚基（subunit），亚基间通过非共价键缔合而成，单独的亚基并没有生物学功能，只有完整的蛋白质四级结构才具有生物学活性。

三、性质

（一）两性解离和等电点

蛋白质分子中的肽链两端还有未结合的氨基和羧基，肽链氨基酸残基中也存在未结合的酸性和碱性基团。因此蛋白质分子是一种两性物质。与氨基酸分子相似，它们在水溶液中呈两性解离。

蛋白质的电荷种类、数量以及电荷分布等受溶液 pH 的影响。若调节溶液的 pH，使蛋白质分子所带的正、负电荷相等，净电荷为零，此时溶液的 pH 称为该蛋白质的等电点（isoelectric point），以 pI 表示。

由于各种蛋白质的组成及结构不同，因此等电点各不相同（表 23-1）。

表 23-1 某些蛋白质的等电点

蛋白质名称	等电点	蛋白质名称	等电点
丝蛋白（蚕丝）	2.0～2.4	肌凝蛋白（肌肉）	6.2～6.6
胃蛋白酶（猪胃）	2.75～3.0	肌红蛋白（肌肉）	7.0
卵白蛋白（鸡卵）	4.6～4.9	细胞色素 C（马心）	9.8～10.3
胰岛素（牛）	5.3～5.35	鱼精蛋白（鲑鱼精子）	12.0～12.4

如果溶液 pH<pI，蛋白质带正电荷，主要以正离子形式存在；如果溶液 pH>pI，蛋白质带负电荷，主要以负离子形式存在。人体大多数蛋白质的等电点在 5.0 左右，血液的 pH 在 7.35～7.45，所以蛋白质在血液中多以负离子形式存在并与 Na^+、K^+、Ca^{2+} 等结合成盐，从而构成血液中重要的缓冲体系。

相同的电场条件下，不同蛋白质分子的大小和所带净电荷的数量不同，导致电泳速率也不同，以此为基础发展起来的各种电泳技术，可以分离和鉴定各种蛋白质。

（二）胶体性质

蛋白质是高分子化合物，分子直径在 1～100 nm，在胶体分散系范围内，具有 Tyndall 效应、Brown 运动、不能透过半透膜等胶体特性。利用不能透过半透膜的性质可以分离和纯化蛋白质，这种方法称为透析法。

（三）蛋白质的沉淀

蛋白质溶液稳定的主要因素有蛋白质表面水化膜和所带电荷。如果消除这两个稳定因素之一，蛋白质就会以沉淀方式析出。

1. 盐析

向蛋白质溶液中加入高浓度的强电解质，使之析出沉淀的现象称为盐析。其原理主要是高浓度的盐离子具有很强的水化作用，破坏蛋白质分子的水化膜，使其凝聚析出沉淀。若结合调节溶液的 pH 至蛋白质等电点，盐析效果将会更好。

盐析一般不会破坏蛋白质的结构和生物活性，当加入水后，沉淀可重新溶解。因此，盐析是可逆过程。

2. 有机溶剂沉淀法

在蛋白质溶液中加入甲醇、乙醇、丙酮等极性较大的有机溶剂，由于其对水的亲和力大于蛋白质，破坏蛋白质水化膜，导致其沉淀。这种方法短时是可逆的，但长时间放置会引起蛋白质变性和活性丧失，沉淀变为不可逆。

3. 重金属盐及有机酸沉淀法

加入氯化汞、硝酸银、硝酸铅、硫酸铜等重金属盐溶液，可与蛋白质中的负离子结合，引发沉淀。加入三氯乙酸、苦味酸、鞣酸、磷钨酸、磷钼酸等有机酸，可与蛋白质中的正离子结合产生沉淀。

（四）蛋白质的变性

在某些物理因素（加热、加压、超声波、光照、辐射等）或化学因素（强酸、强碱、重金属盐、生物碱试剂、有机溶剂）影响下，蛋白质的理化性质发生改变，生物活性丧失的现象称为蛋白质的变性。蛋白质变性的主要原因是维系空间结构的氢键、盐键、二硫键等副键被破坏，导致原来蛋白质多肽链有序紧密的排列变为无规则的松散状态，处于分子内部的疏水基团伸向分子表面，蛋白质失去水化膜，水溶性降低，导致凝固或产生沉淀，生物活性随之消失。

（五）颜色反应

1. 缩二脲反应

蛋白质溶液在强碱性条件下与硫酸铜溶液反应，产生紫色或紫红色，该反应称为缩二脲反应，常用于蛋白质的鉴别。

2. 茚三酮反应

蛋白质溶液与茚三酮水溶液混合加热，呈现蓝紫色。所有蛋白质均可发生茚三酮反应，此反应常用于蛋白质的定性和定量测定。

3. 蛋白黄反应

蛋白质遇浓硝酸发生硝化反应而生成黄色硝基化合物的反应称为蛋白黄反应。含有苯丙氨酸、酪氨酸和色氨酸残基的蛋白质可发生此反应。

4. Millon 反应

蛋白质遇到硝酸汞的硝酸溶液而呈现红色的反应。含有酪氨酸残基的蛋白质可发生 Millon 反应。

第三节 核 酸

核酸（nucleic acids）是重要的生物大分子，存在于一切生物体内，是决定蛋白质合成和生命遗传的重要物质。

一、组成

核酸是由许多个核苷酸结合而成的高分子化合物。根据所含戊糖的不同分为脱氧核糖核酸（deoxyribonucleic acid，DNA）和核糖核酸（ribonucleic acid，RNA）。核酸在酸、碱或酶的催化下水解，可得到核苷酸（nucleotide），核苷酸进一步水解得到核苷（nucleoside）和磷酸，核苷再水解得到戊糖和碱基（图 23-5）。

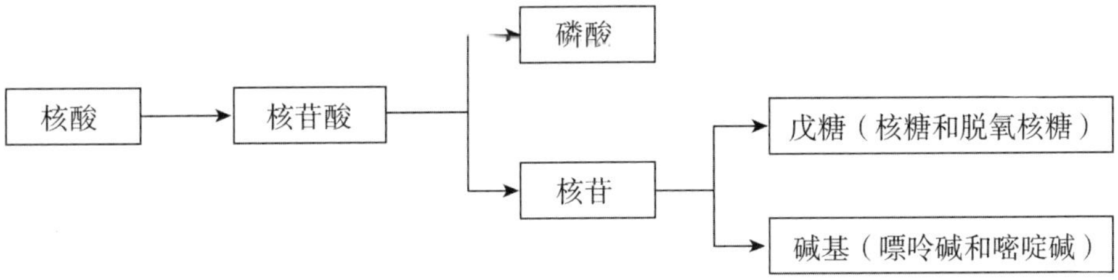

图 23-5 核酸水解产物

（一）戊糖

核酸中的戊糖有两种。组成 DNA 的戊糖是 *D*-2-脱氧核糖，而 RNA 中的戊糖是 *D*-核糖。这两种戊糖均以 *β*-*D*-呋喃环状结构形式存在。

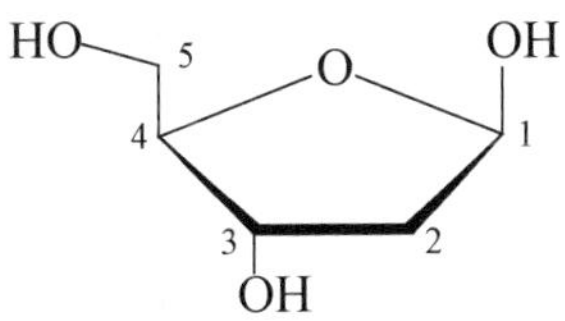

β-*D*-2-脱氧核糖

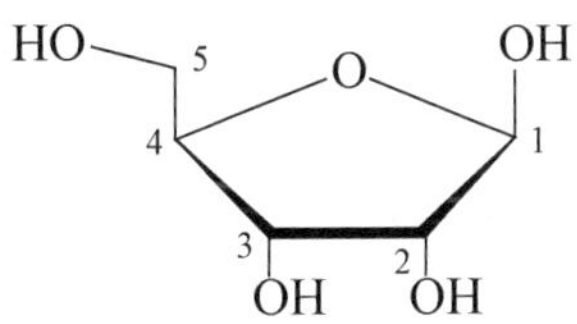

β-*D*-核糖

（二）碱基

组成核酸的碱基包括嘌呤碱和嘧啶碱，共 5 种衍生物。

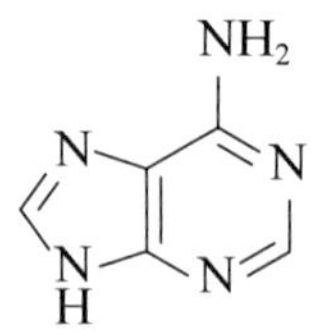

腺嘌呤（A）

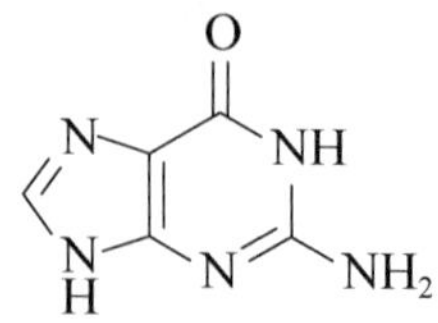

鸟嘌呤（G）

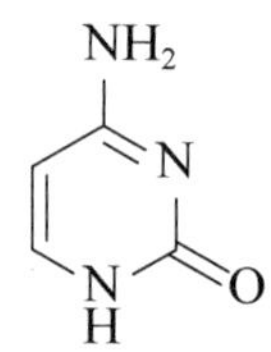

胞嘧啶（C）

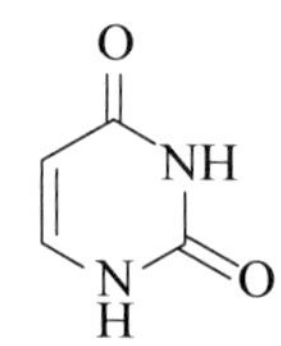

尿嘧啶（U）

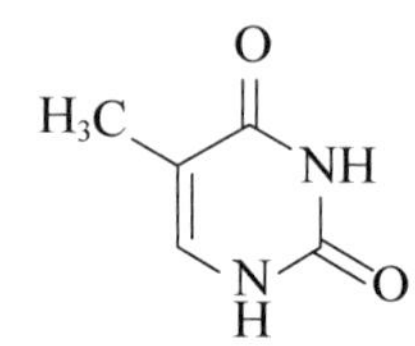

胸腺嘧啶（T）

DNA 和 RNA 的区别，除了戊糖的种类不同以外，它们所含碱基也有差别，两类核酸的最终水解产物见表 23-2。

表 23-2 两类核酸的最终水解产物

水解产物	DNA	RNA
戊糖	*D*-2-脱氧核糖	*D*-核糖
嘌呤碱	腺嘌呤、鸟嘌呤	腺嘌呤、鸟嘌呤
嘧啶碱	胞嘧啶、胸腺嘧啶	胞嘧啶、尿嘧啶

（三）核苷

核苷是一种糖苷，是由戊糖的β-苷羟基与碱基氮原子上的氢（嘌呤碱 9 位氢，嘧啶碱 1 位氢）脱水而形成的苷，根据核糖的不同，核苷分为核糖核苷和脱氧核糖核苷两类。核苷命名时，将碱基放在核苷的前面。如腺嘌呤核苷（简称腺苷）和胞嘧啶脱氧核苷（简称脱氧胞苷）等。

1. 核糖核酸中常见的 4 种核苷

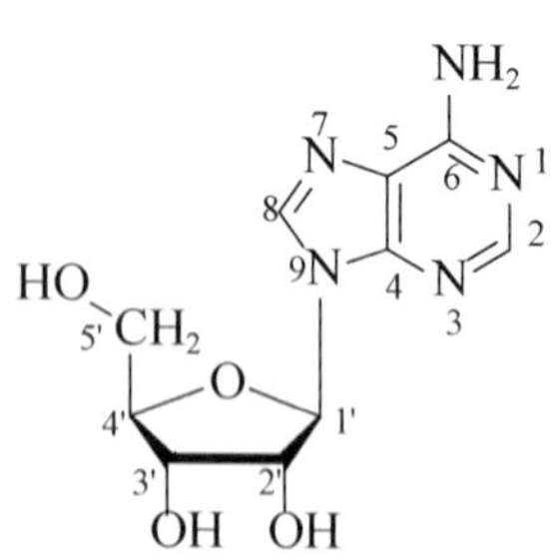

腺嘌呤核苷（腺苷）

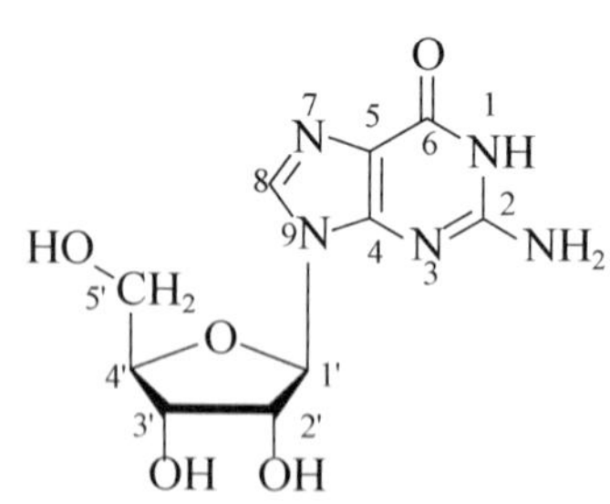

鸟嘌呤核苷（鸟苷）

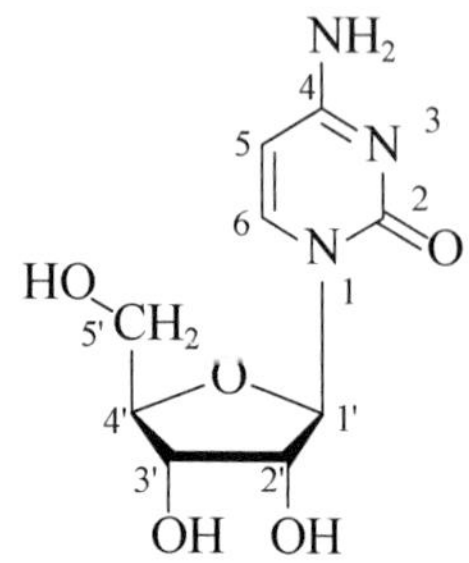

胞嘧啶核苷（胞苷）

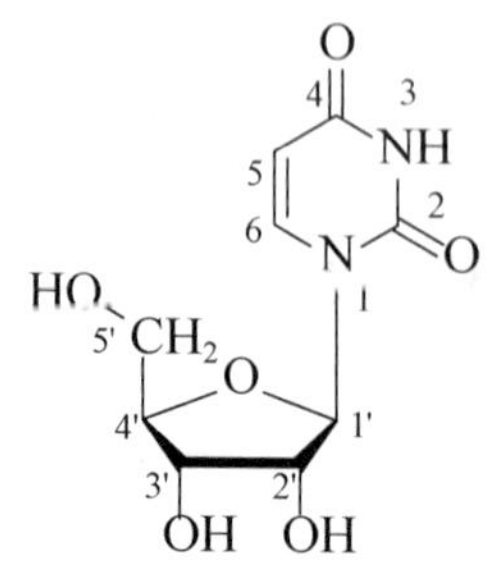

尿嘧啶核苷（尿苷）

2. 脱氧核糖核酸中常见的 4 种核苷

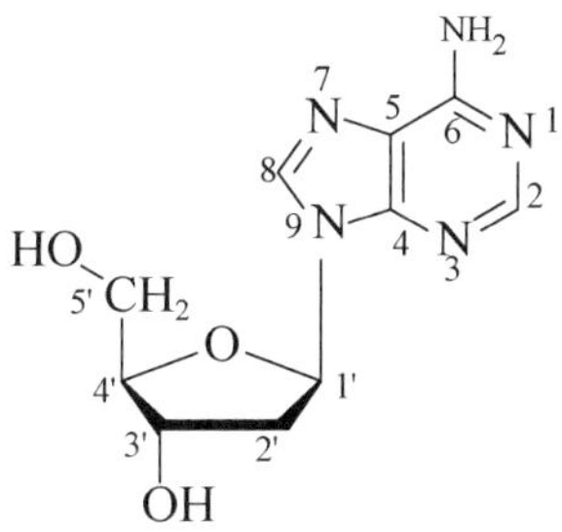

腺嘌呤脱氧核苷（脱氧腺苷）

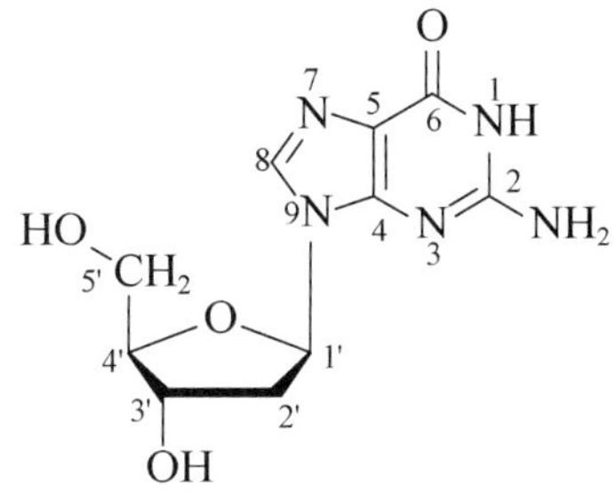

鸟嘌呤脱氧核苷（脱氧鸟苷）

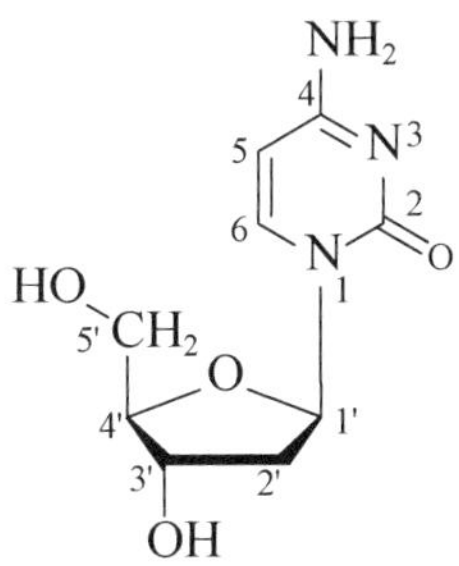

胞嘧啶脱氧核苷（脱氧胞苷）

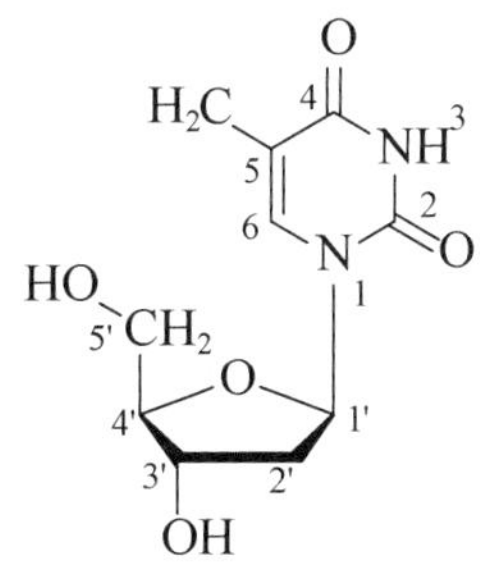

胸腺嘧啶脱氧核苷（胸苷）

（四）核苷酸

核苷酸是核苷的磷酸酯，是由核糖或脱氧核糖未结合的羟基与磷酸酯化的产物。核糖核苷酸主要有 2′-核糖核苷酸、3′-核糖核苷酸和 5′-核糖核苷酸。脱氧核糖核苷酸主要有 3′-脱氧核糖核苷酸和 5′-脱氧核糖核苷酸。生物体内游离存在的核苷酸主要是 5′-核苷酸。如腺苷酸和脱氧胞苷酸。

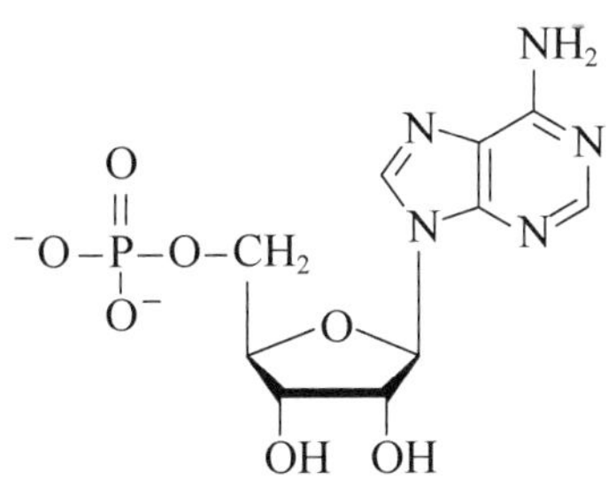

腺苷酸

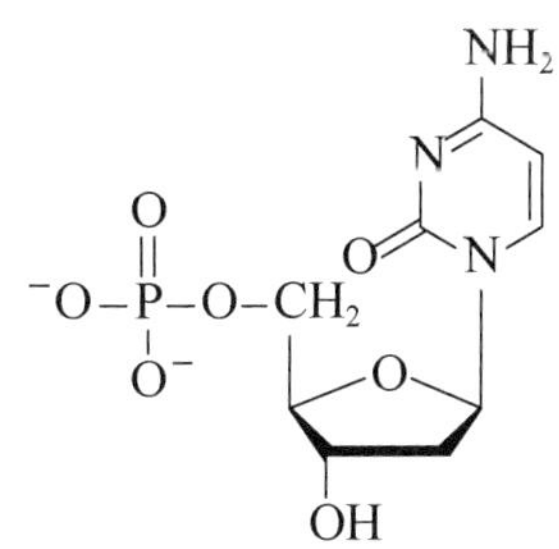

脱氧胞苷酸

由于组成 RNA 和 DNA 核苷各有四种，因此核苷酸也有四种，DNA 的核苷酸有脱氧腺苷酸、脱氧鸟苷酸、脱氧胞苷酸和脱氧胸腺苷；RNA 的核苷酸有腺苷酸、鸟苷酸、胞苷酸和尿苷酸。

二、结构

在 DNA 或 RNA 分子中，核苷酸的数目可高达几万个，所以核酸也称为多核苷酸。核酸的结构也可分为一级结构和空间结构。

（一）核酸的一级结构

核酸的一级结构是核酸中的核苷酸的排列顺序。核酸中的各核苷酸，无论是 RNA 还是 DNA，都是通过前一个核苷酸的糖基上 3′位的羟基与其相邻核苷酸 5′位的磷酸残基之间形成磷酸二酯键，或核苷酸糖基上 5′位的羟基与相邻核苷酸 3′位的磷酸残基之间形成磷酸二酯键。如此反复进行，从而构成了一个无支链的线性大分子。

DNA 和 RNA 中核苷酸链结构片段可用如下简式表示：

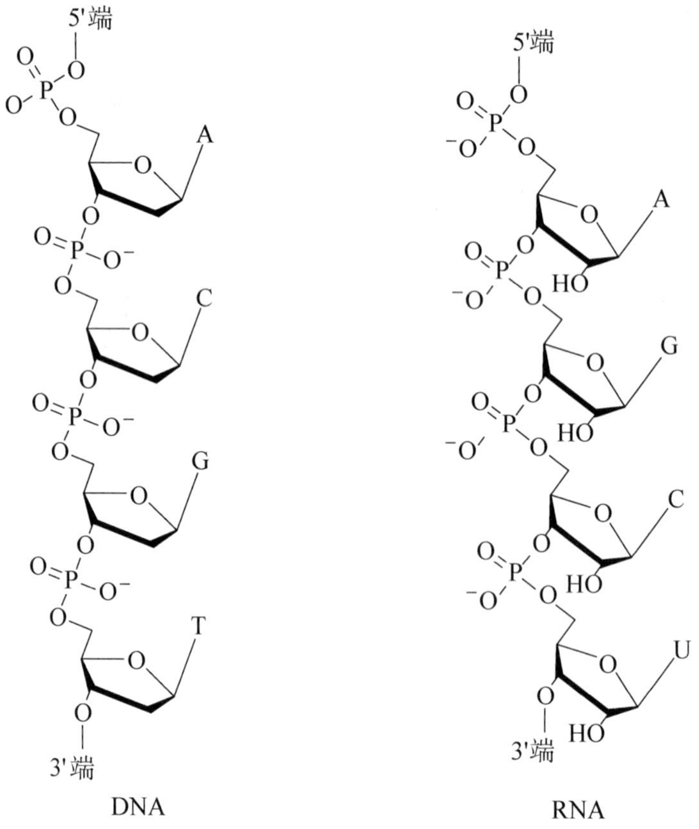

（二）核酸的二级结构

1953 年，美国科学家 Waston 和英国科学家 Crick 在前人研究的基础上提出了 DNA 双螺旋（double helix）结构模型（图 23-6），揭示了生物遗传的分子奥秘，从而使遗传学的研究深入到分子水平。

该模型设想的 DNA 分子是由两条核苷酸链组成，沿着一个共同轴心以反向平行（一条以 3′→5′走向；另一条则以 5′→3′走向）盘旋成右手双螺旋结构（图 23-6）。在双螺旋结构中，亲水的磷酸和脱氧核糖通过 3′,5′-磷酸二酯键相连形成的骨架位于双螺旋的外侧，碱基则垂直于螺旋轴而居于内侧，每一碱基均与其相对应的链上的碱基处于一个平面，且通过氢键结合成对。为了产生最有效的氢键，两条核苷酸链之间的碱基必须遵循“互补规律”，即一条链上的腺嘌呤（A）只能与另一条链的胸腺嘧啶（T）形成氢键。而一条链上的鸟嘌呤（G）只能与另一条链的胞嘧啶（C）形成氢键。这种碱基之间配对的规律，称为碱基互补或碱基配对原则。

由碱基互补原则可知，当一条多核苷酸链的碱基序列确定后，另一条核苷酸链的碱基序列也就随之明确。这种碱基互补关系对 DNA 复制和信息的传递具有极其重要的意义。

RNA 的二级结构的规律性不如 DNA。有些 RNA 的多核苷酸链，可以回折形成与 DNA

相似的双螺旋。但多数 RNA 的分子是由一条弯曲的多核苷酸链所构成，其中有间隔着的双股螺旋与单股非螺旋体结构部分。

在 RNA 分子中，碱基互补规律是腺嘌呤（A）与尿嘧啶（U）配对，鸟嘌呤（G）与胞嘧啶（C）配对。

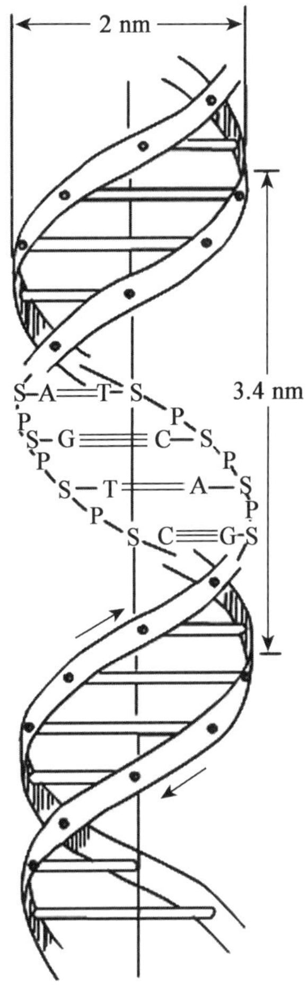

S：脱氧核糖　P：磷酸

图 23-6　DNA 双螺旋结构示意图

（三）核酸的三级结构

核酸的三级结构是在二级结构的基础上进一步紧缩、扭曲成闭链状环或开链状环以及麻花状的一定空间关系的结构。

三、理化性质

（一）物理性质

DNA 为白色纤维状固体，RNA 为白色粉末，易溶于稀碱溶液，微溶于水。难溶于乙醇、丙酮等有机溶剂。核酸分子中的碱基具有共轭 π 键，在波长 260 nm 有较强紫外吸收，据此可作为核酸的定量分析。

（二）酸碱性

核酸分子既含有磷酸基，也含有嘌呤碱基和嘧啶碱基，是两性物质，但酸性大于碱性。核酸可与碱性物质生成复合物，如核蛋白能与金属离子成盐，还能与一些碱性染料结合生成有色物质，在组织化学中用于染色观察核酸细微结构。

由于核酸的等电点 pI 不同，在不同的 pH 下核酸带有的电荷也不一样，因此在电场中可以产生电泳，借此可分离、鉴定核酸。

（三）变性和复性

DNA 在加热、辐射、酸、碱或有机溶剂等作用下，双螺旋结构松解为无规则线团结构，这种现象称为核酸的变性。变性主要是破坏了 DNA 分子中维持双螺旋稳定性的氢键和碱基间的堆积力。但磷酸二酯键并未断裂，因此变性不会破坏核酸的一级结构，只是黏度下降、沉降速率增加，生物活性发生改变。

在适当条件下变性 DNA 的两条互补链可全部或部分恢复到双螺旋结构，这种现象称为复性。

第二十三章小结

习题二十三

1. 简述肽与蛋白质的相同点和不同点。
2. 什么是蛋白质的一级结构和二级结构？主键和副键是什么？
3. 使蛋白质溶液稳定的因素有哪些？
4. 哪些因素能使蛋白质变性？
5. 组成核酸的基本单位是什么？

习题二十三
参考答案

6. DNA 和 RNA 的水解终产物有何异同？
7. 维持 DNA 双螺旋结构稳定性的因素是什么？遵循什么规律？
8. 某种七肽经分析确定是由 1 个分子甘氨酸（Gly）、1 分子色氨酸（Trp）、1 分子苯丙氨酸（Phe）、2 分子谷氨酸（Glu）、2 个分子组氨酸（His）经肽键缩合而成，用部分水解法得到 Gly-Trp-Phe，His-Glu-Gly，Phe-His-Glu 3 种三肽。试写出该七肽分子的氨基酸顺序。

（张振涛）

附录 1

中国法定计量单位

表 1 SI 基本单位

量名称	单位名称	单位符号
长度	米	m
质量	千克（公斤）	kg
时间	秒	s
电流	安［培］	A
热力学温度	开［尔文］	K
物质的量	摩［尔］	mol
发光强度	坎［德拉］	cd

注：1. 圆括号中的名称，是它前面的名称的同义词，下同。

2. 无方括号的量的名称与单位名称均为全称。方括号中的字，在不引起混淆、误解的情况下，可以省略。去掉方括号中的字即为其名称的简称，下同。

3. 本标准所称的符号，除特殊指明外，均指我国法定计量单位中所规定的符号以及国际符号，下同。

表 2 具有专门名称的 SI 导出单位

量名称	单位名称	单位符号	其他符号
频率	赫［兹］	Hz	s^{-1}
力	牛［顿］	N	$kg \cdot m/s^2$
压力，压强，应力	帕［斯卡］	Pa	N/m^2
能［量］，功，热量	焦［耳］	J	$N \cdot m$
功率，辐［射能］通量	瓦［特］	W	J/s
电荷［量］	库［仑］	C	$A \cdot s$
电压，电动势，电位，（电势）	伏［特］	V	W/A
电容	法［拉］	F	C/V
电阻	欧［姆］	Ω	V/A
电导	西［门子］	S	A/V
磁通［量］	韦［伯］	Wb	$W \cdot s$
磁通［量］密度，磁感应强度	特［斯拉］	T	Wb/m^2
电感	亨［利］	H	Wb/A
摄氏温度	摄氏度	℃	K
［放射性］活度	贝可［勒尔］	Bq	s^{-1}
吸收剂量	戈［瑞］	Gy	J/kg
剂量当量	希［沃特］	Sv	J/kg

续表

量名称	单位名称	单位符号	其他符号
光通量	流［明］	lm	cd・sr
［光］照度	勒［克斯］	lx	lm/m^2
［平面］角	弧度	rad	1 m/m=1
立体角	球面度	sr	$1\ m^2/m^2=1$

表 3　我国选定的非 SI 的单位

量名称	单位名称	单位符号
时间	分 ［小］时 天（日）	min h d
［平面］角	［角］秒 ［角］分 度	″ ′ °
质量	吨 原子质量单位	t u
体积	升	L，l
能	电子伏	eV
级差	分贝	dB
长度	海里	n mile
速度	节	kn
面积	公顷	hm^2
旋转速度	转每分	r/min
线密度	特［克斯］	tex

*注：1. 在国际标准中升的符号为 l，L，可任意选用。
2. 公顷的国际通用符号为 ha。

表 4　SI 词头

因数	英文名称	中文名称	符号
10^{24}	yotta	尧［它］	Y
10^{21}	zetta	泽［它］	Z
10^{18}	eza	艾［可萨］	E
10^{15}	peta	拍［它］	P
10^{12}	tera	太［拉］	T
10^{9}	giga	吉［伽］	G
10^{6}	mega	兆	M
10^{3}	kilo	千	k
10^{2}	hecto	百	h
10^{1}	deca	十	da
10^{-1}	deci	分	d
10^{-2}	centi	厘	c

续表

因数	英文名称	中文名称	符号
10^{-3}	milli	毫	m
10^{-6}	micro	微	μ
10^{-9}	nano	纳［诺］	n
10^{-12}	pico	皮［可］	p
10^{-15}	femto	飞［母托］	f
10^{-18}	atto	阿［托］	a
10^{-21}	zepto	仄［普托］	z
10^{-24}	yocto	幺［科托］	y

附录 2 平衡常数表

表 1　水的离子积

温度/℃	pK_w	温度/℃	pK_w	温度/℃	pK_w
0	14.944	35	13.680	75	12.699
5	14.734	40	13.535	80	12.598
10	14.535	45	13.396	85	12.510
15	14.346	50	13.262	90	12.422
20	14.167	55	13.137	95	12.341
24	14.000	60	13.017	100	12.259
25	13.997	65	12.908		
30	13.833	70	12.800		

表 2　弱电解质在水中的解离常数

化合物	化学式	温度/℃	分步	K_a（或 K_b）	pK_a（或 pK_b）
偏铝酸	$HAlO_2$		—	6.3×10^{-13}	12.2
砷酸	H_3AsO_4	25	1	5.5×10^{-3}	2.26
			2	1.7×10^{-7}	6.76
			3	5.1×10^{-12}	11.29
亚砷酸	H_2AsO_3	25	—	5.1×10^{-10}	9.29
硼酸	HBO_3	20	1	5.4×10^{-10}	9.27
			2		>14
碳酸	H_2CO_3	25	1	4.5×10^{-7}	6.35
			2	4.7×10^{-11}	10.33
铬酸	H_2CrO_4	25	1	1.8×10^{-1}	0.74
			2	3.2×10^{-7}	6.49
氢氟酸	HF	25	—	6.3×10^{-4}	3.20
氢氰酸	HCN	25	—	6.2×10^{-10}	9.21
氢硫酸	H_2S	25	1	8.9×10^{-8}	7.05
			2	1.2×10^{-13}	12.90
过氧化氢	H_2O_2	25	—	2.4×10^{-12}	11.62
次溴酸	$HBrO$	25	—	2.0×10^{-9}	8.55
次氯酸	$HClO$	25	—	3.9×10^{-8}	7.40
次碘酸	HIO	25	—	3×10^{-11}	10.5
碘酸	HIO_3	25	—	1.6×10^{-1}	0.78

续表

化合物	化学式	温度/℃	分步	K_a（或 K_b）	pK_a（或 pK_b）
亚硝酸	HNO_2	25	—	5.6×10^{-4}	3.25
高碘酸	HIO_4	25	—	2.3×10^{-2}	1.64
磷酸	H_3PO_4	25	1	6.9×10^{-3}	2.16
		25	2	6.1×10^{-8}	7.21
		25	3	4.8×10^{-13}	12.32
正硅酸	H_4SiO_4	30	1	1.2×10^{-10}	9.9
			2	1.6×10^{-12}	11.8
			3	1×10^{-12}	12
			4	1×10^{-12}	12
硫酸	H_2SO_4	25	2	1.0×10^{-2}	1.99
亚硫酸	H_2SO_3	25	1	1.4×10^{-2}	1.85
			2	1.02×10^{-7}	6.99
氨水	NH_3	25	—	1.8×10^{-5}	4.75
氢氧化钙	$Ca(OH)_2$	25	2	4×10^{-2}	1.4
氢氧化铝	$Al(OH)_3$	25	—	1×10^{-9}	9.0
氢氧化银	$AgOH$	25	—	1.0×10^{-2}	2.00
氢氧化锌	$Zn(OH)_2$	25	—	7.9×10^{-7}	6.10
甲酸	$HCOOH$	25	1	1.8×10^{-4}	3.75
乙（醋）酸	CH_3COOH	25	1	1.8×10^{-5}	4.75
丙酸	C_2H_5COOH	25	1	1.3×10^{-5}	4.87
一氯乙酸	$CH_2ClCOOH$	25	1	1.4×10^{-3}	2.85
草酸	$C_2H_2O_4$	25	1	5.6×10^{-2}	1.25
			2	1.5×10^{-4}	3.81
枸橼酸	$C_6H_8O_7$	25	1	7.4×10^{-4}	3.13
			2	1.7×10^{-5}	4.76
			3	4.0×10^{-7}	6.40
巴比妥酸	$C_4H_4N_2O_3$	25	1	9.8×10^{-5}	4.01
甲胺盐酸盐	$CH_3NH_2\cdot HCl$	25	1	2.2×10^{-11}	10.66
二甲胺盐酸盐	$(CH_3)_2NH\cdot HCl$	25	1	1.9×10^{-11}	10.73
乳酸	$C_6H_3O_3$	25	1	1.4×10^{-4}	3.86
乙胺盐酸盐	$C_2H_5NH_2\cdot HCl$	20	1	2.2×10^{-11}	10.66
苯甲酸	C_6H_5COOH	25	1	6.25×10^{-5}	4.204
苯酚	C_6H_5OH	25	1	1.0×10^{-10}	9.99
邻苯二甲酸	$C_8H_6O_4$	25	1	1.14×10^{-3}	2.943
			2	3.70×10^{-6}	5.432
Tris-HCl		37	1	1.4×10^{-8}	7.85
氨基乙酸盐酸盐	$H_2NCH_2COOH\cdot 2HCl$	25	1	4.5×10^{-3}	2.35
			2	1.6×10^{-10}	9.78

表 3 一些难溶化合物的溶度积常数（298.15 K）

化合物	K_{sp}	化合物	K_{sp}	化合物	K_{sp}
AgAc	1.94×10^{-3}	$CdCO_3$	1.0×10^{-12}	$LiCO_3$	8.15×10^{-4}
AgBr	5.35×10^{-13}	CdF_2	6.44×10^{-3}	$MgCO_3$	6.82×10^{-6}
$AgBrO_3$	5.38×10^{-5}	$Cd(IO_3)_2$	2.5×10^{-8}	MgF_2	5.16×10^{-11}
AgCN	5.97×10^{-17}	$Cd(OH)_2$	7.2×10^{-15}	$Mg(OH)_2$	5.61×10^{-12}
AgCl	1.77×10^{-10}	CdS	8.0×10^{-27}	$Mg_3(PO_4)_2$	1.04×10^{-24}
AgI	8.52×10^{-17}	$Cd_3(PO_4)_2$	2.53×10^{-33}	$MnCO_3$	2.24×10^{-11}
$AgIO_3$	3.17×10^{-8}	$Co_3(PO_4)_2$	2.05×10^{-35}	$Mn(IO_3)_2$	4.37×10^{-7}
AgSCN	1.03×10^{-12}	CuBr	6.27×10^{-9}	$Mn(OH)_2$	2.06×10^{-13}
Ag_2CO_3	8.46×10^{-12}	CuC_2O_4	4.43×10^{-10}	MnS	2.5×10^{-13}
$Ag_2C_2O_4$	5.40×10^{-12}	CuCl	1.72×10^{-7}	$NiCO_3$	1.42×10^{-7}
Ag_2CrO_4	1.12×10^{-12}	CuI	1.27×10^{-12}	$Ni(IO_3)_2$	4.71×10^{-5}
Ag_2S	6.3×10^{-50}	CuS	6.3×10^{-36}	$Ni(OH)_2$	5.48×10^{-16}
Ag_2SO_3	1.50×10^{-14}	CuSCN	1.77×10^{-13}	α-NiS	3.2×10^{-19}
Ag_2SO_4	1.20×10^{-5}	Cu_2S	2.5×10^{-48}	$Ni_3(PO_4)_2$	4.74×10^{-32}
Ag_3AsO_4	1.03×10^{-22}	$Cu_3(PO_4)_2$	1.40×10^{-37}	$PbCO_3$	7.40×10^{-14}
Ag_3PO_4	8.89×10^{-17}	$FeCO_3$	3.13×10^{-11}	$PbCl_2$	1.70×10^{-5}
$Al(OH)_3$	1.1×10^{-33}	FeF_2	2.36×10^{-6}	PbF_2	3.3×10^{-8}
$AlPO_4$	9.84×10^{-21}	$Fe(OH)_2$	4.87×10^{-17}	PbI_2	9.8×10^{-9}
$BaCO_3$	2.58×10^{-9}	$Fe(OH)_3$	2.79×10^{-39}	$PbSO_4$	2.53×10^{-8}
$BaCrO_4$	1.17×10^{-10}	FeS	6.3×10^{-18}	PbS	8×10^{-28}
BaF_2	1.84×10^{-7}	HgI_2	2.9×10^{-29}	$Pb(OH)_2$	1.43×10^{-20}
$Ba(IO_3)_2$	4.01×10^{-9}	HgS	4×10^{-53}	$Sn(OH)_2$	5.45×10^{-27}
$BaSO_4$	1.08×10^{-10}	Hg_2Br_2	6.40×10^{-23}	SnS	1.0×10^{-25}
$BiAsO_4$	4.43×10^{-10}	Hg_2CO_3	3.6×10^{-17}	$SrCO_3$	5.60×10^{-10}
CaC_2O_4	2.32×10^{-9}	$Hg_2C_2O_4$	1.75×10^{-13}	SrF_2	4.33×10^{-9}
$CaCO_3$	3.36×10^{-9}	Hg_2Cl_2	1.43×10^{-18}	$Sr(IO_3)_2$	1.14×10^{-7}
CaF_2	3.45×10^{-11}	Hg_2F_2	3.10×10^{-6}	$SrSO_4$	3.44×10^{-7}
$Ca(IO_3)_2$	6.47×10^{-6}	Hg_2I_2	5.2×10^{-29}	$ZnCO_3$	1.46×10^{-10}
$Ca(OH)_2$	5.02×10^{-6}	Hg_2SO_4	6.5×10^{-7}	ZnF_2	3.04×10^{-2}
$CaSO_4$	4.93×10^{-5}	$KClO_4$	1.05×10^{-2}	$Zn(OH)_2$	3×10^{-17}
$Ca_3(PO_4)_2$	2.07×10^{-33}	$K_2[PtCl_6]$	7.48×10^{-6}	α-ZnS	1.6×10^{-24}

表 4 一些配合物的稳定常数（298.15 K）

配离子	K_s	$\lg K_s$	配离子	K_s	$\lg K_s$
$[Ag(NH_3)_2]^+$	1.12×10^{7}	7.05	$[HgI_4]^{2-}$	6.76×10^{29}	29.83
$[AgI_2]^-$	5.50×10^{11}	11.74	$[Hg(SCN)_4]^{2-}$	1.70×10^{21}	21.23
$[Ag(CN)_2]^-$	1.26×10^{21}	21.10	$[Ni(NH_3)_4]^{2+}$	9.12×10^{7}	7.96
$[Ag(SCN)_2]^-$	3.71×10^{7}	7.57	$[Ni(CN)_4]^{2-}$	2.00×10^{31}	31.30

续表

配离子	K_s	$\lg K_s$	配离子	K_s	$\lg K_s$
$[AlF_6]^{3-}$	6.92×10^{19}	19.84	$[PtCl_4]^{2-}$	1.00×10^{16}	16.00
$[Au(CN)_2]^-$	2.00×10^{38}	38.30	$[Zn(NH_3)_4]^{2+}$	2.88×10^{9}	9.46
$[Au(NH_3)_4]^{3+}$	2.00×10^{10}	10.3	$[Zn(CN)_4]^{2-}$	5.01×10^{16}	16.70
$[Cd(NH_3)_4]^{2+}$	1.32×10^{7}	7.12	$[Co(en)_3]^{2+}$	8.71×10^{13}	13.94
$[Cd(CN)_4]^{2-}$	6.03×10^{18}	18.78	$[Cu(en)_2]^{2+}$	1.00×10^{20}	20.00
$[Cd(NH_3)_6]^{2+}$	1.38×10^{5}	5.14	$[Ni(en)_3]^{2+}$	2.14×10^{18}	18.33
$[Co(NH_3)_6]^{2+}$	1.29×10^{5}	5.11	$[Zn(en)_3]^{2+}$	1.29×10^{14}	14.11
$[Co(NH_3)_6]^{3+}$	1.58×10^{35}	35.20	$[Zn(C_2O_4)_2]^{2-}$	3.98×10^{7}	7.6
$[Cu(NH_3)_4]^{2+}$	2.09×10^{13}	13.32	$[Fe(C_2O_4)_3]^{3-}$	1.58×10^{20}	20.2
$[Cu(CN)_4]^{2-}$	2.00×10^{30}	30.30	$[Cu(C_2O_4)_2]^{2-}$	3.16×10^{8}	8.5
$[Fe(CN)_6]^{3-}$	1.0×10^{42}	42	MgY^{2-}	4.37×10^{8}	8.64
$[Fe(CN)_6]^{4-}$	1.0×10^{35}	35	CaY^{2-}	1.00×10^{11}	11.0
$[FeF_6]^{3-}$	6.92×10^{19}	19.84	FeY^{2-}	6.76×10^{14}	14.83
$[Fe(SCN)_6]^{3-}$	2.29×10^{3}	3.36	FeY^-	1.70×10^{24}	24.23
$[HgCl_4]^{2-}$	1.17×10^{15}	15.07	CuY^{2-}	5.01×10^{18}	18.7
$[Hg(CN)_4]^{2-}$	2.51×10^{41}	41.4	HgY^{2-}	6.31×10^{21}	21.80

附录 3 标准电极电势表（298.15 K）

表 1　在酸性溶液中

电极反应	$\varphi^{\ominus}$/V	电极反应	$\varphi^{\ominus}$/V
$F_2(g)+2e^- \rightleftharpoons 2F^-(aq)$	2.866	$Co^{3+}(aq)+e^- \rightleftharpoons Co^{2+}(aq)$	1.92
$O_3(g)+2H^+(aq)+2e^- \rightleftharpoons O_2(g)+H_2O(l)$	2.076	$H_2O_2(aq)+2H^+(aq)+2e^- \rightleftharpoons 2H_2O(l)$	1.776
$S_2O_8^{2-}(aq)+2e^- \rightleftharpoons 2SO_4^{2-}(aq)$	2.010	$PbO_2(s)+SO_4^{2-}(aq)+4H^+(aq)+e^- \rightleftharpoons PbSO_4(s)+2H_2O(l)$	1.6913
$Ag^{2+}(aq)+e^- \rightleftharpoons Ag^+(aq)$	1.980	$MnO_4^-(aq)+4H^+(aq)+3e^- \rightleftharpoons MnO_2(s)+2H_2O(l)$	1.679
$MnO_4^-(aq)+8H^+(aq)+5e^- \rightleftharpoons Mn^{2+}(aq)+4H_2O(l)$	1.507	$2HClO(aq)+2H^+(aq)+2e^- \rightleftharpoons Cl_2(g)+2H_2O(l)$	1.611
$2BrO_3^-(aq)+12H^+(aq)+10e^- \rightleftharpoons Br_2(l)+6H_2O(l)$	1.482	$Au^{3+}(aq)+3e^- \rightleftharpoons Au(s)$	1.498
$2ClO_3^-(aq)+12H^+(aq)+10e^- \rightleftharpoons Cl_2(g)+6H_2O(l)$	1.47	$Br_2(l)+2e^- \rightleftharpoons 2Br^-(aq)$	1.066
$PbO_2(s)+4H^+(aq)+2e^- \rightleftharpoons Pb^{2+}(aq)+2H_2O(l)$	1.455	$AuCl_4^-(aq)+3e^- \rightleftharpoons Au(s)+4Cl^-(aq)$	1.002
$ClO_3^-(aq)+6H^+(aq)+6e^- \rightleftharpoons Cl^-(aq)+3H_2O(l)$	1.450	$VO_2^+(aq)+2H^+(aq)+e^- \rightleftharpoons VO^{2+}(aq)+H_2O(l)$	0.991
$Au^{3+}(aq)+2e^- \rightleftharpoons Au^+(aq)$	1.401	$NO_3^-(aq)+4H^+(aq)+3e^- \rightleftharpoons NO(g)+2H_2O(l)$	0.957
$Cr_2O_7^{2-}(aq)+14H^+(aq)+6e^- \rightleftharpoons 2Cr^{3+}(aq)+7H_2O(l)$	1.36	$NO_3^-(aq)+3H^+(aq)+2e^- \rightleftharpoons HNO_2(aq)+H_2O(l)$	0.934
$Cl_2(g)+2e^- \rightleftharpoons 2Cl^-(aq)$	1.358 27	$2Hg^{2+}(aq)+2e^- \rightleftharpoons Hg_2^{2+}(aq)$	0.920
$O_2(g)+4H^+(aq)+4e^- \rightleftharpoons 2H_2O(l)$	1.229	$Hg^{2+}(aq)+2e^- \rightleftharpoons Hg(l)$	0.851
$MnO_2(s)+4H^+(aq)+2e^- \rightleftharpoons Mn^{2+}(aq)+2H_2O(l)$	1.224	$Ag^+(aq)+e^- \rightleftharpoons Ag(s)$	0.7996
$2IO_3^-(aq)+12H^+(aq)+10e^- \rightleftharpoons I_2(s)+6H_2O(l)$	1.195	$Hg_2^{2+}(aq)+2e^- \rightleftharpoons 2Hg(l)$	0.7973
$ClO_4^-(aq)+2H^+(aq)+2e^- \rightleftharpoons ClO_3^-(aq)+H_2O(l)$	1.189	$Fe^{3+}(aq)+e^- \rightleftharpoons Fe^{2+}(aq)$	0.771
$2HgCl_2(aq)+2e^- \rightleftharpoons Hg_2Cl_2(s)+2Cl^-(aq)$ *	0.63	$O_2(g)+2H^+(aq)+2e^- \rightleftharpoons H_2O_2(aq)$	0.695
$H_3AsO_4(aq)+2H^+(aq)+2e^- \rightleftharpoons HAsO_2(aq)+2H_2O(l)$	0.560	$H_3PO_4(aq)+2H^+(aq)+2e^- \rightleftharpoons H_3PO_3(aq)+H_2O(l)$	−0.276

续表

电极反应	$\varphi^\ominus$/V	电极反应	$\varphi^\ominus$/V
$MnO_4^-(aq)+e^- \rightleftharpoons MnO_4^{2-}(aq)$	0.558	$Co^{2+}(aq)+2e^- \rightleftharpoons Co(s)$	−0.28
$I_3^-(aq)+2e^- \rightleftharpoons 3I^-(aq)$	0.536	$In^{3+}(aq)+3e^- \rightleftharpoons In(s)$	−0.3382
$I_2(s)+2e^- \rightleftharpoons 2I^-(aq)$	0.5355	$PbSO_4(s)+2e^- \rightleftharpoons Pb(s)+SO_4^{2-}(aq)$	−0.3588
$Cu^+(aq)+e^- \rightleftharpoons Cu(s)$	0.521	$Cd^{2+}(aq)+2e^- \rightleftharpoons Cd(s)$	−0.4030
$H_2SO_3(aq)+4H^+(aq)+4e^- \rightleftharpoons S(s)+3H_2O(l)$	0.449	$Cr^{3+}(aq)+e^- \rightleftharpoons Cr^{2+}(aq)$	−0.407
$Ag_2CrO_4(aq)+2e^- \rightleftharpoons 2Ag(s)+CrO_4^{2-}(aq)$	0.4470	$Fe^{2+}(aq)+2e^- \rightleftharpoons Fe(s)$	−0.447
$Fe(CN)_6^{3-}(aq)+e^- \rightleftharpoons Fe(CN)_6^{4-}(aq)$	0.358	$2CO_2(g)+2H^+(aq)+2e^- \rightleftharpoons H_2C_2O_4(aq)$ *	−0.49
$Cu^{2+}(aq)+2e^- \rightleftharpoons Cu(s)$	0.3419	$Zn^{2+}(aq)+2e^- \rightleftharpoons Zn(s)$	−0.7618
$VO^{2+}(aq)+2H^+(aq)+e^- \rightleftharpoons V^{3+}(aq)+H_2O(l)$	0.337	$Cr^{2+}(aq)+2e^- \rightleftharpoons Cr(s)$	−0.913
$Hg_2Cl_2(s)+2e^- \rightleftharpoons 2Hg(l)+2Cl^-(aq)$	0.268 08	$Mn^{2+}(aq)+2e^- \rightleftharpoons Mn(s)$	−1.185
$HAsO_2(aq)+3H^+(aq)+3e^- \rightleftharpoons As(s)+2H_2O(l)$	0.2487	$Ti^{2+}(aq)+2e^- \rightleftharpoons Ti(s)$	−1.630
$AgCl(s)+e^- \rightleftharpoons Ag(s)+Cl^-(aq)$	0.222 33	$U^{3+}(aq)+3e^- \rightleftharpoons U(s)$	−1.798
$SO_4^{2-}(aq)+4H^+(aq)+2e^- \rightleftharpoons H_2SO_3(aq)+H_2O(l)$	0.172	$Al^{3+}(aq)+3e^- \rightleftharpoons Al(s)$	−1.662
$SO_4^{2-}(aq)+4H^+(aq)+2e^- \rightleftharpoons SO_2(g)+2H_2O(l)$ *	0.17	$Mg^{2+}(aq)+2e^- \rightleftharpoons Mg(s)$	−2.372
$Cu^{2+}(aq)+e^- \rightleftharpoons Cu^+(aq)$	0.153	$La^{3+}(aq)+3e^- \rightleftharpoons La(s)$	−2.379
$Sn^{4+}(aq)+2e^- \rightleftharpoons Sn^{2+}(aq)$	0.151	$Na^+(aq)+e^- \rightleftharpoons Na(s)$	−2.71
$S(s)+2H^+(aq)+2e^- \rightleftharpoons H_2S(g)$	0.142	$Ca^{2+}(aq)+2e^- \rightleftharpoons Ca(s)$	−2.868
$AgBr(s)+e^- \rightleftharpoons Ag(s)+Br^-(aq)$	0.071 33	$Sr^{2+}(aq)+2e^- \rightleftharpoons Sr(s)$	−2.899
$2H^+(aq)+2e^- \rightleftharpoons H_2(g)$	0.000 00	$Ba^{2+}(aq)+2e^- \rightleftharpoons Ba(s)$	−2.912
$Pb^{2+}(aq)+2e^- \rightleftharpoons Pb(s)$	−0.1262	$K^+(aq)+e^- \rightleftharpoons K(s)$	−2.931
$Sn^{2+}(aq)+2e^- \rightleftharpoons Sn(s)$	−0.1375	$Rb^+(aq)+e^- \rightleftharpoons Rb(s)$	−2.98
$AgI(s)+e^- \rightleftharpoons Ag(s)+I^-(aq)$	−0.152 24	$Cs^+(aq)+e^- \rightleftharpoons Cs(s)$	−3.026
$Ni^{2+}(aq)+2e^- \rightleftharpoons Ni(s)$	−0.257	$Li^+(aq)+e^- \rightleftharpoons Li(s)$	−3.0401

表 2 在碱性溶液中

电极反应	$\varphi^\ominus$/V	电极反应	$\varphi^\ominus$/V
$O_3(g)+H_2O(l)+2e^- \rightleftharpoons O_2(g)+2OH^-(aq)$	1.24	$ClO_3^-(aq)+H_2O(l)+2e^- \rightleftharpoons ClO_2^-(aq)+2OH^-(aq)$	0.33
$ClO^-(aq)+H_2O(l)+2e^- \rightleftharpoons Cl^-(aq)+2OH^-(aq)$	0.81	$IO_3^-(aq)+3H_2O(l)+6e^- \rightleftharpoons I^-(aq)+6OH^-(aq)$	0.26
$BrO^-(aq)+H_2O(l)+2e^- \rightleftharpoons Br^-(aq)+2OH^-(aq)$	0.761	$HgO(s)+H_2O(l)+2e^- \rightleftharpoons Hg(s)+2OH^-(aq)$	0.0977
$ClO_3^-(aq)+3H_2O(l)+6e^- \rightleftharpoons Cl^-(aq)+6OH^-(aq)$	0.62	$NO_3^-(aq)+H_2O(l)+2e^- \rightleftharpoons NO_2^-(aq)+2OH^-(aq)$	0.01

续表

电极反应	$\varphi^{\ominus}$/V	电极反应	$\varphi^{\ominus}$/V
$2AgO(s)+H_2O(l)+2e^- \rightleftharpoons Ag_2O(s)+2OH^-(aq)$	0.607	$CrO_4^{2-}(aq)+4H_2O(l)+3e^- \rightleftharpoons Cr(OH)_3+5OH^-(aq)$	−0.13
$BrO_3^-(aq)+3H_2O(l)+6e^- \rightleftharpoons Br^-(aq)+6OH^-(aq)$	0.61	$Cu_2O(s)+H_2O(l)+2e^- \rightleftharpoons 2Cu(s)+2OH^-(aq)$	−0.360
$MnO_4^{2-}(aq)+2H_2O(l)+2e^- \rightleftharpoons MnO_2(s)+4OH^-(aq)$	0.60	$S(s)+2e^- \rightleftharpoons S^{2-}(aq)$	−0.476 27
$MnO_4^-(aq)+2H_2O(l)+3e^- \rightleftharpoons MnO_2(s)+4OH^-(aq)$	0.595	$HPbO_2^-(aq)+H_2O(l)+2e^- \rightleftharpoons Pb(s)+3OH^-(aq)$	−0.537
$IO^-(aq)+H_2O(l)+2e^- \rightleftharpoons I^-(aq)+2OH^-(aq)$	0.485	$Fe(OH)_3(s)+e^- \rightleftharpoons Fe(OH)_2(s)+OH^-(aq)$	−0.56
$O_2(g)+2H_2O(l)+4e^- \rightleftharpoons 4OH^-(aq)$	0.401	$2SO_3^{2-}(aq)+3H_2O(l)+4e^- \rightleftharpoons S_2O_3^{2-}(aq)+6OH^-(aq)$	−0.571
$ClO_4^-(aq)+H_2O(l)+2e^- \rightleftharpoons ClO_3^-(aq)+2OH^-(aq)$	0.36	$SbO_2^-(aq)+2H_2O(l)+3e^- \rightleftharpoons Sb(s)+4OH^-(aq)$	−0.66
$Ag_2O(s)+H_2O(l)+2e^- \rightleftharpoons 2Ag(s)+2OH^-(aq)$	0.342	$AsO_2^-(aq)+2H_2O(l)+3e^- \rightleftharpoons As(s)+4OH^-(aq)$	−0.68
$2H_2O(l)+2e^- \rightleftharpoons H_2(g)+2OH^-(aq)$	−0.8277	$Cr(OH)_3(s)+3e^- \rightleftharpoons Cr(s)+3OH^-(aq)$	−1.48
$Fe(OH)_2(s)+2e^- \rightleftharpoons Fe(s)+2OH^-(aq)$*	−0.8914	$Mn(OH)_2(s)+2e^- \rightleftharpoons Mn(s)+2OH^-(aq)$	−1.56
$SO_4^{2-}(aq)+H_2O(l)+2e^- \rightleftharpoons SO_3^{2-}(aq)+2OH^-(aq)$	−0.93	$Al(OH)_4^-(aq)+3e^- \rightleftharpoons Al(s)+4OH^-(aq)$	−2.328
$As(s)+3H_2O(l)+3e^- \rightleftharpoons AsH_3(g)+3OH^-(aq)$*	−1.21	$Mg(OH)_2(s)+2e^- \rightleftharpoons Mg(s)+2OH^-(aq)$	−2.690
$Zn(OH)_2(s)+2e^- \rightleftharpoons Zn(s)+2OH^-(aq)$	−1.249	$Ca(OH)_2(s)+2e^- \rightleftharpoons Ca(s)+2OH^-(aq)$	−3.02

数据主要摘自 Lide DR. Handbook of Chemistry and Physics [M]. 90th ed, New York: CRC Press, 2010.

* 数据摘自 Petrucci, RH, Harwood, WS, Herring, FG. general Chemistry: Principles and Modern Applications [M]. 8th ed, USA: Prentice Hall, 2002.

主要参考文献

[1] 徐红，杜曦. 医用化学. 北京：北京大学医学出版社，2015.

[2] 陈洪超，罗美明，李映苓. 有机化学. 4 版. 北京：高等教育出版社，2014.

[3] 陆阳，刘俊义. 有机化学. 8 版. 北京：人民卫生出版社，2013.

[4] 于瑜. 医用化学. 2 版. 北京：人民卫生出版社，2011.

[5] 张生勇，孙晓莉. 有机化学. 4 版. 北京：科学出版社，2016.

[6] 唐玉海. 医用有机化学. 北京：高等教育出版社，2014.

[7] 吕以仙，陆阳. 有机化学. 北京：人民卫生出版社，2008.

[8] 曾昭琼. 有机化学. 北京：高等教育出版社，2011.

[9] 汪小兰. 有机化学. 3 版. 北京：高等教育出版社，2004.

[10] 陆涛. 有机化学. 北京：人民卫生出版社，2016.

[11] 杨志军. 医用化学. 郑州：郑州大学出版社，2014.

[12] 邢其毅，裴伟伟，徐瑞秋，等. 基础有机化学. 3 版. 北京：高等教育出版社，2014.

[13] 倪沛洲. 有机化学. 6 版. 北京：人民卫生出版社，2010.

[14] 陈常兴. 医学化学. 6 版. 北京：人民卫生出版社，2009.

[15] 魏祖期. 基础化学. 7 版. 北京：人民卫生出版社，2008.

[16] McMurry J，Simanek E. 著. 有机化学基础. 任丽君，向玉联译. 6 版. 北京：清华大学出版社，2008.

[17] 侯小娟，刘华. 有机化学. 2 版. 西安：第四军医大学出版社，2014.

[18] 刘俊义. 有机化学. 北京：北京大学医学出版社，2015.

[19] 武雪芬. 医用化学. 北京：人民卫生出版社，2015.

[20] 查锡良. 生物化学与分子生物学. 8 版. 北京：人民卫生出版社，2016.

[21] Janice G S. Organic Chemistry. 3rd ed. New York：McGraw Hill，2011.

[22] 董平，邵伟. 国外纤维素燃料乙醇研究动态. 现代化工，2008，28（10）：84-86.

[23] 徐春祥. 有机化学. 北京：高等教育出版社，2015.

[24] 刘俊义，董陆陆. 有机化学. 北京：北京大学医学出版社，2014.

[25] 陆阳，李勤耕. 有机化学. 北京：科技出版社，2014.

[26] 胡春. 有机化学. 北京：中国医药科技出版社，2013.

[27] Agudelo D，Bérubé G，Tajmir-Riahi HA. An overview on the delivery of antitumor drug doxorubicin by carrier proteins. International Journal of Biological Macromolecules，2016，03：060-065.

[28] 朱迅. 蛋白质药物的功能分类及发展趋势. 中国生物医药技术，2015，5（1）：6-10.

[29] 于敬海. 医用化学. 3 版. 北京：高等教育出版社，2016.

[30] 苏宇. 医学化学. 北京：科学出版社，2015.

[31] 徐春祥，陈彪. 医学化学. 3 版. 北京：高等教育出版社，2014.

[32] 李炳诗. 医学化学. 2 版. 北京：高等教育出版社，2014.
[33] 陈莲惠. 医用化学. 2 版. 北京：人民卫生出版社，2013.
[34] 马丽英，高宗华. 基础化学. 北京：科学出版社，2015.
[35] 杨晓达，王美玲. 基础化学. 北京：北京大学医学出版社，2013.
[36] 胡常伟. 基础化学. 成都：四川大学出版社，2008.
[37] 林三冬，滕文锋. 基础化学. 3 版. 大连：大连理工大学出版社，2008.
[38] 张欣荣，闫芳. 基础化学. 2 版. 北京：高等教育出版社，2011.
[39] 吕以仙，李荣昌. 医用基础化学. 北京：北京大学医学出版社，2010.
[40] 刘君，张爱平. 无机化学. 北京：中国医药科技出版社，2016.
[41] 谢吉民，于丽. 无机化学. 3 版. 北京：人民卫生出版社，2016.
[42] 张天蓝. 无机化学. 6 版. 北京：人民卫生出版社，2011.
[43] 高静，马丽英. 物理化学. 北京：中国医药科技出版社，2016.
[44] 李三鸣. 物理化学. 8 版. 北京：人民卫生出版社，2016.
[45] 天津大学物理化学教研室. 物理化学. 5 版. 北京：高等教育出版社，2009.
[46] 詹先成. 物理化学. 北京：高等教育出版社，2008.
[47] 柴逸峰，邱欣. 分析化学. 8 版. 北京：人民卫生出版社，2016.
[48] 华彤文，王颖霞，卞江，等. 普通化学原理. 4 版. 北京：北京大学出版社，2013.
[49] 刘新光，罗德生. 生物化学. 北京：科学出版社，2007.
[50] 傅献彩. 大学化学. 5 版. 北京：高等教育出版社，2006.
[51] 王夔. 化学原理和无机化学. 北京：北京大学医学出版社，2005.
[52] 华东师范大学、东北师范大学、西北师范大学联合编写. 物质结构. 北京：高等教育出版社，1989.

中英文专业词汇索引

E

F

G

H

J

K

L

M

N

元素周期表

原子序数 — 26 ← 价层电子构型 $3d^64s^2$
元素符号 — Fe 铁 ← 元素汉语名称
55.85 ← 相对原子质量，括号内为最长寿命同位素的相对原子质量或质量数

S区元素　P区元素　d区元素　ds区元素　f区元素　稀有气体

周期	1 IA	2 IIA	3 IIIB	4 IVB	5 VB	6 VIB	7 VIIB	8 VIIIB (VIII)	9 VIIIB (VIII)	10 VIIIB (VIII)	11 IB	12 IIB	13 IIIA	14 IVA	15 VA	16 VIA	17 VIIA	18 VIIIA (0)
1	1 $1s^1$ H 氢 1.008																	2 $1s^2$ He 氦 4.003
2	3 $2s^1$ Li 锂 6.941	4 $2s^2$ Be 铍 9.012											5 $2s^22p^1$ B 硼 10.81	6 $2s^22p^2$ C 碳 12.01	7 $2s^22p^3$ N 氮 14.01	8 $2s^22p^4$ O 氧 16.00	9 $2s^22p^5$ F 氟 19.00	10 $2s^22p^6$ Ne 氖 20.18
3	11 $3s^1$ Na 钠 22.99	12 $3s^2$ Mg 镁 24.31											13 $3s^23p^1$ Al 铝 26.98	14 $3s^23p^2$ Si 硅 28.09	15 $3s^23p^3$ P 磷 30.97	16 $3s^23p^4$ S 硫 32.07	17 $3s^23p^5$ Cl 氯 35.45	18 $3s^23p^6$ Ar 氩 39.95
4	19 $4s^1$ K 钾 39.10	20 $4s^2$ Ca 钙 40.08	21 $3d^14s^2$ Sc 钪 44.96	22 $3d^24s^2$ Ti 钛 47.87	23 $3d^34s^2$ V 钒 50.94	24 $3d^54s^1$ Cr 铬 52.00	25 $3d^54s^2$ Mn 锰 54.94	26 $3d^64s^2$ Fe 铁 55.85	27 $3d^74s^2$ Co 钴 58.93	28 $3d^84s^2$ Ni 镍 58.69	29 $3d^{10}4s^1$ Cu 铜 63.55	30 $3d^{10}4s^2$ Zn 锌 65.41	31 $4s^24p^1$ Ga 镓 69.72	32 $4s^24p^2$ Ge 锗 72.64	33 $4s^24p^3$ As 砷 74.92	34 $4s^24p^4$ Se 硒 78.96	35 $4s^24p^5$ Br 溴 79.90	36 $4s^24p^6$ Kr 氪 83.80
5	37 $5s^1$ Rb 铷 85.47	38 $5s^2$ Sr 锶 87.62	39 $4d^15s^2$ Y 钇 88.91	40 $4d^25s^2$ Zr 锆 91.22	41 $4d^45s^1$ Nb 铌 92.91	42 $4d^55s^1$ Mo 钼 95.94	43 $4d^55s^2$ Tc 锝 (97.91)	44 $4d^75s^1$ Ru 钌 101.1	45 $4d^85s^1$ Rh 铑 102.9	46 $4d^{10}5s^0$ Pd 钯 106.4	47 $4d^{10}5s^1$ Ag 银 107.9	48 $4d^{10}5s^2$ Cd 镉 112.4	49 $5s^25p^1$ In 铟 114.8	50 $5s^25p^2$ Sn 锡 118.7	51 $5s^25p^3$ Sb 锑 121.8	52 $5s^25p^4$ Te 碲 127.6	53 $5s^25p^5$ I 碘 126.9	54 $5s^25p^6$ Xe 氙 131.3
6	55 $6s^1$ Cs 铯 132.9	56 $6s^2$ Ba 钡 137.3	57—71 La 系 镧 系	72 $5d^26s^2$ Hf 铪 178.5	73 $5d^36s^2$ Ta 钽 180.9	74 $5d^46s^2$ W 钨 183.8	75 $5d^56s^2$ Re 铼 186.2	76 $5d^66s^2$ Os 锇 190.2	77 $5d^76s^2$ Ir 铱 192.2	78 $5d^96s^1$ Pt 铂 195.1	79 $5d^{10}6s^1$ Au 金 197.0	80 $5d^{10}6s^2$ Hg 汞 200.6	81 $6s^26p^1$ Tl 铊 204.4	82 $6s^26p^2$ Pb 铅 207.2	83 $6s^26p^3$ Bi 铋 209.0	84 $6s^26p^4$ Po 钋 (209.0)	85 $6s^26p^5$ At 砹 (210.0)	86 $6s^26p^6$ Rn 氡 (222.0)
7	87 $7s^1$ Fr 钫 (223.0)	88 $7s^2$ Ra 镭 (226.0)	89—103 Ac 系 锕系	104 $6d^27s^2$ Rf 𬬻 (261.1)	105 $6d^37s^2$ Db 𬭊 (262.1)	106 $6d^47s^2$ Sg 𬭳 (263.1)	107 $6d^57s^2$ Bh 𬭛 (264.1)	108 $6d^67s^2$ Hs 𬭶 (265.1)	109 $6d^77s^2$ Mt 鿏 (266.1)	110 Ds 𫟼 (271)	111 Rg 𬬭 (272)	112 Cn 鿔 (277)		114 Fl 𫓧 (289)		116 Lv 𫟷 (289)		

镧 系	57 $5d^16s^2$ La 镧 138.9	58 $4f^15d^16s^2$ Ce 铈 140.1	59 $4f^36s^2$ Pr 镨 140.9	60 $4f^46s^2$ Nd 钕 144.2	61 $4f^56s^2$ Pm 钷 (144.9)	62 $4f^66s^2$ Sm 钐 150.4	63 $4f^76s^2$ Eu 铕 152.0	64 $4f^75d^16s^2$ Gd 钆 157.3	65 $4f^96s^2$ Tb 铽 158.9	66 $4f^{10}6s^2$ Dy 镝 162.5	67 $4f^{11}6s^2$ Ho 钬 164.9	68 $4f^{12}6s^2$ Er 铒 167.3	69 $4f^{13}6s^2$ Tm 铥 168.9	70 $4f^{14}6s^2$ Yb 镱 173.0	71 $4f^{14}5d^16s^2$ Lu 镥 175.0
锕 系	89 $6d^17s^2$ Ac 锕 (227.0)	90 $6d^27s^2$ Th 钍 232.0	91 $5f^26d^17s^2$ Pa 镤 231.0	92 $5f^36d^17s^2$ U 铀 238.0	93 $5f^46d^17s^2$ Np 镎 (237.0)	94 $5f^67s^2$ Pu 钚 (244.1)	95 $5f^77s^2$ Am 镅 (243.1)	96 $5f^76d^17s^2$ Cm 锔 (247.1)	97 $5f^97s^2$ Bk 锫 (247.1)	98 $5f^{10}7s^2$ Cf 锎 (251.1)	99 $5f^{11}7s^2$ Es 锿 (252.1)	100 $5f^{12}7s^2$ Fm 镄 (257.1)	101 $5f^{13}7s^2$ Md 钔 (258.1)	102 $5f^{14}7s^2$ No 锘 (259.1)	103 $5f^{14}6d^17s^2$ Lr 铹 (260.1)